医学节肢动物标本制作

Yixue Jiezhidongwu Biaoben Zhizuo

主　编　李朝品

副主编　叶向光　张锡林　郭宪国　周宪民

编著者（以姓氏笔画为序）

王赛寒	合肥海关	国　果	贵州医科大学
方　强	蚌埠医学院	岳巧云	拱北海关
邓耀华	上海海关	周宪民	南昌大学
石　泉	合肥海关	赵玉敏	桂林医学院
叶向光	合肥海关	赵金红	皖南医学院
朱春潮	南昌大学	徐文岳	陆军军医大学
许　佳	合肥海关	郭　伟	皖南医学院
孙恩涛	皖南医学院	郭天宇	中国检验检疫科学研究院
李艳文	广西医科大学	郭宪国	大理大学
李朝品	皖南医学院	陶　宁	合肥海关
杨邦和	皖南医学院	陶志勇	蚌埠医学院
吴　薇	宁波海关	黄恩炯	福州海关
吴建伟	贵州医科大学	曹　敏	上海海关
邹节新	南昌大学	彭鸿娟	南方医科大学
张　健	陆军军医大学	蒋立平	中南大学
张　萌	南昌大学	韩仁瑞	皖南医学院
张建庆	福州海关	湛孝东	皖南医学院
张祖萍	中南大学	蔡　茹	安徽理工大学
张锡林	陆军军医大学		

人民卫生出版社

图书在版编目（CIP）数据

医学节肢动物标本制作 / 李朝品主编 . —北京：
人民卫生出版社，2019

ISBN 978-7-117-28181-2

Ⅰ．①医… Ⅱ．①李… Ⅲ．①医用实验动物 - 节肢动
物 - 标本制作 Ⅳ．①R-332

中国版本图书馆 CIP 数据核字（2019）第 033509 号

| 人卫智网 | www.ipmph.com | 医学教育、学术、考试、健康，购书智慧智能综合服务平台 |
| 人卫官网 | www.pmph.com | 人卫官方资讯发布平台 |

医学节肢动物标本制作

主　　编：李朝品
出版发行：人民卫生出版社（中继线 010-59780011）
地　　址：北京市朝阳区潘家园南里 19 号
邮　　编：100021
E - mail：pmph @ pmph.com
购书热线：010-59787592　010-59787584　010-65264830
印　　刷：三河市潮河印业有限公司
经　　销：新华书店
开　　本：787×1092　1/16　印张：19
字　　数：462 千字
版　　次：2019 年 4 月第 1 版　2019 年 4 月第 1 版第 1 次印刷
标准书号：ISBN 978-7-117-28181-2
定　　价：58.00 元
打击盗版举报电话：010-59787491　**E-mail：WQ @ pmph.com**
（凡属印装质量问题请与本社市场营销中心联系退换）

前　言

　　医学节肢动物（medical arthropods）传播的病原生物包括细菌、病毒、立克次体、螺旋体及寄生虫等，例如鼠疫耶尔森菌、登革热病毒、伯氏疏螺旋体、恶性疟原虫和锥虫等。近年来，由上述虫媒病原生物引起的鼠疫、登革热、莱姆病、疟疾、非洲锥虫病（睡眠病）、寨卡、基孔肯雅热、黄热病、日本脑炎、淋巴丝虫病、利什曼病、盘尾丝虫病（河盲症）、克里米亚—刚果出血热、单核细胞埃立克次体病、人粒细胞埃立克次体病、蜱传脑炎等常见虫媒传染病已造成严重的全球公共卫生事件，给人类健康带来严重威胁。目前，由医学节肢动物传播的虫媒传染病在全球呈现加剧趋势，新的病种不断被发现、原有病种的流行区域不断扩展、疾病流行的频率不断加大。我国高度重视生物安全工作，已将其列入国家安全战略。为有效防止病媒生物及其传播的虫媒传染病经国境口岸传入、传出，科学预警虫媒传染病的发生、发展和流行，国家卫生检疫部门高度重视病媒生物（包括输入、输出）监测、检疫工作，维护国门生物安全。在相关专业人才培养领域，从事医学节肢动物和虫媒病教学、科研和控制的年青一代越来越依赖于新型实验研究技术，但在新技术的学习、创造和应用过程中，一旦涉及传统操作技能，他们又会显现出"技术窘迫"，如缺乏医学节肢动物标本采集与制作技艺，不能熟练进行虫体解剖（胃、马氏管、卵巢等）。虽然早期出版过多部有关医学节肢动物的著作和教科书，并深受广大读者青睐，为教学、科研和虫媒病的控制工作及人才培养提供了很大帮助。然而，这些著作中专门论述标本制作的内容尚少，此乃在一定程度上难于满足当前和今后教学、科研和虫媒病的控制工作的实际需要，甚至会给医学节肢动物和虫媒病教学、科研和控制工作带来不利影响。因此，有必要撰写一部能系统反映医学节肢动物标本采集与制作的参考书，从而帮助从事医学节肢动物和虫媒病研究、检测的年轻学者及其有关专业人员在工作中参考，进一步提升专业技能。

　　全书共9章，约45万字，含插图160余幅，全面介绍了有关医学节肢动物标本采集与制作，如针插标本、玻片标本、干制标本、液浸标本和人工琥珀标本等制作方法和注意事项。第一章为医学节肢动物概述，第二章为医学节肢动物标本类型及意义，第三章为医学节肢动物标本采集，第四章为医学节肢动物标本制作，第五章为医学节肢动物标本保存与运输，第六章为医学节肢动物标本制作常用药品、试剂的配制，第七章为医学昆虫标本采集与制作，第八章为医学蜱螨标本采集与制作，第九章为其他医学节肢动物标本采集与制作。全书以医学昆虫和医学蜱螨的标本采集与制作为重点，同时兼顾其他医学节肢动物标本采集与制作，如蝶、蛾、虾、蟹、蜈蚣等少见种类，因此，全书依据资料多寡编写相应内容，现有资料匮乏或罕见的种类，则少写、简写或不写。本书标本制作技术操作描述具体，图示步骤简单明了，理论性和实用性兼顾，每种方法可推广到同类标本制作。

　　《医学节肢动物标本制作》主要基于各位作者自身的长期研究积累，并参考国内外有关论文和专著编撰而成，是全体作者辛勤劳动的结晶，也是本领域专家学者的智慧凝集。本书编写过程中，作者主要参考了《实用医学昆虫学》（姚永政、许先典编著）、《蜱螨学》（李隆术、李云瑞编著）、《农业螨类学》（忻介六编著）、《中国黑蝇：双翅目：蚋科》（陈汉彬、安继尧著）、《中国蠓科昆虫　昆虫纲双翅目》（虞以新主编）、《医学昆虫学》（周大渭编著）、《蜱螨与人类疾病》（孟阳春、李朝品、梁国光主编）、《中国粉螨概论》（李朝品、沈兆鹏主编）、《人体寄生虫实验研究技术》《医学节肢动物学》《医学蜱螨学》《医学昆虫学》（李朝品主编）、《昆虫研究技术》（娄国强、吕文彦主编）、《生物标本采集与制作》（祁乃成，修先平编著）、《生物标本的采集制作》（李作龙，刘更编著）、《生物标本的采集、制作、保存与管理》（伍玉明等编著）、《生物标本采集与制作》（李典友、高本刚编著）、《中国常见蝇类检索表》（第2版，范滋德编著）、*The Mites of Stored Food and Houses*（A. M. Hughes，editor）等学者的专著。全书插图部分由李朝品绘制，部分由李朝品参考作者提供的插图和上述专著改编、仿绘，韩仁瑞协助修改，部分由作者提供。为此，我们向上述著作和图片的作者、审者和编者表示衷心感谢，并致以崇高敬意，并恳请谅解我们没能致函或当面致谢，但我们会永远铭记你们的无私奉献。

本书资料以国内外从事粉螨研究的教授、专家、学者长期研究的成果为基础，值付梓之际，我谨代表编委会向他们表示崇高的敬意。

为提高编写质量，统一全书风格，编委会在安徽省芜湖市、安徽省合肥市和江苏省徐州市先后召开了3次编写会议。来自陆军军医大学、贵阳医科大学、安徽理工大学、中南大学、大理大学、南方医科大学、广西医科大学、南昌大学、桂林医学院、蚌埠医学院、皖南医学院、中国检验检疫科学研究院、上海出入境检验检疫局、安徽出入境检验检疫局、广东出入境检验检疫局、福建出入境检验检疫局、辽宁出入境检验检疫局、宁波出入境检验检疫局等单位的学者参加了会议。各与会学者集思广益，对本书初稿、修改稿修订提出了诸多建设性意见，最终确定了编写内容，并落实了各编者的职责和义务。同时全体作者共同约定，各编写内容均标明作者，以示负责，各作者对自己编写的内容全权负责。

本书的编写得到了郭宪国、张锡林、周宪民、郭天宇、邓耀华、吴建伟、赵玉敏、李艳文、周德刚、杨大林等老师的帮助和支持，郭宪国和张锡林两位教授对本书提纲编写、文稿和插图等进行了认真审校；周德刚、杨大林提供了有关技术操作的资料；石泉、许佳、王赛寒、陶宁、赵亚男和蒋峰等在编写过程中承担了很多具体工作，值此出版之际，谨向他们表示衷心的感谢。

限于我们的学术水平、标本采集和制作的经验，难免对以往学者的文献、资料有取舍不当之处，特恳请原著者谅解。编写过程中，尽管作者、审者齐心协力，力图少出或不出错误，但由于作者较多，资料来源与取舍不同，插图和文字也难免出现错漏，在此，我们恳请广大读者批评指正，以利再版时修订。

李朝品
2018年8月于芜湖

目　录

引 言

节肢动物是动物界中最大的动物类群,估计有110万到120万种,占动物总数的80%以上。它们的生存环境极其广泛,无论是海洋、山脉、森林、沙漠还是冰川和冻土中到处都有其活动的踪迹。节肢动物中有极少数种类与医学密切相关,它们能寄生在人和(或)其他动物的体内或体表,通过骚扰、螫刺、吸血、毒害、寄生和传播病原体等方式危害人畜健康,这些危害人畜健康的节肢动物,称之为医学节肢动物(medical arthropod)。研究医学节肢动物的分类、形态、生活史、生态、习性、地理分布、致病和防制方法的科学,称医学节肢动物学(medical arthropodology)。

医学节肢动物的形态千姿百态,生活习性差异很大,生殖方式和孳生环境多种多样。它们对人类的危害日益受到国际社会的关注,并被视为当今人类健康和公共卫生安全的主要生物威胁。医学节肢动物能在人与人之间、动物与动物之间和动物与人之间传播和储存某些病原体。据统计,人类传染病约2/3是由节肢动物传播,这些由节肢动物传播的疾病通常称为虫媒病(vector-borne diseases)。回眸20世纪70年代以来的新发和重现传染病(emerging and re-emerging infectious disease),虫媒传染病占了相当大的比例,其中既有"老"的病种,如肾综合征出血热(hemorrhagic fever with renal syndrome)、登革热(dengue fever)、黄热病(yellow fever)、鼠疫(plague)、疟疾(malaria)等,又有新的或重现的病种,如登革出血热(dengue hemorrhagic fever)、莱姆病(Lyme disease)、西尼罗热(West Nile fever)、裂谷热(Rift Valley fever)、巴尔通体病(bartonellosis)、东方斑点热(Oriental spotted fever)、单核细胞埃立克次体病(human monoctyic ehrlichiosis)、人粒细胞埃立克次体病(human granulocytic ehrlichiosis)、寨卡病毒病(Zika virus disease)、基孔肯雅热(Chikungunya fever)和人附红细胞体病(human eperythrozoonosis)等。在医学节肢动物中,有的种类寿命很长,且能长期储存病原体,对人的健康威胁具有迁延性,在虫媒病的流行病学上具有重要意义,如乳突钝缘蜱(*Ornithodoros papillipes*)能储存回归热病原体长达25年。因此,医学节肢动物既是虫媒病的传播媒介,又是病原体的储存宿主,在自然疫源性疾病的传播和流行上起着重要作用。

人们已公认,近约半个世纪以来全球气候逐渐变暖导致热带、亚热带的范围不断扩大,加之现代化交通工具的快速发展以及人类交往的日益频繁等,都直接或间接影响了动、植物生态系统和群落结构,导致医学节肢动物和传病啮齿类动物的种属、密度、分布区域发生变化,使虫媒病的流行规模不断扩大,并出现了新的病种。我国医学节肢动物种类多,分布广,若要控制虫媒病,对医学节肢动物的监测和控制是主要途径,其中标本制作是其重要环节。

第一章

医学节肢动物概述

节肢动物的形态多种多样,形形色色,尽显自然造物奇迹。因此不同种类的节肢动物在外部形态、内部结构和生物学特性上都存在着很大差别。尽管如此,它们都具有共同的特征:①躯体分节,左右对称,具分节的附肢;②体表骨骼化,由几丁质(chitin)和醌单宁蛋白(quinone tanned protein)组成,亦称外骨骼(exoskeleton);③循环系统开放式,整个循环系统的主体称为血腔(haemocoel),有无色或不同颜色的血淋巴(haemolymph)运行其中;④雌雄异体,卵生或卵胎生为主要繁殖方式,发育史大多经历蜕皮(ecdysis,moult)和变态(metamorphosis)(图 1-1)。

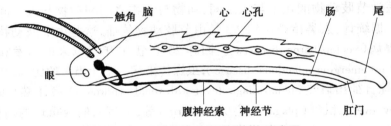

图 1-1　医学节肢动物基本形态示意图

第一节　医学节肢动物的主要类群

目前,国际上将节肢动物分为三叶虫亚门(Trilobitomorpha)(已灭绝)、螯肢亚门(Chelicerata)、甲壳亚门(Crustacea)、六足亚门(Hexapoda)和多足亚门(Myriapoda)5 个亚门(图 1-2)20 多个纲,其中与医学有关的节肢动物分属于以下 5 个纲,最重要的是昆虫纲(Insecta)和蛛形纲(Arachnida)。

一、昆虫纲

昆虫纲虫体分头、胸、腹 3 部分(图 1-3)。头部有触角 1 对,具有感觉功能;胸部有足 3 对。与医学有关的常见种类有:蚊、蝇、白蛉、蠓、蚋、虻、蚤、虱、臭虫、蜚蠊、猎蝽、毒毛虫、松毛虫、刺毛虫、红火蚁、毒隐翅虫、天牛和金龟子等。昆虫纲一般认为有 30 多个目,其中与医学关系密切的有以下 8 个目:①双翅目(Diptera),是昆虫纲中最重要的一个目,其中医学昆虫种类最多,引起的虫媒病病种也最多。该目昆虫有翅或无翅,有翅者仅具前翅,后翅特化为平衡棒,口器为刺吸式或舐吸式,发育为完全变态。双翅目可分为两个亚目:直裂亚目(Orthorrhapha)和环裂亚目(Cyclorrhapha)。直裂亚目成虫羽化时从蛹的直形裂缝钻出,如

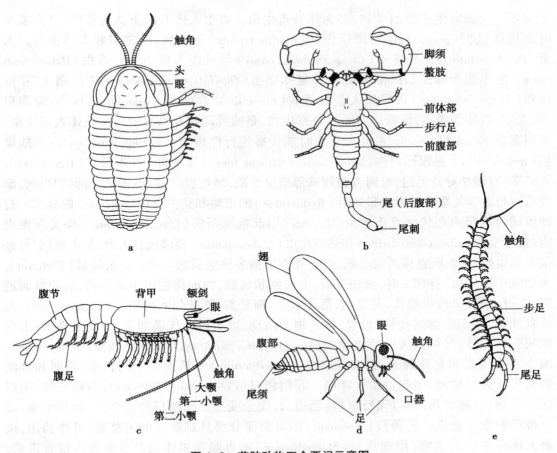

图 1-2　节肢动物五个亚门示意图

（仿 R. D Jurd）

a. 三叶虫　b. 蝎　c. 虾　d. 昆虫　e. 蜈蚣

蚊、虻、蠓、蚋、白蛉等吸血昆虫，其吸血时可传播多种虫媒病，例如疟疾、丝虫病（filariasis）、登革热、黄热病、利什曼病（Leishmaniasis）等。环裂亚目成虫羽化时从蛹壳顶部的环形裂口钻出，主要是蝇类，其中的吸血蝇类（如舌蝇）可叮人吸血传播布氏锥虫（*Trypanosoma brucei*），引起非洲锥虫病（African trypanosomiasis）等；非吸血蝇类可机械性传播多种疾病，例如痢疾、霍乱、伤寒、脊髓灰质炎、肝炎、肠道寄生虫病、沙眼等。此外，蝇的幼虫有的可寄生人体引起蝇蛆病（myiasis），有的可作为线虫病的中间宿主，例如冈田绕眼果蝇（*Amiota okadai*）可传播眼结膜吸吮线虫病（conjunctival thelaziasis）。②蚤目（Siphonaptera），体小，侧扁，无翅，足长，善跳跃，口器刺吸式，完

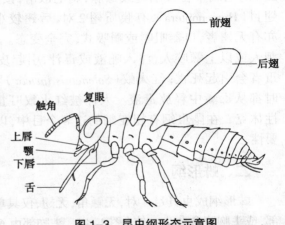

图 1-3　昆虫纲形态示意图

全变态。成虫寄生于恒温动物，多为体表寄生虫。寄生人体的跳蚤扰人致痒，叮人吸血时能传播鼠疫（plague）、鼠型斑疹伤寒（murine typhus）等疾病，还常引起人体皮炎。人蚤（*Pulex irritans*）、犬栉首蚤（*Ctenocephalides canis*）等可作为微小膜壳绦虫（*Hymenolepis nana*）、缩小膜壳绦虫（*H. diminuta*）、犬复孔绦虫（*Dipylidium caninum*）的中间宿主，穿皮潜蚤（*Tunga penetrans*）可导致人畜潜蚤病（tungiasis）。③虱目（Anoplura），体小，背腹扁平，无翅，口器刺吸式，渐变态。虱具外寄生性，是哺乳动物和鸟类的永久性体表寄生虫，可引起虱病（phthiriasis）。虱叮人吸血时能传播流行性斑疹伤寒（epidemic typhus）、战壕热（trench fever）、虱媒回归热（louse-borne relapsing fever）等疾病。④半翅目（Hemiptera），体扁平，有翅2对或无翅，有翅者前翅基部略呈革质，翅梢膜状，后翅膜状，口器刺吸式，渐变态。与医学关系密切者为猎蝽科（Reduviidae）的锥蝽和臭虫科（Cimicidae）的臭虫。有的锥蝽叮人吸血和传播克氏锥虫（*T. cruzi*）引起恰加斯病（Chagas' disease），即美洲锥虫病；温带臭虫（*Cimex lectularius*）和热带臭虫（*C. hemipterus*）夜晚吸食人血，扰人睡眠，可直接引起过敏、贫血或直接诱发心脏病等，并有传播多种疾病的可能。⑤蜚蠊目（Blattaria），大型或中型昆虫，有翅2对，前翅革质，上有网状翅脉，两前翅在体中部重叠，后翅薄而透明，飞行力弱，口器咀嚼式，足发达，适于疾走，渐变态，曾被归入网翅目（Dictyoptera）。蜚蠊食性杂，常在人类的食物、垃圾、排泄物上活动，可机械性传播细菌性、病毒性、原虫性疾病的病原体，又可作为美丽筒线虫（*Gongylonema pulchrum*）、东方筒线虫（*G. orientale*）、缩小膜壳绦虫和念珠棘头虫（*Moniliformis moniliformis*）等蠕虫的中间宿主，粪便和分泌物似可作为过敏原，引起过敏性哮喘。⑥鞘翅目（Coleoptera），有翅2对，前翅坚硬，用以保护后翅，后翅膜质，用以飞行，口器咀嚼式，完全变态。鞘翅目种类多，一般称甲虫，部分种类有医学意义。芫菁科（Meloidae）的斑蝥能分泌具刺激性的斑蝥素，可作药用，接触人体亦可引起水疱；隐翅虫科（Staphylinidae）的毒隐翅虫体液及生殖器内富含毒素，若虫体被捻碎，毒素接触人体皮肤，则可致隐翅虫皮炎；有的甲虫是缩小膜壳绦虫、美丽筒线虫、猪巨吻棘头虫（*Macracanthorhynchus hirudinaceus*）的中间宿主；有的甲虫食家畜尸体或粪便，可通过口器或肢体将这些地方的病原体机械性地带到他处，例如隐翅虫科、埋葬虫科（Silphidae）、阎虫科（Histeridae）的种类。⑦鳞翅目（Lepidoptera），有2对膜质翅，体和翅有密集鳞片，口器虹吸式，完全变态。某些蛾、蝶幼虫（如桑毛虫、松毛虫、刺毛虫）的毛刺中含毒细胞或毒腺，刺毛散落，接触人体，可致皮炎或全身性过敏反应。⑧膜翅目（Hymenoptera），有膜质翅2对，后翅较小，其前缘有一排细钩，与同侧前翅相连接，亦有无翅者，口器咀嚼或嚼吸式，完全变态。该目蜜蜂、胡蜂及蚁类中的某些种类以螯针刺人或以上颚咬人，注入唾液或毒汁，引起皮疹乃至全身反应，例如胡蜂能螯刺人体，严重者会引起死亡；红火蚁（*Solenopsis invicta*）对人有攻击性和重复螯刺的能力，每次叮螯时都从毒囊中释放毒液。人体被红火蚁叮螯后有灼痛感，甚至会出现水泡和产生过敏性休克。在昆虫纲有翅亚纲的这8个目中，以双翅目、蚤目、虱目以及蜚蠊目最具医学重要性。

二、蛛形纲

蛛形纲成虫具足4对，无触角，无翅，仅具单眼（数目不超过12个）。虫体分头胸部和腹部，或头胸腹愈合为一体（图1-4）。头胸部由6节组成，背面通常包以一块坚硬的背甲，腹面

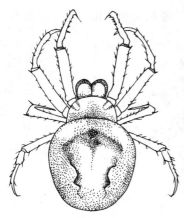

图1-4 蜘蛛纲形态示意图

有一块或多块腹板,或被附肢的基节遮住。腹部由12节组成,除蝎类外,大多数蛛形纲动物的腹部不再分成明显的两部分。螯肢在口的前方,2~3节,钳状或非钳状;触肢(即须肢)6节,钳状或足状;足4对,通常分为基节、转节、股节、膝节、胫节和跗节6节,跗节末端有爪。气门有或无,其位置和数目各类群不同。生活史可分为卵、幼虫、若虫和成虫四期。若虫期数因类群而异。幼虫有足3对,若虫有足4对。若虫与成虫形态相似,但生殖器官尚未发育成熟。蛛形纲中与医学有关的有蜱螨亚纲(Acari)、蝎亚纲(Scorpiones)和蜘蛛亚纲(Araneae)。蜱螨亚纲是本纲中的重要类群,其中有些种类(蜱、革螨、恙螨等)可传播病原体引起蜱螨媒性疾病,如森林脑炎(forest encephalitis)、肾综合征出血热、Q热(Q fever)、回归热、莱姆病和恙虫病(tsutsugamushi diseas)等。有些(疥螨、蠕形螨、粉螨)则可通过叮咬、吸血、毒害、寄生或致敏等引起蜱螨源性疾病,如疥疮(Scabies)、蠕形螨病(Demodicidosis)和粉螨过敏性哮喘(allergic asthma of acaroid mites)等。蝎亚纲(Scorpiones)中的多种蝎和蜘蛛亚纲(Araneae)中的多种蜘蛛均能毒害人体导致疾病。蛛形纲中有重要医学意义的种类是蜱和螨。

三、甲壳纲

甲壳纲(Crustacea)虫体分头胸部和腹部。头胸部有触角2对,步足5对,故称十足类(Decapoda)。与医学有关的常见种类有:溪蟹、淡水虾、蝲蛄和剑水蚤等。虾类的头胸甲较柔软,腹部发达,具5对游泳足,触角细长如鞭(图1-5);蟹类体型宽扁,少数窄长;头胸甲坚硬,前侧缘折向腹面,完全与口前板愈合,腹部退化。大多数种类营水生生活,用鳃呼吸。其中有些种类是蠕虫的中间宿主,例如软甲亚纲(Malacostraca)中的淡水蟹是卫氏并殖吸虫(Paragonimus westermani)及斯氏并殖吸虫(P. skrjabini)的第二中间宿主,蝲蛄是卫氏并殖吸虫的第二中间宿主,沼虾是华支睾吸虫(Clonorchis sinensis)的第二中间宿主;桡足亚纲(Copepoda)中的剑水蚤属(Cyclops)、镖水蚤属(Diaptomus)中的某些种类是阔节裂头绦虫(Diphyllobothrium latum)、曼氏迭宫绦虫(D. mansoni)、棘颚口线虫(Gnathostoma spinigerum)及麦地那龙线虫(Dracunculus medinensis)的中间宿主。

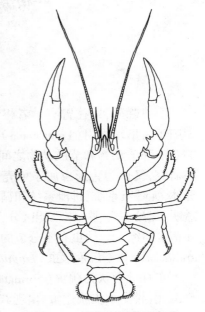

图1-5 甲壳纲形态示意图

四、唇足纲

唇足纲(Chilopoda)虫体窄长,腹背扁平,由15~177体节组成,分头和躯干两部分。头部有触角1对,大颚1对,小颚2对,头部背面两侧有1对复眼。躯干体节除最后2节外,其余体节各有步足 1 对（图 1-6）。躯干部第一对足演变成颚足（毒爪），螫人时，毒腺排出有毒物质伤害人体。与医学有关的常见种类有蜈蚣等。

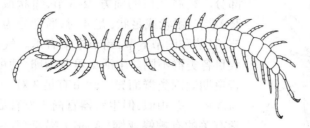

图 1-6 唇足纲形态示意图

五、倍足纲

倍足纲（Diplopoda）体呈长管形，多节，由头及若干形状相似的体节组成。头部有触角 1 对；第一体节称颈（collum），无足，接下来三节各具步足 1 对，此四节为胸部；胸部后面为腹部，每节有步足 2 对，气门 2 对（图 1-7）。其体节内腺体分泌的物质常引起皮肤过敏，与医学有关的常见种类有马陆等。已证明 *Fontaria virginiensis* 可作为缩小膜壳绦虫的中间宿主。

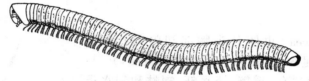

图 1-7 倍足纲形态示意图

（仿 J. Smart）

上述除外，以往曾有学者将舌形虫（pentastome）也归属于节肢动物门；也有学者将其划归于舌形动物门（Pentastoma）的舌形虫纲（Pentastomida），认为舌形虫（pentastome）是一类介于环节动物和节肢动物之间的寄生类动物，而今通过分子遗传学的研究和对精子结构的研究，又认为舌形虫属于甲壳亚门（Crustacea）。舌形虫纲是脊椎动物的内寄生虫，雌雄异体，无呼吸系统、排泄系统和循环系统。成虫体长几毫米至十几厘米，体软，扁而长，无色，透明，无足。头、胸、腹不能区分，口器简单突出，呈椭圆形，周围有钩 2 对，可伸缩，用以附着在宿主组织上。幼虫有不分节的附肢 2 对，与医学有关的常见种类有腕带舌形虫（*Armillifer armillatus*）和锯齿舌形虫（*Linguatula serrata*）等（图 1-8）。

亦有学者认为跳虫（Springtails）似与医学有一定的关系，有的跳虫偶会对人皮肤发起攻击，引起受累皮肤过敏，出现红肿热痛等症状。跳虫是一类小型的六足节肢动物，传统的分类系统将跳虫列入昆虫纲无翅亚纲（Apterygota）的弹尾目，随着形态学和分子生物学的进一步深入研究，发现跳虫以及原同属于无翅亚纲的双尾虫和原尾虫与昆虫差别很大，现已将这它们分别提升为弹尾纲（Collembola）、原尾纲（Protura）和双尾纲（Diplura），与昆虫纲（Insecta）并列，四纲统属于六足总纲（Hexapoda）。我国目前已记录跳虫 500 余种，最常见的有 20 多种（图 1-9）。跳虫头部具单眼，触角 1 对。前胸常退化，无翅，足 3 对、细小。腹部

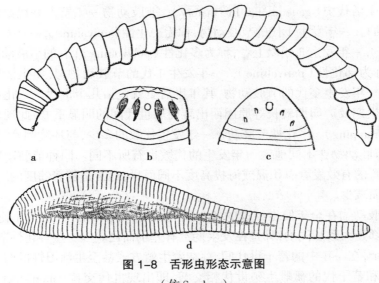

图 1-8　舌形虫形态示意图

（仿 Sambon）

a. 腕带舌形虫　b. 腕带舌形虫头端　c. 锯齿舌形虫头端　d. 锯齿舌形虫

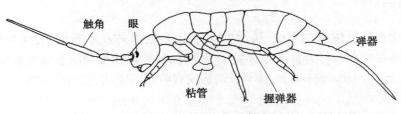

图 1-9　跳虫形态示意图

分节,最显著的特征是腹部腹面有特殊的附肢和第四腹节具弹器。跳虫的发育属不完全变态,生活史中仅有卵、若虫、成虫 3 个发育阶段。与医学有关的为长角跳虫科（Entomobryidae）的某些种类。

第二节　医学节肢动物的生物学

节肢动物的生物学是研究节肢动物个体发育中生命特征的科学,主要包括节肢动物的生殖、生长发育、生命周期、各发育阶段的习性及行为、某一段时间内的发生特点等。本节仅简要叙述与标本采集密切相关的内容。

一、生活史

节肢动物的生活史是指节肢动物在一定时间内完成一代生长、发育和繁殖的全过程。在这样的一个过程中,新个体自离开母体至性成熟产生后代为止的发育过程,称为生命周期（1ife cycle）,也称为一个世代（generation）,简称为一代。一代通常包括卵、幼虫、蛹和成虫等虫态。节肢动物从当年越冬虫态（卵、幼虫、蛹或成虫）越冬后复苏起,至翌年越冬复苏前的发育全过程,称为年生活史或生活年史（annual life history）;而完成一个生命周期的发育史称代生活史或生活代史（generational life history）。节肢动物一年发生世代数的多少是受种遗传基因支配的。一年发生 1 代的节肢动物，称为一化性（univoltine），一年发生 2 代称为二化性（bivoltine），一年发生 3 代以上者，称为多化性（polyvoltine）；有的节肢动物需 2 年或多年完成 1 代，称为部化性（partvoltine）。一年发生 1 代的节肢动物，其年生活史与世代的含义是相同的。一年发生多代的节肢动物，其年生活史就包括几个世代。二化性和多化性节肢动物由于发生期及产卵期较长等原因而出现前后世代间的明显重叠，此现象称世代重叠（generation overlapping）。多化性节肢动物一年发生代数的多少，与环境因素，特别是温度有关，所以同种节肢动物在不同地区一年发生的代数也有所不同。同种节肢动物每年发生世代数随地理位置的有效发育总积温或海拔高度不同而异，通常是随着纬度的降低而增加，随着海拔的升高而减少。

大部分节肢动物在全年发生经过的各个世代，它们的各个相应虫态，不论在形态、食性和生殖方法上都是大致相同的，只是在发生期上有差别而已。但一些多化性节肢动物，其年生活史较为复杂，在一年中的若干世代间，存在着生殖方式甚至生活习性的明显差异。通常总是两性世代和若干代的孤雌生殖世代相交替，即出现世代交替（alternation of generations）现象。

二、变态

节肢动物在胚后发育过程中，从幼虫发育为成虫，其体积不断增大，外部形态、内部器官、生理、生活习性以及行为特征等都发生了变化，这种由幼虫期状态转变为成虫期状态的现象，称为变态（metamorphosis）。按节肢动物发育阶段的变化，变态主要可分为完全变态和不完全变态两类。

1. 完全变态　节肢动物的个体从幼虫发育为成虫过程中需要经历化蛹的，称为完全变态（complete metamorphosis）。例如蚊、蝇、白蛉、蚋、蠓、虻、蚤的个体发育过程中都经历卵、幼虫、蛹、成虫 4 个阶段。幼虫的食性、栖息环境与成虫显著不同，形态上也有明显不同。幼虫期不仅生殖器官没有分化，外形、内部器官以及生活习性等与成虫都截然不同。幼虫不断生长经若干次蜕皮变为形态上与幼虫完全不同的蛹，蛹再历经一段时间的发育后羽化为成虫，幼虫组织器官的分解和成虫组织器官的重建均在蛹期内完成。因此，这类变态必须经过蛹的过渡阶段来完成幼虫到成虫的转变过程。

2. 不完全变态　节肢动物的个体从幼虫发育为成虫的过程中不需要经过蛹期的，称为不完全变态（incomplete metamorphosis），此类变态又称直接变态（direct metamorphosis）。成虫前的发育期称为若虫（nymph），其形态特征及生活习性与成虫差别不显著，通常仅表现为虫体较小，性器官未发育或未发育成熟，例如虱、臭虫、锥蝽、蜚蠊等。

3. 蜕皮　节肢动物的体表外骨骼是一种主要由蛋白质和几丁质组成的结构。当其幼体生长到一定程度时，由于坚韧的体壁限制了它的生长，就必须蜕去旧表皮，重新形成新表皮，这种过程称为蜕皮（moulting）。前后两次蜕皮之间的虫态称为龄（instar），它所对应的发育阶段称为龄期（stadium）。蜕皮时，表皮细胞分泌几丁质酶和蛋白酶，将几丁质溶解，使旧皮沿着预定的某些线裂开，身体蜕出，并重新形成外骨骼。在新的外骨骼未完全硬化之前，个体得以生长，增大体积。所以正在迅速成长的节肢动物其蜕皮次数较多。不再继续长大时，蜕皮现象也就停止了。幼期伴随着生长的脱皮叫做生长蜕皮；而老熟幼虫或若虫脱皮后变为蛹或成虫的脱皮称之为变态蜕皮。节肢动物的生长和蜕皮一般是交替进行的,其蜕皮次数与种类、性别和生理状态有关。一般把初孵的幼虫称为第 1 龄幼虫,蜕去第 1 次皮后称为第 2 龄,蜕第 2 次皮后称为第 3 龄。幼虫发育为蛹的过程称为化蛹(pupation);成虫从蛹中孵出的过程称为羽化(emergence)。

4. 休眠与滞育　节肢动物在一年的发生过程中,不管发生几个世代,往往都会出现一段长短不一的生长发育停滞期,我们称之为休眠(dormancy)或滞育(diapause)。处于休眠和滞育状态的节肢动物呼吸代谢速度十分缓慢,耗氧量也大大减少,体内脂肪和碳水化合物含量丰富,但体内游离水却显著减少,某些酶系活性降低。因此,进入休眠与滞育状态的节肢动物,对寒冷、干旱、药剂等不良环境因素有较强的抵抗力。①休眠常常是由非致死的不良环境条件直接引起的。其中主要是温度,随着气温的降低,食物的减少,节肢动物的体内便会产生一系列的生理变化,如体内脂肪和糖类等贮存物质的积累,水分含量的减少,呼吸缓慢,代谢降低,虫体处于暂时的静止状态,出现冬眠(hibernation);另外,高温干旱也可以引起休眠,一些节肢动物有夏蛰(aestivation)现象,就是由高温所引起的休眠。休眠是节肢动物对环境条件的一种适应性表现。如果不良因素消除,就可以恢复生长发育。具有休眠特性的节肢动物,有的以特定虫态休眠,有的是任何虫态均可休眠。如果把这类节肢动物饲养在温湿度适宜的条件下,再给以充足的食料,它们一年四季便都能进行繁殖。②滞育不是不利的环境条件直接引起的,因为在不利的环境条件还远未到来之前,节肢动物就已经进入滞育了。而且它们一旦进入滞育,即使给以最适宜的条件也不会马上恢复生长发育。凡有滞育特性的节肢动物都有各自固定的滞育虫态,滞育通常发生在其特定的发育阶段。所以说滞育具有一定的遗传稳定性,这是对重复出现的环境条件长期适应的结果。

滞育节肢动物在恢复发育前常需要一定时间和条件以完成特殊的生理变化,这段时间称为滞育进展期。此期的最适温度及其历时长短与节肢动物的地理分布有密切关系。分布在低温地区的节肢动物其滞育进展期的适温比较低,时间比较长;分布在温暖地区的节肢动物其滞育进展期的适温较高,并且历时较短。

第三节　医学节肢动物的生态与生活习性

在漫长的进化历程中,节肢动物与自然界彼此相互选择找到了适应其生存环境,构成了严密的生态系统,如地理、气候、食物等。它们在各自选择的生态系统中形成了自己的生存对策,生物学特性有的简单,有的复杂,有的令人称奇,如拟态、变色等。

一、生态

生态是指一切生物生存所需环境的状态,以及它们之间和它与环境之间的相互关系。环境因素非常复杂,包括地理、季节、气候、温度、湿度、光照、食物、宿主和天敌等,对节肢动物生长、发育、繁殖、寿命、取食、栖息、越冬等具有重要的影响。例如某些按蚊在一些地区主要以成虫越冬;某些伊蚊主要以卵越冬;大部分库蚊以成虫越冬。节肢动物生态学主要是研究:①节肢动物个体生长繁殖、分布与环境的关系;②节肢动物群落的组织,种间关系及生存密度的稳定和变动;③种群的遗传性及在空间、时间上的存在状况及变动规律。

1. 温度　由于节肢动物是变温动物,温度是其生命活动的必需条件。环境温度可直接或间接地影响节肢动物的新陈代谢。依据节肢动物生命活动对环境温度的特殊需求,每种节肢动物都有一定的适温范围(optimum range)。例如家蝇在 7~8℃时不活动,9℃时可缓慢爬行,10.5℃触动后能飞,12℃能自由飞行,15℃觅食,17~18℃产卵,30℃活动最为活跃。温度除影响节肢动物的生长、发育、繁殖、活动和分布外,还可影响体内病原体的发育和繁殖。例如在 16℃时,按蚊体内的间日疟原虫难于发育为子孢子,而在 25℃时,仅需 11 天就可完成孢子增殖。

2. 湿度　湿度主要参与节肢动物水分的平衡和代谢,且往往与温度相关联,从而影响节肢动物的生长、发育、活动和分布。不同种类或同一种类不同的发育阶段对湿度的需求不同。例如雌蚊在相对湿度 70%~80%,温度 16~17℃时开始吸血,并可完成卵巢发育和产卵;当相对湿度下降至 52% 以下,雌蚊则不能叮咬吸血,且易死亡。粉尘螨在含水量低于 9.80% 的培养料中难于存活,随着培养料中含水量的逐渐增加,粉尘螨在培养料中的密度也不断增高,当含水量达到 12.00%~12.30% 时,粉尘螨的密度达到高峰。此后,若含水量再增加,粉尘螨的密度反而下降。

3. 光照　自然界中光照有非常稳定的昼夜变化规律,随昼夜交替光照强度会发生周期性的变化。经过长期进化,节肢动物形成了与之相适应的节律性生命活动。例如蚊、蠓等昆虫一般在黄昏和黎明进行群舞交配;淡色库蚊雌蚊在日照时间短于 13 小时就开始滞育越冬。节肢动物对光照反应还可表现为正趋光性(趋光性)和负趋光性(避光性),如蜚蠊、按蚊及库蚊、伊蚊的部分蚊种等都喜欢在夜间活动、吸血、觅食,白纹伊蚊则多在白天吸血、产卵;蝇、虻等也多在白天活动、觅食。

4. 季节性　节肢动物的活动和分布随季节变化而出现规律性变化。不同季节日照长度和气温变化较大,节肢动物与之相适应而出现季节消长。虫媒病的发病季节往往与节肢动物的季节消长规律呈现出一致性。例如长江流域疟疾发病季节与媒介中华按蚊季节消长呈现出一致性,中华按蚊的密度高峰在 7~9 月,而疟疾发病季节为 9~10 月。

5. 生物因素　影响节肢动物的生物因素包括食物、植被、天敌、寄生虫和病原体等诸多因素。节肢动物的营养主要于来源食物,只有有了充足的食物才能维护其生长、发育、繁殖等生命活动所需能量。因此,食物是影响节肢动物数量和分布的重要因素。不同种类的节肢动物对食物的选择性不同,而且幼虫和成虫的食性也不同。就医学节肢动物而言,其食性可分为血食性和非血食性,前者以人和动物血液为食,如蚊、白蛉、蠓、虻、蚤的成虫等;后者以腐败物、微生物、植物汁液为食,如蜚蠊和多数蝇类等。一般单血食的传病范围窄,多血食的传病范围广。如人虱只吸人血,仅在人与人间传播疾病;蚊、蚤、蜱等可刺吸人和多种动物血,传播的疾病种类就多,除传播人类疾病外,还可传播人畜共患性疾病。

二、生活习性

节肢动物的生活习性是长期自然选择的结果,也是建立在神经反射活动基础上的一种对外来刺激所作的运动反应,是节肢动物对复杂外界环境所具有的主动调节能力。了解节肢动物的生活习性,对制订节肢动物防制策略和实施具体防制方法具有重要意义。节肢动物的生活习性是节肢动物生物学特性的重要组成部分,包括节肢动物的活动和行为,如昼夜活动规律、食性、假死性、趋性、保护色、群集、扩散和迁飞等。

1. 昼夜活动规律 在长期的进化过程中,节肢动物的活动形成了与自然界昼夜变化规律相吻合的生物钟节律。绝大多数节肢动物的飞翔、取食、交配、产卵、孵化和羽化等活动均有其昼夜节律。例如蝇、虻等常在白天活动称为日出性(昼出性)节肢动物,蜚蠊、臭虫等在夜间活动称为夜出性节肢动物,蚊常在黎明或黄昏时活动则称为弱光性节肢动物。以上节肢动物昼夜活动规律表面上看似乎只受日光的影响,其实昼夜间湿度的变化、食物成分的变化、异性释放外激素的生理条件等都将影响节肢动物的昼夜活动规律。

由于自然界中昼夜长短是随季节变化的,所以许多节肢动物的活动节律也有季节性。一年发生多代的节肢动物,其各世代对昼夜变化的反应一般相同,特别在迁徙、滞育、交配、生殖等方面反应甚为明显。

2. 食性 节肢动物对食物的要求不尽相同,人们通常按照节肢动物取食物的性质,把它们分成植食性(phytophagous 或 herbivorous)、肉食性(carnivorous)、腐食性(saprophagous)、杂食性(omnivorous)和寄生性(parasitic)等几个主要类型。以植物和动物的活体为食的分别称之为植食性和肉食性,如鳞翅目的大多数种类为植食性,鞘翅目的大多数种类为肉食性;以动植物的尸体、粪便等为食的称为腐食性,如环裂亚目的多数蝇类等;以非腐烂的动植物产品(粮食、食品、皮毛、植物纤维、动植物标本)等为食的一般统称为储藏害虫,例如粉螨、谷蠹等;既食植物性又食动物性食物的称为杂食性,例如蜚蠊;寄生在人畜体内外以人畜的血液、组织等为食的称为寄生性,如蚊类、吸血蝇类、蚤类、吸虱、蜱和螨等。上述的食性划分还可以按食谱的范围进一步分为多食性(polyphagous)、寡食性(oligophagous)和单食性(monophagous)三种类型。对于医学节肢动物而言,其食性还可分为血食性和非血食性两类,血食性节肢动物与医学的关系更为密切。血食性又可进一步分为单血食性与多血食性。单血食性节肢动物是指只刺吸一种宿主的血液,如人虱仅刺吸人血,宿主特异性较强,仅在人与人之间传播疾病;多血食性节肢动物则可刺吸多种宿主的血液,宿主特异性较弱,如蚊、白蛉、蚤、蜱、螨等,除传播人类疾病外,还可传播人畜共患病。

3. 假死性 节肢动物受到某种刺激或震动时,突然停止活动,或从停留处跌落下来呈"死亡"状态,稍停片刻后即恢复正常而离去的现象,称为假死性(thanatosis)。鞘翅目的成虫如金龟子、象甲、叶甲以及鳞翅目的幼虫等都具有假死性。假死性是节肢动物逃避敌害的一种适应性反应,对其自身是有利的。我们可利用其假死性来采集标本或对其进行防制。

4. 趋性 节肢动物对外界刺激(如光、温度、湿度和某些化学物质等)产生定向活动的现象称为趋性(taxis),按定向活动的方向可将其分为正趋性(趋向)和负趋性(背向)两类。趋性是节肢动物赖以生存的必要条件,根据刺激源可将趋性分为趋光性、趋化性、趋热性、趋湿性、趋声性、趋地性等,其中以趋光性和趋化性最为普遍和重要。①趋光性(phototaxis)是指节肢动物对光的刺激所产生的趋向或背向活动,趋向光源的反应,称为正趋光性;背向光源的反应,称为负趋光性。虽然不同种类对光照强度和光照性质的反应不同,但通过其视觉器官,均有一定的趋光性。一般夜间活动的节肢动物如蛾类对灯光表现出正趋光性,特别是对黑光灯的趋性更强,但白天光照太强又会躲藏起来。有趋光性的节肢动物对光的波长和光的照度具有选择性,如蚜虫黑夜不起飞,白天起飞,而且光对它的迁飞有一定的导向作用。而蜚蠊经常生活在黑暗角落,见光就藏,具有负趋光性(背光性)。此外,甲壳类也具有趋光性,水生甲壳类随光线强弱在水体中作昼夜垂直分布的变迁。②趋化性(chemotaxis)是指

11

节肢动物通过嗅觉器官对一些化学物质的刺激所表现出的反应,称为趋化性。趋化性通常与觅食、求偶交配、避敌、寻找产卵场所等有关,如许多节肢动物在未交配前由腺体分泌性外激素,引诱异性前来交配;有些人体外寄生虫是通过对气味的趋化性找到寄主。人们可根据节肢动物对于化学物质的趋性反应,研制诱杀剂、诱集剂和驱避剂来防制节肢动物,如人工提纯或合成的性外激素,已应用在节肢动物的测报和防制;用避蚊油涂搽皮肤用于驱蚊。不论哪种趋性,往往都是相对的,对刺激的强度或浓度有一定程度的选择性。当节肢动物同时遇到若干种温度时,总是向它最适宜的温度移动,而避开不适宜的温度,如人体虱,具嗜温怕寒(趋热性),常生活于人的贴身内衣上,若人因发烧致使体温超出正常体温范围时,体虱就会爬离人体,表现为负的趋热性,因此造成了虱扩散和疾病的传播。节肢动物对化学刺激也是相对的,如过高浓度的性引诱剂不但起不到性引诱剂的作用,反而会导致引诱抑制。因此,正确认识和利用节肢动物的趋性,对于提高节肢动物防制效率会大有裨益。

5. 保护色、警戒色及拟态　在长期自然选择的作用下,节肢动物的颜色和形态逐渐形成与周围环境相适应的变化,主要包括保护色、警戒色和拟态等。

(1)保护色(sematic color):是指某些动物具有同它的生活环境中的背景相似的颜色,这有利于躲避捕食性动物的视线而达到保护自己的效果,例如枯叶蛾、枯叶蝶等。

(2)警戒色(warning coloration):是指节肢动物的鲜艳色彩和斑纹,具有使其天敌不敢贸然取食或厌恶的品质。这是动物在进化过程中形成的,可以使敌害易于识别,避免自身遭到攻击。例如天蛾科中的蓝目天蛾(*Smerinthus planus*),在停息时以褐色的前翅覆盖腹部和后翅,这时与树皮颜色相似。当受到袭击时,突然张开前翅,展现出颜色鲜明而有蓝眼状斑的后翅,这种突然的变化,往往能把袭击者吓跑。

(3)拟态(mimicry)又称生物学拟态(biological mimicry):是指一种生物在形态、颜色、行为等方面模拟另一种生物或环境中的其他非生命体,从而使一方或双方受益的生态适应现象。这一现象在节肢动物中广泛的存在,对其避敌、生殖、取食有重要的生物学意义。如蝇类和蛾类模仿蜜蜂和黄蜂,可逃避鸟类的捕食。生物的拟态是生物长期适应环境的必然结果,包括模仿者(拟态者)、被模仿者(模型)和受骗者三方。这个受骗者可为捕食者甚或同种中的异性,在宿主拟态现象中,受骗者和被模仿者为同一物。在节肢动物中,拟态的事例很多,从生物学意义上说,拟态可分为三种主要类型。①贝氏拟态(Batesian mimicry)是指模型对捕食性动物是不可食的,而拟态者则是可食的,结果是对拟态者有利,而对模型是不利的,如金斑蛱蝶模仿金斑蝶。②缪氏拟态(Mullerian mimicry)是指拟态者和模型都是不可食的,捕食性动物不管首先捕食哪一种,以后两者就都不会受其害了。所以缪氏拟态是对模型和拟态者都有利的拟态。这类拟态在蜂类、蚁类中均可见到。③波氏拟态(Poultouian mimicry)又叫侵略性拟态(aggressive mimicry),最初是指拟态者为了不引起模拟对象怀疑而产生的拟态现象,例如捕食者模拟猎物或寄生者模拟寄主。在波氏拟态中,拟态者获得好处,对模拟对象来说则是不利的,例如螳螂为了不引起猎物的注意,形成独特的拟态,宽者似绿叶红花,细者长如竹叶。拟态是进化的产物,是生物适应环境的最为典型的例子,拟态在许多生态系统中起着十分重要的作用。

6. 聚集、扩散和迁飞

(1)聚集(aggregation):同种节肢动物的大量个体高密度地聚集在一起的习性称为群集性。根据聚集时间的长短可将聚集分为两种类型。①暂时聚集(临时性聚集):一般发生在生活史中的某一阶段或某一虫态,过后就分散。这种现象与节肢动物对生活小区中一定地点的选择性有关,因为在它们聚集的地方,可获得生活上的最大满足,而造成有限空间内节肢动物个体大量繁殖或大量集中。但在其生活的一定时期或遇到生态条件不适合时,便会分散。如,天幕毛虫的低龄幼虫行暂时聚集生活,大龄后即分散生活。②长期聚集(永久性聚集):是指节肢动物终生聚集生活在一起,群集形成后往往不再分散,聚集时间较长。多数节肢动物的永久性聚集主要是由于视觉器或嗅觉器受到环境的刺激,以及生理功能所致,如求偶性的群舞;或因体内特殊的生理反应,并产生外激素的作用所造成的。

(2)扩散(dispersal):同种节肢动物个体在一定时间内发生空间分布范围扩大的现象称为扩散。扩散可以是经常性的或偶然的、小范围内的分散活动,扩散常使一种节肢动物的分布区域扩大,而对于害虫而言即形成所谓的虫害传播和蔓延。根据扩散的原因可将扩散分为两类。①主动扩散:是指节肢动物由于取食、求偶、避敌等而"主动"但相对缓慢地形成的小范围空间变化;②被动扩散:是指由于水力、风力、动物或人类活动等外部因素而引起的几乎完全被动的空间变化。节肢动物的扩散主要受到自身生理状况、适应环境的能力及外界环境条件的限制,对多数节肢动物而言,地形、气候、生物和人类活动等都会直接或间接地影响着节肢动物的扩散与分布。

(3)迁飞(migration):同种节肢动物成群而有规律地从一个发生地长距离地转移到另一个发生地的现象称为迁飞,也称迁移。并非所有的节肢动物都存在迁飞习性,迁飞实际上是一种种群行为,是物种在进化过程中长期适应环境的遗传特性。节肢动物迁飞多种多样且极为复杂,可分为:到新的地区产卵、繁殖,随即死亡;到休眠地区越冬或越夏,又迁回到发生地产卵、繁殖;到一适宜地域取食,生活一段时间,又在同一季节迁飞回原来的地方或到另一发生地再繁殖新的一代。迁飞常发生在成虫的一个特定时期,即成虫羽化后期,雌成虫的卵巢尚未发育,大多数还没有交尾产卵。节肢动物迁飞有助于其生活史的延续和物种的繁衍,是自然界中存在的一种普遍现象。

第四节　医学节肢动物对人类的危害与防制

在人类历史的长河中,医学节肢动物与人类经济和健康一直关系密切,它们通过危害经济、动植物和传播疾病给人类造成了重大损失。

一、危害

医学节肢动物对人类的危害包括两方面。其一是由节肢动物骚扰、吸血、蜇刺、寄生等引起的节肢动物源性疾病(包括超敏反应),此类危害称直接危害;其二是由节肢动物作为媒介传播病原体引起的虫媒病,此类危害称间接危害。

(一)直接危害

1. 骚扰和吸血　多种节肢动物,如蚊、白蛉、蠓、蚋、虻、蚤、臭虫、虱、螨和蜱等均可叮刺吸血,在其种群数量高峰季节常常侵袭人体,造成骚扰,影响工作和睡眠。如吸血蠓叮刺人体可引起皮炎,局部可出现红斑、丘疹、肿胀与水疱等;虻叮刺可引起剧痛,皮肤产生大片红肿,叮刺时分泌的抗凝血物质常可导致局部流血不止,并可由此引起全身性症状。

2. 蜇刺和毒害　由于某些节肢动物具有毒腺、毒毛或有毒体液,螫刺时通常将分泌的毒液注入人体而使人受害,轻者可有短暂的刺激,局部产生红、肿、痛;重者可引起全身症状,甚至死亡。如桑毛虫、松毛虫的毒毛及毒液可引起皮炎、结膜炎;松毛虫还可致骨关节疼痛,严重者可致骨关节畸形、功能障碍等。

3. **超敏反应**　医学节肢动物的唾液、分泌物、排泄物和脱落的表皮均是异源性蛋白质,与过敏体质的人群接触常可引起超敏反应。如粉螨引起的过敏性哮喘、过敏性鼻炎等,以及由革螨和恙螨引起的螨性皮炎等。

4. **寄生**　有些节肢动物可以寄生于人畜体内或体表引起病变,如某些蝇类幼虫侵入宿主体表或体内器官可引起蝇蛆病;潜蚤寄生于人体皮肤引起潜蚤病;疥螨寄生于皮内引起疥疮等。

（二）间接危害

医学节肢动物携带病原体,造成疾病在人和动物之间相互传播。此类由医学节肢动物传播病原体而引起的疾病称为虫媒病(vector-borne disease),传播虫媒病的医学节肢动物又称为病媒节肢动物或媒介节肢动物(vector-borne arthropod),亦简称虫媒(vector)。依据病原体与医学节肢动物的关系,可将传播病原体的方式分为机械性传播和生物性传播两种类型。

1. **机械性传播（mechanical transmission）**　医学节肢动物对病原体仅起着携带、输送的作用。病原体可附着于节肢动物的体表、口器或经其消化道排出,通过污染食物、餐具等方式,机械性地从一个宿主被传播至另一个宿主。在携带和传播过程中病原体的数量和形态虽不发生变化,但仍保持感染力。如蝇传播痢疾、伤寒、霍乱等传染病,即属于此种方式。

2. **生物性传播（biological transmission）**　病原体必须在医学节肢动物体内经过一定时间的发育和（或）繁殖后才具有感染性,然后再被传播到新的宿主。根据病原体在虫媒体内的发育与繁殖情况,可将此种传播方式分为四类。

（1）发育式传播（developmental transmission）:病原体在医学节肢动物体内只有发育而无繁殖,即病原体仅有形态结构及生理功能的特化,并无数量增加。如丝虫幼虫在蚊体内的发育。

（2）繁殖式传播（propagative transmission）:病原体在医学节肢动物体内只有繁殖而无发育,即病原体仅有数量增加,并无形态变化。如黄热病病毒和登革热病毒在蚊体内、鼠疫杆菌在蚤体内、回归热螺旋体在虱体内和恙虫病立克次体在恙螨体内的繁殖等。

（3）发育繁殖式传播（developmental-propagative transmission）:病原体在医学节肢动物体内不但发育而且繁殖,即病原体既有形态变化,又有数量增加,这种病原体必须在虫媒体内完成发育和繁殖过程后才能传染给人。如疟原虫在蚊体内、杜氏利什曼原虫在白蛉体内的发育和繁殖等。

（4）经卵传递式传播（transovarian transmission）:病原体在医学节肢动物体内不但繁殖而且能侵入卵巢,经卵传递至下一代,产生众多的具有感染性后代,造成病原体的广泛传播。如硬蜱体内的森林脑炎病毒、蚊体内的日本脑炎病毒、软蜱体内的回归热疏螺旋体等。

（三）媒介节肢动物的判定

媒介节肢动物的判定需要以下四个方面的证据。

1. 生物学证据

（1）与人类关系密切,吸血种类可嗜吸人血,非吸血种类可通过污染食物等造成人体感染。

（2）种群数量较大,是当地的优势种或常见种。

（3）寿命较长，以保证病原体能够在其体内完成发育和增殖。

2. 流行病学证据　媒介节肢动物的地理分布和季节消长应与虫媒病的流行地区及流行季节相一致或基本一致。

3. 实验室证据　在实验室条件下，可用人工感染的方法证明该病原体能够在某种节肢动物体内发育或增殖，并能感染易感实验动物。

4. 自然感染证据　在流行区和流行季节采集可疑媒介节肢动物，可经实验室检查、分离到自然感染的病原体，某些病原体须查到感染期。

若符合上述证据，即可初步判定某种节肢动物为某种疾病在某一地区的传播媒介。但由于各地区的地理环境、气温的差异，同一国家、同一虫媒病出现的时间可能不同。另外，媒介可有一种或数种，如有数种时，根据媒介作用（传播疾病的效能）大小，可区分主要媒介和次要媒介。

二、防制

医学节肢动物的防制是虫媒病防制工作中的重要环节。对于大多数医学节肢动物来说，由于其繁殖力和适应力强、生态习性复杂、种群数量大，仅靠单一措施常很难奏效，必须采取综合防制的办法才能达到有效控制的目的。医学节肢动物综合防制（integrated medical arthropods management）是从医学节肢动物与生态环境和社会条件的整体观点出发，尽可能协调运用适当的技术与方法，降低医学节肢动物的种群数量或缩短其寿命，将其种群密度控制在不足以传播疾病的水平以下。

医学节肢动物的控制方法包括环境防制、物理防制、化学防制、生物防制、遗传防制和法规防制等。

（一）环境防制

环境防制是根据医学节肢动物的孳生、栖息、行为习性及其他生态学特点，通过合理的环境处理、改造，减少或清除医学节肢动物赖以生存的孳生及栖息场所。与此同时，要注意保护益虫及天敌的生存环境，最终达到控制医学节肢动物种群的目的。具体内容包括：

1. 环境改造　改造基础卫生设施和修建排水沟渠等。

2. 环境处理　清除杂草、填堵洞穴、翻盆倒罐和无害化处理垃圾及粪便，调节水位、间歇灌溉、水闸冲刷沟渠等。

3. 改善人居环境　搞好环境卫生，装纱窗纱门防蚊蝇进入室内，挂蚊帐防止蚊虫叮咬；完善防鼠设施，以减少或避免人 – 媒介 – 病原体三者的接触机会，从而减少或防止虫媒病的传播。

（二）物理防制

物理防制是利用机械力、热、光、声、放射线等方法，捕杀、隔离或驱走节肢动物。物理防制使用方便、不污染环境、不存在抗药性。如用蚊蝇拍打杀蚊蝇，开水烫蝇蛆，粘蝇纸粘蝇；用热水及蒸汽喷浇床板、缝隙灭臭虫及体虱；利用灯光、声波和紫外线诱杀、诱捕或驱避医学节肢动物等。

（三）化学防制

化学防制是指使用天然或合成的化学物质，以不同的剂型和途径毒杀、驱避或诱杀医学节肢动物。使用化学杀虫剂前必须了解有关医学节肢动物的食性、栖性、活动和对杀虫剂的敏感性,以选择最佳种类或剂型。常用的化学杀虫剂主要包括有机磷类、氨基甲酸酯类、拟除虫菊酯类和节肢动物生长调节剂等。化学防制虽然存在抗药性和环境污染问题,但它具有使用方便、见效快、适于大规模应用等优点,所以仍然是目前医学节肢动物综合防制中的重要手段。但随着杀虫剂长期、大量使用,节肢动物的抗药性越来越普遍,杀虫剂对环境污染及其对生态平衡的影响也越来越严重。由此,人们不得不寻求更加科学有效的防制途径和策略。

（四）生物防制

生物防制是利用捕食性生物、寄生性生物和病原微生物以及昆虫信息素和阿维菌素等来控制或消灭医学节肢动物的一种防制方法。生物防制特异性强、对非目标生物和有益生物无害,不污染环境,已成为目前医学节肢动物防制的主要方向之一。现在用于医学节肢动物生物防制的生物主要有:①病毒,如核型多角体病毒（*nuclear polyhedrosis virus*）和颗粒体病毒（*granulosis virus*）等;②细菌,如苏云金芽孢杆菌（*Bacillus thuringiensis*）和球形芽孢杆菌（*Bacillus sphaericus*）等;③真菌,如大链壶菌（*Lagenidium giganteum*）和绿僵菌（*Metarhizium anisopliae*）等;④原虫和线虫,如微孢子虫（*microsporidium*）、罗索线虫（*Romanomermis*）等;⑤寄生蜂,如蝇蛹俑小蜂（*Spalangia endius*）、蝇蛹金小蜂（*Pachycrepoideus vindemmiae*）、潜蝇姬小蜂（*Diglyphus isaea*）等。此外还有捕食性生物,如养鱼以捕食蚊幼虫等。

（五）遗传防制

遗传防制是通过不同方法改变或移换节肢动物的遗传物质,以降低其繁殖势能或生存竞争力,从而达到控制或消灭种群的目的。目前,遗传防制尚处于实验阶段。如将转基因蚊虫或大量经射线照射、化学药剂、物种杂交等方法处理产生的绝育雄虫释放到环境中,使之与自然种群的可育雄虫竞争与雌虫交配,产出未受精卵,如此自然种群逐渐减少。另外,也可尝试通过培育并释放遗传变异（包括杂交不育、胞质不育、性畸变和带致死因子等）的物种与目标种群交配的方法,已达种群自然递减的目的。

（六）法规防制

利用法律、法规或条例,以防医学节肢动物传入本国或携带至其他国家和地区。如登革热曾在某国严重流行,为防制此病,该政府通过全民动员消除埃及伊蚊的孳生地,基本控制了登革热的流行。又如我国有通告要求加强对医学节肢动物的检验检疫,防止输入性医学节肢动物及其传播的虫媒病进入我国,执行后效果显著。

（李朝品）

参 考 文 献

1. 王凤葵,张衡昌. 改进的螨类玻片标本制作方法. 植物检疫,1995,5:271-272.
2. 王治明. 螨类标本的采集、鉴定、制作和保存. 植物医生,2010,23（3）:49-51.
3. 王唯唯,黄文达. 中性树胶直接封片制作蠕形螨标本. 中国寄生虫学与寄生虫病杂志,1998,16（2）:154.
4. 尹文英. 中国土壤动物检索图鉴. 北京:科学出版社,1998.
5. 邓国藩. 中国经济昆虫志第40册,蜱螨亚纲:皮刺螨总科. 北京:科学出版社,1993.
6. 邓国藩,姜在阶. 中国经济昆虫志第39册,蜱螨亚纲:硬蜱科. 北京:科学出版社,1991.
7. 北京农业大学. 昆虫学通论（上册）. 第2版. 北京:中国农业出版社,1999:1-108.
8. 司马德. 医学昆虫鉴别手册. 陆宝麟,译. 北京:科学技术出版社,1957:265.

9. 刘敬泽,杨晓军.蜱类学.北京:中国林业出版社,2013.

10. 李永祥,刘振忠,郑志红.蠕形螨标本的制作与染色.中国人兽共患病杂志,2002,18（2）:12.

11. 杨庆爽.螨类标本的采集、保存和制作.植物保护,1980,5:37-40.

12. 李隆术,李云瑞.蜱螨学.重庆:重庆出版社,1988.

13. 李朝品,武前文.房舍和储藏物粉螨.合肥:中国科学技术大学出版社,1996.

14. 李朝品.医学蜱螨学.北京:人民军医出版社,2006.

15. 李朝品.医学昆虫学.北京:人民军医出版社,2007.

16. 李朝品.人体寄生虫学实验研究技术.北京:人民卫生出版社,2008.

17. 李朝品.医学节肢动物学.北京:人民卫生出版社,2009.

18. 李朝品,沈兆鹏.中国粉螨概论.北京:科学出版社,2016.

19. 吴观陵.人体寄生虫学.第3版.北京:人民卫生出版社,2005.

20. 何耀明,袁志洪,陈国雄,等.新塘口岸媒介生物本底调查.中国国境卫生检疫杂志,2005,28（2）:100-103.

21. 陈汉彬,安继尧.中国黑蝇.北京:科学出版社,2003:1-448.

22. 陈汉彬.中国蚋科昆虫.贵阳:贵州科技出版社,2016:1-673.

23. 陆宝麟,吴厚永.中国重要医学昆虫分类与鉴别.河南:河南科学技术出版社,2003.

24. 陆宝麟,许锦江,俞渊,等.中国动物志,昆虫纲 第9卷,双翅目,蚊科（下卷）.北京:科学出版社,1997.

25. 陆宝麟,陈汉彬,瞿逢伊,等.中国动物志,昆虫纲 第8卷,双翅目,蚊科（上卷）.北京:科学出版社,1997:1-884.

26. 陆联高.中国仓储螨类.成都:四川科学技术出版社,1994.

27. 柳支英,陆宝麟.医学昆虫学.北京:科学出版社,1990.

28. 周大渭.医学昆虫学.上海:上海卫生出版社,1957.

29. 周淑君,周佳,向俊,等.上海市场新床席螨类污染情况调查.中国寄生虫病防制杂志,2005,18（4）:254.

30. 孟阳春,李朝品,梁国光.蜱螨与人类疾病.合肥:中国科技大学出版社,1995.

31. 娄国强,吕文彦.昆虫研究技术.成都:西安交通大学出版社,2006.

32. 姚永政,许先典.实用医学节肢动物学.北京:人民卫生出版社,1982.

33. 贾少波,岳丽蕊,陈建秀.跳虫分类简介.生物学通报,2009,44（10）:21-22.

34. 徐道隆.采集储藏物螨类标本的简易方法.粮油仓科技通讯,1988,3（2）:54-56.

35. 温廷桓.中国沙螨（恙螨）.上海:学林出版社,1984.

36. 虞以新.中国蠓科昆虫.北京:军事医学科学院出版社,2006.

37. 詹希美.人体寄生虫学.第2版.北京:人民卫生出版社,2010.

38. 戴爱云.中国动物志（节肢动物门 甲壳动物亚门 软甲纲 十足目 束腹蟹科 溪蟹科）.北京:科学出版社,1999.

39. A. M. 休斯.贮藏食物与房舍的螨类.忻介六,沈兆鹏,译.北京:中国农业出版社,1983,194-215.

40. Bogitsh B. J, Cheng T. C. Human Parasitology. 2nd ed. California: Academic Press, 1998.

41. Hughes AM. The mites of stored food and houese. Her Majesty's Stationery Office London, 1976.

42. John D. T, Petri W. A. Markell and Voge's Medical Parasitology. 9th ed. Amsterdam: ELSEVIER Inc, 2006.

43. Krantz G. W, Walter D. E. A manual of Acarology. 3rd ed. Lubbock: Texas Tech Univerity Press, 2009.

44. Lawrence R. Ash, Thomas C. Orihel. Atlas of Human Parasitology. 5th ed. lllinois: American Society for Clinical Pathology press, 2007.

45. Smart J. A handbook for the Identification of Insects of Medical Importance. 2nd ed. British Museum（Natural History）, 1948.

第二章

医学节肢动物标本类型及意义

医学节肢动物(medical arthropod)的类群较多,有些节肢动物类群之间的形态、生活史和生态习性差异很大,由此所产生的标本类型也不尽相同。有的医学节肢动物,即使是同一类群或同一种类,其标本类型也可能很不相同,如:针对双翅目和蚤目昆虫成虫和幼虫的标本采集和制作方法就不完全相同。对于同一物种的同一生活史时期,有时候可以用多种方法进行标本采集和标本制作。医学节肢动物的标本类型复杂多样,不同标本类型的意义和价值也不相同。

第一节　医学节肢动物标本类型

节肢动物标本是通过一些特殊的处理方法(干燥、固定、防腐、封片等)处理后可以长期或永久保存的节肢动物实物整体或局部组织器官。在医学节肢动物领域,多数标本是用毒杀、麻醉、冷冻致死后的节肢动物做成的。无论何种标本制作方法,所做成的标本都应当尽量保持节肢动物的原貌不变形,尽量保持其原本的形态特征。医学节肢动物标本在教学和人才培养、科学研究和示范、科普宣传和教育、博物馆展览和馆藏以及历史考证等方面都具有很重要的科学意义和实用价值。

一、标本类型

医学节肢动物标本可根据标本完整程度、标本制作方法和标本用途,划分为不同的类型。

1. 按照完整程度划分　按照所采集到的标本完整程度以及某些特殊需要,可以将医学节肢动物标本分为整体标本、局部标本和解剖标本等不同类型。

(1)整体标本:整体标本是一个完整的节肢动物个体,是医学节肢动物标本制作和保存中最常见的一种类型。制作整体标本时,要求所采集到的节肢动物尽量完整无损,制作标本时要尽量保持节肢动物的原貌,即尽量保持节肢动物本来的大小和形状等基本特征。

(2)局部标本:局部标本仅仅是一个节肢动物的某一个部分,而不是一个完整的节肢动物个体。局部标本虽然不是医学节肢动物标本制作和保存中最常见的类型,但如果在标本采集中遇到标本破损不完整时,制作局部标本也非常重要,如仅有头、胸、腹、翅或足等,对这样的局部残体,可以根据实际需要制作成相应的干制标本、液浸标本或玻片标本等,这种"残体标本"属于局部标本的范畴。对一些体型较大的医学节肢动物,有时候为了特别充分暴露、展示或显示某些局部重要特征,也可以制作局部标本,如大、中型有翅类昆虫的头部标本、翅标本和足标本等局部标本等。

（3）解剖标本：解剖标本是在体视显微镜下将医学节肢动物的某些特殊结构解剖、分离出来后所制成的标本，如蚊、蝇、白蛉、蚋、蠓、蚋等双翅目昆虫的口器标本、外生殖器标本及各种内脏标本等。内脏标本是解剖标本的一种，是用节肢动物内脏所做成的标本，如唾液腺标本、卵巢标本、消化道标本等。内脏标本可以做成液浸标本，也可以做成玻片标本（压片或封片等）。

2. **按照制作方法划分**　按照标本制作方法不同，可以分为干制标本、液浸标本、针插标本、玻片标本、人工琥珀标本、冷冻标本与冻存标本、染色标本等。

（1）干制标本：干制标本是将医学节肢动物的整体或局部通过自然干燥或电热干燥箱烘干后能够长期保存的标本。干制标本是动物标本制作和保存中很常见的标本类型之一，医学节肢动物中常见的针插标本实际就是一种特殊的干制标本类型。自然干燥一般需2~3周或更长，因所处地区、季节和气温不同以及节肢动物体积大小和几丁质外骨骼坚硬程度不同而异。用电热干燥箱（鼓风干燥箱、恒温干燥箱）进行干燥时，烘烤温度一般控制在50~60℃，烘烤时间因虫体大小和具体制作方法的不同而异，对于体型较大的有翅类昆虫，一般烘烤24~48小时即可，对于体型较小的有翅类昆虫，根据昆虫对象的不同缩短烘烤时间。经过充分干燥的标本，要配上标签纸（硬纸片）或标签牌，标签上写明节肢动物的学名（中文名＋完整的拉丁文学名）、采集地点及生境、海拔、寄主、采集时间、采集人姓名、鉴定人姓名、鉴定时间等信息。标签信息应打印，需要长期或永久保存的标本，其标签纸或标签牌最好做成防水标签。根据节肢动物的体积大小，将干制标本放入不同大小、型号的标本盒中保存。市场上有各种各样的标本盒，如针插标本盒、生活史标本盒等。放置了标本的标本盒四周应留有一定空隙，空隙处放置适量的樟脑丸等防腐剂，以防霉变和虫蛀。为了便于随时观察，在标本盒的四个壁面（上、下、左、右）中，至少应有一面是玻璃或其他透明材料做的，即透明标本盒。标本盒应放置于避光、通风、干燥处保存。

（2）液浸标本：液浸标本（浸制标本、浸渍标本、浸泡标本）是动物标本制作和保存中的常见类型之一，是将节肢动物的完整个体（整体）、某一局部结构或特殊解剖结构投入事先装有特殊固定液（浸泡液）的容器中并密封保存的标本类型。保存液浸标本的特殊固定液应当具有较好的渗透、固定和防腐效果。对于个体较大或需要随时取用的标本，可以直接浸泡在广口瓶中，便于随时存取。对于需要长期保存的标本，可以将标本放入试管中，加入固定液，加盖封紧瓶口，必要时瓶口可用石蜡进一步密封，装有液浸标本的试管也可以用喷灯烧化管口端拉成细管后密封，贴上标签长期保存。需要长期或永久保存的液浸标本，可以准备内容完全相同的两个标签，一个贴在瓶（管）外面，一个投入瓶（管）内与标本一起固定保存。固定液种类比较多，如70%或75%乙醇、5%~10%的甲醛溶液（福尔马林）以及其他复合保存液。对于多数医学节肢动物的固定保存，通常首选70%的乙醇溶液。用于固定保存的复合保存液种类比较多，如：①麦氏液：硼砂（四硼酸钠）5g，40%甲醛（福尔马林，蚁醛）100ml，甘油2.5ml，蒸馏水加至1000ml。②欧氏液：70%乙醇22ml，甘油1ml，冰醋酸2ml。③潘氏液：冰醋酸4ml，40%甲醛6ml，蒸馏水30ml，95%乙醇15ml。④盐酸乙醇：盐酸2ml，70%乙醇98ml。⑤乙醇甲醛保存液：96%乙醇18ml，40%甲醛2ml，30%醋酸2ml，蒸馏水60ml。⑥醋酸甲醛乙醇保存液：80%乙醇15ml，40%的甲醛5ml，冰醋酸1ml，蒸馏水30ml。⑦醋酸白糖保存液：冰醋酸5ml，白糖5g，福尔马林5ml，蒸馏水100ml。⑧奥氏液：70%乙醇87ml，冰醋酸8ml，甘油5ml。

（3）针插标本：针插标本是用昆虫针插入或硬纸片三角尖固定节肢动物身体的某一部分所制成的特殊干制标本，适合双翅目（蚊、蝇、白蛉、虻、蚋、蠓等）等有翅类昆虫成虫期的标本制作和保存。昆虫针由不锈钢制成，由细到粗分为 7 种型号，依次为 00、0、1、2、3、4、5 号针，依昆虫标本大小不同，选定适合的昆虫针。大型昆虫可用 4~5 号针（如虻和蜚蠊等），中型昆虫用 2~3 号针（如蝇等），小型昆虫用 0~1 号针（如白蛉、蚋和蚊虫等），插针位置因昆虫种类不同而异，双翅目昆虫的插针位置可以选择胸部中央中足与后足之间。极小的昆虫用蘸有黏合剂（树胶或虫胶等）的硬纸片三角尖粘住固定其胸部（如蠓等）。昆虫针的一端插虫，另一端插入软木固定。硬纸片三角尖端粘住昆虫后用大号昆虫针穿通硬纸片固定。针插标本经自然干燥或电热烘干后插置于标本盒或玻璃管中保存。保存针插标本的标本盒，应选择底面是软木或塑料泡沫的标本盒，以便于昆虫针能够顺利插入和固定。针插标本不损坏节肢动物体上的鳞片或刚毛，能够保持标本原有的色泽，同时又便于用解剖镜或放大镜从不同角度进行观察。为了便于昆虫针的插入，所采集的有翅昆虫用氯仿等毒杀或麻醉致死后，应立即取出虫体进行针插，以免放置时间过久后导致虫体变硬、变脆而影响针插效果甚至毁坏标本。为了防止其他昆虫的侵入（虫蛀）和避免标本发霉，标本盒或标本管内应放入樟脑、木榴油或樟脑合剂等防腐杀虫。若标本的数量较多，则需分门别类将标本置入标本盒内，标本盒放置于避光、通风、干燥的地方保存。如果虫体变硬，可以通过以下方法将其还软（软化）后再进行针插：①在培养皿底部铺一层湿棉花，棉花上盖一层滤纸，然后将变硬的节肢动物放在滤纸上，盖好皿盖，放置数小时或一夜后，虫体便能还软。②在玻璃缸等器皿中加入适量蒸馏水和几滴石炭酸（苯酚），在架空的架子上面放置虫体，加盖密闭 2~3 天，虫体就可软化。③直接将虫体浸于温水中使其还软。

（4）玻片标本：玻片标本就是用封片、压片、涂片、印片和切片等方法将拟保存的节肢动物整体、局部或组织器官固定在载玻片上的标本，玻片标本便于在显微镜下观察虫体的微细构造。①封片标本。医学节肢动物最常见的玻片标本是封片标本。封片标本适合节肢动物卵、幼虫、蛹、若虫、成虫的整体标本以及大型节肢动物的局部标本或内脏标本的制作，特别适合无翅昆虫（蚤、虱、臭虫等）、革螨、恙螨以及体型较小的蜱等标本制作。制作封片标本时，通常需要先将节肢动物依次进行漂洗、消化、脱水、透明，然后用特殊的封固液（封片液、封藏液、封固胶）将节肢动物封固在载玻片上，盖上盖玻片，最后放置于 40~60℃ 的电热干燥箱中烘烤 1~2 周即可。对大多数节肢动物，"漂洗"用普通清水、蒸馏水、生理盐水均可。"消化"一般用 5%~10% 氢氧化钾溶液或氢氧化钠溶液浸泡数小时或 1~2 天，然后用清水或蒸馏水漂洗。经过消化后的节肢动物，体内软组织部分溶解或腐蚀，标本的结构更加清晰。"脱水"是将节肢动物标本依次放入 30%、50%、60%、70%、80%、90%、95%、100% 的乙醇溶液进行逐级梯度脱水，每种浓度乙醇中浸泡 15~30 分钟或更长时间。"透明"一般用二甲苯（xylol）浸泡 15~30 分钟或更长时间，也可以用木榴油（creosotum, wood pomegranate oil）、丁香油（clove oil）或冬青油（wintergreen oil）浸泡 0.5~1 小时进行透明。封固液（封片液、封固胶）有脂溶性胶和水溶性胶的区分，前者如加拿大树胶（冷杉胶, canada balsam, abienic balsam, fir balsam）和中性树胶（neutral balsam）等，后者如阿拉伯胶（arabic gum）和甘油明胶（glycerogelatin）等。经过逐级梯度脱水后的标本，一般用加拿大树胶（冷杉胶）和中性树胶等脂溶性胶进行封片，以便永久保存。对于革螨、恙螨、粉螨等螨类标本，可以直接用水溶性胶封片，不需要经过乙醇逐级梯度脱水和专门的二甲苯透明等。在玻片标本制作过程中，消化、脱水和透明时间长短要根据节肢动物的个体大小、几丁质骨化程度和室温高低不同进行灵活调整,不能千篇一律。如果节肢动物个体较大、骨化较强(几丁质骨骼发达)、室温较低,则消化、脱水和透明时间要适当延长;如果节肢动物个体较小、骨化较弱(几丁质骨骼不发达)、室温较高,则消化、脱水和透明时间要相应缩短。②其他玻片标本。其他玻片标本包括压片、涂片、印片和切片等,这些方法在医学节肢动物中不太常用,印片和切片更是少用。压片标本是将节肢动物整体、局部或内脏器官放置于两片载玻片之间,适当加压后制成的玻片标本(可以染色或不染色),可以用于一些个体较大、较厚且具有一定韧性的节肢动物幼虫标本制作,如蝇蛆等。对于一些体表寄生螨类(疥螨、蠕形螨等),可以通过刮取患处皮肤组织,将刮取物制成涂片标本,以用于实验诊断。

(5)人工琥珀标本:人工琥珀标本是根据天然琥珀化石的形成原理,采用有机玻璃材料(聚甲基丙烯酸甲酯,ploy methyl methacylate,PMMA)、人工合成树脂(脲醛树脂,urea-formaldehyde resins,UF)或天然树脂(松香,colophony)对昆虫等节肢动物进行包埋所形成的标本,其中属于人工合成树脂的脲醛树脂又称为脲甲醛树脂,是尿素与甲醛在催化剂(碱性或酸性催化剂)作用下,缩聚成初期脲醛树脂(生单体),然后再在固化剂或助剂作用下,形成不溶、不熔的末期热固性树脂(熟单体,预聚单体)。固化后的脲醛树脂颜色呈半透明玻璃状。在干制标本(包括针插标本)中,由于标本与空气接触,受气候的影响大,在阴雨潮湿的地方和季节,标本受潮后容易生霉或遭受虫蚀。在液浸标本中,若容器密封不严导致浸渍液挥发,标本就会干瘪而失去保存价值。人工琥珀标本则可以克服上述弊端和不足,使标本保存效果更好。人工琥珀标本制作的基本程序是:①制模具:根据节肢动物的体型和大小,用玻璃器皿、塑料器皿或玻璃片等做一个方形、椭圆形或圆形的"模具",以椭圆形和圆形模具较好。②包埋前准备:制备包埋用的有机玻璃材料或人工合成树脂聚合前的"生单体"和聚合后的"熟单体"。将拟包埋的节肢动物整理定形、干燥备用。在模具中注入有机玻璃材料或人工合成树脂"熟单体"制成模底。③包埋:将干燥备用的节肢动物连同标签一道放入模具,摆正位置,然后分数次加注有机玻璃材料或人工合成树脂"熟单体"直至加满模具。④脱模:待有机玻璃材料或人工合成树脂硬化后(1周~1个月),拆除模具并修整半成品边缘即可。人工琥珀标本的制作工序比较复杂,制作时间较长,制作成本较高,技术操作要求较高,目前在医学节肢动物标本制作中的应用还比较少。

(6)冷冻标本与冻存标本:冷冻标本制作的基本过程是:①从现场采集到的新鲜活体节肢动物不需要毒杀或麻醉致死,而是装入纸袋后直接放入 -10℃冰箱或冰柜进行冷冻致死。冷冻 72 小时后取出虫体解冻 4~5 小时,然后按照针插标本的方法做成针插标本;②将针插标本再次放入 -10℃冰箱或冰柜冻存 10 天左右;③将经过冻存后的标本取出解冻、晾干,插入标本盒并插上标签,标本盒中放入樟脑等防护剂以防腐防虫。与普通的针插标本相比,冷冻标本在后续保存中不容易发霉和被虫蚀,保存效果优于普通针插标本。冻存标本(标本冻存)是指将新鲜活体节肢动物直接放入超低温冰箱或液氮进行冷冻保存(-80℃、-196℃),适用于进行节肢动物体内病原体检测和节肢动物分子生物学研究等。

(7)染色标本:为了便于在分类鉴定中客观反映节肢动物的体色,医学节肢动物的整体标本一般都不需要染色。对于部分用于教学或展示的节肢动物整体标本,可以对标本进行染色。对节肢动物的局部标本和内脏标本等,也可以制作染色标本。固定于 70% 乙醇等固定液的节肢动物标本先移至清水或蒸馏水漂洗后,再用不同的染液进行染色。染色后的标本,按照常规的脱色(如盐酸乙醇脱色等)、脱水(乙醇梯度脱水)和透明(二甲苯透明)后,可以制成玻片标本。用于节肢动物及其内脏染色的染液种类较多,如1%的酸性品红溶液、石炭酸品红溶液(碱性品红1份,无水乙醇10份,5%的石炭酸溶液100份)、盐酸卡红染液、苏木素染液、胭脂红染液等。染色、脱色、脱水和透明时间因具体的节肢动物不同而异。

3. 按照用途划分 按照标本的用途不同,可以分为临时标本、珍藏标本、展示标本、模式标本等。

(1)临时标本:在教学和科研工作中,有时候需要对现场采集到的医学节肢动物进行暂时的固定保存,此类标本统称临时标本。因固定和保存的方法不同,临时标本又可以分为临时的干制标本、液浸标本、针插标本、玻片标本、冻存标本等。根据当时当地的具体条件,临时标本可以同种节肢动物单独保存,也可以不同节肢动物混合保存。

(2)珍藏标本:珍藏标本是经过特殊处理后能够长时间保存或者永久保存的标本,具有珍藏价值,世界各国博物馆中的馆藏标本大多属于这一类型。根据固定保存方法的不同,医学节肢动物珍藏标本可以做成干制标本、液浸标本、针插标本、玻片标本和人工琥珀标本等不同类型。另外,展示标本(姿态标本)也经常被作为珍藏标本加以长期和永久保存。

(3)展示标本:展示标本也可称为"姿态标本",是根据拟展示节肢动物的行为活动姿势,做成具有一定造型和姿势的特殊标本。展示标本(姿态标本)生动、形象、美观,能够取得比较好的展示和宣传教育效果。医学节肢动物展示标本大多为干制标本和针插标本。在制作展示标本的过程中,需要对拟展示节肢动物进行"整姿",如对有翅昆虫的翅位置、足弯曲度、触角伸长方向等逐项加以调整,以模拟活虫的各种姿态。"整姿"后的昆虫再经过干燥(自然干燥或电热干燥)和防腐(在标本盒中加上防虫防霉剂)等程序,插上标签,即成展示标本。在实际的标本制作中,为了生动、形象地反映医学节肢动物从卵到成虫的连续发育过程,有时候需要制作特殊的生活史发育标本,这也是一种特殊的展示标本类型。

(4)模式标本:模式标本(type specimen)是动植物分类中规定的典型标本。在描述、命名和发表某一新的生物种时,均应确定和明确指出与该物种形态特征一致的标准模式标本。模式标本在医学节肢动物的分类学研究中十分重要,所有的模式标本都必须妥善保存、长期保存。依据模式标本描述、命名和发表的种类称为模式种。在动植物分类学中,模式标本可进一步分为正模标本(holotype)、副模标本(paratype)、配模标本(allotype)、全模标本(syntype)、选模标本(lectotype)和新模标本(neotype)等。正模标本(正模式标本或正模)是研究者首次描述、命名和发表某一新物种时所指定的标本,首次报道新种时的形态描述主要依据正模标本的特征,正模标本只能指定一个。副模标本是指在发表新种时,与正模标本同时被引用的标本,是与正模标本形态一致的重复备份标本,副模标本可以是一个,也可以是多个。配模标本是在发表新种时与正模一起使用的异性标本。全模标本是指研究者在新种报道时没有特别指定,除了正模标本和副模标本以外的其他全部标本。选模标本是以后的研究者从上述全模标本中所选定的最合适的那份标本,此标本的意义与正模标本相同。新模标本是对最初记载时因无标本或者标本已遗失而由后来研究者补充的适宜标本。在医学节肢动物的新种命名和描述中,使用最多的是正模标本和副模标本。值得注意的是:有的研究者在首次命名、描述和发表新种时,由于所采集到的节肢动物个体数量十分有限(一只或几只),在发表当时所确定的正模标本和副模标本不一定能够概括所命名物种的全部形态特征,在这种情况下,可以用以后采集到的其他同种标本进行相关形态的补充描述,包括对首次发表时没有涉及的异性标本和生活史不同阶段标本的补充描述等。

二、特殊标本

有些特殊标本不能完全按照上述标本类型的分类进行归类,这些特殊标本如寄生性节肢动物的宿主动物剥制标本和骨骼标本、活体保存(活体标本)、标本模型(模型标本)、3D标本、电子－摄像标本等。对于鼠类等宿主动物,可以做成剥制标本和头骨干制标本。

(1)宿主动物剥制标本:体表寄生性节肢动物的宿主动物比较广泛,包括了几乎所有的脊椎动物。剥制标本的制作适用于哺乳动物(兽类)、鸟类以及其他不适宜制作液浸标本的大型爬行类、两栖类和鱼类等动物。鼠类是蚤类、吸虱、恙螨和革螨等体表寄生虫最常见的宿主动物,剥制标本是最常见的鼠类标本类型。剥制标本的制作包括了以下几个基本步骤:①剥皮:在严格的个人防护下,将麻醉致死的鼠用手术刀和手术剪等解剖器材剥离并彻底剔除所有的肌肉、骨骼和内脏,确保一个完整的鼠皮被剥离出来。②防腐:用适当的防腐剂涂抹在鼠皮的内表面,确保涂抹均匀。防腐剂具有防止动物皮毛腐烂和受虫害侵袭的作用。防腐剂的配方有多种,其中含砷防腐剂的防腐效果好,标本保存时间长,在剥制标本制作中得到广泛应用,如三氧化二砷防腐粉等。三氧化二砷防腐粉的配方是:三氧化二砷(砒霜)20g、明矾(硫酸钾铝)70g、樟脑10g,配制时先将明矾、樟脑研磨成粉末,然后再与三氧化二砷混匀即可。三氧化二砷等砷类化合物是剧毒物品,在购买、配制、使用和保管中的要求都十分严格,必须谨慎使用和妥善保管,严防操作人员、周围人群和禽畜的中毒。③填充或假体支撑:如果需要制作姿态标本,则需要用铁丝等先做一个与鼠体大小和形状相当的假体支架,然后再填塞棉花等填充物。如果是一般的剥制标本,则仅在足和尾部用竹签或木棍等做支撑,其他部位直接填塞填充物即可。④缝合与整形:用针线缝合鼠皮,同时通过"整形"调整其形状和姿势。⑤固定:剥制标本制作成功后,姿态标本还需要固定在一个适当的平台上,以便于展示方便。每一个标本都要附上标签(标签纸或标签牌),标签上写明鼠种的学名(中文名＋完整的拉丁文学名)、采集地点及生境、海拔、采集时间、采集人姓名、鉴定人姓名、鉴定时间等信息。

(2)宿主动物头骨标本:在鼠类等宿主动物的分类中,经常需要结合头骨和牙齿的特征才能准确鉴定,因此需要制作宿主动物头骨标本。鼠类头骨标本通常用"水煮法"制作。将在"剥制标本"中剥离出来的整个鼠的头颅置于加有水的容器中煮沸,待接近煮熟时,取出并剔除头骨上的肌肉和筋膜等全部软组织,从枕骨大孔精心剔除全部脑组织。若软组织未剔除干净,则加入水中(必要时可加少量碳酸钠或氢氧化钠)煮片刻,再去除剩余的软组织,直至头骨上的软组织被全部剔除干净为止。剔除全部软组织后的头骨经自然干燥后即成宿主动物头骨标本。

(3)活体保存:将现场采集的医学节肢动物放置于特殊的饲养笼、饲养瓶或饲养管,通过人工饲养,可以长期传代和保存活体节肢动物,即活体保存(或活体标本),如用蚊笼加人工血膜等保存和饲养蚊类,用蝇笼加饵料保存和饲养蝇类,用饲养瓶(管)加血膜等保存活体蜱和革螨等,用实验动物饲血法人工饲养蜱、革螨和恙螨等。值得注意的是:严格意义上的"标本",一般是用毒死或麻醉致死的节肢动物制成的,"活体标本"不能算是真正意义上的标本。

（4）标本模型：标本模型（模型标本）是模仿动物整体或某一局部结构，用人工材料制作而成的仿真模型（仿真标本）。从"标本"的严格定义上来讲，标本模型只是仿真的模型，不是真正的标本。在医学节肢动物领域，标本模型不太常用，但对于体表寄生性节肢动物（蚤、虱、蜱、恙螨、革螨）的大中型宿主动物（哺乳类、鸟类等），在无法获得实物标本时，也可以制作标本模型来部分代替实物标本。

（5）其他标本替代品：真正的标本是动植物本身的整体或局部组织器官。在有些文献上，有所谓 3D 标本和电子－摄像标本等说法或记载，但从标本的严格定义上讲，这些所谓的"标本"并不是真正的标本，而只能算是标本的替代品。

第二节　医学节肢动物标本
采集与制作的基本原则

在医学节肢动物的标本采集和标本制作过程中，应当注意科学性、完整性、规范性、实用性、最优性、简便性和创新性等几个基本原则。

一、科学性原则

在医学节肢动物标本采集与制作中，首先应遵循科学性原则。标本的采集方案和具体采集方法应当结合拟采集医学节肢动物的基本生物学特性来进行设计和选择。蚊、蝇、白蛉、虻、蠓、蚋等双翅目昆虫和蚤目昆虫成虫、幼虫的生活场所及行为生态习性差异很大，由此导致其采集方案、采集方法和标本制作方法也很不相同，如：双翅目昆虫成虫多制成"针插标本"，而幼虫多制成"玻片标本"。不同类群（或种类）医学节肢动物的行为生态习性的差异很大，其采集方案和具体采集方法也很不相同，如蚊虫成虫（成蚊）多选择在夜间采集，而蝇类成虫采集多选择白天采集；蚤类成虫（成蚤）采集可选择宿主体表或宿主窝巢进行采集，但幼虫采集则选择宿主窝巢进行采集；恙螨幼虫采集选择宿主体表（耳廓及外耳道等）进行采集，但从宿主动物体表却根本不可能采集到恙螨成虫和若虫。在命名、描述和发表医学节肢动物新种时，如果标本数量较多，要尽量选择形态结构最完整和最具有代表性的标本作为模式标本，特别是正模标本，所选择出来的模式标本的形态特征要能够体现所命名新种的主要或全部形态特征，特别是关键形态特征，以确保模式标本的科学性。

二、完整性原则

在医学节肢动物标本采集与制作中，要注意现场采集完整、标本结构完整和信息记录完整等，这就是完整性原则。

（1）现场采集完整：在医学节肢动物的现场采集中，有时候要对某一类（或某一种）节肢动物的生活史各期都进行全面采集是比较困难的，如在恙螨的采集中，幼虫相对容易采集，但成虫和若虫就很难做到全面和完整采集。这里所说的"完整性原则"主要是指在一次具体采集中，要尽量做到对所确定的具体采集对象（如某一生活史时期）的全面和完整采集。在条件允许的情况下，如果能够对某一类（或某一种）节肢动物的生活史各期都进行全面采集显然是很好的，但应根据具体工作需要和当时当地的具体情况来决定，而不能千篇一律地都要求采集所有生活史时期。在多数情况下，医学节肢动物的标本采集应选择重点生活史时期,重点采集对象视具体工作和具体情况决定,如对蚊、白蛉、蚋、蚋、蠓、蚤等采集主要选择成虫时期,对恙螨采集主要选择幼虫时期。在对重点生活史时期采集的过程中,只要条件允许,应尽量用"全捕法"将所选择的采集地点、生境或宿主体表的全部虫体完整采集,如在采集鼠类体表的寄生蚤时,应将所捕获宿主(鼠)体表的全部蚤都采集干净,以确保采集的完整性。标本采集的"完整性原则"还包括了采集场所的全面和完整,只要条件允许,应对某类(或某种)医学节肢动物可能存在的各种场所进行全面采集,如各种孳生地和栖息地等。在制订医学节肢动物采集方案时,首先应确定采集对象或重点采集对象,然后再决定对所确定对象的全面和完整采集,而不能盲目采集。如果所采集的标本是为了满足教学需要,则要求尽可能采集到生活史的各个时期(卵、幼虫、蛹和成虫等),而不应片面要求采集地点、采集场所和采集数量的全面和完整。有的节肢动物生活史时期采集比较困难(如蚋和蚋的幼虫、恙螨的成虫和若虫等),在这种情况下,就应该选择最容易采集的生活史时期作为采集重点,如恙螨的幼虫等。在医学节肢动物的现场研究中,有些研究不需要采集所有的生活史时期(如区系和分类研究),这时候就应当选择能够满足研究需要的主要生活史时期进行标本采集,以提高研究效率。

(2)标本结构完整:在医学节肢动物标本采集与制作中,应尽量保持其"原貌",尽量确保节肢动物的形态结构不被破坏,如在蚊虫等有翅类昆虫的采集、运输、标本制作和保存中,一定要注意其翅、足、触角、触须等结构完整,还要注意保护其躯体、翅、足上各种鳞片和体毛等特殊结构不要脱落,因为在分类鉴定中这些结构都很重要。在采集恙螨幼虫时,动作一定要轻柔,不要损坏其形态结构,因为恙螨幼虫细小、柔弱,稍不注意就会损坏其形态结构,进而影响其分类鉴定的准确性。在命名、描述和发表医学节肢动物新种时,要尽量选择完整无损的标本作为模式标本,以确保模式标本的完整性。值得注意的是,强调标本结构的完整性,并不是说标本只要有一点残缺就不要了。对于某些少见和稀有的医学节肢动物种类,即使残缺不全也要尽可能保留,不要随便丢弃。在标本采集与制作中不能当场决定取舍的标本要尽量保留,待完全鉴定准确后再决定取舍。

(3)信息记录完整:在医学节肢动物标本采集和制作过程中,一定要做好详细、准确、完整的信息记录。在标本采集中需要记录的信息一般是:采集日期(年、月、日),采集地点(省、县、乡、村等),采集场所(孳生场所、栖息场所),采集场所的地理景观或生境类型(山区、平原、森林、草原等),采集地的地理方位(经纬度)及海拔,采集地的气候情况(温度、相对湿度、晴、雨、阴等)。对于体表寄生性节肢动物(蚤、虱、蜱、革螨、恙螨等),还需要全面和准确记录所采集的宿主动物信息,如宿主动物的种类(中文学名+拉丁文学名)、性别、年龄等,必要时可以根据具体情况记录所采集的部位(体表各部、腹股沟、肛门周围、耳廓、外耳道等)。在标本制作中,对每一份标本都应附上标签,在标签上写明节肢动物的学名(中文学名+拉丁文学名)、采集地点及生境、海拔、宿主(寄主)、采集时间、采集人姓名、鉴定人姓名、鉴定时间等信息。标签信息应打印,尽量做到防水。

三、规范性原则

医学节肢动物标本采集与制作的大多数方法都是经过老一辈专家反复实践和验证了的传统、经典和成熟方法,因此,在标本采集和制作中,应尽量按照这些方法的基本步骤进行,遵循标本采集和制作中的规范性原则。如果随意更改这些成熟方法或方法中的某些操作步骤,就可能导致标本采集困难、标本制作质量欠佳、标本损坏甚至丢失等。例如,恙螨幼虫微小,肉眼难以识别,主要寄生在鼠类等小型哺乳动物(小型兽类、小兽)的耳廓和外耳道等皮肤薄嫩处,在采集恙螨时,通常不主张用"刷毛法"采集(该法主要适合蚤和吸虱的采集),而主张用柳叶刀或耳挖等刮取耳廓和外耳道等部位的恙螨幼虫或疑似幼虫的"恙螨疑似物"。在制作恙螨幼虫玻片标本时,通常不主张对其进行氢氧化钾的"消化"和逐级梯度乙醇脱水,而主张用阿拉伯胶直接封片,因为恙螨幼虫细小、柔弱、结构细微,"消化"和逐级梯度乙醇脱水不但会造成其身体皱缩而影响后续鉴定的准确性,而且会因为操作步骤过多导致微小幼虫的结构损坏甚至整个幼虫的丢失。值得注意的是:这里强调的规范性原则与后面所说的创新性原则并不矛盾,对于十分成熟的传统方法,我们应当尽量遵循规范性原则,但对于一些不成熟甚至有明显缺陷的方法,我们应当本着创新性的原则,大胆改良和创新。

四、实用性原则

在医学节肢动物标本采集与制作中,还要结合教学和人才培养、科学研究、科普宣传和科普教育等实际情况,合理选择比较实用的方法,即实用性原则。用于教学、科普宣传和科普教育的标本,要尽量选择常见种类和医学重要种类,标本的形态结构要尽量典型、清晰和易于识别。用于命名、描述和发表新种的模式标本,要尽量选择最能够代表该新种特征的代表性标本。展示标本(姿态标本)要尽量做到特征明显、姿态美观、形象生动和视觉效果好。用于博物馆藏和历史考证的标本,要尽量做到能够永久保存。

五、最优性原则

针对同一类群(或同一种类)的医学节肢动物,可能存在几种不同的标本采集和制作方法,每一种方法都不是万能的,各有优缺点。在实际工作中,要善于根据具体工作需要和当时当地实际情况,因地制宜地选择不同的标本采集和制作方法,所选择的方法应当是能够较好满足工作需要和最能适应当时当地具体实际的最佳方法,而不能千篇一律、生搬硬套地选择某种固定方法。

六、简便性原则

在选择不同的标本采集和制作方法时,在能够满足具体工作需要的基本前提下,要尽量选择操作简单、易于掌握和操作快速的方法。在医学节肢动物标本的固定和保存中,最常用的方法是用70%乙醇进行标本的直接固定和保存,因为这一方法最简便且行之有效。在革螨和恙螨的标本制作中,最简便的方法是用氯醛胶(水溶性胶)直接封片,而不需要经过乙醇逐级梯度脱水和专门的二甲苯透明等繁琐过程。

七、创新性原则

在标本采集和制作的具体实践中,在遵循科学性原则的基础上,还要善于发现部分传统方法的缺陷或不足,并对存在明显缺陷或不足的方法加以改进,敢于创新。

第三节　医学节肢动物标本采集与 制作的意义和应用价值

医学节肢动物标本采集与制作在教学与人才培养、科学研究、科普宣传与科普教育、博物馆珍藏与历史考证等方面都具有很重要的理论意义和应用价值。

一、教学与人才培养

医学节肢动物标本采集与制作的一个重要意义和价值是其在教学与人才培养中的广泛应用。在日常教学活动和人才培养中，特别是对从事节肢动物研究的研究生，标本采集与制作是重要的实践操作训练，学生通过标本采集与制作，可以亲自体验医学节肢动物采集与制作的基本过程，进而熟悉相关医学节肢动物采集与制作的基本原理、方法、步骤及注意事项，可以提高学生的动手能力。标本具有直观、形象、生动、不受季节和区域限制等特点，是一种很好的教学和科学示范材料，对照和结合实物标本指导学生，可以让学生在较短时间内了解不同类群或不同种类医学节肢动物的形态结构和鉴别特征。实物标本的直观、形象、生动等特点，容易让学生理解和记忆，也能够更好地激发学生的学习兴趣。

二、科学研究

在医学节肢动物的相关科学研究中，经常需要到现场进行实物标本的采集，所采集的标本根据具体研究不同，还需要进行标本的临时保存、长期保存或其他特殊处理等。对于不同的科学研究，标本的具体采集、保存和制作方法差异很大。在医学节肢动物分类学研究中，经常需要借助模式标本来开展研究，模式标本对分类学研究至关重要。在开展医学节肢动物体内病原体检测以及医学节肢动物分子生物学研究中，往往主张选择使用新鲜的活体标本或冻存标本来开展研究，冻存标本最好直接保存于超低温冰箱或液氮中。在某些医学节肢动物种类的新鲜标本来源困难且又缺乏冻存标本时，也可以利用标本室（馆）中已有的干制标本、液浸标本或其他类型标本，通过提取标本中 DNA 等遗传信息，开展分子遗传、遗传多样性和系统进化等方面的科学研究。

三、科普宣传与科普教育

医学节肢动物标本在科普宣传与科普教育中也具有重要意义和重要应用价值。实物标本具有直观、形象、生动等特点，结合实物标本进行相关医学节肢动物的科普宣传和科普教育，容易引起公众的兴趣和共鸣，宣传和教育效果较好。

四、博物馆珍藏与历史考证等

医学节肢动物标本能够长期或永久保存，可以作为博物馆的馆藏标本加以永久收藏。对于一些特殊的重要物种和稀有物种等，还可以借助标本进行历史考证。部分体色鲜艳的医学节肢动物标本还具有一定的珍藏和观赏价值。在实际工作中，通过标本的相互交换和交流，还可以促进学术交流和信息交流活动。

（郭宪国）

参 考 文 献

1. 石华,王玥,韩华,等.蜱媒疾病风险评估中标本采集方法的探讨.中华卫生杀虫药械,2013,19(4):308-310.

2. 邓国藩,姜在阶.中国经济昆虫志.第39册.蜱螨亚纲.硬蜱科.北京:科学出版社,1991.

3. 邓国藩.中国经济昆虫志.第40册.蜱螨亚纲.皮刺螨总科.北京:科学出版社,1993.

4. 朱琼蕊,郭宪国,黄辉,等.云南省黄胸鼠体表恙螨地域分布分析.中国寄生虫学与寄生虫病杂志,2013,31(5):395-399.

5. 伍玉明.生物标本的采集、制作、保存与管理.北京:科学出版社,2010.

6. 伏彩娟.果树害虫标本采集与制作技术.北京农业,2016,6:65.

7. 刘玉卿,邰旭芳.冷冻技术在昆虫标本制作中的应用研究.绿色科技,2014,7:59-60.

8. 刘敬泽,杨晓军.蜱类学.北京:中国林业出版社,2013.

9. 李典友,高本刚.生物标本采集与制作.北京:化学工业出版社,2016.

10. 李朝品.医学蜱螨学.北京:人民军医出版社,2006.

11. 李朝品.医学昆虫学.北京:人民军医出版社,2007.

12. 李朝品.人体寄生虫学实验研究技术.北京:人民卫生出版社,2008.

13. 李朝品.医学节肢动物学.北京:人民卫生出版社,2009.

14. 李朝品,高兴政.医学寄生虫图鉴.北京:人民军医出版社,2012.

15. 李朝品,沈兆鹏.中国粉螨概论.北京:科学出版社,2016.

16. 吾玛尔·阿布力孜.土壤螨类的采集与玻片标本的制作.生物学通报,2012,47(1):57-59.

17. 吴观陵.人体寄生虫学.第4版.北京:人民卫生出版社,2013.

18. 吴厚永.中国动物志(昆虫纲.蚤目).第2版.北京:科学出版社,2007.

19. 余智勇.人工"琥珀"昆虫标本的制作方法.江苏农业科学,1999,5:40-42.

20. 张继军,张芳,李璐,等.甘肃麦积山区媒介及宿主动物中莱姆病螺旋体检测及基因型别研究.中国人兽共患病学报,2015,31(4):357-360.

21. 陈琪,姜玉新,郭伟,等.3种常用封固剂制作螨标本的效果比较.中国媒介生物学及控制杂志,2013,24(5):409-411.

22. 陈汉彬.中国蚋科昆虫.贵阳:贵州科技出版社,2016.

23. 欧喜成.昆虫干制标本的制作方法.农业与技术,2014,34(7):248.

24. 金大雄.中国吸虱的分类和检索.北京:科学出版社,1999.

25. 周贵凤.动物标本的分类及制作方法.农村经济与科技,2016,27(20):227-229.

26. 屈荷丽.昆虫学实验教学标本的制备与管理技术.高校实验室工作研究,2016,2:138-140.

27. 耿明璐,郭宪国,郭宾,等.云南省部分地区微红纤恙螨的分布及宿主选择.中华流行病学杂志,2013,34(2):152-156.

28. 徐天森,舒金平.昆虫采集制作及主要目科简易识别手册.北京:中国林业出版社,2015.

29. 殷凯,王慧勇.关于储藏物螨类两种标本制作方法比较的研究.淮北职业技术学院学报,2013,12(1):135-136.

30. 郭宾,郭宪国,耿明璐,等.西盟合轮恙螨在云南省部分地区的分布及宿主选择.中国人兽共患病学报,2013,29(4):418-421.

31. 盖丽娜,傅占江,代晓朋.寄生虫教学标本的保存与管理.湖州师范学院学报,2017,39(10):109-111.

32. 董会,杨广玲,孔令广,等.昆虫标本的采集、制作与保存.实验室科学,2017,20(1):37-39.

33. 廖肖依,肖芬.昆虫标本的采集、制作和保存方法.现代农业科技,2012,6:42-43.

34. 黎家灿. 中国恙螨. 恙虫病媒介和病原研究. 广州: 广东科技出版社, 1997.

35. Guo X. G., Speakman J. R., Dong W. G., et al. Ectoparasitic insects and mites on Yunnan red-backed voles（*Eothenomys miletus*）from a localized area in southwest China. Parasitol Res, 2013, 112（10）: 3543-3549.

36. Huang L. Q., Guo X. G., Speakman J. R., et al. Analysis of gamasid mites（Acari: Mesostigmata）associated with the Asian house rat, *Rattus tanezumi*（Rodentia: Muridae）in Yunnan Province, Southwest China. Parasitol Res, 2013, 112（5）: 1967-1972.

37. Peng P. Y., Guo X. G., Jin D. C. A new species of *Laelaps* Koch（Acari: Laelapidae）associated with red spiny rat from Yunnan province, China. Pakistan J Zool, 2018, 50（4）: 1279-1283.

38. Peng P. Y., Guo X. G., Ren T. G., et al. Faunal analysis of chigger mites（Acari: Prostigmata）on small mammals in Yunnan province, southwest China. Parasitol Res, 2015, 114（8）: 2815-2833.

39. Peng P. Y., Guo X. G., Song W. Y., et al. Analysis of ectoparasites（chigger mites, gamasid mites, fleas and sucking lice）of the Yunnan red-backed vole（*Eothenomys miletus*）sampled throughout its range in southwest China. Med Vet Entomol, 2015, 29（4）: 403-415.

40. Ren T. G., Guo X. G., Jin D. C. Two new species of chigger mites in the Genus *Gahrliepia*（Acari: Trombiculidae）from China. Pakistan J Zool, 2014, 46（6）: 1657-1662.

41. Ren T. G., Guo X. G., Jin D. C., et al. A new species of chigger mite（Acari: Trombiculidae）from rodents in southwest China. Korean J Parasitol, 2014, 52（1）: 63-67.

42. Yan Y., Jin D. C., Guo X. G., et al. A new species of *Podocinum* Berlese（Acari: Podocinidae）and a key to species of the genus from China. Zootaxa, 2011, 3001: 49-56.

43. Yan Y., Jin D. C., Wu D., et al. A revised checklist and key to the genus *Podocinum* Berlese（Acari: Podocinidae）with description of a new species from Tibet, Southwest China. Zootaxa, 2012, 3194: 35-48.

第三章

医学节肢动物标本采集

研究工作者想获得大量理想的医学节肢动物研究材料,就必须依靠节肢动物标本采集技术。因此,节肢动物标本采集是研究节肢动物最基础的工作,也是医学节肢动物工作者必须掌握的专门技术。由于自然界的各种节肢动物生活方式、生态习性和环境各异,其活动能力和行为千差万别,有的节肢动物的形态也常能模拟生态环境,因而拥有丰富的生物学和有关的采集知识,才能采集到完好的所需标本。采集到的节肢动物标本必须通过正确的保存、运输方法运回实验室,或制作永久保存的标本供研究和教学工作使用。标本采集是进行节肢动物形态、生态及生活习性研究的基础,也是实验室饲养、驯化、保种并进一步作为生物学、防制等研究的基础工作。

随着我国"一带一路"战略的推进,合作国家和地区的不断增多,境外输入虫媒性传染病的风险也将增高,一些在我国已得到有效控制或不常见虫媒性传染病,通过境外输入而引起我国继发传播与流行的风险也进一步增加。如 20 世纪 30 年代,冈比亚按蚊经船舶携带从非洲传入巴西,引起南美洲疟疾流行;已从船舶、集装箱携带而输入的蚊类、蠓类、蚋类和吸血蝇类等医学媒介生物体内分离到多种虫媒病毒,将严重威胁我国人民的身体健康和生命安全,是必须引起高度重视的卫生问题之一。

医学节肢动物学技术的范围,与医学昆虫相同,包括与医学有关的节肢动物,而以昆虫纲及一部分蜘蛛纲的节肢动物为主。各种医学节肢动物的生态习性和生活史,因种类不同而异。因此,采集者必须掌握一般节肢动物的生态习性和生活史的基本知识,这样才能在采集工作上有很大的方便。关于节肢动物的生态习性和生活史可参考医学节肢动物学等书籍和有关文献。

第一节　医学节肢动物采集的器材

根据不同医学节肢动物的习性和特点,用不同的工具和不同方法进行采集。如采集蚊虫前应先了解所需采集蚊虫相关的生物学知识,如形态、生活习性、季节消长和栖息场所等;采集蚊虫也需根据各虫种的生活习性和发育期虫种的形态特点。在采集节肢动物标本时应做到的第一件事,就是对于每一标本或每一群标本的采集地区、采集日期、采集场所的性质与情形、宿主的种类,以及其他必要资料有详细而完备的记录,否则这些标本就失去重要的科学依据。在不同的孳生地点和栖息场所搜寻,并用适当的工具采集。采集标本所用的器具,随着节肢动物的种类、大小和发育的时期而不同。现将主要的几种器具,以及用这些器具在采集中应注意的各点分述如下:

一、医学节肢动物采集用具、器材的种类和构造

1. 捕虫网　掠捕空中飞行的节肢动物或停留在草丛中的节肢动物可使用捕虫网捕集，前者使用捕网，后者采用扫网。这种网的组成部分为网圈、网袋和柄（图 3-1）。网圈通常用粗铅丝或其他金属制成，但在我国可用藤条或竹片代替。网圈的口径通常约 15~30cm，网袋的质料视用途而不同。在捕捉空中飞行的节肢动物时，所用的网袋应采用细纱、夏布或珠罗纱或尼龙纱制作。在捞集水中某些节肢动物的幼虫时，所用的网袋应该用比较结实的棉织品制作。网袋的深度通常约为 15~45cm。网的柄可采用木棍或竹竿。也可利用手杖做柄。柄的长短视采集时的实地情况而异，但不宜太长。为携带便利起见，在制作这种捕虫网时，必须使每一组成部分能折叠，且所用材料应轻而坚实。

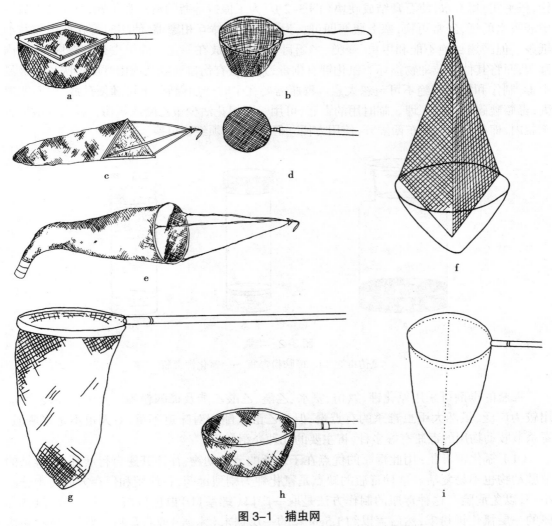

图 3-1　捕虫网

a. 铲网　b. 袋网　c. 水底采集网　d. 木柄平网　e. 浮游生物网

f. 井网　g. 捕网　h. 捞网　i. 扫网

　　捕虫网由网框、网柄和网袋三部分组成。网框用一根粗铅丝拆成直径约为33~44cm的环形圈,两端用铅丝或铁箍固定在1.25m的网柄上,网袋用白色或淡绿色,尼龙纱布做成,底略圆,深为网框直径的一倍左右,装在网框上。网框最好是钢质能折叠,网柄能伸缩的材料制成,这便于携带。捕虫网因结构和用途不同分气网、扫网和水网。气网适合捕捉飞行的较大型的节肢动物。扫网主要用来搜捕地面或植物丛中的节肢动物。要求比气网更结实些,网袋顶端留有一小开口可套一塑料管,用橡皮筋扎牢,扫捕进并将虫集于管中。取虫时只需拿下小管就行。水网用来捕捞水生节肢动物。网袋较浅,常用透水性良好的铜纱、尼龙纱等制成。

　　2. 杀虫瓶(毒瓶)　用来毒杀采到的节肢动物。选择适宜的广口瓶,配上塞得严密的橡皮塞或软木塞。制作时,先将氰化钾或氰化钠放入瓶底,上铺细木屑,木屑上加一层生石膏粉,压平实,喷上水,使石膏结成硬块(图3-2)。为了保持毒瓶的清洁和干燥,可在其上放一层能吸水的纸,经常更换,塞上瓶塞即可。为了避免虫体互相摩擦,使用时可在瓶内放些细纸条。但鳞翅目绝不能和甲虫、蜂类、半翅目节肢动物放在一起。因甲虫死亡较慢,在瓶内乱爬,而将其他节肢动物损坏。氰化钾有剧毒,凡皮肤有伤口而触及或由呼吸道吸入都极易中毒,制作和使用时绝不可疏忽大意。毒瓶需要在平时严加保管,不可随便乱放,更不能遗失,毒瓶破碎应挖坑深埋。临时用的毒瓶,可用一团棉花沾少量乙醚或氯仿。或用敌敌畏置于瓶内,棉花上面应用东西隔开,使用方便。但易失效,须经常更换。

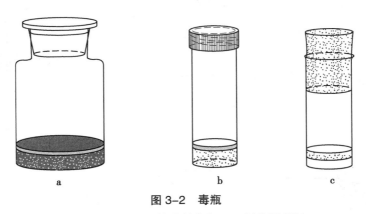

图3-2　毒瓶

a. 氯仿毒瓶　b. 樟脑粉毒瓶　c. 氰化钾毒瓶

　　毒瓶的毒剂可采用氰化钾、氯仿、氨水、乙醚、乙酸乙酯及樟脑粉等。其中,乙酸乙酯应用较为广泛,虽然大甲虫毒杀的有点慢,但是乙酸乙酯相对味道不重,对人也不是很刺激。毒杀节肢动物用的毒瓶有好多种,将主要的几种介绍如下:

　　(1)氰化钾毒瓶:用此毒瓶的优点在于杀死的节肢动物,往往其翅自行展开,被毒杀的节肢动物也不易复活。这种毒瓶的缺点是氰化钾为剧烈毒药,在使用和保存方面要十分的小心,以免危险。这种毒瓶的制作方法是取一广口(螺系口)白色玻瓶,在瓶底放有0.5cm厚的一层氰化钾粉末,然后盖以约1.5cm厚的一层锯末(木屑)或石膏粉。另外,再取一烧杯或碗盛水,将石膏粉加水内混合成稀糊状,倒入瓶内的锯末上,使石膏成一薄层的平面,待石膏凝固后将瓶盖盖紧待用。这种毒瓶保存得法可用一年或更久,毒瓶失效后将瓶内之物小心取出或因不慎将毒瓶打破,均应移交有资质的公司处理,不可乱弃以免造成中毒事故。

（2）氯仿毒瓶：该毒瓶的优点是制法简单,使用安全,缺点是毒杀节肢动物的时间较短时节肢动物往往有复活现象。该毒瓶的制法:取平底标本管一个(长约为 10~15cm,直径约为 4~5cm)在管底放以碎橡皮块,占整体标本管约 1/5,注入氯仿量与碎橡皮块平齐为度。用软木塞将管塞紧(切勿用橡皮塞,因橡胶有吸收氯仿的作用)过夜,氯仿即被碎橡皮块吸尽,然后在橡皮上盖以一厚纸片,厚纸片的大小要适度勿松动,在纸片上用针穿数个小孔,以利氯仿气体透出。在氯仿蒸发完后(毒瓶失效后)将厚纸片取出再度注入氯仿,处理情况同前,如此反复使用。该毒瓶在热天可用十余日至一个月之久。

（3）乙醚毒杀：毒杀节肢动物也可以用乙醚,但效力小而节肢动物易复活。用乙醚时切记勿使液体接触虫体。

（4）烟熏法：此种方法是在一时无毒瓶的情况下可以使用。其效果对小节肢动物(如蚊)也有相当的效力,对体格较大的节肢动物(如麻蝇)效果不佳。将盛有节肢动物的试管自口处喷入香烟一口(烟吸入口即喷出),试管用棉花或木塞堵塞,数分钟后节肢动物即被麻醉,最后即被毒死。如瓶或管内烟消失而虫尚未死可再喷入一口。此法的缺点是由于烟熏可使节肢动物变黄,对浅色的节肢动物不甚适宜。

无论是一般采集工作或调查研究工作,所采集到的标本,都应书写详细的标签,记录采集的地点如省、市、县、镇(村),采得的处所,如采自人体或采自某种动物身体等,并记录采集的年月日,采集者的姓名。在记录本人除记载上述情况外,应更加详细地加以记录采集及孳生处所环境等,以便为研究工作所参考。没有书写标签及记录的标本,则失去其研究的价值,在采集工作时应加注意为要。

3. 吸蚊管或吸管　对于停留在狭小而较深空间,例如家具间、家具与墙壁间、砖石堆中的洞穴、墙或石的孔穴中、草叶中,较高的处所,例如天花板和屋檐下的较小昆,特别是蚊子,可用吸管吸捕。三种常用的吸蚊管见图 3-3。

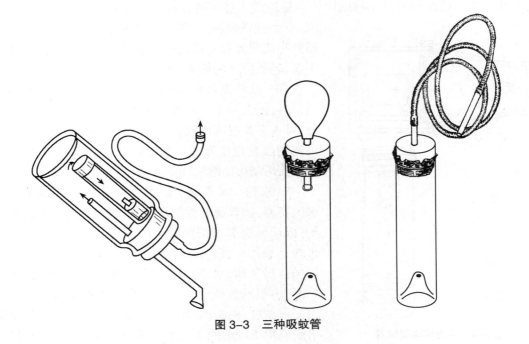

图 3-3　三种吸蚊管

用一长 15~18cm 两端开口,有 2.5~3cm 口径的厚而大的玻璃管或赛璐璐管,于两端各塞一个木塞,塞的中央插有一支小玻璃管,其中一个木塞中的小玻管作为吸管使用,这个小玻管的口径约 8~10mm(以下简称为吸气小玻管);另一个木塞中的小玻管是吸气时节肢动物经入之路,这个小玻管口径的大小,应视所有须捕集的节肢动物种类而定,但须小于吸气小玻管的口径(以下简称节肢动物小玻管)。在大玻管外面的吸气小玻管上套以橡皮管,橡皮管的一端插入一个短而厚的玻管或其他硬的短管,于吸捕时将短管放入口内,或不用橡皮管而于吸气小玻管上套一个大橡皮球,以代替口吸。吸气小玻管的另一端,那就是在大玻管里面的一端,须裹以细纱或薄绸以防已被吸入于大玻管内的节肢动物更进而通过吸气小玻管和橡皮管而吸至口或橡皮球中。露在大玻管外的节肢动物小玻管口最好烧成浅而小的喇叭状,这样可有较大的面积以面向节肢动物,特别是利于双翅目节肢动物的吸入。又如将吸管缚于竹竿上,而用较长的橡皮管,那么,可以吸捕停留于高处或深层面上的节肢动物。此外,也可将大玻管的一端烧成向内凹的圆锥。圆锥的尖端有可以使节肢动物吸入而不致能飞出的小孔,以代替附有节肢动物小玻管的木塞。

手持电动吸蚊器也是一种结构简单、使用方便、捕捉效率高的成蚊采集工具。它可代替吸蚊管、吸蚊瓶。其结构主要由机头和机身两部分组成(图 3-4)。机头包括收集装置和电风扇。收集装置由透明有机玻璃罩和锥形铜丝网构成,铜丝网之间的空间为收集蚊虫的部分。电风扇放在风扇室内并与机身牢固相连。机身为普通手电筒的装电池部分。当吸蚊器靠近蚊虫时由于抽气作用,蚊虫随气流吸入收集装置中。如已捕捉到足量蚊虫后,需先盖上钟罩盖,再关闭风扇电源,然后投入氯仿棉球片刻即可杀死蚊虫。将蚊虫收集在塑料管、培养皿或纸盒内带回实验室,即可饲养、鉴定或制作标本。

4. 诱虫灯 为利用节肢动物中许多种类具有趋光性而设计制作的诱捕工具。诱虫灯可分固定式和流动式等。固定式诱虫灯要选择有电源和植物种类复杂的位置安装,并要求光源射程远及诱来的节肢动物能比较容易地进入灯下的容器内或毒瓶内。上面是铁皮灯罩,下面是铁皮漏斗,漏斗下方连接毒瓶,灯源可用普通灯泡或黑光灯。流动式诱虫灯,只要拉好电线,接通电源,利用野外的树木、木桩或埋竹竿,如放电影一样,支挂好一块诱虫幕布,将灯头挂在上方,当把节肢动物诱来后,停在幕布上的可以用毒瓶扣捕,落在附近的地方,可人工捕捉或用网轻轻一扫。为提高诱虫效果,也可选用黑光灯作光源。为保护灯管,可在黑光灯外套上聚乙烯制作的网眼纱罩。

5. 水杓 采集蚊子的幼虫和蛹时,可用任何可汲水的容器,如普通的竹制水杓、木瓢、铅皮水杓、搪瓷水杓,以至汤匙都可按照蚊子产地情形而选之。最好在水杓一侧的中部,开一小窗,装置纱眼很细的铜筛纱,这样在捞集时,水可以从侧面的铜筛纱眼中迅速流去一部分,而不致使已捞集的幼虫和蛹再次溢出。水杓内面须漆白,杓的柄须中空,以便插入手杖或竹竿捞集水底或距离较远的水面上的幼虫和蛹。幼虫和蛹捞集

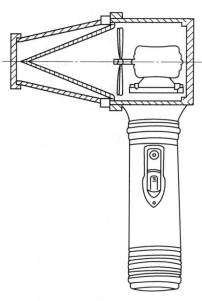

图 3-4 手持电动捕蚊器

后,可即用口径较大的吸管从水杓中吸取,或用小汤匙移注于广口瓶中。

6. 三角纸包　主要用来包装暂时保存的蝶蛾类的标本。用坚韧、表面光滑能吸水的纸,裁成 3:2 的长方形。用时将中间部分按 45° 斜折,再将两端折转,成三角形纸包,把采得的节肢动物装入包内。

7. 节肢动物针　插刺固定节肢动物的细长不锈钢针,一般有七种型号,由粗到细分别为 5、4、3、2、1、0、00 各号,用于固定大小不同的节肢动物。

8. 三级台　又叫刺虫台,用木块制成,也可用硬质泡沫塑料代替。三级台各级分别厚为 8mm、16mm、24mm,每级中央有一小孔。

9. 采集袋、扩大镜等用品　采集袋用来装外出采集标本,形状同一般的挎包,只不过再缝上许多小袋,可装指形管、毒瓶、扩大镜、剪刀、镊子、记载本、橡皮等用品以及其他采集时必需的用品。

10. 指形管和小瓶　用来装各种活的或已死的小虫。一般用平底直筒管配以合适的橡皮塞或棉花塞,大小可根据需要选用。废弃的青链霉素小瓶也可用来装虫。

11. 活虫采集器　用来装需要带回饲养的活虫,可根据需要,用金属或木料制成各种规格和式样采集笼或采集盒。

12. 浸渍瓶　瓶中配有 70% 乙醇或 5% 甲醛(福尔马林)液,用以浸渍采得的甲虫、蜂、蝇、蟑、蝉等节肢动物。

13. 摄影器材　采集节肢动物标本时,尽可能地携带照相机和录像机。对于节肢动物的栖息、聚食、活动以及生态环境等进行摄影或录像。

以上这些器具,主要是适用于采集双翅目的成虫和水中幼虫与蛹。至于采集泥土中发育的双翅目的幼虫与蛹,以及采集节肢动物纲其他目内的蚤、虱、臭虫和蜘蛛纲螨目中的蜱与螨所需要的用器,以及采集中应加注意的事项,不尽相同,详见后述。

二、节肢动物采集工具的使用方法

在采集节肢动物标本时,更应该注意的点是:①要保持标本的完整性,使用什么工具,用什么方法较为合适,采到标本后如何处理,都应该事先细致地考虑,尽可能地使采集到的标本保持完整,因为节肢动物的每一构造,无论是足或翅,体毛或鳞片等都是分类的依据。②采集的标本要有详细的记录,不论采到任何标本都要注明采集日期、地点、采集场所的性质和情况,如果在动物体表采集的标本要注明宿主种类、寄生部位等其他必要的资料。这些记录将对虫种鉴定和进一步的研究工作是十分重要的科学依据。

在节肢动物采集中针对不同节肢动物的种类和习性确定采集或捕获工具,并掌握正确的使用方法,常用的捕获方法有以下几种:

1. 网捕　采集能飞善跳的节肢动物类,可用网捕。正在飞行的节肢动物,可用网迎头捕捉或从旁掠取。当节肢动物进网后迅速摆动网柄,将网袋下部翻摆到框上。取虫时先用左手捏住网袋中部,空手来取毒瓶,左手帮助打开瓶盖,将毒瓶伸入网内把虫扣住装入瓶中。蝶类可隔网捏压其胸部,使之失去活动能力之后,放入三角袋中带回,当天制成展翅标本。生活于草丛或灌木丛中的节肢动物,要用扫网边走边扫捕。

2. 振落　利用许多节肢动物的假死性,可通过摆动或敲打植物、树枝,把它们振落,可用捕虫伞(图 3-5)加以捕捉。捕虫伞类似普通布伞,但伞柄可以抽出一段,伞柄与伞成直角,不用时只要把抽出的一段推进去,就可以代替普通伞遮阳或避雨。有些无假死性节肢动物,经振动虽不落地,但由于飞行时暴露了目标,便于网捕。

3. 诱集 利用节肢动物的某些特殊性或生活习性采集虫,常用的方法有灯光诱集、食物诱集、场所诱集。灯光诱集:适于有趋光性的节肢动物,可设置诱虫灯诱集,诱虫灯最好用20W 或 40W 的黑光灯,也可用普通的电灯、荧光灯、紫外线灯以及 CO_2 灯诱集。灯下装一漏斗和毒瓶,诱来的节肢动物,经过漏斗落入毒瓶而被杀死。也可在漏斗下装一个不同网孔的分层筛,减少虫子互相撞伤,保持虫体特征的完整。也可在炎热无风的黑夜在采集的地方,点一盏荧光灯,灯后挂一块白布,就可以诱到大量的虫子。食物诱集:某些具有趋化性的节肢动物,可以利用这些节肢动物有正趋性的食物诱饵来诱集。如利用面包屑和红糖诱集蜚蠊(图 3-6),利用臭鱼烂肉诱集苍蝇等。场所诱集:可利用某些节肢动物的生活习性,进行诱集。如草堆诱集地老虎幼虫(夜蛾类虫体)、蟋蟀、果树上束草,捕捉多种越冬害虫等。此外,性诱集也是一种采集方法。采到标本后,要及时做好采集记录,包括编号、采集日期、采集地点、采集人等。当时的环境情况、寄主以及害虫的生活习性等也要记录下来。同时,还要注意当地的气象记录,如气温、降水量、风力等。节肢动物标本,要尽量设法保持其完整,若有损坏,就会失去应用价值。

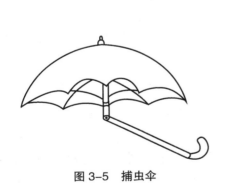

图 3-5　捕虫伞

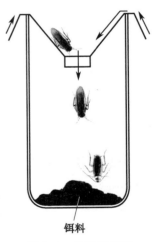

饵料

图 3-6　食物诱集杯

三、正确掌握采集节肢动物的时间和地点

节肢动物种类繁多,生活习性各异,一般来说,一年四季均可采集,但由于节肢动物的发生期和植物生长季节大致是相符的,每年晚春至秋末,是节肢动物活动的适宜季节,也是一年中采集节肢动物的最好时期。对于一年发生一代的节肢动物,应在发生期采集。

1. 采集的季节 主要根据自己的目的和需要来决定。一天之间采集的时间也要根据不同的节肢动物种类而定。日出性的节肢动物,多自上午 10 时至下午 3 时活动最盛。夜出性节肢动物在日落前后及夜间才能采到。温暖晴朗的天气采集收获较大,而阴冷有风的天气,节肢动物大多蛰伏不动,不易采到。

2. 采集地点 依据采集目的而定,根据不同种所处生态环境而选择合适地点。一般来说,森林、果园、苗圃、菜园、经济作物林、灌木丛都能采到大量有价值的标本,但是高山、沙漠、急流等处往往可以采到特殊种类。了解各种节肢动物生态环境,可以帮助我们有目的地进行采集。

3. 植物上、地面和土中的节肢动物 大多数节肢动物以植物为食,植物茂盛、种类繁多的环境是采集节肢动物的好地方。除了少数几个目的节肢动物外,绝大多数节肢动物均可在地面和土中采到。地面的环境极其广泛复杂,可采到各种节肢动物,在土中可挖到多种鳞翅目节肢动物的蛹、步甲、虎甲、芫青、叩头虫等的幼虫及蝗虫的卵,蝼蛄各虫态、拟步甲和食虫虻等幼虫,在植物基部或根部可以挖到土居的蚜虫和介壳虫、天牛及小蠹虫等。

4. 水中的节肢动物 无论是静水、流水、盐中或温泉中均有节肢动物生存。双翅目节肢动物的幼期有一半在水中生活,如蚊虫的幼虫。鞘翅目中的沼梭、龙虱、豉甲等,半翅目的划蝽、仰蝽、负蝽,蜻蜓目、毛翅目、广翅目、襀翅目、蜉蝣目节肢动物的幼期以及脉翅目的水蛉、长翅目的水蝎蛉幼虫均生活在水中。

5. 动物身体上的节肢动物 如吸食人和动物血液的虱目、虱蝇,嚼食动物皮毛的食毛目节肢动物。寄生于动物体内或皮下或黏膜组织的马胃蝇、牛皮下蝇、羊鼻蛆蝇、大头金蝇以及幼虫寄生于蜗牛、雌鼠的短角寄蝇;还有寄生于蝙蝠的蛛蝇、蝠蝇、日蝇;在鸟巢中可采到丽蝇和日蝇。动物的粪便中能采到各种粪金龟、埋葬虫、隐翅甲和蝇类。节肢动物身上的节肢动物:从节肢动物体内外和其周围发现寄生性或捕食性节肢动物,也是采集的好方法,如许多鳞翅目幼虫体内外采到各种姬蜂、茧蜂、寄生蝇;介壳虫、蚜虫、粉虱体内采到各种小蜂幼虫,而捻翅目的节肢动物可以从蜂类、蝽科、飞虱、蝉科和稻虱科的虫体上采到;寄蛾科的幼虫可从蝉身上采到。生活有蚜虫或介壳虫的植物上,往往可以采到瓢虫、草蛉、蜗蛉、蚂蚁、食蚜蝇等捕食性节肢动物。

第二节　节肢动物标本采集类型与方法

采集节肢动物标本须根据它们的生活习性,到各个不同的孳生地点和栖息场所去找寻。各种节肢动物的生活习性和生活史因种类不同而不同,采集前应先具备该种节肢动物的有关基本知识,如形态、生活史、生态习性、季节消长和栖息场所等,以便根据其特性,在适当的时候、地点,用适当的工具进行采集,才能收到事半功倍的效果。

一、在不同环境、条件采集节肢动物标本

1. 人居所和牲畜棚圈家禽窝巢中的节肢动物采集 在人居所常见的节肢动物有蚊类成虫,白蛉成虫和蝇类成虫、臭虫、蚤等。在居所内的蚊类成虫和白蛉成虫,大多是在夜间活动(吸血),白天歇息在较暗而不通风的地方。采集时可用试管扣捕,动作要稳,动作过于快时,因空气流动,使节肢动物感背压力而飞去。每采得一成虫则用棉花加以隔离。用试管扣捕采集的优点是能保持标本体格较为完整,缺点是每支试管只能采集一定量的标本。另外,还可用吸蚊管采集,将标本扣入吸蚊管中,轻吸之使标本随气流而进入吸蚊管中。其优点是每支吸蚊管可采集较多量的节肢动物,缺点是因为每吸捕一节肢动物,吸蚊管内就有一次的空气震荡,标本就受到一次损伤。在人居室的床缝隙及木器缝隙中如有臭虫可用小镊子采取,在同一处可采得臭虫的成虫、若虫和卵的标本。在环境卫生做得不好的农民家中土坑的席子下面(有些农民的土坑长期不加以扫除)尘土中有蚤的幼虫滋生,采集时用毛笔沾水

（水不要沾的太多，毛笔潮湿即可）粘取标本。或扫集炕土带回实验室中再粘取。在家畜的窝巢中（如狗窝）地面上有时也有蚤幼虫孳生，亦可用上述方法采集之。在家畜窝巢中有蜱（如狗鸡窝）较暗处有蚊及白蛉等成虫歇息，蜱可用镊子或湿毛笔采取放入标本瓶中，蚊及白蛉等可用试管扣捕或用吸蚊管吸捕。

2. 人及家畜身体上的吸血和非吸血节肢动物采集　除了在自己居室和家畜窝巢中采取标本外，在人体的头发中及阴毛中以及内衣缝处（在冬季）有不同种的虱子，尤其是在卫生条件差的地区。耻阴虱和头虱可用小剪刀自毛根部将毛剪下，用氯仿或乙醚麻醉后再行取下（如在眉毛上禁用）。生长在贴身衣服或被褥褶中的虱需用小镊子采取，同时也可采得虱的若虫和卵。在各种不同的牲畜身上有不同种的蚤可用镊子采取，需注意蚤活动快，有时可用氯仿麻醉后采集。除此之外在牲畜身上同时会有好多种的节肢动物吸血和吃食分泌物（如眼分泌物等）采集时对小的有翅节肢动物（如蚊及蚋等成虫）可用试管扣捕或用吸蚊管采集。对体格较大的有翅节肢动物（如蝇类、虻类）用标本管扣捕外，也可用手来剿捕采集。但不可用大节肢动物网在家畜身上挥动采集，以免牲畜受惊。在牲畜身上（如牛、骆驼等）有大量的蜱寄生吸血，采取时用手轻轻掐住蜱的假头部，小心揪下，避免将蜱的假头断于牲畜组织内，或是将牲畜的组织带下。在不同的牲畜身上也有疥螨寄生，采取标本时，用小刀在有病症的皮肤上刮取，毛内的吸血螨用镊子取下即可。有的蝇类幼虫孳生在活体组织（羊的阴道处、眼睛内，骆驼的驼峰处），采集时用镊子自伤口内将幼虫取出。

3. 孳生在水中的节肢动物采集　蚊类幼虫及蛹的种类不同，孳生地也不一样，在一般的水中（如河流、稻田、池塘、灌溉渠、稀粪池、大树洞、石凹及其他器皿等处）用捞水网或水杓采集即可。在特殊的情况下（如在南方，竹筒内、香蕉树叶、菠萝叶或芋叶的基部凹入处，可用橡皮管或大口吸管，吸取凹入部内的积水，查看有无幼虫及蛹。蚋幼虫及蛹孳生在急流的溪水石块或草上。可将石块或草自水中取出，用镊子将其幼虫和蛹轻轻取下。虻幼虫是在大片水（如稻田、草塘等）内孳生，其幼虫并常躲入上述孳生地的水边泥内。采集时将水边的泥置于大筛箩中，用流动水冲洗之得其幼虫。其蛹在同上的水边泥内也可采到。

二、蚊标本的采集

1. 成蚊　成蚊一般喜在阴暗潮湿而无风的地方栖息，在人住房内栖息的蚊子经常出现在天花板、墙角、家具背面、床底下及挂衣服后面。其他如地下室、牛栏、马厩、猪圈、地窖、土洞、石洞、桥洞、树洞、防空洞内均为蚊子喜欢栖息的地方。采集时一般用试管、吸蚊管、吸蚊瓶及捕蚊网捕集。草丛、树叶以及灌木中，特别是靠近幼虫孳生地附近的成蚊，用扫网扫捕。群舞的成蚊用捕网网捕。捕集到的成蚊如不需要活的，可用氯仿或乙醚将其麻醉致死。在不同捕集点捕到的成蚊，要分装于试管或指管中，不能混在一起，并需记录编号。

（1）试管捕集法：栖息的成蚊可用试管捕集，手执试管的后部，轻而迅速地扣向成蚊，当蚊子向上飞时，速用拇指堵住管口，即可捕获。在捕到蚊后，可用棉花将蚊虫塞于管的底部，再用同管继续捕集，直到捕满为止。棉花球之间应有适当的空间，以免蚊虫受压。此法较为方便，每管可容成蚊 7~8 只，但蚊虫在管内冲击棉球，鳞片容易脱落。为了获得完整的蚊虫标本，最好每管只盛一只蚊虫，并及时加以处理。

（2）吸蚊管捕集法：采集时将吸蚊管漏斗状一端扣在栖止的成蚊上，稍稍移动吸蚊管使蚊子飞动，然后在另一端的橡皮管上吸气，蚊即被吸入管内。一个吸蚊管可捕集成蚊 20~30

只,但切勿过多,同时也不宜放置时间过久,应及时将蚊处理,以免相互撞击受伤,影响蚊种鉴定。

（3）吸蚊瓶捕集法:使用方法与吸蚊管基本相同,吸蚊瓶的容积较大,故每次可捕集较多的蚊虫。

（4）毒瓶捕集法:扣捕栖止的蚊虫。

（5）捕蚊网捕集法:飞翔的或栖止于草丛、灌木中的成蚊,都须用网捕集。用网捕获后,应将蚊虫及时移入蚊笼。途中携带时,应当用湿毛巾遮住笼外,以维持笼内湿度,并尽量避免日光暴晒和震动,以免蚊虫死亡。如果采集的目的是制作标本,观察形态、进行蚊种鉴定,在采集后即可用氯仿杀死,而不必放入蚊笼,以免蚊虫在笼内飞撞,致使鳞片掉落影响蚊种鉴定。当采集蚊标本量较大时,可应用紫外线灯诱法和 CO_2 灯诱法等诱捕方法。

2. 幼虫和蛹　各种蚊虫常有不同的孳生环境,因此,在采集时应注意各种类型的孳生地。各种水体常见蚊种见表3-1。对有些稀少的蚊种,常靠野外采集幼虫和蛹经过培养羽化才能获得成蚊。

表 3-1　各种水体的常见蚊虫种类

孳生地的类型	常见的蚊种
1. 临时性积水	
（1）容器净水:积的雨水或普通水,未污染的水。如盆罐、坛、缸、桶、花盆、竹筒、树洞等处	常见蚊种为白纹伊蚊、淡色库蚊或致倦库蚊。在少数地区尚有埃及伊蚊和其他种类的蚊种孳生
（2）容器污水:容器内的水已经被染污。如盆、罐、缸（桶）、花盆等容器内	在北方是淡色库蚊,在南方是致倦库蚊。在南方骚扰阿蚊也可在内孳生
（3）临时性积水:临时性积水和下雨后低洼的小面积积水	大多是库蚊在内孳生,但在北方也有伊蚊在内孳生
2. 永久性积水	
（1）地上静水:如池塘、稻田、菱藕塘及有水草的洼地等	主要为中华按蚊、三带喙库蚊及二带喙库蚊等在内孳生
（2）地上流水:如小溪、灌溉渠、河流及河流两岸小水洼等	在华南山区主要是微小按蚊,在华北山区主要是帕氏按蚊等在内孳生
（3）地上污水:如污水沟、污水池等处	在北方主要是淡色库蚊,在南方主要是致倦库蚊和骚扰阿蚊等在内孳生

在大面积水中如稻田、池塘、沼泽、水沟、溪流、污水坑等孳生地的幼虫和蛹,可用水构和水网等工具捞取（图3-7）。用水构采取时,手持装有长柄的幼虫构,沿着岸边有水草的地方缓慢地向前推进。

幼虫构须与水面保持一定的角度,使构口进入水面2mm左右,待构进水约3/4时,小心提离水面,切勿让水溢出,然后用吸管将幼虫或蛹吸出置于广口瓶中。用水网捞取时,应先将采集的幼虫和蛹连同水网反放在搪瓷盘的水中,待幼虫和蛹脱落于水中后再用吸管移置于广口瓶中。瓶内预先盛入孳生地的水。不同类型孳生地的幼虫和蛹要分开放置,不要混合放置在同一瓶中。所采集的标本均需记录编号。孳生于小积水中如树洞、竹筒、破盆、小罐等处的幼虫及蛹可全部采集。树洞、竹筒及大叶植物的叶梗中的幼虫及蛹可用虹吸管采集。其他小型孳生地可用小构或吸管直接吸取所见到的幼虫和蛹。采集到的标本移置广口

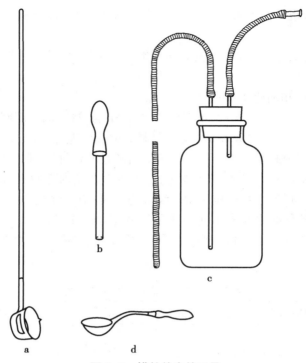

图 3-7　捞蚊幼虫的工具

a. 特制杓　b. 大口吸管　c. 虹吸管　d. 普通杓

瓶内后,瓶口须用纱布覆盖,并用橡皮筋将纱布系于瓶颈,以防蚊蛹羽化为成蚊后飞去。曼蚊属幼虫和蛹系用呼吸管刺入水草的根、茎内吸取氧气,不浮于水面,故采集时须将水及水草一起迅速捞起,放入白瓷盘中,摆动水草使幼虫脱离,然后捡取。或将拔出的整株水生植物标本带回实验室内进行检查,对检获标本进行分类和饲养。

3. 蚊卵　蚊卵可从幼虫的孳生地采集。库蚊卵粘连成筏状,浮于水面,在库蚊幼虫孳生的地方较易采到。伊蚊卵是单个分散地沉于水底,在室外坛、罐、石穴、树洞等的水底吸取泥土,在放大镜或解剖镜下捡取。按蚊卵是单个分散浮于水面,捞取时可用水杓在孳生地的下风水面捞取表面的水,倒在白搪瓷盘内仔细检查,如发现卵粒用毛笔尖粘置于滤纸上,然后放入指管内,加软木塞塞紧,带回实验室进行鉴定、保存或饲养孵化。如果采集蚊卵仅为教学用,亦可将吸过血腹部膨大的按蚊饲养于蚊笼内,放一垫有湿棉花或湿滤纸的培养皿,蚊将产卵于湿棉花或湿滤纸上。

三、蝇类标本的采集

1. 成蝇的捕集　成蝇的采集方法有捕蝇网捕集法和蝇诱笼捕集法等。

（1）捕蝇网捕集法　当蝇静止时,用右手执网柄,左手提取网的末端,轻轻将蝇罩住,再用左手抖动纱网,蝇即飞入网内。然后左手松开,右手拿住网柄猛然抛动纱网,使纱网转折起来遮住网口,即告捕获。对正在飞行的蝇,可用网迎头一兜,并抛动纱网,使网转折起来遮住网口,蝇被捕入网后,可用手握住近网的网口一端,另一手将瓶送入网内,把蝇放入瓶中,然后按需要加以处理。此法可以采到一些稀有种和用其他方法不易捕获的种类,且采得的标本比笼诱法完整。采集时可多注意人畜住处、孳生物附近、水边、林间、花草等场所。

（2）蝇诱笼捕集法　蝇有跃起向上、向外飞行的特点，根据这一特点，诱蝇笼的漏斗状口设在蝇的上方中央，将蝇嗜食的腥臭甜腐等有气味的物品，放在诱蝇笼口下面进行诱捕，当蝇飞起时即误入笼中而不能飞出（如图3-8）。诱蝇笼所放的诱料不同，可影响诱集的蝇类。用动物性的诱料如臭鱼虾、臭肉等诱得的丽蝇科和麻蝇科的蝇类较多。诱蝇笼可放在各种不同的场所进行诱集。诱蝇笼诱得的种类与诱蝇笼放置的场所、地点不同有关。捕到后，再根据需要将蝇加以处理。笼诱的特点是省人力，捕获个数多；缺点是进入笼的蝇种有限，稀有蝇种入笼机会少，而且有些种类因习性关系而不能入笼。

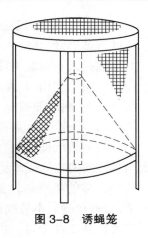

图3-8　诱蝇笼

2. 蝇幼虫的采集　蝇幼虫的孳生地随蝇的种类不同而不同，采集时须分别到各种孳生地如垃圾堆、粪坑、粪缸、动物尸体或糟坊内的酱缸等地，用镊子捡取，采到幼虫后须分别置入广口瓶内携回实验室进行鉴定处理。

3. 蝇蛹的采集　蝇的幼虫大都在孳生地附近土质较松，地面较干燥的泥土里化蛹，也有的在已干的孳生物质表面化蛹。采集时可用铁铲挖掘幼虫孳生地附近的土壤捡取，也能在已干的孳生物表面捡得。

4. 蝇卵的采集　蝇卵除在孳生地采集外，还可在室内饲养成蝇产卵。捕抓雌性成蝇放置在饲养缸内或试管中，给以必要的食物，让其产卵。对一些生活于野外的种类可用不同的诱饵，放入小纸盒内，在野外招引雌性成蝇产卵。产卵后，带回实验室进行饲育，此法既可收集蝇卵，又可饲育出各期幼虫与成蝇，并可一次性获得同种的多数雌雄个体成蝇。

四、白蛉标本的采集

1. 成蛉　白蛉在黄昏后开始活动，捕集时须在夜间或白天黑暗的场所找寻。吸入人血或家禽血液的白蛉多栖息在住房及其附近以及牛房、猪舍、狗窝、鸡巢等地土墙上，以及墙角和挂衣服的后面。吸低等动物血液的白蛉多休止在室外，如桥下、石洞、树穴及屋外的泥墙上，在黄昏以后才出现在屋外。捕集方法有以下几种。

（1）试管捕集法：捕集方法与捕集成蚊同。唯因白蛉在夜晚才开始活动，故捕集时须在夜晚或白天黑暗的地方进行，因此需用手电筒照明。捕集时用左手持电筒，向白蛉栖止地点搜寻，根据白蛉的大小、姿态、休止时翅向上、两边展开的特殊姿势和跳跃飞行等特点，极易辨认。发现白蛉后，不应再使用手电的强光直接射到白蛉身上，以免白蛉受惊飞去，而只使光线照在白蛉附近处，右手执空试管迅速罩住白蛉。当白蛉已经捕入试管以后，用薄薄的一层棉花塞入管内，然后再用一根细棒或竹签慢慢地把棉花推向管底，直到靠近捕到的白蛉保留约1cm的空隙为止。再用同一试管去捕集第二只如法处理，一个试管可容纳10个左右的白蛉。

（2）捕蛉管捕集法：捕蛉管的制法与捕蚊管相同，但前端陷入管内的漏斗孔口不宜过大，应为3~4mm，否则白蛉被吸入管内仍有逃脱的可能。捕集时，可用口吸或橡皮球吸捕同一地区同一场所的白蛉。每管可捕集白蛉数十至百余只。

（3）捕蛉瓶捕集法：取 100~150ml 左右的广口瓶一个，瓶口紧塞穿有双孔的橡皮塞，一孔插弯玻璃管，瓶内一端罩纱布，以防白蛉逃出，瓶外一端接上 40cm 的橡皮管，在橡皮管的另一端插入一短玻璃管，以便用口或橡皮球吸捕。橡皮塞的另一孔插一弯颈小漏斗，以供捕白蛉之用。使用时，左手持电筒，于墙面上寻找白蛉。发现白蛉时则将小漏斗靠向白蛉体，用口一吸，白蛉即被吸入瓶内，如此一瓶可捕集一个地区的数十只到百余只白蛉。

（4）杀蛉管捕集法：与毒瓶捕集成蚊相同。

（5）粘纸捕蛉法：取白色坚韧而松软的纸，裁成约 30cm×40cm 大小的纸片，涂上有适当黏性的植物油或矿物油如蓖麻油、棉油、润滑油、凡士林废机油等，将粘纸悬挂在白蛉栖息活动最多的场所如住房屋内的墙面上部及暗黑的墙角或墙缝处。粘纸必须于次日清晨收下，捡取白蛉。不可放在阳光下，以免干燥失去效用。一张涂油的纸可以重复涂油 8~12 次，继续使用 2~3 个月。白蛉被黏附于捕蛉纸上后，可用沾湿乙醇的毛笔挑下，保存于 70% 乙醇中，以备检查。

2. 白蛉幼虫和蛹的采集　采集白蛉幼虫和蛹时，须将白蛉孳生地的松湿泥土挖起，分别装于布袋盒内，带回实验室进行检查。检查时先用清水将其浸成泥浆，经大孔铜筛（每平方寸有 10~20 孔）过滤，倾去筛内留剩的渣块，再依次用每平方寸有 40~60 孔的铜筛过滤，弃去滤液，将铜筛内留剩的滤渣用水冲于搪瓷盆中，静置数分钟后倾去上层水，将盆内沉淀移至玻璃器皿中加饱和糖浆或饱和盐水进行漂浮，如有幼虫或蛹将浮于表面上，可将玻璃器皿置于双目解剖镜下或用放大镜检出。

3. 白蛉卵的采集　在白蛉孳生地的泥土中找取蛉卵比较困难，但用饲养法使白蛉产卵于培养罐内而收集较为方便。其法是将已吸血腹部发白的雌蛉饲养于瓦罐灯罩内，约经 1~2 日后，白蛉即可产卵于瓦罐内的泥土上，然后再将卵保存。

五、蚤标本的采集

采集成蚤可以从人的住房或动物宿主体上及其居住场所寻找。猫、犬、各种啮齿动物及鸟类等的身上和它们的巢穴中均为蚤类孳生的地方。

从人的住房内捕获成蚤时，可用粘蝇胶围在两小腿上，黏面向外，在蚤多的地方来回走动，则蚤即被诱集到胶纸上，然后取下检查。也可将胶纸铺在床上、墙角、炕边等比较阴暗的地方，或动物巢穴附件，次日取回检查。此外，也可利用灯光诱捕，即取面盆盛水，当中放一油灯，夜晚放置于蚤多的地面上，蚤被灯光引诱即跳入水中而不能逃出。

从动物身上捕集成蚤，在较大的动物如猫、犬、猪等身上捕集时，可用杀虫管（制作方法同毒瓶）扣捕，捕集时，翻起动物腹部的毛，发现蚤时立刻用杀虫管罩上去蚤即毒死于管内，再用镊子将蚤移至指管中。也可用樟脑粉、二二三粉或其他杀虫粉撒在畜毛内，用手擦匀，再包以白绒布，数分钟后打开，则蚤杀死，在落白绒布上，极易检获，未落下的蚤，可用篦子篦下死于毛间的蚤。从较小的动物如鼠类及其他啮齿动物身上捕取成蚤时，可将捕来的动物放入有盖的玻璃缸中，用乙醚或氯仿麻醉，动物与蚤都可麻醉而死。蚤死后，一部分落在缸内，一部分仍在动物的毛间，此时可将动物放在白绒布上，将毛翻起检查，或用篦子顺毛梳下毛间的蚤。此外，还可将鼠连笼沉于水内溺死，在 10~15 分钟内鼠身上的蚤便逐渐落离鼠体而浮于水面。取出水面的蚤，再捡取鼠身上的蚤。在检查鼠类（特别是沟鼠）的时候，要注意鼠耳廓边是否有潜蚤（Tunga）的寄生。

有些蚤类在宿主死后体变冷时即自动离去,因此,捕集鼠类的蚤时,应在活鼠体上捕集。或将鼠杀死后立即检查。如鼠标本过多,一时不能检查完,应将动物装入严密的布袋或纸袋内,绑紧袋口,带回实验室检查。

从动物巢穴内捕集成蚤时,可将巢穴中的碎草、毛屑及尘土一同取出,放入布袋中,扎紧袋口,带回实验室。检查时,可用热力驱离法:即取一大玻璃漏斗(容量5000ml),上装圆锥形铁盖,盖顶上安一电灯(40W);漏斗内下面1/3处放一网眼较大的铁纱板,在漏斗下口处放一有水的标本瓶,用胶布将瓶口与漏斗下口粘紧;将动物巢穴内的杂物置于铁纱板上,加盖后,打开电灯,灯的热力驱使蚤向下面躲藏,经过铁纱落入标本瓶的水中。

采集蚤的幼虫、蛹及卵时,应扫取蚤孳生地的尘土及一切污粒碎屑,置于有盖的玻璃缸内,带回实验室检查。检查时,将带回的材料放在盘内,置解剖镜下或用放大镜找寻蚤的幼虫、蛹和卵。如材料内藏有成蚤时,应先捕集成蚤,以免跳离。猫、犬、猪常卧宿处的污泥碎屑,鸡窝内的浮土以及整个鸟巢也应同样处理采集。

六、蜱标本的采集

蜱的种类很多,栖息场所较广泛如森林、牧场、鸟巢、家畜的厩舍及野生动物的穴洞和动物宿主体表等。硬蜱可以从动物体表及草丛上采集。在动物体表采集时应注意动物的颈下、耳壳的内外、乳房、阴囊、肛门周围会阴部、腿腋、腹部及尾根内侧等处。蜱的假头往往深刺入宿主皮下,不易取出,最好在叮咬处涂以煤油、凡士林等物,然后用镊子轻轻拉出。在森林或牧场等地捕集时,可取1平方米大小的白绒布一块,将一端缝在木棍上,在木棍的两端系一长绳。采集时将布块铺在草丛上,使布面尽量与草丛接触,拉着绳子向前缓步前进,当发现绒布上有蜱时,即用镊子将蜱取下置试管中。从动物生活场所捕获时,应注意鸟巢、鼠洞、獾穴、家畜的厩舍及野生动物栖息的地方。这些地方的地面石下或靠近地面的墙缝里是蜱越冬的场所,采集时可用细长的镊子捡取。

软蜱主要隐匿在人或动物居处墙壁的隙缝中,采集时更应注意。在禽类窝巢及其缝内可采到波斯锐缘蜱(*Argas persicus*)的成虫和若虫,如在鸡窝中常见有波斯锐缘蜱。在哺乳动物洞穴及牲畜厩舍采到的软蜱则为钝缘蜱类。在野鼠洞穴及狗窝、牛、羊等畜舍以及人居室内的地面土壤和墙缝中,可能采集到乳突钝缘蜱(*Ornithodoros papillipes*)。采集到的蜱可以放在二端开口的玻管中,玻管的两端用棉花塞住,管内可放一、二根草以供蜱攀附。装有蜱的玻管应放在铺有潮湿砂土的容器中,经常加水以保持砂土的湿度。在运送时,容器外应裹上湿毛巾。保持凉爽,以免干热使蜱死亡。

七、革螨标本的采集

革螨主要从动物宿主体表及其巢穴中采集。鸟类、爬虫类及哺乳类等脊椎动物体上及其巢穴内均可采集到革螨,但以哺乳类动物为主,尤其鼠类为最重要。采集时将捕获的动物分别装于特制的布袋内,并附入采集标签,注明采集日期、捕获地点、生境及宿主名称等,并扎紧袋口,携回实验室检查。检取革螨时可在白搪瓷盘内进行,盘的四周涂以防蚁油以防螨类逃逸。若被检物为鼠类,则用蓖梳或小刷反复梳刷其外毛,或用眼科镊子反复翻毛寻找,将发现的革螨用小毛笔或眼科镊子的尖端蘸水粘住,将鼠体上检出的革螨移至瓶内放在浸湿水的吸水纸条上,并用湿棉花塞子塞住瓶口。各鼠体上采集的革螨须分别装置,待全部鼠体检查完毕后,再用加热(约70℃)70%乙醇固定,保存于乙醇内,以备封制玻片标本。盛装革螨的小瓶须粘贴标签,记录原始编号。其他动物体上革螨的检查与鼠体的检查基本相同。

检查动物巢穴内的革螨,则需挖掘穴内的全部材料和尘土等,分别装入袋内,并附采集标签,携回实验室用热诱法进行收集。也可将布袋内装的材料倒在白色搪瓷盘内(盘的四周涂以防蚊油),一点一点地检查,用小毛笔或眼科镊子蘸水粘取革螨,移至小瓶中或四周涂以防蚊油的培养皿中,待全部检去完毕后,再用加热的70%乙醇固定保存。

检螨时必须翻转布袋仔细检查,防止遗漏。为了使革螨标本保持各部构造完整和姿态美观,在采集时应注意以下各点:①忌用镊子夹取螨体;宜用清水湿过的毛笔或小镊子尖端轻触螨体即可取下;②用药物熏杀动物(除局部使用鼻孔麻醉外),以免动物体上的革螨因同时熏死而使肢体收缩;③须用加热70℃的70%乙醇固定活螨,使螨体的足伸直,则制成的标本姿态完美,易于鉴定。

八、蠓标本的采集

蠓为小型节肢动物,全世界已知约5500种。具有医学意义的是吸血蠓,在我国已知吸血蠓约413种,主要为台湾铗蠓和同体库蠓。

1. 成虫的采集

(1)网捕法:网的孔径不能大于0.75mm,捕到后即可将蠓移入毒瓶中毒死,用软纸包好,晾干,亦可置于75%乙醇保存。

(2)人诱法:采集者坐进遮阴处露出小腿或臂以引诱雌蠓刺叮,用吸蛉管或粘有乙醇的瓶盖、小镊子等将停于小腿或臂的雌蠓捕获。

(3)畜诱法:将大家畜(牛、马、猪等)拴于预定地点,每隔一定时间用网捕在其身体周围飞舞的蠓类,或用吸蛉管吸捕在畜体刺叮的雌蠓,也可将小鼠、豚鼠等固定在板上,剃去背毛进行诱捕。

(4)灯诱法:选一窗户完好,有光源并面向野外的房间,在日落前打开全部窗户并开灯,待午夜前后先将门、窗关闭而后关灯。至次日拂晓时蠓将聚集在光线较明亮的窗玻璃上,此时用粘有乙醇的瓶盖或小镊子等将停留在窗玻璃的蠓类捕获。但需注意随着整个室内光线的增强,蠓将飞散,因而必须及时捕集。此法可捕获趋光蠓类的两性成虫,且简便易行,捕获量较大。

2. 幼虫的采集　蠓类幼虫多生活在潮湿的土壤及积水、淤泥中,孳生范围广泛,生活于水中的幼虫,常有受惊动后潜入水下浅层泥土的习惯,故采集幼虫可连泥土收集,在阴暗而富于有机物的土壤表层中也常有蠓类幼虫或蛹生存,采集时即将表层土取回,取回的泥土可放入盛有饱和盐水的容器中,待泥土沉下后,幼虫或蛹即漂浮于水面,此时以滴管吸取即可。将收集的幼虫和蛹用清水洗去黏附的污物,先经50%乙醇浸泡30~60分钟,再换置75%乙醇保存。

九、虱和臭虫标本的采集

寄生在人体的虱子有体虱、头虱和阴虱三种,三种虱寄生人体的部位不同,头虱寄生在头发丛中,卵附着于头发的基部。可用细密的篦子梳下采集,躲藏在发中的幼虫及成虫可一并篦下。收集头虱卵可用剪刀连头发一起剪下。体虱寄生在人的内衣裤的褶缝中,让有虱者将内衣脱下,立刻捡取。阴虱寄生于阴毛间,可在阴毛间找寻,或将阴毛剪下捡取。虱卵可从寄生部位如毛发的根部及内衣的褶缝中找寻。

臭虫的成虫、幼虫和卵主要孳生于床板、棕绷及墙壁的隙缝中,可用镊子或长针捡取。也可将床板或棕绷暴晒于阳光下,然后再向地面摔打,待臭虫脱落于地时再进行捡获。

十、疥螨标本的采集

疥螨常寄生于人体皮肤较柔软嫩薄之处,常见于指间、腕屈侧、肘窝、腋窝前后、腹股沟、外生殖器、乳房下等处;但儿童则全身皮肤均可被侵犯。检查时仔细观察患者的感染部位,寻找雌螨的隧道(呈灰白色或浅黑色不规则细线,长约 2~4mm,也有长达 20mm)。隧道中常见黑色小点,为疥螨排出的粪便。在隧道顶端常有一小白点及水疱,是为雌疥螨及其引起的局限性皮内水肿。可用快刀在隧道处刮取角层皮屑,放在玻片上,滴一滴 10% 氢氧化钾,微加温,使角质溶化,然后加盖玻片置显微镜下观察。

人体疥螨比较难以采到,在教学中,常以家兔、狗或羊身上寄生的疥螨代替人体疥螨,螨体形态基本相同可作教学标本使用,而标本也较易采到。

十一、恙螨标本的采集

恙螨以采集幼虫为主。幼虫很小,肉眼不易查见,需用解剖镜或放大镜捡取。恙螨幼虫主要寄生在啮齿动物的耳壳内,有时也在肛门周围和生殖器官附近。在野外啮齿动物经常经过的草丛也可找到幼虫或成虫。由鼠类捕集时,应用鼠笼捕捉活鼠,用乙醚将鼠杀死,自耳根剪下双耳,放在培养皿内,培养皿须放在铺有浸透防蚊油或其他杀虫剂纱布的搪瓷盘内,以防恙螨幼虫爬走。然后把鼠耳用镊子由内向外翻出,置解剖镜下检查。在野外捕集时,可用白搪瓷盘或大培养皿,盘内置一张涂有防蚊油或其他杀虫剂的吸水纸,置于野外啮齿动物经常经过的草丛中,次日把盘子收回检查。也可在草丛内放一白色纱布或执纱布在草丛上摆动,使草上恙螨落在纱布上而收集之。此外,也可用动物诱集法,将小白鼠或豚鼠等连笼放在阴湿多草的地方 1~2 天后,使恙螨爬到动物身上,然后取回检查。

第三节 节肢动物标本采集的注意事项

节肢动物是动物界最大的一个类群,全世界已知 100 多万种。在我国有记载的节肢动物约 2500 多种,还有相当多的节肢动物有待发现或命名。而节肢动物标本则是确定节肢动物种类的重要依据。也可作为科研、教学、害虫防治、益虫利用以及科技知识的普及宣传的重要参考。要想得到大量完整而珍贵的标本,就必须进行节肢动物采集。

在节肢动物采集中往往只采集体型大的,不注意采集体型小的或色彩暗淡的;只采集特殊的,不注意采集普通的;有了雄的不要雌的;有了成虫不管幼虫;只看到飞的而不去找隐蔽的等等。然而,节肢动物中绝大部分都是一些体型微小、行动隐蔽和色彩暗淡的种类,不少重要害虫和珍贵种类往往出自这类节肢动物。至于同种的雌虫、雄虫、成虫、幼虫等都是研究的重要材料,不应随便取舍,所以必须要全面采集。其次要注意标本的完整性。如果一份节肢动物标本破烂不堪,翅破须断,对研究来说非常不便,其学术价值就会大为降低,甚至成为一个完全无用的材料。随着分子生物技术的发展,对不完整的昆虫标本或昆虫残体,可提取虫体的基因组 DNA,采用通用引物经 PCR 扩增 rDNA 的 ITS_1、ITS_2、线粒体 COX 等,将获得片段进行基因测序,基于 NCBI 数据库 BLAST 相似性比对可大致确定为某一物种。近年来,构建的 DNA 条码(DNA barcode)技术可对物种进行识别和鉴定。

所以,无论采集什么节肢动物,不管使用什么工具和方法,都要尽量使采到的节肢动物保持完整,这就必须注意采集、毒杀、包装、保存、运送及制作等每个环节都须用正确的方法进行操作。另外,所有标本均应有采集记载。记载内容包括采集号数、采集日期、采集地点、采集人姓名、栖息环境、寄主名称、采集的海拔高度、生活环境等。其中采集日期、采集地点和采集人三项最为重要,应详细记载。

一、采集节肢动物标本的一般注意事项

1. 医疗药品 在出发采集以前,应当准备一些医治疾病的常用药品,如阿司匹林,抗生素片和肠胃药物等,出外采集的工作和日常生活,跟在家里不同,睡眠,饮食的时间和饭食的冷热等。

2. 不要忘记带采集工具和药品 当抵达采集目的地以后,应当注意去什么地方,带什么工具。如去沙地或沙岸,一定要带着铁锨,以准备挖掘标本;若是去岩岸,一定要带着凿子、锤子、粗线手套和碘酒或红汞溶液等,凿子是用来凿取附着在岩石上或穴居于石中的动物。

3. 要仔细地了解情况 当我们到达了采集地点以后,首先对当地的情况进行了解。例如:适于采集的地点及潮水涨落的时间等,虽然我们已经知道潮水每天都在有规律的涨落,但沿海的各地,潮水涨落的时间各有不同,因此必须详细了解。否则,当兴致勃勃的到海滨进行采集时,可能正是满潮,一望无际的大海,怎么能够进行采集呢?那就真的只好望洋兴叹了。

4. 采集时要细心并且要有耐心 采集到的标本须分别装放,以免损伤标本。如有些蚊虫的幼虫,当水面稍受惊扰时,如水动、风吹、阴影掠过等,虫体便沉入水底,要有耐心稍等片刻幼虫便会浮起,或将水搅浑幼虫也会浮上水面,在此时进行采集。

5. 注意有毒的动物 有些动物如有毒的蛇等,我们采集时应当特别小心,在发现一个自己不熟悉的动物时,千万不要用手去拿,以免遭受其害。例如:在海南岛和广东沿海所产沙蚕,它的刚毛能刺在人的皮肤内;鱼类中的鬼鲉(俗称海蝎子)等也有毒,不应当直接用手去拿。

6. 淡水冲洗工具 当采集水中、泥土中的节肢动物幼虫或蛹等,回来以后,用过的工具如钢具、铁锨、镊子等,都必须用淡水冲洗干净,以免生锈而减少工具使用期限。

二、特别注意事项

1. 要注意观察采集节肢动物的生态 我们在标本室能认识的标本,往往到孳生地遇到活的节肢动物时就不易辨认了,尤其在飞行中的节肢动物虫体。这是因为动物标本经乙醇或甲醛(福尔马林)浸渍、固定后,虫体很容易收缩或失去生活时的颜色、形态。因此,我们采集时需对它们的生态状态、环境多注意观察一些,对它们活体时的颜色、形状尽可能记录多一些,这对于将来进行研究和教学都有很大的帮助。另外,还应该特别注意的是:要将节

肢动物的生存环境,生活方式等作记录,例如蜱等是生活在草丛,还是树林等,是自由生活还是寄生在动物体表、吸血的状况等进行观察并记录,这对我们以后研究来说,也是很宝贵的资料。

2. 要注意寄生和共生的动物　很多动物的体内或体外,除寄生蜱、螨外,常有与其寄生和共生的种类,我们采集时应该特别注意。例如:在鼠类的体表或体腔内,常常可以遇到与它寄生或共生的寄生虫,就必须把同它共生或寄生的种类一起采集起来。在登记时,必须注明两者的关系,以作将来研究时的资料。

3. 标本的收集　盛放节肢动物幼虫或蛹的广口瓶须用清水洗净,不要沾染化学药品。放入的幼虫不要过多,以免窒息死亡。瓶内所放原孳生地的水也须清洁,最好不超过瓶容量的1/2。如果发现正在产卵的动物,应当观察它的产卵状态,并且要把动物和卵一起采集。单放在瓶或管内,不可与其他动物混淆。以免过后不知道卵是哪个个体所产。

4. 标本的数量　采集动物标本,必须尽可能的采集一定数量,因为有了一定的数量,以后再研究才可能做到详细的比较,才能同有关的相关研究或博物馆进行标本交换。如果每只只采集一个或极少数标本,就不能达到这个要求了。但是,这并不是说遇到很少的标本我们就不要了。相反的,在采集标本时,能遇到什么就采集什么,哪怕是一个不完整的个体都要采集,因为虽然少但也为我们提供了在这个地区有这种动物的资料。如需要较多的标本,还可以仔细地在这一带进行采集。

5. 地方名和用途　一切动物往往有很多的名称,甲地和乙地虽相距不远,但是同种的动物也不一定叫同样的名称。在调查、采集时必须注意当地名称。同时,我们采集不是为了采集而采集,而是为了了解各种动物的情况,掌握它的规律,为进一步研究它们打下基础,以做进一步研究上的参考资料。标本在旅途中勿受阳光直晒。尽可能减少大的震动,如乘坐汽车等交通工具时,最好是用手提标本瓶,避免受震而死亡。

6. 动物标本的登记编号　我们采到多种多样的标本以后,对他们的产地、生活习性、形状、色泽等都应分别详细地登记下来,单凭个人记忆是不行的。如果一个很好的标本,不知道产地和采集日期,便失去了科学研究上的价值。因此,标本的登记工作是一项非常重要的工作。

标本经过保存处理的程序后,便可开始登记编号了。将每一种动物按照登记的顺序编号填写。在附近项内可以填写动物生活环境、产量多少及其他的来源等情况。作好详细的记录,包括采集人姓名、采集时间、地点和孳生地类型。总之,填写得愈详细愈好。不应该怕麻烦。

将来检查标本时,如果需要查它的来历,就可以根据纸签或竹签的号数在登记簿上去查询。但是还应该注意,如瓶中所装标本是柔软的,可以用纸签;如瓶中的标本是硬的,像蛤、螺等则需要用竹签,因为纸签和硬标本的摩擦很容易破损;如竹签面积小写不下许多字,可在一面写登记号,另一页写产地号,至于详细日期,等运回以后,整理标本时再登记到簿,将竹签换成纸签详细登记。还应特别注意,无论是在竹签或纸签上写字,都必须用绘图用的黑墨水或较硬的铅笔书写,而不能用普通墨水书写,以免遇水或潮湿颜色脱落。

（张锡林）

参 考 文 献

1. 朱淮民.蚊虫采集,保存及标本制作.中国寄生虫学与寄生虫病杂志,2006,24（B12）:73–75.

2. 李典友,高本刚.生物标本采集与制作.北京:化工工业出版社,2016.

3. 李朝品.医学昆虫学.北京:人民军医出版社,2007.

4. 吴琼,陈学新.膜翅目昆虫针插标本制作.应用昆虫学报,2017,54（2）:340–345.

5. 张锡林,何谐,牛靖萱.昆虫血细胞类型、分化及其免疫防御作用的研究进展.国际医学寄生虫病杂志,2009,36（2）:69–72.

6. 张锡林.疟疾与媒介生物学研究专题:疟原虫与传病媒介的研究.成都医学院学报,2011,6（2）:93–94.

7. 陈佩惠,孔德芳,李慧珠.人体寄生虫学实验技术,北京:科学出版社,1988.

8. 陆宝麟,吴厚永.中国重要医学昆虫分类与鉴别.河南:河南科学技术出版社,2003.

9. 姚永政,许先典.实用医学昆虫学.北京:人民卫生出版社,1982.

10. 徐天森,舒金平.昆虫采集制作及主要目科简易识别手册.北京:中国林业出版社,2015.

11. Bargańska Ż, Lambropoulou D, Namieśnik J. Problems and challenges to determine pesticide residues in bumblebees. Crit Rev Anal Chem, 2018, 48（6）: 447–458.

12. Fauver JR, Weger-Lucarelli J, Fakoli LS, et al. Xenosurveillance reflects traditional sampling techniques for the identification of human pathogens: A comparative study in West Africa. PLoS Negl Trop Dis, 2018, 12（3）: 1–19.

13. Feng LZ. Medical Entomology. Techniques for Sampling, Preservation, and Mounting the Insect. Beijing: Medical Entomology Science Press, 1983: 257–287.（in Chinese）（冯兰洲.医学昆虫标本技术.北京:医学昆虫学科学出版社,1983:257–287.）

14. Pratheepa M, Venkatesan T, Gracy G, et al. A An Integrated Molecular Database on Indian Insects. Bioinformation, 2018, 14（2）: 42–47.

15. Service MW. Mosquito Ecology, Field Sam pling Methods. London: Applied Science Publishers, 1976: 43–176.

16. WHO HIV/AIDS Tuberculosis and Malaria, Roll Back Malaria. Malaria entomology and vector control. Learner S Guide. WHO, CDs/CPE, SMT/2002.18 Rev.

第四章

医学节肢动物标本制作

制作医学节肢动物标本首先是将采集的标本进行筛选,筛选出肢体完整或者符合标本制作要求的虫体,然后按照医学节肢动物标本制作的方法进行标本制作。制作医学节肢动物标本方法有多种,常用方法主要有针插法、玻片法和液浸法,此外还有琥珀包埋、薄膜包覆、贴翅、塑封等适用于特殊用途的处理方式以及适用于研究昆虫不同部位如整体、翅脉、生殖器等特殊的制作方法。

第一节　标本选择方法

医学节肢动物个体大小因种而异,采集的同一物种标本完好程度也大相径庭,标本制作目的不同对虫体的要求亦有差别,因此,标本制作之前首先要对采集的标本进行筛选,以便制作出符合教学、科研或展示需要的标本。筛选医学节肢动物标本使用器材较多,按其用途可分为观察设备和测量工具。

一、观察设备

(一)放大镜

放大镜是利用凸透镜具有放大作用的原理制作的简单目视光学仪器,其作用是放大人眼的视角,帮助人眼观察物体的细小结构。放大镜由透镜和镜柄两部分组成,透镜是一整块的透明或半透明玻璃体,其折射面是两个球面,特点是边缘薄中间厚。镜柄一般为不锈钢或高硬度塑料材质。受凸透镜焦距的限制,放大镜放大倍数有限,单片放大镜的倍率一般在10倍以下。不同倍数的放大镜焦距不同,焦距越短放大倍数越大,通常使用的放大镜的放大倍数一般为3~5倍。

放大镜在实际使用时要先靠近被观察的节肢动物,保持节肢动物不动,人眼和节肢动物之间的距离也保持不变,然后在节肢动物和人眼之间移动放大镜寻找焦平面,直至图像大而清楚(图4-1a)。也可以将放大镜尽量靠近人眼,保持放大镜不动,移动节肢动物,直至放大镜中成像大而清楚(图4-1b)。放大镜在使用过程中应避免碰撞硬物,以防镜片损坏,也不要把放大镜在强光下对着皮肤或易燃易爆物品,防止灼伤或引起灾害。

(二)实体(体视)显微镜

实体显微镜,亦称体视显微镜或解剖镜,一般由目镜、棱镜座、锁紧螺钉、视度调节筒、变倍手轮、滑座紧固手轮等部件组成,是一种具有正像立体感的目视仪器(图4-2)。实际使用时可将观察物体直接固定在载物台上,配合照明可以从不同角度进行观察,物体的成像是立体的。

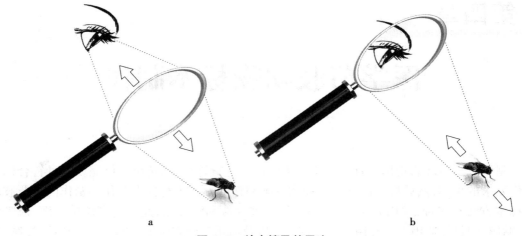

a　　　　　　　　　　　　　　　　　　　　　b

图 4-1　放大镜及其用法

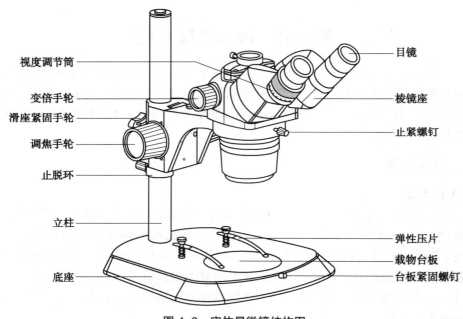

视度调节筒　　　　　　　　　　　　　　　　　　目镜

变倍手轮　　　　　　　　　　　　　　　　　　棱镜座

滑座紧固手轮

调焦手轮　　　　　　　　　　　　　　　　　　止紧螺钉

止脱环

立柱

　　　　　　　　　　　　　　　　　　　　　　弹性压片

　　　　　　　　　　　　　　　　　　　　　　载物台板

底座　　　　　　　　　　　　　　　　　　　台板紧固螺钉

图 4-2　实体显微镜结构图

普通光学显微镜的光源为平行光,形成的是二维平面图像。而体视显微镜采用双通道光路,双目镜筒中的左右两光束具有一定的夹角,因而能形成三维空间的立体图像,这是因为在目镜下方的棱镜把像倒转过来的缘故,虽然放大倍数不如常规显微镜,但其工作距离长、景深大,易于观察节肢动物的各个特征。

体视显微镜较普通光学显微镜的使用更为便捷。一是体视显微镜观察的节肢动物可以不制成玻片标本;二是体视显微镜载物台直接固定在镜座上,并配有黑白双面板或玻璃板,操作者可根据节肢动物形态特征加以选择;三是体视显微镜的成像是立体的,便于解剖操作;四是体视显微镜的物镜仅有一个,其放大倍数可通过旋转调节螺旋连续调节。

使用体视显微镜对环境有一定要求,要放置在光照充分的地方或施加人工光源,同时应防潮和防尘;在调节物镜及其他装置时,要尽量细心;搬移时必须要保持右手握臂左手托座的持镜姿势;操作者不宜随意拆卸等,以避免损坏和影响显微镜使用。

（三）普通生物显微镜

普通生物显微镜一般由目镜、物镜、镜筒、转换器、物镜、载物台和聚光镜等组成的精密仪器(图4-3),常用于组织切片、生物细胞、细菌、寄生虫、细小颗粒、粉末等。使用前固定低倍物镜的位置,转动反光镜,调节聚光器,使其光路通畅,然后放置节肢动物的玻片标本,调整粗螺旋直至看到标本,再微调细螺旋找准焦平面,继之对物体进行观察。

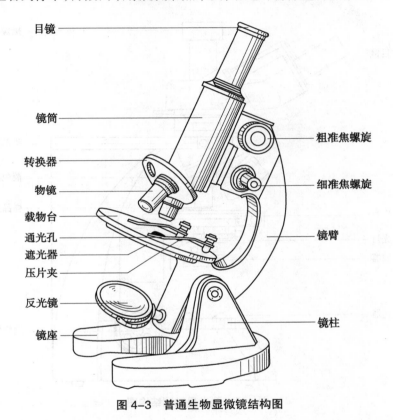

图4-3 普通生物显微镜结构图

普通生物显微镜的安放应选择干燥清洁的环境,使用时不要用手指碰触或擦拭透镜表面,如有灰尘,先用毛笔轻轻拂去,再用擦镜纸蘸少许二甲苯或石油迷擦拭,或用柔软的清洁布擦拭,以避免在透镜表面上划出条痕;使用后应加盖玻璃罩或塑料套,并放入干燥剂,避免光学部件发霉。

普通生物显微镜的安放应避免受潮、沾结灰尘、锈蚀和发霉;不可与酸类、碱类或易挥发的化学物品放在一起,以免腐蚀;不应在阳光下暴晒,也不要置于炉子或暖气旁,避免强烈的冷热变化引起显微镜部件的脱胶、变形或损坏。

（四）偏光显微镜

偏光显微镜是利用光的偏振特性对具有双折射性物体进行形态鉴定的仪器(图4-4),凡具有双折射性的节肢动物,在偏光显微镜下都能分辨清楚,例如Grandjean等曾用偏振光显微镜检验前气门目、无气门目和隐气门目螨类,发现它们的刚毛轴在偏光下会出现双折射

（birefringent）的发光现象,而另一些螨类则不然。Grandjean 等继续深入研究发现螨类的刚毛是否出现双折射（birefringent）的发光现象与其刚毛有无亮毛素的光毛质芯有关,刚毛有无亮毛素的光毛质芯在光学上的旋光性不同。因此,Grandjean 等把含有光毛质刚毛的螨类归为光毛质类群,亦称亮毛类（Actinochitinosi）,把不含有光毛质刚毛的螨类归类为无光毛质类群,亦称暗毛类（Anactinochitinosi）。有些节肢动物（或者卵、肢体、器官）虽然可以通过染色法在普通生物显微镜下进行观察,但有些则不然。若要对其形态进行鉴别研究,最好使用偏光显微镜。

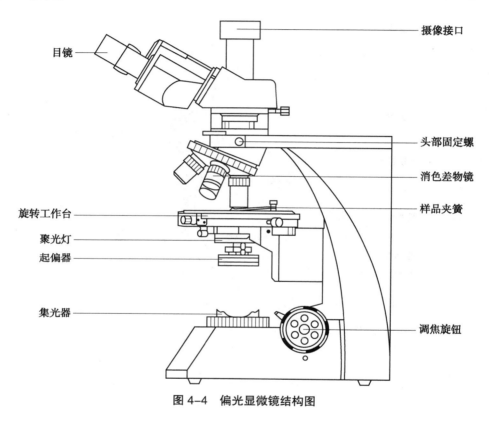

图 4-4　偏光显微镜结构图

偏光显微镜在使用时,须把标本片置于载物台上,调节镜筒到接近标本片处,下降集光器或调小光圈,慢慢用调焦旋钮上升镜筒,直至看清标本为止。偏光显微镜须经常保持清洁,勿使油污和灰尘附着,应放在干燥的地方,以防生霉。偏光显微镜用完后,取下标本片,降下聚光器,再将物镜转成"八"字形,转动粗调节器使镜筒下降,以免物镜与聚光器相碰。

二、测量工具

（一）三角板和直尺

三角板是主要作图工具之一,可以用来测量角度,也可用于画图。三角板主要分为两种类型:一种是等腰直角三角板,另一种是非等腰直角三角板。等腰直角三角板的两个锐角都是 45°,非等腰直角三角板的锐角一般分别是 30° 和 60°。

直尺广泛应用于数学、测量和工程等领域,是具有精确刻度的尺形量规。制作直尺材质各有不同,有铁、木、塑胶直尺等,直尺有一定硬度,否则为软尺。直尺最小刻度一般为1mm,标度单位常为厘米,常见的长尺长度为 1m,短尺长度为 20cm。

（二）游标卡尺和千分尺

游标卡尺是一种测量长度、内外径、深度的量具。游标卡尺一般由主尺、游标尺、外径测脚、内径测脚和深度测脚等构成（图 4-5a）。游标尺套能沿主尺滑动,测量时使测脚接触被测物的表面（图 4-5b）。测脚与被测物接触的表面为工作面。两个外径测脚的工作面互相平行并且都垂直于主尺,用它们夹住圆柱体时,两工作面的距离等于圆柱直径（图 4-5c）;两个内径测脚的工作面相互平行并且都垂直于主尺,用它们从内部撑住圆孔且张开最大时,两工作面的距离就等于圆孔内径（图 4-5d）;将主尺尾端抵住凹槽上口表面,深度测脚抵住槽底时,测脚伸出的长度就等于槽深度（图 4-5e）。

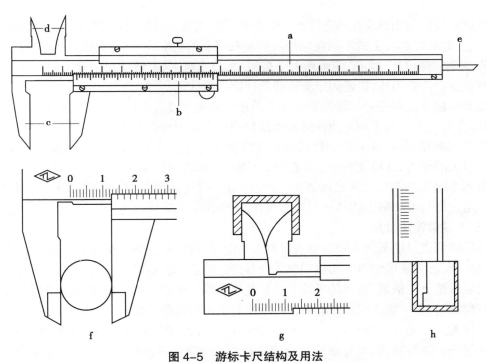

图 4-5　游标卡尺结构及用法

a. 主尺　b. 游标尺　c. 外径测脚　d. 内径测脚　e. 深度测脚
f. 测圆柱体直径　g. 测圆孔内径　h. 测凹槽深度

游标卡尺是比较精密的测量工具,要轻拿轻放,不得碰撞或跌落地上。使用时不能用来测量粗糙的物体,以免损坏量爪,避免与刃具放在一起,不使用时应置于干燥中性的地方,远离酸碱性物质,防止锈蚀。

螺旋测微器,又称千分尺,是比游标卡尺更精密的测量长度的工具,用它测长度可以准确到 0.01mm,测量范围为数厘米。它的一部分被加工成螺距为 0.5mm 的螺纹,当它在固定套管的螺套中转动时,螺杆将会前进或后退,活动套管和螺杆连成一体,其周边等分成 50 个分格。螺杆转动的整圈数由固定套管上间隔 0.5mm 的刻线去测量,不足一圈的部分由活动套管周边的刻线去测量,最终测量结果需要估读一位小数（图 4-6）。

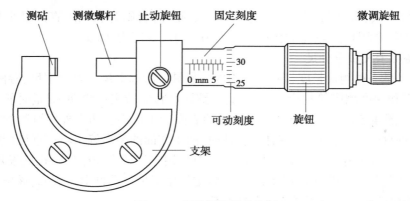

图 4-6 螺旋测微器结构图

螺旋测微器使用前应先检查零点。缓缓转动微调旋钮,使测杆和测砧接触,到棘轮发出声音为止,此时可动尺上的零刻线应当与固定套筒上的基准线对正。然后左手持尺架,右手转动粗调旋钮使测杆与测砧间距稍大于被测物,放入被测物,转动保护旋钮到夹住被测物,直到棘轮发出声音为止,拨动固定旋钮使测杆固定后读数。

借助游标卡尺和千分尺能测量医学节肢动物的躯体及各跗肢的长、宽、直径等,如卵、幼虫、蛹和成虫大小。对于相近物种的各个部位测量有助于种类鉴定。

注意在测量时,要在测微螺杆快靠近被测物体时应停止使用旋钮,而改用微调旋钮,避免产生过大的压力,既可使测量结果精确,又能保护螺旋测微器;在读数时,要注意固定刻度尺上表示半毫米的刻线是否已经露出,千分位有一位估读数字,不能随便扔掉,即使固定刻度的零点正好与可动刻度的某一刻度线对齐,千分位上也应读取为"0"。

(三)显微镜测微尺

显微镜测微尺能帮助人眼对微观世界做出定量分析,扩充显微镜功能。物、目镜测微尺的适当配合,能测量医学节肢动物的躯体及各跗肢的长、宽、直径等。此外,还可用来检查所使用的显微镜放大倍数、线视场等技术参数是否准确。所以,显微镜测微尺是卫生、防疫、环保、教育和检验等一切使用显微镜的部门简便而实用的检测工具。

目镜测微尺是一块圆形玻片,在玻片中央把 5mm 长度刻成 50 等分,或把 10mm 长度刻成 100 等分。测量时,将其放在接目镜的隔板上来测量经显微镜放大后的细胞成像。由于不同目镜、物镜组合的放大倍数不同,目镜测微尺每格实际表示的长度也不一样。因此,目镜测微尺测量微生物大小时须先用镜台测微尺校正,以求出在一定放大倍数下,目镜测微尺每小格所代表的相对长度(图 4-7)。

物镜尺(即镜台测微尺)是中央部分刻有精确等分线的载玻片,一般将 1mm 等分为 100 格,每格长 10 微米(即 0.01mm),是专门用来校正目镜测微尺的。校正时,将镜台测微尺放在载物台上,由于镜台测微尺与细胞标本是处于同一位置,都要经过物镜和目镜的两次放大成像进入视野,即镜台测微尺随着显微镜总放大倍数的放大而放大。因此,从镜台测微尺上得到的读数就是细胞的真实大小。所以,用镜台测微尺的已知长度在一定放大倍数下校正目镜测微尺,即可求出目镜测微尺每格所代表的长度,然后移去镜台测微尺,换上待测标本片,用校正好的目镜测微尺在同样放大倍数下测量微生物大小(图 4-8)。

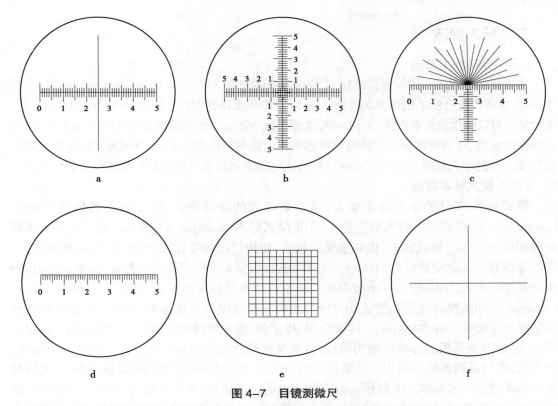

图 4-7 目镜测微尺

a. "十"字单标型　b. "十"字双标型　c. 多功能型　d. "一"字型　e. 网格型　f. "十"字线型

显微镜测微尺系玻璃精密刻尺,使用时须小心轻放。使用前应用脱脂棉花蘸酒精乙醚混合液,轻拭尺面,用完后须擦去沾在尺面上的指印、油污,若长时间不用,应用柔纸包好放干燥器内。

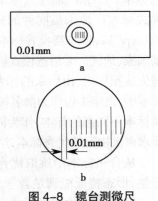

图 4-8 镜台测微尺
a. 载玻片　b. 测微尺局部放大

(四)数码显微测量

数码显微镜将传统的光学显微镜与数码成像系统通过光电转换器有机地结合在一起,不仅可以通过目镜做显微观察,还能通过数模转换的方式将显微镜看到的实物图像在计算机显示屏中实时动态展现出来,通过计算机上安装的显微图像分析软件进行追踪分析,从而获得一系列有价值的定性和定量数据。

测量标本时,应先在显微镜下寻找和调整需要测量的部位,调节图像至清晰位置后,打开计算机上安装的测量软件进行测量,测量前需按照软件的尺寸校正步骤,先把软件校正准确,测量时需注意将软件中目镜、物镜放大倍数调节到与显微镜一致,然后选择需要的测量单位,最后选择适宜的测量方法进行测量。测量软件有先进的测量功能,不仅仅局限于测量直线距离,还可以测量周长及角度。测量数据可以导入电子数据表中进行统计。

三、标本筛选

（一）合格标本筛选

将采集的标本逐一进行形态观察，①挑选出虫体完整，形态特征典型的标本；②根据标本制作目的，挑选出符合标本制作要求的虫体肢体；③解剖虫体获取符合标本制作要求的虫体器官；④收集还可以制作的标本残体。将上述标本根据标本制作目的分别测量虫体长度、直径大小、肢体和翅的长度，然后根据标本制作目的挑选出符合标本制作要求的标本，编号并做好标记后单独存放。经过形态观察和长度测量筛选出的这些标本就是符合标本制作要求的合格标本。

（二）模式标本筛选

模式标本在分类学上非常重要，是学名成立的客观载体，称之为载名模式（name-bearing type）。模式标本的类型主要有：①正模式标本（holotype），即正模。指记载和发表新种时所依据的单一模式标本，也叫主模式标本，使用红色标签标注产地、寄主、采集日期、采集者等信息。②副模式标本（paratype）：即副模，指如果依据多个标本记载、发表新种时，除指定其中一个作为正模外，其余被引用的标本使用黄色标签标注相关信息。③配模式标本（allotype）：即配模，指记载、发表新种时与正模一起使用的异性标本，使用蓝色标签标注相关信息。④全模式标本（syntype）：即全模，指记载、发表新种时依据一系列标本而未指定正模标本，这时全部模式标本被称为综模，也叫全模或合模式标本。⑤等模式标本（isotype）：即等模，指与正模式标本同为一采集者在同一地点与时间所采集的同号复份标本，也叫同号模式标本或复模式标本。⑥新模式标本（neotype）：即新模，指当正模式、等模式、综模式、副模式标本均有错误、损坏或遗失时，根据原始资料从其他标本中重新选定出来充当命名模式的标本。⑦原产地模式标本（topotype）：指当不能获得某种类的模式标本时，便从该物种的模式标本产地采集同种的标本，与原始资料核对，完全符合者可代替模式标本。模式标本产地（type locality）指模式标本采集时所在的野生场所，狭义用法是指具体的地点，广义用法是指某国家、地区。⑧后选模式标本（lectotype）：指发表新分类群时，发表者未曾指定正模或正模已遗失或损坏时，由后来的作者依据原始资料，在等模式或依次从综模、副模、新模和原产地模式标本中，选定1份作为命名模式标本。⑨态模标本（morphotype）：在二态或多态的种中选出与正模标本不同态的标本，作为同种异态的模式标本。因此，在挑取的合格标本中按照命名新种的要求再次挑取的优秀标本，这些标本结构完整，形态特征典型，制成标本后，即可用作模式标本。

从合格标本中挑取优秀标本后，余下标本可制作成教学标本或展示标本，这些标本结构完整，形态特征能满足教学或展示的要求。

将筛选出的优秀标本和合格标本，分别编号存放在标本盒内，或存放在大小适中平皿内，标本盒和平皿底部可铺上一层含水滤纸，以防虫体干燥变脆，或直接将标本放在还软器进行标本还软，进而根据虫种虫态制作成不同类型的标本。

（韩仁瑞）

第二节　针插标本制作

此种方法适用于体型较大、体表较坚硬的昆虫，这也是最常见的一种标本制作方法。采集后，在标本还没干燥以前，将昆虫针插于标本上并进行整姿、展翅等工作，等干燥后即可完成。

一、常用工具与器材

1. 昆虫针　插刺固定虫体和标签的作用。昆虫针是细长具针帽的不锈钢针,顶端的针帽多由细铜丝或聚丙烯树脂镶成或顶端不锈钢直接加粗制成,便于手持标本。按照粗细、长短,昆虫针分为数种型号,可根据虫体体型分别选用。目前通用的昆虫针有7种型号(图4-9),即00、0、1、2、3、4、5。0号针最细,直径为0.3mm,每增加一号其直径增加0.1mm,0至5号针的长度统一为39mm或40mm。另外还有一种没有针帽的细短针为00号针,其直径与0号针相等,长度为16mm,用来制作小型虫体标本。此外,昆虫针也有10种型号的,即000、00、0、1、2、3、4、5、6、7。制作标本时应根据昆虫的外形、重量、用途和保存方式选用昆虫针。小型或微小型昆虫,如蚊、蚋、蠓、小型蝇类标本的制作,一般用00号、0号、1号、2号昆虫针;中小体形昆虫,如大型蝇类、虻类标本的制作,一般用2号、3号、4号昆虫针;中型或较大型昆虫,如天牛和金龟子,可选用4号、5号、6号、7号针,使针插标本更牢固、不易晃动。

2. 三级台　使昆虫标本及标签在昆虫针上呈现出一致的高度,做到层次分明、规格一致、便于移动、利于观察,符合国内外交换标本的要求,又方便插入标本盒中保存,并增加整齐美观,一般都用三级台来进行调整。三级台又叫平均台、刺虫台,是用优质木板或有机玻璃板按一定规格分层制成,其总体长度为75mm,宽度25mm。每级中央有一小孔。第一级高24mm,用来定标本的高度。用双插法和黏制小昆虫标本时,纸三角、软木片和卡纸等都用这级的高度。做标本时,先把针插在标本的正确位置,然后放在台上,沿孔插到底。要求针与虫体垂直,姿势端正。第二级高16mm,是插采集标签的高度;第三级高8mm,为定名标签的高度。一些虫体较厚的标本,针插后反过来,针帽朝下,插入第三级孔的底部,用镊子轻推虫体,使虫背紧贴本级台面,定好虫体与针帽的距离为8mm,所以此层又名"背距层"以保护标本整齐,便于提取(图4-10)。

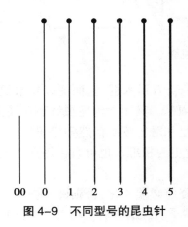

图4-9　不同型号的昆虫针

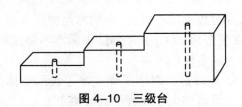

图4-10　三级台

3. 展翅板和展翅块

(1)展翅板:有些双翅目、鳞翅目等医学节肢动物进行形态鉴定时,需要观察翅脉结构和身体两侧特征,所以制作标本时需在展翅板上把翅展开。展翅板是个"工"字形的木架,常用2块较软木板(泡桐、杉木等轻木材质)制成,长约30cm,两边木板宽约10cm,略向内倾斜,主要为了展翅时使虫翅略为上翘,待干后虫翅回缩正好展平。两块木板中一块固定,

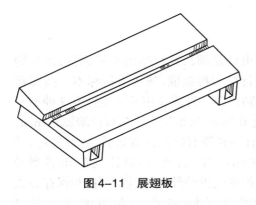

图 4-11 展翅板

另一块可左右移动,以便调节板间距离(图 4-11)。木架中央具一凹槽,里铺以软木或泡沫板,便于插针,固定虫体。

(2)展翅块:有些小型医学节肢动物,如小型蛾类等,因虫体较小或展翅板的板槽过大不便于展翅,可以采用一种挖槽的小木块来展翅,这种特制的木块就称为展翅块。展翅块的大小,一般为 35mm×35mm×35mm(图 4-12),上面开一道或两道 5mm 左右宽的沟槽,沟槽的底部中央钻一洞,洞内塞入些棉花,以便稳定针位。展翅时将针插好的标本插入洞内,翅基与块面持平,展翅时用细线来代替针和纸条,木块边棱处用刀刻缝,线即嵌在缝中,压住已调好翅位的翅面。为避免细线损坏翅面或翅上留有线痕,可在翅面上覆一块透明玻璃纸。

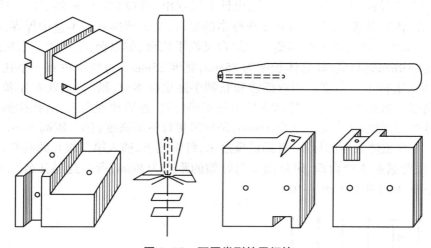

图 4-12 不同类型的展翅块

4. 整姿板或整姿台 一般为 10cm×30cm×3cm 的长方形木框,上面覆以软木板或厚纸板,板上规律地钻上与 5 号针粗细相同的小孔(图 4-13)。其用途为昆虫针刺穿昆虫后,针尖穿过板上的小孔,昆虫的六足便伏在板上,便于将足和触角按照自然姿势摆放;另一用途,在整姿板(台)上针刺昆虫标本不易滚动,针刺部位更为精准。也可直接用泡沫塑料板来作为整姿板(台)。

5. 还软缸 对于干燥或半干燥的虫体,展翅或整姿前必须软化,否则极易损坏。可用玻璃干燥器作为还软缸。缸底垫上 6cm 厚的湿沙子(沙子需经消毒后使用),沙中加几滴石炭酸(苯酚)或 2% 的来苏儿(即煤酚皂溶液)以防发霉(图 4-14),或者缸底直接灌入饱和盐水来进行还软。标本用培养皿等装上,放入缸中,勿使标本与湿沙接触,为避免缸顶形成的水滴滴落到标本上,也可用纱网或滤纸等遮罩。密闭缸口,借潮气使标本还软。如需加快还软速度,可提高还软温度,可将还软缸放置于温暖环境(如温箱)中。

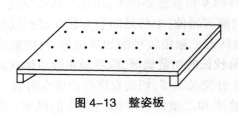
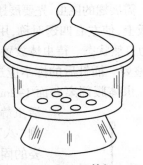

图 4-13　整姿板　　　　　　　　图 4-14　还软缸

6. 昆虫标签　一般有两个标签:上面的为采集标签(图 4-15a),主要包括:编号、采集地点、采集时间、采集人及单位、采集生境等,因标签面积有限,常仅写编号、时间、采集地点、采集人,但至少需包括采集时间、采集地点、采集人;专业采集常常还包括 GPS 定位数据、经纬度、海拔高度、采集寄主、方法等。下面的为鉴定标签(图 4-15b),主要包括:中文名、拉丁名、鉴定人的姓名、单位、时间等,鉴定标签至少应包括拉丁名,有时还加上鉴定人、中文名。前人还未发现过的新种,在标本下面还要加上新种或新亚种标签。有条件的可选用编码标签,如二维码标签。

标签编号:	HF-20180806-LI-01
采 集 人:	陶宁、石泉、许佳
单　　　位:	安徽国际旅行卫生保健中心
采集时间:	2018.08.06
采集地点:	合肥新桥国际机场
寄主植物:	杨树
采集生境:	人工湖

a

中 文 名:	黄刺蛾
学　　名:	*Cnidocampa flavescents* Walker
鳞 翅 目:	Coleoptera
刺 蛾 科:	Limacodidae
鉴 定 人:	王赛寒
单　　位:	安徽国际旅行卫生保健中心
鉴定时间:	2018.08.07

b

图 4-15　采集标签和鉴定标签样式
a. 采集标签　b. 鉴定标签

二、制作过程

医学节肢动物标本制作一般经过还软、针插、整姿、展翅、干燥等过程制成。

1. 还软　医学节肢动物采集回来以后,要及时制作成标本,以免时间久了,虫体过于干燥,制作时极易损坏。如果过于干燥,需先还软后制作。还软时间根据温度和虫体大小而定,夏季一般 1~3 天即可还软,冬季为 4~7 天左右,随时检查回软情况,具体时间以虫体软化程度为准。若有急需鉴定干燥的标本或需提取生殖器鉴定的标本,可使用定制的蒸汽高温喷射装置进行局部还软,效果既快又好。

2. 针插

(1)不需展翅的昆虫,放置在三级台第一级的小孔上,选用粗细适宜的昆虫针垂直插入虫体内,沿孔插到底;如虫体较厚,需把针倒转过来,插到三级台的第三级的小孔中,并使虫背紧贴台面,其上部留针长度应为 8mm。插针时,确保昆虫针与虫体呈 90° 角,避免插斜而造成标本前后、左右发生倾斜。针插位置因种类而定,如双翅目为中胸背板靠右方,鞘翅目为右翅鞘基部,鳞翅目为中胸背板中央等。

（2）需展翅的昆虫，先要展翅后再针插。把昆虫放置于展翅板上，虫身放于沟槽中，虫翅平展于斜板上，使左右四翅对称，用纸条压住翅基部，纸条用针插固定。当虫体插好固定后，将其整理为自然状态。待虫体放置干燥（必要时可放置在干燥箱中进行干燥）后，移入标本盒。

3. 整姿　插针后的标本应进行整姿。将标本插在整姿台上，用昆虫标本钳或昆虫针帮助整姿。虫体腹部离台面 1~2mm，两前足向前方屈伸，中后足向后方屈伸，跗节朝下，再现活虫静止时的自然状态。触角较短的如臭虫等，可摆放成前伸的倒“八”字形。触角较长的如蜚蠊等，应将触角顺虫体向后展。虫姿的固定，可用大头针交叉支撑，切勿直接把针插在附肢上。

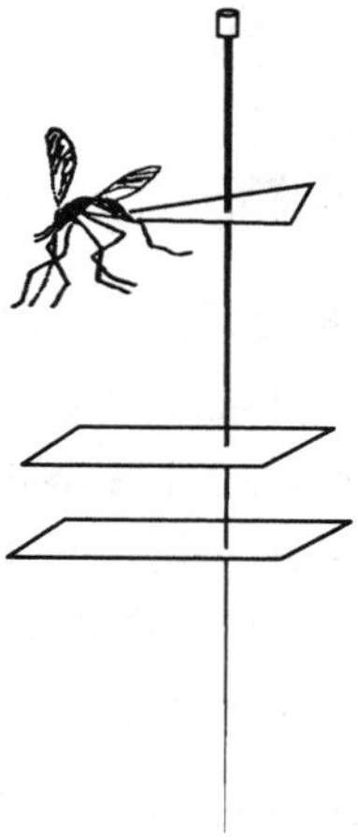

图 4-16　三角纸点胶法

4. 三角纸点胶法和二重针插　体型微小的昆虫（或虫体结构），不宜用 0 号以上昆虫针插入虫体，一般使用三角纸点胶法或二重针插法。三角纸点胶法（图 4-16），是以卡片纸剪成长 8~12mm，底边宽 3mm 左右的等腰三角形，尖端沾少许白乳胶或万能胶贴在虫体的中足与前足间，再用普通昆虫针从三角纸底部中央插入，最后按昆虫插法上三级台。三角纸的尖端向左，虫体的前端向前。

二重针插法（图 4-17）是先在软木块一端的四分之一处插入昆虫针，然后在另一端的四分之一处插入微针（00 号针），两针的尖端方向相反。将微针的尖端从微小昆虫的胸部腹面插入，不要穿透，整姿，昆虫针在右，微针在左，虫体的前端向前。

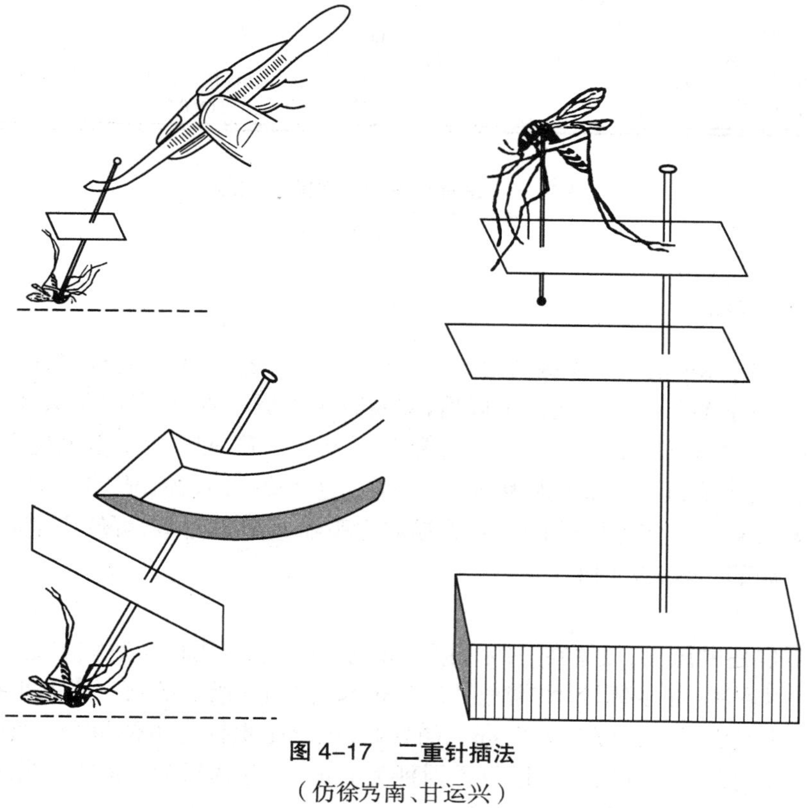

图 4-17　二重针插法

（仿徐芳南、甘运兴）

5. 干燥　制好的标本需放入电烘箱里进行干燥,40℃一般1~2天左右即可,烘干时间因实际情况如气候、虫体大小等差异有所不同,但需随时注意观察以免烘焦烤糊。体型微小的标本可置于室内阴凉处,使其自然干燥,这样处理的标本不易粉碎。

6. 下板和加标签

下板:先将支撑的大头针轻轻拔掉,如果是整姿的标本,应用昆虫标本钳辅助将针拔起;若是展翅标本应将透明纸轻轻拿起,再将标本拔起,插到临时针插标本盒内。

加标签:针插标本制好下板后,必须及时插上标签,包括采集标签和鉴定标签,借助三级台使标签高度统一。

7. 入盒保存　将插好标签的标本分门别类后插入标本盒长久保存,也可将针插标本置于密闭试管或标本管中(图4-18、图4-19)。为了妥善地保存标本,在标本盒中加入樟脑丸若干,以防止虫害。樟脑丸的量视昆虫的类别和数量等而定,在潮湿地区还应再加入干燥剂。因地区差异和研究所需适时地定期检查。将标本盒按分类系统放置在防尘、密闭性好的标本柜中,挪动时要防止剧烈震动,以免发生损坏。

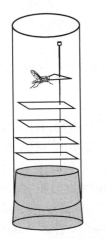

图4-18　玻璃管内针插标本(一)

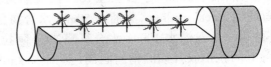

图4-19　玻璃管内针插标本(二)

第三节　玻片标本制作

玻片标本是将小型动物或动物的某一结构封制于玻片中,便于在显微镜下进行观察。由于昆虫种类、发育时期以及虫体构造的不同,玻片标本的制作有各自的特点,但总的原则和操作步骤是相同的。根据玻片标本是否需要长期保存,往往把玻片标本的制作分为永久玻片制作、临时玻片制作以及其他玻片制作。

一、准备工作

制作玻片的准备工作包括器具的准备、试剂的准备以及载玻片和盖玻片的准备。

(一)器具准备

放大镜、体视显微镜、生物显微镜、天平、电烘箱、解剖盘、解剖刀、解剖剪、解剖针、镊子、还软缸、试管、烧杯、量筒、酒精灯、滤纸、拭镜纸、吸管、广口瓶、树胶瓶、培养皿、零号毛笔、记号笔、载玻片、盖玻片、玻片盒、晾片板、标签纸、染色缸、玻璃棒等。

（二）试剂准备

1. 清洗剂 ①盐酸酒精液（2份盐酸+100份酒精）；②重铬酸钾硫酸液（重铬酸20g+清水100ml+浓硫酸100ml）。

2. 保存液 ①70%~80%的乙醇溶液；②奥氏液（70%乙醇溶液87份+冰醋酸8份+甘油5份）；③布恩氏固定液（饱和苦味酸水溶液75ml+浓福尔马林25ml+冰醋酸5ml,饱和苦味酸水溶液的配制可将1g苦味酸溶于75ml水中获得）；④福尔马林固定液（福尔马林5ml+冰醋酸5ml+70%乙醇90ml）；⑤乙醇-甘油液（75%乙醇20份+甘油1份）；⑥乙醇-甲醛混合液（80%乙醇15份+40%甲醛5份+冰醋酸1份）；⑦拉氏固定液（95%乙醇50份+40%福尔马林10份+醋酸1份+蒸馏水39份）；⑧绿色固定液（40%福尔马林40ml+硝酸铜10g+醋酸铜10g+蒸馏水1000ml）；⑨红色固定液（40%福尔马林200ml+硝酸铜10g+醋酸铜20g+蒸馏水1000ml）。

3. 染色剂 ①硼砂洋红染液（洋红3g+硼砂4g+蒸馏水100ml+70%或95%乙醇溶液100ml）；②锂洋红液（洋红2.5~5.0g+饱和碳酸锂水溶液100ml）；③豆氏苏木精液（明矾水饱和液100ml+苏木精1g+无水乙醇10ml+甘油25ml+甲醇25ml）；④固绿（固绿0.2g+95%乙醇溶液100ml）。

4. 脱水剂 不同浓度的梯度乙醇溶液,通常为30%、50%、70%、85%、90%、95%、100%乙醇溶液。

5. 透明剂 一般为二甲苯和丁香油。

6. 封固剂 ①加拿大树胶封固剂；②阿拉伯树胶封固剂（霍氏封固剂,Hoyer's medium,阿拉伯胶15g+蒸馏水25ml+甘油10ml+水合三氯乙醛100g）；③贝氏封固剂（Berlese' medium,蒸馏水25ml+水合氯醛16g+阿拉伯树胶15g+冰醋酸5g+葡萄糖液10g）；④福氏封固剂（Faures' medium,蒸馏水50ml+水合氯醛50g+甘油20ml+阿拉伯胶30g）；⑤酸性恙螨封固剂（蒸馏水10ml+水合氯醛70g+阿拉伯树胶8g+甘油5ml+冰醋酸3ml+百里酚1g）；⑥阿拉伯胶甘油酒精封固剂（蒸馏水60ml+阿拉伯树胶30~45g+甘油3ml+95%乙醇溶液3ml+乳酸0.5ml+冰醋酸2~3ml）；⑦甘油胶（动物胶5g+蒸馏水25ml+甘油35ml+甲酚0.25ml）；⑧中性树胶。

（三）载玻片和盖玻片的准备

在准备制片材料时,应注意将制片中需要的载玻片和盖玻片预先用清洗剂浸泡24小时,之后用流水冲洗约10分钟后,移入70%乙醇中浸泡,用的时候用洁净纱布擦干备用。

二、永久玻片标本的制作方法

玻片标本适用于节肢动物的微小结构、组织、器官或小型节肢动物的整体等。永久玻片标本一般制作过程如下:

1. 选材 选择需要制成玻片标本的节肢动物整体或其组织、器官,一般选择刚刚采集的新鲜标本,若为陈旧标本,可放入还软缸中软化后再进行处理。

2. 杀死和固定 根据标本制作的需要将其进行固定,常用70%~75%乙醇溶液进行固定,固定需几小时,也可用4%福尔马林或其他固定液进行固定。

3. 软化 节肢动物体壁均有不同程度的骨化以及固定引起的僵硬,为避免制作标本时损坏样本，则需对样本进行软化处理，可浸泡于 5%~10% 氢氧化钾溶液或乳酸酚中，也可浸泡于 70% 乳酸材料中，时间根据标本种类掌握。

4. 腐蚀　可用最细的昆虫针在酒精灯上烧一下，在镜下选取虫体不重要的部位刺一小孔，然后浸泡于 5%KOH（或 NaOH）溶液中，一般 30~40℃放置 24 小时可腐蚀内脏，或水浴煮沸 5~10 分钟也可腐蚀内脏，或在水合三氯乙醛酚溶液中水浴加热 10~20 分钟，但不要煮沸，以免昆虫触角、足被煮掉，可以适当加入冷水。

5. 染色　有些样本需经过染色处理，根据样本选择相应的染色剂，染色时间长短是根据虫体的大小、硬化程度、体壁薄厚等来定，常用的染料有明矾洋红、豆氏苏木精液、固绿等，染色时间一般为 1~10 分钟，染好后用蒸馏水进行洗涤。

6. 脱水　若标本需要脱水，应采用梯度乙醇溶液逐级脱水，梯度一般为 30%、50%、70%、85%、90%、95%、100% 乙醇溶液，脱水时间一般以标本的大小进行控制，一般每梯度 5~10 分钟。逐级脱水可保证标本脱水彻底，同时也避免了因脱水过快而引起材料收缩变形。脱水时一般不移动标本只更换新液，避免损伤及丢失标本材料。脱水时应注意从低浓度向高浓度逐级进行，并且脱水的时间不宜太长，否则，标本容易变脆；高浓度脱水时，应严格控制脱水时间，若因故不得不暂停步骤，标本应置于 70%~75% 乙醇中；为了保证标本彻底脱水，100% 乙醇脱水应进行 2 次，同时用 95% 浓度及以上乙醇脱水时应加盖进行。

7. 透明　脱水后的样本，为了使其特征清楚、层次分明、镜检时有最佳的折射率，在封片前常进行透明处理。透明的时间与软化处理的情况有关，如果软化处理后材料透明度好，那么透明处理的时间不要长；如果软化处理后的材料颜色深，透明还不够，那么在这里透明处理的时间要长些。透明所用的透明液应根据样本的种类而选择，常用的透明剂有丁香油和二甲苯。丁香油透明时间较长，但不易使样本发硬变脆，对样本的损伤较小，一般需 30 分钟左右。而二甲苯透明力度强，微小昆虫透明约 10 分钟左右，若前期软化处理后透明度较高的样本在二甲苯中放置约 1~2 分钟就可以了，但二甲苯透明后的样本会发脆变硬容易损坏，因此，透明柔软的昆虫不适用。另外，二甲苯挥发性强，易造成材料干缩变形。

8. 封片　处理好的样本即可进行封片制成标本，具体步骤如下：

（1）根据样本种类选择合适的封固剂，用玻璃棒蘸取 1 滴封固液，滴在清洁的载玻片中央，封固剂具体用量视虫体大小而定。

（2）将样本用细针或小镊子挑取放在封固剂中央。

（3）用毛发针轻轻拨动样本，使其姿势展开，整理好触角、足和翅，并放于载玻片中央，调正位置。

（4）用镊子夹取洁净的盖玻片，使盖玻片的一边接触到封固剂，成 45° 角慢慢放下，一般盖好玻片后，封固剂正好溢到盖玻片四周。若盖好玻片后发现封固剂不足，应及时用挑针蘸取少量封固剂滴在盖玻片下缺少部位的边缘，封固剂会自然渗入，与盖玻片下封固剂愈合，加封固剂时应注意不要将封固剂沾到盖玻片上。再在解剖镜下观察标本的位置，并轻压盖玻片表面。若样本较厚，可在封固剂边缘放入 3~4 块碎盖片垫脚，而后按上述方法盖上盖玻片。

（5）封片完成后，应贴好标签，标签贴于玻片右边，并注明该标本的名称（中文名、学名）、制片人姓名，制片时间。标签规格为 2cm × 2cm 的正方形。

（6）玻片制好后将玻片放在晾片板上，将玻片置于 45℃左右的温箱中放置 48 小时至 1

周,或在干燥的容器中阴干。玻片干燥后,要检查 1 次,如滴封固剂过多或玻片不清洁,可用小刀将多余的封固剂刮去,也可用毛笔蘸二甲苯轻轻地刮除多余的封固剂,使玻片清洁。

三、临时玻片的制作方法

在载玻片中央滴 1~2 滴临时封固剂,再将经过固定、软化处理及洗涤后的样本放入封固剂中央,调整姿势后,按照上述方法盖好盖玻片,然后将载玻片在酒精灯上适当的加热透明,冷却后在显微镜下观察。做好的玻片于 40℃ 恒温箱中放置 1~2 天后,用无色的指甲油或加拿大胶涂抹盖玻片的四周,可保存相当一段时间。最后贴上标签。临时玻片简便、快速、易掌握,而且一般不易损伤标本。但缺点是这种封固剂属于水溶性,玻片干燥后遇上潮湿的天气,易回潮吸水,胶液软化。

四、其他玻片标本的制作

(一)翅脉玻片标本的制作方法

鉴定双翅目动物时常利用翅脉作为分类依据,为了使翅脉清晰可见,可将翅制成透明程度极强,且翅脉染上颜色的玻片标本便于观察。制作方法具体如下:将昆虫上翅完整剪下,置于 75% 酒精中浸润;转入稀盐酸(由 1 份水加 9 份盐酸混合而成)中放置 1~2 分钟,再移入勒氏液或漂白粉饱和液,如此重复数次,直至脱去鳞片,将翅从稀盐酸液移至勒氏液或漂白粉饱和液中时,翅面上常出现许多气泡,较薄的翅也会出现卷缩现象,此时可用毛笔轻压排出气泡。如在显微镜下检查翅上的鳞片已漂净,而翅面上下仍有气泡时,可移入 75% 乙醇中,以软毛笔在翅面扫刷触压,气泡就会完全去净;然后移入酸性复红中水浴加热 5~10 分钟,待翅完全染上颜色后取出;转到 75%、95%、100% 酒精中逐级进行脱水;吸去乙醇后,滴加二甲苯或丁香油中透明,吸水纸吸干后,滴上加拿大树胶或中性树胶封片。在漂白、脱水、透明时尽量不要移动翅,而是用吸管在原玻璃皿中换液,并用吸水纸吸净。

(二)节肢动物外生殖器玻片标本的制作方法

1. 外生殖器提取 ①鳞翅目昆虫外生殖器标本的提取:将采集的新鲜标本腹面朝上放在软木解剖台上,置于解剖镜下,右手持细微钩针,左手按住软木解剖台,并且左手拇指托住针身,沿标本尾端腹面中央部位,将针钩尖端向上伸入。然后均匀用力地向外拉,将抱握器两端均匀拉露出来,再继续向外拉,直到完整地拉出来为止。如果是长久保存的干燥标本,必须进行还软工作。②膜翅目昆虫外生殖器标本提取:该目昆虫雌性外生殖器的基部骨化较强,在制备时要先用剪刀剪断才能取下来。操作时将采集的新鲜标本腹面朝上放在软木解剖台上,用两支细昆虫针交叉插在软木台上固定腹部,使标本躯体略侧,生殖器略向着右侧方。左手固定软木台,右手握剪刀并以左手拇指作依托,伸向腹端,从腹部腹板第七节与背板第九节间伸入,摆好位置后先右一剪,再左一剪,用拨针拨动生殖器,使负瓣显露出来后再剪第三剪。③鞘翅圈昆虫外生殖器标本提取方法:鞘翅目昆虫的雄性外生殖器一般骨化程度都比较强,而且形状长大于宽。操作时将采集的新鲜标本腹面朝上放在软木解剖台上,置于解剖镜下,右手持细微钩针,左手按住软木解剖台,并且左手拇指托住针身,沿腹端腹板的里侧靠边伸入钩针,再将钩针半翻转使其横着向中央移动,然后徐徐向外拉,便全部拉出。干燥后经过还软的标本,因腹内脂肪牵连太多极易将腹节拉长或拉断。故可先用剪刀在腹板内两侧各剪一下后再拉,但下剪不宜过深,以免将生殖器损伤。

2. 制作标本　将节肢动物的外生殖器在解剖镜下提取后，放入 70% 酒精中浸一下，再移入 5% 的 KOH 溶液（也可用 NaOH 溶液）中浸泡约 24 小时（或置于 10% 的 KOH 溶液中煮 5~10 分钟）后，只剩下外生殖器及体壁等组织，用镊子和昆虫针轻轻将多余物除净，剩下完整的外生殖器，然后用清水多次漂洗外生殖器，再在各级酒精中各脱水 5~10 分钟即可，其他步骤与永久玻片标本的制作方法相同。

（三）节肢动物卵玻片标本的制作

卵的玻片标本制作可分为整体和局部。

整体卵标本制作需注意透明程度和透光情况：①湿封：用滴管将卵移至凹玻片上，滴入蒸馏水，于解剖镜下用解剖针将卵的底部轻轻挑开，再用解剖刀划一小口，用曲针伸入卵内拉出胚胎，露出整个卵壳；再用 85%~95% 的乙醇进行脱水后，以固绿染色，再放入 100% 乙醇中脱水，将脱水好的标本用滴管移至另一干净的载玻片上，吸取多余液体，滴上二甲苯透明后，用加拿大树胶进行封片。②干封：根据盖片的大小、形状和厚度于载玻片中央，用旋转台淋上树胶圈，将切好经过脱水干燥后的卵壳放在中央（必须使卵壳十分干燥，防止湿度过大而起雾），在树胶圈内不再加任何胶液，然后盖上盖片，用拨针轻压，使卵壳不再移动为止。干封适用于材料面积较大、卵壁较厚、色深、刻纹稠密而清晰的卵型。某些昆虫虫卵也可将卵整粒封装，如蚊卵标本，可将采集的卵保存在 70% 的乙醇溶液中，制片时将卵直接经 80%、95% 及无水乙醇溶液逐级脱水。由于卵壳较致密，乙醇不易透入，因而在各级乙醇中脱水的时间应长一些，一般须 3~4 小时。经冬青油透明后，用加拿大树胶封片即可，制作时需注意：a. 蚊卵在制成片后极易收缩，按蚊卵的浮囊可能会脱离，库蚊卵可用阿拉伯胶类封藏液封片，初封时会有收缩现象，随时间延长可慢慢恢复至原来的形态。b. 伊蚊卵最好经过 10% 氢氧化钾溶液浸泡至呈深棕色再制片。

局部卵标本制作：如精孔周围形状和花冠区构造，则可在拉出胚胎后，切割所需部位，切割时卵的表面向下，一手持圆头拨针固定卵，一手持解剖刀切割，在不影响观察特征的情况下，切割面积尽量小，取好后进行脱水透明以及封片等步骤。

（四）压片法

指将一些比较疏松、柔软的组织，如双翅目昆虫的幼虫唾液腺等，用适宜的力压碎在载玻片上成一薄层。可先在载玻片上滴一些液体，如水、林格液、醋酸洋红染色剂等，再将取出的幼虫唾液腺移入其中，可用针尖或刀尖直接压碎，再盖上盖玻片，或先将盖玻片盖上，再用刀柄、指甲或平头铅笔杆轻压盖玻片，将样本压碎。

五、玻片标本的修复和重新制作

当玻片标本受损，如载玻片断裂、破裂或盖玻片破裂，可先取下受损玻片标本的标签，用 75% 乙醇溶液擦拭受损玻片，再将玻片浸润在二甲苯中数日至封固剂溶解，用镊子或解剖针将盖玻片与载玻片分离，露出标本；更换新的二甲苯，用软毛笔轻轻洗净标本上的污物，再用蒸馏水清洗，再用吸水纸吸干标本上黏附的液体，然后将原标本重新制作成标本；当玻片保存时间过久，出现气泡或结晶，影响观察效果时，可将其重新制作。重新制作时，应根据原玻片标本制作时使用的封固剂选择适宜的溶剂溶解封固剂，使盖玻片与载玻片分离，再重新制作。

第四节　液浸标本制作

为了长久保存节肢动物的完整个体或个体的某些部分（器官）而浸于乙醇、福尔马林或其他保存液中的节肢动物标本，被称为液浸标本。液浸标本需要保存在一定的容器中，如试管、广口瓶等。保存液浸标本的特殊固定液（浸泡液）应当具有较好的渗透、固定和防腐效果。通常昆虫的卵、幼虫、若虫和部分成虫，及一些软体或含水较多或身体细长的昆虫，用浸制法效果较好。以下以浸制昆虫标本为例，将主要步骤作一介绍。

一、液浸标本的制作

不完全变态昆虫的卵、若虫，完全变态昆虫的卵、幼虫、蛹和成虫，大都可以用50%~70%乙醇或5%~10%甲醛杀死并固定，然后改用新配制的70%乙醇或5%甲醛保存。

采集或饲养的活幼虫，为了防止虫体污腐，污染浸制液，须先停食，待它胃肠里的食物消化完毕，排尽残渣之后，再进行浸制。体内水分多的昆虫，可用"热浴"法，即热水浸烫。方法是把热水（90℃左右）倒入玻璃容器，将虫放入，然后在容器上加盖，容器内的热水和蒸气将虫致死，待虫体僵直后再固定。热浴的时间，可根据虫体的大小和表皮坚柔、厚薄程度等具体情况灵活掌握，一般虫体小而柔嫩的可热浴1~2分钟左右，大而粗壮的需要5~10分钟，待虫体致死僵直，即可取出，稍凉后再浸入标本液固定。固定时间因虫体含水量而定。含水量较多的需时间较长，一般为1~6天。形体细小的昆虫，不管是幼虫还是成虫，固定之后可以制成标本永久保存。保存液一般装到玻璃管的2/3，野外可用塑料瓶，昆虫装瓶后，塞紧木塞，用熔化的石蜡封口，再贴上标签。

二、浸制液的配制

浸制标本效果的好坏，主要取决于浸制溶液的选用和制备。浸制溶液有多种配方，主要起防腐性和固定虫体内部组织的作用，浸制前要根据虫体的质地、体色等来选用。一般常用的浸制溶液有以下几种。

（一）普通浸制液

1. 乙醇浸制液　通常用70%~95%的医用乙醇作为标本的固定液或保存液，保存液浓度一般以70%~75%为宜。可以根据所需浓度，按比例配制好固定液和保存液，也可以购买指定浓度的商品化医用乙醇。乙醇溶液打开后，注意密封，以免挥发。70%乙醇中加入少许甘油。可以浸制一般标本，缺点是由于脱水使虫体收缩及褪色，如果瓶塞不严，容易挥发。在液体中加几滴甘油，可保持虫体柔软。

2. 5%甲醛浸制液　甲醛通常以水溶液形式出现，也称为福尔马林，加水稀释后用于固定和保存标本。浸制节肢动物标本的福尔马林浓度一般为5%~10%。10%的福尔马林为固定液，5%~8%的福尔马林为保存液。可以根据所需浓度，按比例配制好固定液和保存液，也可以购买指定浓度的商品化福尔马林。配好的福尔马林应放置在褐色瓶子里备用。此液效果较好，有刺激性气味，使人不快，易使虫体脱落。

3. 混合浸制液　乙醇与福尔马林配合使用，可适当降低福尔马林的浓度和刺激性。加入适量甘油，可使器官组织柔软和耐干。醋酸甲醛混合液，常用于液浸昆虫标本的长期保存。

配置为：甘油 20ml、醋酸钾 10g、40% 甲醛 1ml、蒸馏水 100ml，用时加蒸馏水 1 倍。醋酸甲醛乙醇混合液，常用于昆虫标本的浸制。配置为：80% 医用乙醇 15ml、40% 甲醛 5ml、冰醋酸 1ml。

体形很小的昆虫可直接浸入存有醋酸甲醛混合液或甲醛乙醇混合浸制液的瓶中。较大的成虫、幼虫或蛹，热浴后再将标本移入醋酸甲醛混合液或醋酸甲醛乙醇混合液中保存。对于较大的虫体或水分过多的标本，浸泡一段时间后，需要更换几次保存液才能永久保存。

为防止节肢动物如虾、蟹类由于乙醇浓度过高而引起挣扎，使标本的肢体破坏和脱落，应把标本先放入 30% 左右的低浓度乙醇中杀死，再移入 70%~75% 乙醇中保存。虾、蟹类的肢体如长期在福尔马林中浸泡会变脆，因此，虾、蟹类标本不宜在福尔马林中长期保存。如蜘蛛、蝎子、蜈蚣、马陆等一般应直接在 70%~75% 乙醇中保存。为避免乙醇长期浸泡使标本的肢体变脆，可用醋酸甲醛乙醇混合液保存。

（二）保色浸制液

将具有色彩的幼虫停食，使其处于空腹饥饿状态，以使其消化道内存留的物质排泄干净。然后将其投入彩色固定液中浸泡 1 周，再取出浸入长久保存液中保存。或者选择与幼虫体壁一致的彩色固定液用注射器由幼虫肛门注入体内，直到幼虫体节伸展，口吐黄水为止，再放置培养皿中半小时左右，最后投入醋酸甲醛混合液中保存。昆虫的卵可直接浸入彩色固定液中，1 个月后取出，浸入醋酸甲醛混合液中长久保存。如果是蛹，应煮后再浸入醋酸甲醛混合液中长久保存。

1. **绿色浸制液** 硝酸铜 10g、乙酸铜 10g、40% 甲醛 40ml 溶于 1000ml 蒸馏水中。
2. **黄色浸制液** 冰醋酸 1ml、无水乙醇 6ml、氯仿 3ml 比例配成。
3. **红色浸制液** 硼砂 4g、洋红 3g，溶于 100ml 蒸馏水中。

三、福尔马林和乙醇使用说明

常用的固定防腐液和保存液为福尔马林和乙醇。福尔马林液体微有混浊，白色，易挥发，味道刺鼻，加水稀释后作为标本固定液使用。福尔马林能将动物的形态结构比较完整地保存下来，不致像乙醇那样使标本收缩，但是它的渗透力较弱，固定后还会使标本和组织器官发硬变脆，并且是致癌物质，对人体健康有害。因此，福尔马林目前主要作为动物标本的固定剂使用，而不再作为标本的主要保存液。乙醇能将节肢动物的形态结构长期保存，是目前被广泛使用的标本保存液。乙醇的渗透力强，人体的毒害性较低，但是它能溶解脂肪，因此，对含有大量脂肪或类脂质的材料，不宜用乙醇浸制。用福尔马林固定的标本转移至乙醇溶液保存时，标本会产生收缩、膨胀以及其他后果。推荐在标本转换保存液时，将标本用清水充分冲洗浸泡，逐级通过 30%、50%、70% 等浓度的乙醇溶液，最后长期保存在 70%~75% 乙醇中。这样能使渗透压平稳上升，确保乙醇完全渗透进入组织结构，以减少对标本的损害。

四、标本瓶封口的常用方法

1. **石蜡法** 将瓶口擦净，瓶盖盖严，碎石蜡填满缝隙，用烧热的小刀将石蜡熔化涂匀。或把石蜡切碎，放入烧杯中隔水加热，熔化成液态，趁热用毛笔蘸取涂在瓶口和瓶盖间的缝隙处即可。但石蜡固化后较脆，易脱落。
2. **蜂蜡石蜡松香混合法** 将石蜡（1 份）、蜂蜡（4 份）、松香（1 份）混合（也可不用松香），隔水加热熔化，趁热用毛笔蘸取涂在瓶口和瓶盖间的缝隙处。此混合物固化后软硬适度,不易脱落。

3. 透明胶带纸法　这种方法常用于方形标本瓶的封口,即用透明胶带纸将玻璃板与瓶口之间的缝隙封严、粘牢。

4. 玻璃胶法　玻璃胶的特点是黏接能力强,气密性好,耐受温度范围大(-65~260℃)而且开盖容易,用针或刀片沿瓶盖切割即可打开瓶。有实验表明,此胶在室外放置10年不老化。因此,作为长期封瓶剂效果很好。

5. 凡士林法　这种方法适用于磨口标本瓶和广口瓶,在其瓶的磨口处抹上凡士林油后扭紧,只要瓶盖严密,通常可保持10余年无需添加保存液。

6. 石蜡凡士林混合法　将石蜡(2份)、凡士林(2份)、液体石蜡(1份)混合,隔水加热熔化,趁热用毛笔蘸取涂在瓶口和瓶盖间的缝隙处。此混合物固化后软硬适度,不易脱落。

第五节　人工琥珀标本制作

医学节肢动物标本常见的有干制针插标本和液浸标本。干制针插标本对保存环境要求较高,因标本与空气接触,受气候影响大,尤其在空气湿度较高的南方地区或在潮湿阴雨天,昆虫标本容易受潮生霉,另外,标本容易受到蛀虫的侵蚀,或机械损伤,破坏标本完整性。液浸标本由于保存液液体的缘故,不宜运输;保存过程中若保存液挥发易致标本干瘪,破坏保存价值。以上两种方法要用瓶装、盒装、橱藏,用的设备较多,占用空间大,且需要人工定期查看,保存不当极易对标本造成不可逆性损害。

近年来,模拟自然界琥珀化石的形成过程,采用松香、有机玻璃、脲醛树脂等原料把医学节肢动物标本包埋起来,制作一种类似人造琥珀标本。用这种材料制成的标本有不怕虫蛀、不生霉、避免损坏,便于携带、邮寄和保存的优点,由于透明度强,便于观察,人工琥珀标本保存方法被应用在教学、科研、科普展览等方面。

一、以松香为材料

1. 材料用具　松香、坩埚、电炉、节肢动物标本、玻璃棒、昆虫针、盛器、乙醇等。

2. 方法步骤

(1)在坩埚中放半锅松香后放在电炉上加热,边加热边用玻棒搅拌直至松香全部熔化;

(2)手持标本的昆虫针把标本轻轻插入松香溶液中,随后拿出并轻轻抖掉多余的松香液待其冷却后即制成镀上“防虫衣”的晶莹剔透的昆虫标本了。

3. 注意事项

(1)为了使“人造琥珀”标本作得精美,使标本颜色保持色浅透明,熔化松香时一定要用文火加热,要不断搅拌,尽量减少刺鼻的松香气体挥发。

(2)所用的松香用量不宜太多,一般一次以10g为宜,一次可浇4~5个标本;用量多了要延长加热时间,过高火力会使松香颜色变深,还会因浇到后面几只标本时,松香冷却凝固,如把未用完的原料重新加热使之熔化,颜色也会变深;松香熔化后必须停止加热,如果松香液温度过高会把标本煎焦。

(3)所用松香颗粒的大小以1~15cm³为宜,这样熔后浇出的“人造琥珀”色浅透明,不要用粉末,因为粉末在受热时由于接触面大,温度过高,会使颜色变深,影响观赏价值。颗粒过大,又影响熔融的速度。

(4)松香溶于有机溶剂,如乙醇、乙醚、苯、二硫化碳、松节油、油类等溶液。在松香中可加若干乙醇,以加速熔融。熔化的松香浇在如火柴盒或纸褶成的小盒盛器内,浇入的松香冷却后即削去外壳。如去除外壳后有毛糙处,可用药棉蘸一点乙醇擦一下,切记一擦而过即可,擦的速度慢,会熔解已制成的成品。不要用硬的物品如瓶盖等做盛器,否则去除模子时,因松香脆性大容易损坏已制成的成品。

(5)熔化的松香浇入模具后可能有气泡,一般在冷却过程中,气泡会自行消失。但是有少量气泡可能滞留在里面,可在冷却而尚未凝结时用大头针轻轻挑去。

(6)节肢动物标本制作宜采用新鲜标本。

二、以有机玻璃为材料

1. **材料用具**　有机玻璃(聚甲基丙烯酸甲酯)、甲基丙烯酸甲酯、节肢动物标本、玻璃模具、大型玻塞广口瓶、干燥箱、玻璃器皿等。

其中甲基丙烯酸甲酯又称为生单体,为无色透明液体,在制作昆虫包埋标本时起溶剂作用;聚甲基丙烯酸甲酯又称为熟单体,易溶于有机溶剂,在5℃低温下为无色透明的黏稠状液体,在高温下即逐渐聚合硬化。生单体、熟单体应盛于大型玻塞广口瓶中,放在冰箱中保存。

2. **方法步骤**

(1)制模:可根据标本外部形状的设计,选择正方形、长方形或圆形的玻璃模具,使其内部器壁洁净,光滑。注入4~5mm厚的熟单体,放入40℃温箱中12小时使其聚合硬化,作为固定层。再用同样方法注入两次,使模底聚合硬化后的单体厚度不少于3mm,避免将来脱模后底面过薄而破裂,造成空气进入使医学节肢动物样本与聚合硬化后的单体分离,产生变色、失真和有气泡现象。为了标记所包埋的样本名称(中文名或学名),在第二次注入熟单体前,将在生单体中浸泡过的,用绘图墨水清晰书写的标签放入,使其溶于熟单体中,这样制模及固定过程即完成。

(2)包埋:先将整姿干燥后的医学节肢动物标本浸泡在生单体中约1小时,使虫体完全浸透。这时便在预先制好的模具中注入熟单体,但一次注入量绝对不能超过虫体厚度的一半,以免放入标本后虫体漂浮,移动位置。然后把浸在生单体中的虫体取出,使虫体背面向下,放在模具中的熟单体上。立即用镊子或解剖针将虫体平整的摆在模具中的适当位置,待熟单体稍有聚合,虫体不会再移位时,便平稳地移到有玻璃盖的盒中,防止空气中的灰尘溶入模内熟单体中,以便于日后观察。在包埋全过程中尽量使熟单体在自然条件下聚合,虽然时间较长,但不易产生气泡。大约经过2~3天后,可用解剖针试探,当熟单体已聚合成半固体尚未完全硬化前,便可再加入5mm厚的熟单体。以后每隔1~2天依次按上述方法检查,再加入熟单体。等到熟单体完全聚合硬化后,即可进入下一步骤。

(3)脱模和整修:当标本四周的熟单体完全硬化后(从第一次注入到完全硬化约需半个月),即可进行脱模。脱模时拆除玻璃模具时注意先拆除下面的底托玻璃面,再拆除四周玻璃面。脱模后的标本边缘往往不够整齐,特别是最后聚合部分,可用剪刀、钢锉、磨石等工具修整。需先用细砂轮打磨,再用抛光剂、牙膏软皮将其磨光修整成形,也可用布轮抛光机进行抛光,即恢复原来的透亮光洁度。

3. **注意事项**

(1)在包埋过程中,如果发现虫体周围产生气泡,应立即连同放有标本的模具放入密闭的器皿中,将气体抽出。

（2）全部制作过程应在无风、无尘的室内进行,灰尘落入单体中,容易造成污染、变色、浑浊不清,失去透明度。风会使单体中的溶液加快挥发,表面产生皱褶。温度变化大,会产生雾状。

三、以脲醛树脂为原料

1. 材料用具　节肢动物标本、甲醛、尿素、冰乙酸、25%NaOH 溶液、彩色墨水、天平、电炉水浴锅（或普通锅）、铁架台、铁夹、药匙、量筒、锥形瓶、温度计、玻璃棒、塑料模具、干燥器。

2. 方法步骤

（1）制脲醛单体,取尿素 63g、甲醛 180ml,放入锥形瓶中,加 5 滴 25%NaOH 溶液搅拌。迅速用水浴加热。温度上升至 90℃时加入 30 滴冰乙酸。温度上升至 100℃时,停止加热。保温反应（95℃以上）5 分钟后继续加热,用玻璃棒沾液滴滴于清水中,液滴成云雾状扩散时,立即加入 30 滴 25%NaOH 溶液,停止加热。再加小滴彩色墨水,制成有色脲醛单体。

（2）合成脲醛树脂,脲醛树脂宜在浇底板、包埋标本或盖顶板的前几天合成。合成后静置几天,以利于排除气泡和清除杂质。

（3）浇底板选取有一定硬度,且不与脲醛树脂发生反应的塑料模具,模面要光滑齐整,模具大小视标本大小而定,略大于标本即可。浇底板前要将模具擦拭干净。浇铸时将前几天合成的脲醛树脂沿玻璃棒倒入模具内,厚度以不超过 5mm 为宜,浇铸好后将底板放入干燥器内。

（4）包埋标本浇底板后的第 3 天,将事先采集并整形的新鲜标本浸入新配制的脲醛树脂中,注意标本整姿要及时。第 4 天模内底板硬化,此时,将上述标本置于底板上,再放回干燥器内。2 天后标本被牢固地粘在底板上以后开始包埋标本,包埋时每次浇铸的树脂以不超过 5mm 为宜;浇铸好后放入干燥器内。3 天后待树脂硬化时,再浇第 2 层第 3 层……如此反复直至标本全部被包埋为止。但如果是鳞翅目的标本,则必须一次包埋完毕。

（5）待标本全部被封后,上层树脂硬化,再浇 5mm 顶层,放入干燥器内。待标本变硬压无印痕,从模具内取出琥珀标本,打磨抛光即成。

3. 注意事项

（1）将脲醛单体避开强酸强碱保存,放置时间不超过 50 天。

（2）将制成的琥珀放在特制的标本盒内保存。保存时要避免接触强酸强碱,不可重压,要保持空气干燥。

此外,在制作过程中宜选用新鲜的节肢动物标本,放置在烧杯等容器内,采用 95% 的乙醇将其麻醉致死,然后移至培养皿中,整理其形态,用昆虫针固定放置于泡沫板上,让其自然晾干定型。在使用硬纸板、胶水等制作盛器或模具时,要在容器内壁表面均匀地涂上一层食用油,可以避免成品表面黏附于容器壁。

（叶向光　石泉　许佳　王赛寒　陶宁）

参 考 文 献

1. 文礼章. 昆虫学研究方法与技术导论. 北京:科学出版社,2010.

2. 王林瑶,张广学. 昆虫标本技术. 北京:科学出版社,1983.

3. 王思芳,孙丽娟. 普通昆虫学实验与实习实训指导. 北京:中国农业大学出版社,2016.

4. 王德浩. 制作指形管内昆虫标本的几点意见[J]. 生物学通报, 1958, 1: 019.

5. 冉茂乾. 昆虫"琥珀包衣式"标本的制作方法[J]. 中学生物学, 2004, 20(3): 43–43.

6. 田士波. 昆虫毒瓶制作的改进. 河北农业科技, 1986, (09): 16.

7. 伍玉明. 生物标本的采集、制作、保存与管理. 北京: 科学出版社, 2010.

8. 刘金川. 用化肥氢铵做简易毒瓶. 生物学通报, 1984, (04): 51.

9. 刘福林, 李淑萍. 昆虫琥珀标本制作的改进方法. 生物学教学, 2007, 32(3): 55–56.

10. 有保和. 人工琥珀标本的简易制作. 生物学通报, 1996, 31(1): 38.

11. 祁乃成, 修先平. 生物标本采集与制作. 北京: 宇航出版社, 1985.

12. 齐静. 琥珀标本的制作. 实验教学与仪器, 2006, (9): 40.

13. 张子文, 张昭林. 聚氨脂泡沫塑料在制作昆虫标本中用途广、效果好. 应用昆虫学报, 1981, (6): 31–32.

14. 张甲敏, 祝勇, 陈军龙. 人造琥珀的制作方法. 河南科技学院学报, 2008, 36(2): 59–62.

15. 张振刚. 一种简易昆虫标本盒的制作方法. 生物学通报, 2007, 42(06): 59.

16. 张福平, 余木丽, 郑巽. 人造琥珀的制作技术. 实验教学与仪器, 2003, (10): 25.

17. 李后魂, 多力肯拜山巴衣. 昆虫标本保存中杀虫剂的筛选试验. 西北林学院学报, 1996, 11(04): 105–110.

18. 李后魂, 郑哲民. 小蛾类昆虫标本的研究方法. 陕西师范大学学报(自然科学版), 1996, 24(03): 67–74.

19. 李作龙, 刘更. 生物标本的采集制作. 北京: 光明日报出版社, 1989.

20. 李典友, 高本刚. 生物标本采集与制作. 北京: 化学工业出版社, 2016.

21. 李林辉. 无菌容器湿润保存昆虫标本的方法. 昆虫知识, 2003, 40(05): 472–473.

22. 李朝品, 武前文. 房舍和储藏物粉螨. 合肥: 中国科学技术大学出版社, 1996.

23. 李朝品. 医学昆虫学. 北京: 人民军医出版社, 2007.

24. 李朝品. 医学蜱螨学. 北京: 人民军医出版社, 2006.

25. 杨长举, 张宏宇. 植物害虫检疫. 北京: 科学出版社, 2009.

26. 杨集昆. 昆虫的采集. 北京: 中国科学技术出版社, 1958.

27. 汪世泽. 昆虫研究法. 北京: 中国农业出版社, 1993.

28. 苏绍科. 对昆虫标本传统制作技术的一些改进. 生物学通报, 2006, 41(06): 53.

29. 陈铁夫. 介绍两种昆虫幼虫保色液. 生物学通报, 1985, (3): 45.

30. 周照县. 昆虫浸制标本的制作. 生物学教学, 1992, (2): 27.

31. 姚建, 刘虹, 陈小琳. 使用冷冻方法防治昆虫标本虫害. 昆虫知识, 2005, 42(01): 96–98.

32. 娄国强, 吕文彦. 昆虫研究技术. 成都: 西南交通大学出版社, 2006.

33. 赵惠燕. 昆虫研究方法. 北京: 科学出版社, 2010.

34. 赵敬华. 一种野外采集昆虫标本临时保存法. 贵州林业科技, 1980, (01): 46.

35. 钦俊德. 昆虫标本的采集制作和保存. 生物学通报, 1954, (06): 28–31.

36. 夏师我. 应用聚甲基丙烯酸甲脂制作昆虫标本. 昆虫知识, 1964, (04): 181–182.

37. 徐宗佑. 昆虫的分类、采集与饲养. 北京: 中国人事出版社, 1996.

38. 莫怡琴. 制作临时毒瓶的几种改进方法. 铜仁师范高等专科学校学报(综合版), 2002, (S1): 81–82.

39. 郭郛, 忻介六. 昆虫学实验技术. 北京: 科学出版社, 1988.

40. 陶翠玉, 钱蓉华. 美观新颖的昆虫标本制作. 江西林业科技, 2002, (5): 47–48.

41. 顾丽云, 陈曦, 洪书宝, 等. 介绍一种保存昆虫标本的新方法. 应用昆虫学报, 1994, 31(2): 117–118.

42. 覃连红, 黄艳花, 梁萍, 等. 有机玻璃盒装昆虫标本制作技术. 科学教育, 2007, 13(06): 60–61.

第五章

医学节肢动物标本保存与运输

制作完成的医学节肢动物标本需进行科学的保存、管理,只有有效保护标本,使标本长期保持原有较好状态,保持完整不损坏,才能更好发挥其在节肢动物分类学、种质资源、生物多样性、疾病控制以及分子生物学等科学研究、教学、科普等领域中的作用。而在节肢动物的教学、科研、科普等活动中,常需要运送、交流标本,只有正确包装、运输、邮寄标本,才可能保证标本的完整性、安全性。

第一节　医学节肢动物标本保存场所及管理

医学节肢动物标本保存场所对于标本的保存非常重要,在不适宜的场所保存可能会给标本带来霉变、损坏、虫蛀等,因此,对标本场所的选择、建设有一定要求。最理想的保存场所是专设标本馆,按规范进行保存、管理、展示。目前,多数单位尚不具备建立医学节肢动物标本馆的条件,而是利用小型的标本室进行保存,但无论是标本馆还是小型标本室,相应的管理要求是一致的,所以,下面以标本馆为模式进行介绍。

一、医学节肢动物标本馆的建设

(一) 标本馆选址

对于新建或改建的标本馆,建设地点应考虑周边环境,不适于建在生活密集区,应避开灰尘、有毒有害气体、噪声、震动较多的区域,尤其是持续巨大噪声、震动、有毒有害气体等,对保存标本可产生严重不利影响。要避免相对湿度过高区域,不宜设置在低洼处,需设计合理的给排水系统,以免洪涝灾害带来的影响。建筑的地基要求牢固,以避免地面沉降或滑坡。为安全考虑也可以选择建筑旧址等,选址和设计时也要考虑生物害虫防治问题,避免威胁标本保存。

(二) 标本馆外部建设

标本馆需要针对标本保存进行专门的设计和建设,构造坚固是基本要求,应加强防火、防涝、抗震、防台风等设计,有效防止自然灾害带来的影响。避免生物类危害,防止白蚁、鼠害等。建筑设计时可减少窗户,以利安全和环境控制,并设置纱窗以阻止小型脊椎动物、昆虫等进入。建筑和装饰材料要求具有的阻燃、防霉、防潮等特性。

(三) 标本馆内部建设

1. 标本保存区域应与标本研究活动区域物理分隔。
2. 标本保存区应与标本管理区域分离,可设置多个隔离门和相应的隔离空间。
3. 浸制标本和干制标本分区保存,有条件者可分室、分馆保存。

4. 节肢动物标本馆的内部设计

（1）地面：标本保存场所的地面应易于清洁和保洁，不宜过于光滑。地面有一定的承重能力，地表杜绝裂缝或间隙，防止蚁类侵害。避免使用地毯和块状覆盖物，以免害虫在其下繁殖。建议使用易于清扫的、防滑的瓷砖等。

（2）台面：工作场所的设置宜离标本保存场所较近，方便工作人员。工作台面可适当大一些，以便有足够的空间处理标本，可使用台面下方可设置柜子。所用材料应具有一定的耐腐蚀性。

（3）储藏区：为了充分利用标本馆内的储藏空间，可选用移动式的密集柜形式，要求密集柜滑轮具有较强的承重能力，并且有相应的支撑避免标本柜倾斜或垮塌。标本柜可沿一个方向紧密放置，如非移动式标本柜，则标本柜之间应预留足够空间以方便工作人员取放标本。标本柜的柜门应尽量密闭，可加装密封或防尘条。密封或防尘条的材料可选择橡胶或棉绒，但不宜用毛毡，以防蠹虫等虫害。

新建标本馆时，应充分考虑标本馆的扩展性，可预留一定的发展空间。馆内房间的门应宽敞，馆内通道或走廊应有一定的宽度，以方便标本、设备、人员等的出入。

（四）标本馆配套功能区的建设

考虑到标本馆安全、标本管理等的方便，标本馆建设时，除应建设保藏标本的空间以外，还应建有面积足够大的标本管理人员办公室、标本整理间、消毒杀虫间、防腐剂和常用药品保存间、杂物间等。

1. 标本整理间（室、区） 正式入馆保存的标本需先交给标本馆工作人员，并将待入馆标本暂时放置在标本整理间。标本整理间主要用于接受待入馆标本，还用于接收和处理其他进出馆标本。标本整理间应独立于标本保存间，以免待入馆或待重新入馆的标本可能携带害虫，对馆藏保存标本造成危害。标本整理间的基本要求与标本储藏区基本一致，但要增设上下水、通风设备等。

2. 消毒干燥间 为了防止有害生物对保存标本的侵害，各种标本都有可能要进行消毒杀虫处理。消毒杀虫需在分隔的独立消毒间内进行，消毒杀虫间需能独立与外部直接通风，室内需安装通风橱和水槽。入馆前的标本需经干燥处理，干燥处理设备可以是特别设计的电热烘箱，设备应由合格的电气工程师安装，应具有恒温控制功能，可保持在50℃左右。安装循环和抽风电扇，并设有使潮湿空气流向建筑物的管道。干燥箱内的隔层应由金属网制成，并能变换位置，改变内部空间结构，以利于标本干燥。

（五）节肢动物标本馆内的环境要求

节肢动物标本的长期保存关键在于维持标本馆内稳定适宜的环境条件，降低运行能源消耗，具有经济性。

1. 相对湿度 相对湿度是指空气中的绝对湿度与同温度和气压下的饱和绝对湿度的百分比值。环境相对湿度的恒定有助于节肢动物标本的稳定保存。高湿度导致标本从空气中吸收水分而膨胀，还能增加真菌、细菌等微生物繁殖机会，加速化学反应和促进生物腐蚀作用等，进而导致昆虫标本可能受损。而相对湿度较低时，标本中的水分容易挥发到环境空气中，导致标本过度干燥收缩、变脆，在操作标本时可能会碎裂。尤其是在相对湿度波动幅度较大时，标本的膨胀和收缩变化频繁，标本附肢或触角可能会脱落。

将馆内的相对湿度控制在40%~50%，即可以减少真菌和细菌的污染和侵蚀。在南方或沿海潮湿较为明显的地区,标本馆可设在较高的楼层,并需要安装除湿设备来减少湿度。

2. 温度　节肢动物标本保存温度需要处在较为适合的温度区间,避免温度出现较大范围的波动。标本馆一般都控制在一定的温度范围,有工作人员在内的标本馆的温度范围应控制在18~23℃,较低的温度更有利于标本的储藏,没有工作人员在内工作的标本馆温度可控制在13~15℃,可以选择安装中央空调设备进行温度控制。总的来说,高温度和低相对湿度环境条件下对标本保存是最为不利的。

3. 空气质量　节肢动物标本馆内的空气污染物是最难以有效控制的。污染物的种类可分为气体污染物和微粒污染物。气体污染物主要是酸性污染气体,如二氧化硫、一氧化氮等,它们的存在可影响标本的化学成分,损伤标本表面,对标本保存的危害较大。通常情况下,标本馆内不应使用有可能释放臭氧的仪器,如某些消毒设备、静电吸尘器等,因为臭氧是一种强氧化剂,对标本的外部形态和内部结构都有影响。

空气中的尘埃是节肢动物标本馆内的主要微粒污染物,它们聚集形成尘垢,吸收湿气,能催化降解反应,损害标本的表面,也能促进真菌和细菌的生长。

标本馆内应配备必要的通风设施,以保证空气的充分流动,适当的通风还能阻止潮气的发生,但要避免过度通气导致防虫药剂大量流失。进入标本馆内的空气需要经过滤等处理,以防止湿气与灰尘进入标本馆。良好的通风也能使工作人员感觉舒适,而空气缺乏流通则有害健康。在标本馆空气含有高浓度杀虫、杀菌或驱虫气体的情况下,工作人员应在隔开的房屋里工作。如工作人员需较长时间接触易挥发的液浸标本,最好能安装通风橱。此外,抽烟除易引发火灾外,还是很主要的污染源,在标本馆内应绝对禁止吸烟。

4. 光线　标本馆内应保证有充足的光线,以自然光最好,但要避免阳光直射,在适当位置安装一些附加照明设备,如非石英的卤素白炽灯或带紫外滤光的荧光灯,可最大限度地减少馆内阴影区。馆内使光的强度应控制在≤200lx,光线强弱还可通过安装的百叶窗和使用紫外线吸收剂来控制,某些涂料,能吸收周围环境或人工光源发射的紫外线。紫外线和过量的可见光均对保存标本有损害作用,尤其是肉眼不可见的紫外线,可对标本的表面和内部结构均产生损害,如标本褪色等,要尽可能地消除标本馆内的紫外线。标本和标本柜的照明尽量使用自然光,但其摆放应避开光线直射,特别是阳光直射。

5. 防火

（1）标本馆所有房间、走廊、楼梯间等,都必须采用适当的防火门隔开,防火门应为向疏散方向开启的平开门。

（2）建筑内装修材料的选择,应兼顾装修效果和防火安全,采用不燃性或难燃性材料。通风、空气调节系统的风管、保温材料等也应采用不燃烧或难燃烧材料。

（3）标本馆内应使用符合国家安全标准的电器设备,严禁电器设备超负荷运转。库房等主要房间及通道必须安装防火警报系统,并根据需要,在各部分间设置防火门。

（4）设置禁烟标志,严禁吸烟,严禁使用明火,严禁违规存放汽油、乙醇及其他易燃易爆物品。

（5）配备灭火器,灭火器安放在馆内适当的位置,定期检查、更换。

（6）标本管理员应接受相应的消防培训,熟悉消防器材位置和使用方法。

6. 防虫防鼠　虫害是节肢动物标本馆需要预防的重要威胁,首先标本馆外部门窗应安装防虫纱门和纱窗,以不锈钢纱网为佳。尤其是干制标本,一定要避免出现虫蛀损坏标本。

室内设备安装时应避免出现害虫易孳生的空间,尽量紧靠建筑地面和立面安装。防范蚂蚁和白蚁可在馆舍外周围设立水槽,如出现白蚁,需要报告专门防制单位处理。鼠类对馆藏的各种节肢动物标本均有潜在威胁,馆舍的门窗应保持紧闭,通向外部的门可安装自动闭门器。

7. 防尘、防盗　定期打扫库房卫生,保持标本馆内的整洁。标本放入标本柜前,要做到标本及标本盒干净整洁。应注意放置办公家具的位置,在其底部、上方和角落处留有清扫和检查的空间,以方便日常保洁。安装防盗门窗及电子监控系统。进出标本馆的人员要严格办理登记手续。重要标本应采取必要的措施进行重点保护。

二、标本的管理与日常维护

节肢动物标本馆的标本主要来自:野外直接采集并经专业处理、制作的入库标本;与其他标本馆交换得到的标本;购买的标本和接受捐赠获得的标本等。标本入库后均需要进行规范化管理,任何未经专业处理的标本不得进入标本馆。

节肢动物标本馆的日常管理与维护的基本工作,包括标本接收登记、消毒处理、标本制作、贴标签、馆藏登记、日常维护和借用归位等。标本馆或标本室应建立相应管理制度,如标本的出入库管理、日常维护、标本的日常使用、消毒杀虫、标本管理人及来访人员等程序或守则。

(一)标本的入库与建档

1. 标本管理人员接收送交的标本时,应详细核对标本种类及数量并登记。注明标本数量、产地、采集送交人与接收日期,标本分类和标本是否为交换或借阅等,其他有价值的信息也应一并记录。

2. 接收送交的标本时,应当检查标本的质量、标签是否完整,同时也应对标本实物进行核验,检查标本是否存在损毁、霉变、虫蛀等情况,并做记录。

3. 对于新接收的标本或重新入库的标本,有必要按照要求进行消毒处理。

4. 若新接收的标本清单为手写,应根据标本采集记录和鉴定标签,将相关数据输入计算机,并打印详细的标本清单,反馈给送交标本者,供其核查数据的准确性,在确认无误后签字。

5. 及时整理入库和定期检查整理馆藏标本标签,将标本进行系统编号,录入管理系统,标本标签要与标本相连。

6. 根据需要将标本放入相应的保存器具中,并加入适量保存药品。

7. 根据标本的采集、鉴定信息和馆藏标本号制作外部标签,并粘贴在标本容器的正面,标签应平整、牢固。

8. 标本在标本馆中的排列有两种方式,按字母顺序或按分类系统排列。应有相对固定的位置和规律,一旦确定,则要在相当长的时间内保持稳定,以便于查找和管理。建议采用现行的分类系统顺序放置标本,同科的标本按属种字母顺序排列摆放,并在各纲、目、科、属之间留有可扩充增量标本的空间。

9. 尚未办理正式馆藏入库的标本,应暂存在标本缓冲区域,也应详细登记。及时对标本缓冲间区域的标本进行研究鉴定,及时办理入库和登记手续。

10. 标本馆应对馆藏标本的资料信息化,方便标本的查询、研究、出借等管理。对采集来的标本的附加信息也应进行管理,如采集标本的生境、整体、局部的电子照片、影像资料等。标本馆的数据库资料等应进行多种形式的备份。

11. 接收归还标本时,标本管理人员应仔细核查标本,如发现标本有遗失或损坏等,应按相应规定处理,并做好相关记录。

(二)标本的日常维护

1. 标本检查　定期对馆藏标本进行保存质量安全检查,如液浸标本保存液是否充足、标本是否腐烂,干制标本等有无虫蛀、霉变,标本柜及抽屉里有无害虫或虫卵等。除日常对虫害进行监测外,也可通过在安放昆虫诱捕器来进行监测。通常标本普查和加注药品可在每年春季和秋季进行。

2. 检查记录　日常检查和专项检查均应准备专门的检查记录本,详细记录检查结果及处理情况,如补足标本保存液或防虫药品后,应记录药品的品种、日期、应用范围及加药人等。

3. 受损标本的处理

(1)发现需要修补或部分部位松散、脱落的标本,应及时做相应的修补处理。

(2)害虫或可能是刚被虫蛀受损的标本,应立即报告并及时进行熏蒸或冷冻处理。

(3)霉变而受损的标本,应立即上报主管人员并做相应的处理。

(4)受损无法修复的标本,应在报告主管工作人员后,依据环境法规的要求,按照实验室固体废物处理方法合理处置。

(三)标本的使用

标本馆的馆藏标本是重要的、具有保存价值的永久性研究材料。标本查阅者有责任和义务保证标本及其标签等资料信息完整。

1. 标本查阅　一般情况下,来访者不得自行进入标本库,需在办完登记手续和注明所查阅标本的范围后,由管理人员提取标本供查阅,阅毕标本后应交标本馆管理人员验收、整理和归位。国内外同行专家应获批后方可入库查阅标本,阅毕按原来的次序及位置归位。

2. 普通标本的使用　查看标本或测量标本应在专供研究用的房间里进行,不得随意将标本带出标本馆。若研究需要应办理相关手续。

3. 模式标本的使用　模式标本极为珍贵,使用者必须严格遵守使用标本的管理规定,并做登记。严禁使用者将模式标本私自带离标本馆。

4. 注意事项

(1)使用各类标本时应按照相应的要求和方式取用,并做到轻拿轻放,查看标本或测量标本时,要小心谨慎。

(2)标本上的原标签不得涂改或撕毁,发现有误时应按管理规定进行。若需订正标本学名,应使用签字笔在新标签上用印刷体书写,字迹应清晰。

(3)查看标本或测量标本过程中发现标本部分脱落时不得随便丢弃,应妥善保管并及时通知管理人员。

(4)若发现有蛀虫、受潮、脱落或残缺的标本,应立即通知管理人员处理。

(5)学生或初学者应该在专业人员的指导下,或培训后再独自使用标本。

(四)标本的杀虫灭菌处理

危害各类节肢动物标本的主要是昆虫,其危害的方式是直接取食标本材料,或舔食纸张和黏胶,可以造成标本的严重损毁。除液浸标本等少量标本外,其他易被感染的标本在入库之前必须做消毒杀虫处理,以预防为主。建立虫害防控制度,当局部发生虫害时,则作局部杀虫,如就地把该部分标本柜密封,充入毒气杀虫或将被感染的标本搬离标本柜做冷冻处理。当发生大范围的虫害时,则需要进行全面杀虫,如把整个房间或建筑密封后作熏蒸处理。

（五）标本管理人员守则

1. 掌握馆内仪器设备的使用方法,标本馆内应保持肃静和环境整洁。

2. 热情接待来访人员,讲解标本馆的相关规则,告知查阅标本人员应该注意的事项并提供标本查阅服务。

3. 严禁携带未经消毒的标本、活体动物、危险品进入标本馆。

4. 做好标本的除虫、防霉、防腐等维护工作,定期对馆藏标本进行保存质量的安全检查,详细记录检查日期、结果和处理方法备案。

5. 标本馆内严禁吸烟,严禁使用明火,不得违章用电。

6. 熟知标本馆辖区内各方位消防器材的位置,熟悉消防警报系统和消防器材的使用,掌握发生火灾后的救助办法并及时报警。对危害标本馆安全的行为进行监督、制止。

7. 及时制止查阅标本人员违反标本馆规章制度的行为,对严重违反并不听劝阻者,管理人员有权取消其查阅资格,并及时上报标本馆负责人。

8. 在接收、借出标本时,应严格按相关操作程序进行,监控借出标本,及时催还过期未还标本,并在标本馆日志上作详细记载。

9. 管理人员每天应在标本馆日志上详细记录当天标本馆的工作内容,包括:①标本馆的重大事件;②标本馆来访人员;③标本调阅记录;④标本的借出、交换与赠送情况;⑤标本接收情况;⑥标本的检查记录,仪器设备运行状态、标本保存状态等。

（六）来访人员守则

1. 外来人员到访时应提前预约,获得同意后方可进入标本馆。

2. 入馆时应办理登记手续并在签名,来访登记应注明来访目的、查阅标本情况、使用标本的范围等,之后方可进入标本馆查阅标本。

3. 来访人员查阅标本或资料应在馆内进行,工作中应保持标本完好无损,学生等非专业研究人员入馆活动,应在管理人员的协助指导下进行。

4. 外来标本不得随来访人员带入标本馆馆藏区域内。来访人员所携带来的标本需要与本馆进行比较研究时,应将本馆保存标本取出,在缓冲区域进行,研究完成后的标本需要按重新入库标本进行处理后方可重新入馆。

5. 严禁外来人员私自取走标本,绝对禁止损坏标本带走局部。标本馆内馆藏标本如需带出,需要履行手续,并及时归还。

6. 来访人员在标本馆内严禁吸烟、饮食,严禁携带易燃、易爆物品入内。

7. 来访人员应爱护标本以及标本馆内的各种资料、仪器设备等,用毕放归原处。

8. 尊重知识产权,来访查阅标本的研究人员,在以后的相关学术成果中如涉及本馆标本,应注明标本来源自本馆。

（七）标本馆突发事件的处理

1. 标本馆应对失火、被盗、自然灾害等突发事件及各种潜在危险因素进行风险评估,制订相关应急预案。

2. 制订应对突发事件的人员岗位职责。

3. 标本管理人员应掌握处置突发事件的一系列措施和程序。

4. 根据预案进行应急演练。

5. 对应急使用器材物资进行有效储备并保证其有用性。

6. 研究针对紧急状况时,如何保证本馆保存标本的安全。

第二节　医学节肢动物标本保存

一、标本保存设备及基本器具

(一)标本保存柜

标本保存柜或保存架可用木质、铁皮、塑钢等多种材料制成。推荐使用金属材料制作。干制标本保存柜应具有良好的密封性,以防止有害昆虫的侵袭。

柜内层板应可以调节,以便可以依据标本的大小调整层板或抽屉的高度,方便标本的存放并使空间得到充分利用。标本柜有密集标本柜和固定标本柜两种。固定标本柜有木质、铁皮、合金等材质,密集标本柜多选用铁皮柜,具有防火作用。每种标本柜具有多层抽屉格,存放标本的抽屉可方便抽出与放入。用于保存标本的标本柜一般应装有密封垫,柜门密封性能好,柜内需常年放置樟脑,用以防虫。

(二)标本展示柜

姿态标本是模拟节肢动物在自然状态下的姿态做成的标本,姿态标本保存时需要一定空间,通常用玻璃展示柜放置,玻璃柜的要求透明度高、密封性好,防尘和防虫害。一些节肢动物干制标本也可放置在具有玻璃面的展示柜或展示台。

(三)玻片标本柜

专门存放玻片标本盒的标本柜一般由铁皮等坚固材料制成,放置在标本保存柜中,可防止玻片标本的损坏或污染。标本柜内一般分若干层,可放置不同规格的玻片标本盒,柜门要严密。

(四)标本盒

标本盒常用于放置昆虫标本、玻片标本、干制标本等,是一种定制的具密封盖的纸质或木质或有机玻璃质盒子,具有良好的密封性,可依需要制作成不同规格。标本盒的盒盖也可采用透明材料如玻璃制成,可从外面直接观察到盒内标本。标本盒有分体式、抽拉式等多种规格,可满足不同需求放置各种干制标本。昆虫标本盒衬底由薄软木层或吹塑板层构成,可用于插针固定标本。展示昆虫标本盒通常为纸质或木质带玻璃面的标本盒。标本盒应密封性良好,盒内应常年放置樟脑,以防虫害。玻片标本盒是凹槽分格的专用木制盒或塑料盒,盒内两侧边缘设计有很多凹槽,凹槽的分布均次,且两侧凹槽距离与载玻片长度相适配,玻片可沿两侧的凹槽插入,从而使玻片竖直存放在标本盒内。标本盒可各有各的规格,用于保存不同数量的标本。玻片标本盒应在阴凉干燥处保存,避免日光直接照射。

(五)标本瓶

节肢动物保存用的标本瓶为透明度和密封性良好具有密封盖的瓶子,可采用玻璃、塑料等材料制成,可制作成多种规格,用于放置液浸标本。注意玻璃瓶盖之间不能互换,以防瓶盖与瓶口密封不严,如保存液大量挥发,必将损害保存的标本。

二、液浸标本的贮存

液浸保存的节肢动物标本可以是成虫、卵、幼虫及蛹。体型很小的成虫可直接浸入含保存液的专用小瓶中。体型较大的成虫、幼虫或蛹，应先放入开水里煮至虫体伸直稍硬，身体小而比较柔软的昆虫煮2~3分钟即可，再将标本移入乙醇甘油液或醋酸甲醛乙醇混合液中保存。未煮过的幼虫直接放在保存液中，虫体往往会收缩或变形，甚至变黑。对于较大的虫体或水分过多的标本，浸泡一段时间后，需要更换几次保存液才能永久保存。

（一）液浸标本保存环境要求

1. 防火　常用于保存液浸标本的液体防腐剂为乙醇和福尔马林。乙醇和甲醛分别易燃和可燃，标本馆内应安装和日常使用通风设备。

2. 湿度　湿度应保持在40%~60%。

3. 保存液浸标本的柜和架　一般为承重力强的铁柜、铁架，木制标本柜的材料应结实，承重力强。

4. 保存液浸标本的容器　保存液浸标本通常用标本瓶或广口瓶。标本瓶为多种规格的玻璃标本瓶或塑料标本瓶。瓶盖应与标本瓶吻合，密封性好。注意玻璃瓶盖之间不能互换，以防瓶盖与瓶口密封不严，如保存液大量挥发，必将损害保存的标本。

（二）液浸标本的日常维护与管理

1. 液浸标本的存放

（1）采集回来后，所有液浸标本都必须重新整理，原始标签要一直随标本一起存放，本液发黄或混浊时要重新置换新液。更换新的保存液，与标本放在一起对已损坏的标签必须重写。

（2）保存液浸标本应选择大小适中的标本瓶，使用广口瓶。瓶内放置的标本不能拥挤。通常标本保存液的液量应以装满整个标本瓶的90%以上为准，若此时仍无法将标本完整地浸泡，应更换更合适的标本瓶。否则露出保存液外的部分会发霉，甚至腐烂变质。木塞玻璃管因木塞易损坏，不适合浸液标本做永久性保存。

（3）液浸标本的放置：标本柜应按规律摆放和编号，既可以按分类系统顺序，也可按字母的顺序排列，以方便管理和取放标本。标本瓶在科以上可按分类顺序，科以下可以按字母顺序排列。柜内标本摆放时，应预留一定的空间，可用于新增标本。

小型节肢动物如昆虫等的液浸标本瓶如较小，就先存放入标本盒中，再存放于普通标本柜。如用指形管放置长期保存液浸标本，应避免产生气泡，指形管可倒置存放在装有80%乙醇的密闭标本瓶里。

长期保存的标本，可按普通标本、模式标本分别放置不同的标本柜中。采集、交换、赠送标本均应保存相应的资料，一并入库管理。

2. 标签管理

（1）标签：应严格使用防水标签，书写墨水要求在水和常用保存液中不褪色，标签书写应清晰，并使用印刷字体。

（2）标本标签常分为野外采集标签和鉴定标签。采集标签内容要注明标本采集号、种名、采集日期、采集地、采集人等信息。鉴定标签要注明中文名、拉丁学名、鉴定人、鉴定日期、标本登记号等信息。采集标签、鉴定标签和原始记录标签均应放入标本瓶内留存。

（3）瓶签：标本瓶标签应注明所存标本的科名、拉丁学名、中文名、采集日期、采集地等信息。为方便管理和整理，瓶签上还应注明标本存放位置，粘贴牢固。

（4）模式标本应按要求，正模标本用红色标签，副模标本用绿色标签，除常规标记外，还应在标签上注明发表出处。

3. 标本维护与管理

（1）标本保存液、标本瓶等常规用品做好储备。

（2）模式标本的保存应使用乙醇保存液。

（3）标本馆内的液浸标本应每年安排两次检查，可放在春、秋两季进行。检查时根据需要补充挥发的药液，补加保存液应正确，不可错加。如遇保存液严重混浊也应及时换液。模式标本的检查应增加频次，如每月一次。

（4）检查、补液等操作按要求进行书面登记，记录加液的日期和加液人。

（5）玻璃标本瓶盖打不开的情况，可用木棒适度敲击瓶盖，或用 40~50℃湿毛巾包住瓶口几分钟后再敲击，待瓶盖稍稍活动后即可打开。

（6）如遇玻璃标本瓶自发或意外损坏，应及时更换，注意原瓶中的所有信息标签应随标本一起放到新瓶。

（7）软化的保存标本可用福尔马林再固定数天至数周，干枯标本可用清水将标本浸泡1 至数天，再用高浓度乙醇浸泡，视标本恢复程度决定是否重新保存。

（8）液浸标本日常维护中搬动应小心，如需运输则要装入木箱或抗压容器内，并使用填充物分隔标本瓶，安全运输。

（9）液浸标本的保存液具有挥发性，管理人员加强自身的安全防护意识，避免大量吸入，工作场所应该安装通风设备。操作福尔马林液体时，应使用手套、护目镜等劳保用品，如遇福尔马林喷溅，应及时用水冲洗，必要时应由医务人员处理。

（10）失效作废的保存标本和废液的丢弃应按有关要求进行处理。

三、干制标本的贮存

制作好的节肢动物干制标本需要经过鉴定、登记和消毒后，有序存放于标本库内的标本柜中。

（一）动物干制标本保存条件

（1）温度、湿度：干制标本存放环境应通风、干燥、避免日光直射，室内应安装空调设备，室温宜控制在 15~20℃，相对湿度 40%~60%。标本库一般不应有窗，若有窗则需要做遮光处理，如安装遮光窗帘。高湿度地区应具备抽湿机，盒内或标本柜中放氯化钙、硅胶等干燥剂防潮，并定期检查，及时更换。所使用的硅胶吸水变色后，可烘干后继续使用。雨季前后更要仔细检查，做好防潮措施，在南方梅雨季节最好不要打开标本盒。春、夏两季温度高，湿度大，是虫类、微生物等活动的繁盛期，也是标本维护的关键时期，应加强防范。

（2）防虫：干制标本入标本室前必须严格消毒，标本库要密封，标本柜、盒内应放适量樟脑以防虫蛀，定期检查，每半年或一年加换一次药。如发现虫情，应对标本进行冷冻消毒或熏蒸消毒处理，必要时对标本馆内所有标本全面熏蒸。

（3）防尘：直接暴露的干制标本可加透明薄膜袋防尘，禁止使用湿布擦干制标本，可用鸡毛掸打扫积尘。

（二）干制标本的日常维护

1. 干制标本的存放　登记、消毒后的标本应依据标本大小放入规格适当的标本盒中，并放入樟脑、硅胶等防虫、防潮药品，贴好标签，按照标本分类系统顺序或标本类别放入相应的标本柜中。干制标本在保管时，要注意防震，防碰撞，保存在干燥通风处。模式标本应放在模式标本专柜中。标本柜外面要标注清楚柜号、动物类别（纲、目、科）等信息，以便寻找。标本柜内每层或抽屉的角落都要放置适量的樟脑。

2. 标签管理

（1）标签：标签纸要求质地良好，易于书写，书写或打印墨水应牢固，不褪色。昆虫标本标签可用大头针将标签与标本插在一起，保存标本的鉴定标签则贴在标本盒外部。保存的干制标本一般应具备标本野外采集标签、鉴定标签、馆藏标本标签。

（2）野外采集标签：包括所采集标本的编号、时间、采集人、采集地点和初步鉴定学名、鉴定人、俗名等信息。

（3）标本鉴定标签：动物干制标本在入库前，应经研究人员鉴定，确定其学名，写好鉴定标签，签名后将鉴定好的标本移交给标本管理人员。

（4）标本的保存标签：标本入库保存的标签应包括标本的科名、拉丁学名、中文名、采集日期、采集地和标本保存位置信息，以方便整理。

3. 干制标本的日常维护

（1）定期检查干制节肢动物标本的保存状态，针对保存条件有变化标本进行记录和整理。

（2）发现虫蛀现象，应及时进行熏蒸或冷冻处理。

（3）发现标本受潮，应在通风阴凉处干燥，不能用日光暴晒或高温烘烤，以防褪色。潮湿地区可增加干燥剂或使用除湿机。

（4）对于霉变标本，可用刷子蘸少许二甲苯、氯仿、乙醇 – 石炭酸溶液刷洗清理，晾干后再收藏起来。

（5）定期检查和更换标本盒、标本柜内的樟脑，并做记录。

（6）每年的春夏季前后要对虫蛀情况进行专项检查。

（7）借出的标本在重新入馆保存前，都应经过严格的消毒处理。未能及时处理的标本，需要放置缓冲间，以防外部携带进入的虫害。

（8）如干制标本在保存过程中出现破损、裂纹者，可用胶水粘好或及时采取其他修补措施。

4. 标本的信息整理

（1）建立保存标本信息数据库，以方便进行信息管理。

（2）收集标本的野外采集种类、数量等信息、标本制备记录信息。根据标准确定干制标本的质量。对标本进行测量并记录。

（3）按照要求将标本拍照，并将电子照片存档。

（4）根据分类，将标本进行入库登记，包括：采集、鉴定信息，标本质量级别，保存位置等。

5. 干制标本的保存质量要求

（1）标本姿态正常，无褶皱、缺损。标本应完整，外部形态结构、组织、器官的形态正常，没有凹陷或突起。

（2）标本无虫蛀、霉变或腐烂。

（3）标本的信息记录准确完整。

6. 标本的消毒　节肢动物干制标本因其特殊性容易寄生微生物和其他昆虫,以致日后严重损害标本。因此,一定要对其进行严格的熏蒸或冷冻消毒,确保害虫被完全杀死后才可进入标本库。

新采集标本和未经消毒标本的暂存和处理,应远离标本库,以免对库内保存标本造成危害。

（1）熏蒸:药物熏蒸是干制标本消毒杀虫的主要方法,常用的熏蒸药品有磷化铝、溴甲烷、环氧乙烷等。磷化铝法操作方便,价格低廉,但在熏蒸过程中释放的气体剧毒且易燃易爆,并对金属有较强腐蚀性,多不再采用。环氧乙烷是一种杀菌杀虫剂,不但能灭菌,还可以杀死各个发育阶段的虫体,使用效果较好。但其是一种诱变剂和致癌物,其衍生物难以挥发,透皮吸收可严重危害人体健康。溴甲烷的渗透性强,吸附性小,能杀死各种虫期的害虫,因危害臭氧层,目前多以硫酰氟代替溴甲烷。大范围的杀虫每年可进行两次,可选在夏秋季进行。熏蒸时环境的密闭程度和温度都会影响杀生效果,因此,干制标本库房一定要密封好,防止泄漏影响消毒杀菌效果。杀虫的最适宜温度应在 20~30℃,在此温度下,药剂的挥发性较强,杀菌作用较快,且昆虫的呼吸量较大,有利于杀虫。如溴甲烷消毒,可利用其比重较大,将药物放置在标本柜较高处,加强通风,如用风扇吹,即可增加杀虫效果。

（2）物理消毒:由于化学药剂对人体和环境危害大,使用物理的方法进行消毒更加理想。低温冷冻是最常用的物理消毒方法,标本进库前先将标本装进塑料袋中,置于零下30~40℃冰箱中进行低温冷冻处理一周以上,标本从冰箱中取出解冻时应严格注意防潮。实验表明在 −30℃以下冷冻,超过 9 小时即可有效地杀灭各阶段害虫,且冷冻时间越长、温度越低,杀虫效果越好。冷冻法处理标本不影响粘胶,也不会导致标本扭曲、变碎。高温杀虫也是一种有效的物理杀虫方法,利用烘箱将标本加热到 80~95℃,烘烤 6~8 小时,能有效杀灭成虫、蛹和卵,但加热容易使标签纸和条形码等受损。另外,并非所有标本均适合高温消毒。

四、玻片标本的保存

节肢动物玻片标本是采用整体封片或局部切片等方式将节肢动物样本永久进行保存,是医学节肢动物教学和研究的重要材料。

1. 玻片标本的保存

（1）玻片标本的保存环境最好有恒温通风设备,温度应不高于 40℃,相对湿度应不大于 50%。应避免把玻片标本放在阳光直射的地方,以免染色剂加快分解,标本褪色。

（2）每片玻片标本均应有标本标签。玻片标本要按玻片保存标本的类别有序插入玻片标本盒中保存,再将标本盒装入玻片标本柜。

（3）玻片标本盒标签应清晰牢固,盒盖内侧应贴有标本名称目录,所有装入盒中的玻片均应编号,按目录位置取放标本,以便查找使用。

（4）用标本盒保存的玻片标本无需再用纸包,避免返潮。玻片标本不得重叠放置,以免粘连。擦拭玻片标本上的镜油时,应注意避免损坏标本和标签。

（5）玻片易碎,对玻片标本应轻拿轻放,稳妥放置。取放标本盒时应注意盒盖要紧闭。

2. 玻片标本的管理

（1）建立玻片标本的信息数据库或信息记录本,详细登记标本的种类、名称、采集人、制作人、制作时间、入库时间等。

（2）玻片标本被借阅时，应详细记录借阅人、借阅时间、联系方式、标本号和标本的详细信息。标本返还时，记录返还日期。已失效和销毁的标本也应在记录本和数据库中做记录。

3. 玻片标本的维护

（1）玻片标本的检查：应定期检查库存玻片标本的保存情况，如存在破损或丢失，应及时修复破损标本，补充缺失的标本。

（2）玻片标本的修复：当保存有重要样本的玻片出现载片或盖片断裂、破裂时，可将其浸在二甲苯中数日至封胶溶解，盖玻片与载玻片分开，然后用原标本重新制作玻片标本。

（3）玻片标本的重新制作：长期保存的标本封片，可能会出现气泡或析出结晶，影响在显微镜下观察效果，对具有一定价值的封片，需要重新制作。根据玻片标本所使用的封固剂，选择适宜溶剂溶化封胶，将载片与盖片分开，然后用原标本重新制作玻片标本。

第三节　医学节肢动物标本的运输

一、节肢动物标本的包装

运输前对标本进行包装，目的是保障标本在运输或邮寄过程中完好无损。运输或邮寄前应根据保存标本的自身特点进行必要包装。

（一）节肢动物针插标本的包装

节肢动物针插标本主要是昆虫针插标本，在邮寄或运输前应先将标本牢牢地固定在软木板或其他代用品的盒内。针对大型标本，需用插针在标本的周围进行交叉固定，以免在寄运途中受震动而脱落，或互相碰撞而损坏。寄运盒装昆虫标本时，应把标本盒装进稍大一些的箱体内，盒子周围填充软纸或泡沫塑料等填充物，松紧适度，以保持盒子与箱体之间有一定缓冲。

（二）节肢动物液浸标本的包装

在运送液浸标本前，首先要确认所运标本已进行防腐固定，并对时间、地点等采集信息做好记录，标本均需单独包装。用浸泡过福尔马林或乙醇固定液的医用纱布将固定后的标本包裹好，体表有棘刺的标本可先用湿棉球包裹，以避免棘刺将包装袋刺破。在保证标本不变形的前提下，应尽可能将标本紧固。

标本的采集记录和标本信息标签应随标本一并打包。将包裹好的标本装入厚塑料袋，再使用塑料袋封口机将袋口密封。自封式塑料袋在野外运输过程中可能会自动开封，应额外进行密封，防止意外。将装有标本的密封塑料袋放入洁净干燥的塑料容器中，加盖密封。根据邮政部门相关规定，可将装有标本的密封塑料瓶或桶放入符合要求的纸箱或木箱中邮寄。

小型液浸标本可装入具塞指形管中，管内液体应该装满，或用棉花加以填充，以免途中由于液体在瓶内的冲击震荡将标本碰坏，也可减少长途运输中标本保存液的挥发。为防止液体外溢，要选用具塞的可密闭指形管，也可用蜡或胶将管口密闭。再用纸或棉花将瓶子分别包裹好，然后装入坚固的塑料盒或木箱内，用棉花、废纸或泡沫塑料填充物塞紧，避免碰撞。

液浸标本包装后应符合以下要求：①不损坏标本；②不泄漏气味；③没有福尔马林、乙醇、水等液体渗漏；④不影响标本固定时的姿态；⑤符合国家有关安全规定。

二、节肢动物标本运输或邮寄

将包装好的标本或标本盒放入抗压的各种容器或其他坚固的包装盒或包装箱内，同时在外包装上写明收件人姓名、地址、联系电话、邮编等，经铁路、公路、水运、航空等承运部门代为运输。标本需邮寄时，应在送给邮局前仔细包装好，以免在运输过程中被损坏，同时为方便邮政部门检视，包装也应考虑方便拆卸。将包装好的标本或标本盒放入能抗压的邮政专用包装箱内，交付邮局邮寄。如果标本在运输或邮寄过程中存在因震动而受损的风险，应在外包装盒（箱）明显位置贴上防震标识。

注意事项：

（1）依邮局现行规定，动物及其制品邮局可能会拒绝邮寄。确需邮寄时，应按邮政部门规定，提供准运或检疫证明，并进行合理包装。

（2）制作好的动物干制标本在运输或邮寄过程中，应采用安全包装，以防运输过程造成损坏。

（3）标本进行国际邮寄时，应注意遵守进口和出口国家的法律法规，并向当地海关声明，按照当地动物及其制品的进出口及检疫条例，履行相应手续。根据国家质量监督检验检疫总局有关文件，用于科研和展览目的引进干制昆虫标本不需要检疫审批。

三、野外采集标本的运输

将包装好的标本盒或标本瓶按包装或标本的大小摆放在运输工具内。用防震材料将标本盒或标本瓶与运输工具分隔开，确认标本在运输过程中不会损坏。运输过程中注意随时检查被运输的标本。

标本野外运输过程中注意事项：

1. 标本盒或标本瓶不能破碎。

2. 固定液不能渗漏外泄。

3. 标本不被损坏，不变形。

4. 无固定液气味外漏。

5. 标签或其他与标本采集有关的记录应与标本一起运输，并指定专人负责标本的运输监护和管理。

第四节　医学节肢动物标本的交流与交换

一、医学节肢动物标本的交流

（一）医学节肢动物标本的交流原则

研究机构或人员之间进行节肢动物标本交流，是提高研究水平的重要途径和方法。交流借阅标本是各标本保存单位之间的一项重要业务，是提升贮存标本学术价值的重要手段，交流过程如管理不善也有可能造成重大损失。

1. 标本的借用应限定于教学科研单位之间,国际间交流应符合相关部门的要求。

2. 保存数量较少的珍稀标本一般不应外借,如需外借,需要严格履行相关手续。

3. 普通科研节肢动物标本交流时,一次外借数量不宜过多。

4. 需要对外借标本进行部分样本提取,则需要特殊处理。

5. 标本交流的一般过程

（1）借用单位向保存单位出具介绍信,借用人提交书面申请,注明标本名称、种类、数量、借用目的、借期长短、保管措施、归还日期等内容。

（2）标本保存单位在收到外借申请后,应评估申请的合理性,批准后可按要求送出标本,或由借用人领取。

（3）保存标本在外借前,标本管理人员需对标本状况进行全面检查,并做记录。

（4）外借标本需运输者,应按标本包装要求和邮寄管理要求挂号邮寄,避免运送过程损坏或遗失标本。

（5）外借标本逾期未还时,标本保存单位人员需向借用人催还标本。

（6）外借标本归还时,标本需经保存单位专门人员检查标本的完好状况,并做记录后可继续保存。

（二）外借节肢动物标本的选择

抽选标本：当外借申请被批准后,保存人员从标本库中抽取出标本时应遵循有关政策和限制。具有地域特征的研究标本,仅抽选该地区的标本,每种一份即可。已经老化、脆化现象或出现松散、脱落的保存标本不宜外借,如有需要,可将标本的电子照片等材料提供给借阅方。

（三）外借节肢动物标本保存的管理

1. 标本借用人不得私自将借用的标本转借第三方,并对所借标本负责,确保所借标本的安全、不丢失。

2. 借用标本应放置在适当的条件下保存,防止虫蛀、霉变等造成损坏。标本借用单位和借用人有损坏赔偿或补偿义务。

3. 标本借用人应按期归还标本。如有特殊情况不能按期归还的,应提前与保存单位协商延期。借用标本长时间逾期不还时,保存单位有权采取行政或法律手段保证标本归还。

4. 如借用人为借用单位研究生或非正式工作人员,借方单位应对借用标本进行担保。

5. 借用人利用外借标本取得研究结果,均应与标本保存单位共享,如论文、论著等公开出版时,应当注明标本来源并致谢。如借用人对外借标本进行商业应用,应事先征得原保存单位许可,并做出利益分配安排后方可进行。

二、医学节肢动物标本交换

医学节肢动物标本交换是标本保存单位之间互通有无的双赢工作。标本交换的目的明确,通常将己方保存数量较多的或对方所缺的标本,交换对方数量较多又是己方所缺的标本。标本交换同时也是学术交流的重要体现,应积极鼓励标本保存单位间开展此项工作。

研究人员需向外单位或国外单位进行标本交换时,应事先向本单位标本保存部门负责人提交申请,说明交换的目的及拟向对方交换的标本种类和数量,以及对方单位情况、拟换回的标本种类和数量,经审核批准后方可进行交换。同时应了解对方单位及所在国家的标本交换管理规定,确保符合法律法规。

交换出去的标本应办理本单位出库手续,并注明标本去向。可向对方单位提交标本交换通知单并与标本同时寄送,标本接收单位收到标本后应向发出单位寄送反馈信息,包括标本种类、数量、质量等。

对于交换得来的标本需先由本单位负责交换人员进行鉴定,之后在标签上注明种类、交换单位、交换日期等,并按本单位标本入库程序办理入库手续,交换来的标本入馆保存前应严格消毒。

（陶志勇　方　强）

参 考 文 献

1. 王建国.教你制作生物标本.芜湖:安徽师范大学出版社,2012.

2. 文礼章.昆虫学研究方法与技术导论.北京:科学出版社,2010.

3. 尹继才.地质类藏品包装与保护.博物馆藏品保管学术论文集,2004:5.

4. 伍玉明.生物标本的采集、制作、保存与管理.北京:科学出版社,2010.

5. 伏彩娟.果树害虫标本采集和制作技术.北京农业,2016,6:65.

6. 阮桂文,罗洁梅,蒙丽,等.地方高校动物标本馆建设与开放的研究.玉林师范学院学报,2010,31(02):92-98.

7. 李作龙,刘更.生物标本的采集制作.北京:光明日报出版社,1989.

8. 李典友,高本刚.生物标本采集与制作.北京:化学工业出版社,2016.

9. 李志勇.蜜蜂毒瓶的设计与制作.蜜蜂杂志,2014,34(10):25-26.

10. 李朝品.医学节肢动物学.北京:人民卫生出版社,2009.

11. 李莉华,任泽君,谢晓健.昆虫标本管理与发展趋向.江西植保,2001(01):27-28,25.

12. 张旭,耿雪侠.淮北师范大学昆虫标本库建设与维护.安徽农学通报,2016,22(Z1):125-126.

13. 张宣初.盛夏期间动物标本的运输.生物学通报,1984(03):60.

14. 张建民,张长青,宋伟华,等.馆藏昆虫标本管理系统的研制与开发.信阳农业高等专科学校学报,2003(03):1-3.

15. 张哲林,陈宇杰,刘海萍.生物实验室昆虫标本馆建设规划.内蒙古民族大学学报(自然科学版),2014,29(04):493-494.

16. 杨红超,闫永峰.地方高校生物标本馆的建设与管理.商丘师范学院学报,2012,28(12):134-136.

17. 欧喜成.昆虫干制标本的制作方法.农业与技术,2014,34(07):248.

18. 屈荷丽.昆虫学实验教学标本的制备与管理技术.高校实验室工作研究,2016(02):138-140.

19. 赵帅,高旭渊,黄芊,等.昆虫标本馆的数字化建设.广西植保,2013,26(03):35-36,40.

20. 赵超杰.高原口岸媒介生物监测样品运输过程与标本制作的思考和探讨.口岸卫生控制,2015,20(01):7-9.

21. 夏龙龙.林业有害生物普查昆虫标本的采集与制作.农业科技与信息,2017(23):107-108.

22. 娄国强.昆虫研究技术.成都:西南交通大学出版社,2006.

23. 姚建,刘虹,陈小琳.使用冷冻方法防治昆虫标本虫害.昆虫知识,2005(01):96-98.

24. 姚永政,许先典.实用医学昆虫学.第2版.北京:人民卫生出版社,1982.

25. 徐飞.生物标本制作工艺及科学管理与保藏实务全书.北京:中国知识出版社,2005.

26. 徐大义.载玻片标本的保存与运输.湖南水产,1985(06):48.

27. 唐振缙.英国皇家植物园(邱园)标本馆的管理工作.植物学通报,1985(01):63-64.

28. 黄大卫.昆虫标本馆建设与昆虫系统学的未来.动物分类学报,1997(04):337-343.

29. 常正山. 寄生虫标本的采集和保存. 中国寄生虫学与寄生虫病杂志, 2006 (S1): 76–81.

30. 董会, 杨广玲, 孔令广, 等. 昆虫标本的采集、制作与保存. 实验室科学, 2017, 20 (01): 37–39.

31. 覃连红, 黄艳花, 陈彩贤, 等. 昆虫实验教学标本的建设和管理. 实验技术与管理, 2009, 26 (02): 154–155.

32. 富国明, 林常松, 段志勇, 等. 发霉与虫蛀昆虫标本的修复及除害处理方法研究. 河北林业科技, 2015 (05): 48+52.

33. 廖肖依, 肖芬. 昆虫标本的采集、制作和保存方法. 现代农业科技, 2012 (06): 42–43.

34. Bendre A. A Text Book Of Practical Botany. Meerut: Rastogi Publications, 2010.

35. Crimm W, Morris M, Wharton C. Planning Successful Museum Building Projects. Lanham: Rowman Altamira, 2009.

36. Gibb T, Oseto C. Arthropod Collection and Identification: Laboratory and Field Techniques. London: Academic Press, 2005.

37. Lacey L. Manual of Techniques in Insect Pathology. London: Academic Press, 1997.

38. Lane R, Crosskey R. Medical Insects and Arachnids. Dordrecht: Springer Science+Business Media, 1993.

39. Trigunayat M. A MANUAL OF PRACTICAL ENTOMOLOGY. 3 Rd Ed. Jodhpur: Scientific Publishers, 2016.

第六章

医学节肢动物标本制作常用
药品、试剂的配制

医学节肢动物标本的制作与保存是医学节肢动物研究的主要技术之一。人们在医学节肢动物研究的工作中，通常将采集到的各种节肢动物根据需求进行处理，获得教学标本或科学实验材料，这对于研究医学节肢动物的形态、结构、功能、生活史、生态习性等基本理论有重要意义，标本制作后成为永久标本，也利于后人查阅研究。本章主要介绍医学节肢动物标本的制作与保存，常用保存液、固定液、染色液、封固液的配方、配法、用途及注意事项。

第一节　常用保存液的配制

一、乙醇保存液

1. 配方　乙醇（alcohol）（酒精）和蒸馏水。
2. 配法　乙醇与蒸馏水在任意比例下混合，一般宜采用的浓度为 70%。
3. 用途　防腐和保存。
4. 注意事项　乙醇中储存的标本组织容易变硬，长期保存需加适量甘油。

二、甲醛保存液

1. 配方　40% 甲醛（methanal）（福尔马林）和蒸馏水。
2. 配法　取福尔马林 5ml、10ml 分别与 95ml、90ml 蒸馏水混合，可配制成 5%、10% 甲醛溶液。
3. 用途　防腐和保存。
4. 注意事项　福尔马林是无色透明液体，易挥发，有很强烈的刺激气味，是一种强还原剂，另外，它有很强的抗菌效果。福尔马林易变性聚合呈混浊状多聚甲醛，不宜作固定剂，处理时可在配制时添加甘油以阻滞它的聚合，或将变性后的福尔马林沉淀物加热溶解。

三、醋酸、福尔马林、乙醇混合保存液

1. 配方　90% 乙醇 15ml，福尔马林（40% 甲醛）5ml，冰醋酸 1ml，蒸馏水 30ml。
2. 配法　取 90% 乙醇 15ml，福尔马林 5ml，冰醋酸 1ml 与 30ml 蒸馏水混合。
3. 用途　对昆虫内部组织有较好的固定作用。
4. 注意事项　此保存液长期保存标本易使标本变黑，并有微量沉淀。

四、醋酸、福尔马林、白糖混合保存液

1. 配方　冰醋酸 5ml,福尔马林(40% 甲醛)5ml,白糖 5g,蒸馏水 100ml。
2. 配法　将 5g 白糖溶于蒸馏水中,然后与冰醋酸 5ml、福尔马林 5ml 混合。
3. 用途　对于绿色、黄色、红色的昆虫标本有一定保护作用。
4. 注意事项　标本浸泡前不必用开水烫。此保存液保存的虫体易瘪,不易浸泡蚜虫。

五、绿色幼虫保存液 A

1. 配方　福尔马林 5ml,醋酸铜 1g,硝酸钾 1g,甘油 20ml,醋酸钾 10g。
2. 配法　甲液:福尔马林 4ml,醋酸铜 1g,硝酸钾 1g,蒸馏水 100ml;
　　　　乙液:福尔马林 1ml,甘油 20ml,醋酸钾 10g,蒸馏水 100ml。
3. 用途　昆虫绿色幼虫的保存。
4. 注意事项　先把昆虫幼虫放在 80℃热水中烫死,晾干后放在甲液中固定 1 周左右,最后放入稀释一倍的乙液中保存。

六、绿色幼虫保存液 B

1. 配方　95% 乙醇 90ml,甘油 2.5ml,福尔马林 2.5ml,冰醋酸 2.5ml,氯化铜 3g,冰醋酸 5ml,福尔马林 4ml。
2. 配法　甲液:95% 乙醇 90ml,甘油 2.5ml,福尔马林 2.5ml,冰醋酸 2.5ml,氯化铜 3g;
　　　　乙液:冰醋酸 5ml,福尔马林 4ml,蒸馏水 100ml。
3. 用途　昆虫绿色幼虫的保存。
4. 注意事项　将绝食 1~2 天的昆虫幼虫,用注射器从肛门向体内注射甲液,12 小时后转入乙液内保存,约 20 天更换一次乙液。

七、黄色幼虫保存液

1. 配方　苦味酸饱和液 10ml,冰醋酸 10ml,福尔马林 6.5ml;
2. 配法　甲液:苦味酸饱和液 10ml,冰醋酸 5ml,福尔马林 2.5ml;
　　　　乙液:冰醋酸 5ml,福尔马林 4ml,蒸馏水 100ml。
3. 用途　昆虫黄色幼虫的保存。
4. 注意事项　将绝食 1~2 天的昆虫幼虫,用注射器从幼虫肛门内注入甲液,12 小时后转入乙液内保存。

八、红色幼虫保存液

1. 配方　硼砂 2g,50% 乙醇 100ml。
2. 配法　将 2g 硼砂溶解于 50% 乙醇 100ml 中。
3. 用途　昆虫红色幼虫的保存。
4. 注意事项　溶液如果浑浊而有沉淀,应过滤后使用。

九、蚜虫保存液

1. 配方　90%~95% 乙醇 1 份，75% 乳酸 1 份。
2. 配法　将 90%~95% 乙醇与等量的 75% 乳酸混匀备用。
3. 用途　保存蚜虫。
4. 注意事项　有翅蚜标本常会漂浮起来，可先将标本投入 90%~95% 乙醇中，于 1 周后加投等量乳酸保存起来。

十、奥氏保存液

1. 配方　70% 乙醇 87ml，冰醋酸 8ml，甘油 5ml。
2. 配法　将冰醋酸和甘油加入 70% 乙醇中，混匀备用。
3. 用途　保存螨类等小型节肢动物。
4. 注意事项　固定前先将螨类放入 50%~70% 的热乙醇（70~80℃）中固定，使其肢体伸展，姿态良好，再放入奥氏（Oudemans）保存液中。

十一、凯氏保存液

1. 配方　冰醋酸 10ml，甘油 50ml，蒸馏水 40ml。
2. 配法　将冰醋酸和甘油加入蒸馏水中，混匀备用。
3. 用途　为良好的永久或半永久保存液，适用于保存螨类等小型节肢动物。
4. 注意事项　为了保持各部位完整，挑取时用零号毛笔或自制毛发针，手法要轻柔。该保存液可保持标本的组织和附肢柔软或可弯曲的状态，使其不会在封固或解剖时破裂。

十二、MA80 保存液

1. 配方　醋酸 40ml，甲醇 40ml，蒸馏水 20ml。
2. 配法　将醋酸和甲醇加入蒸馏水中，混匀备用。
3. 用途　适合螨类等小型节肢动物标本的短期保存。
4. 注意事项　固定前先将螨类放入热乙醇中固定，使其肢体伸展。

第二节　常用固定液的配制

一、乙醇固定液

1. 配方　乙醇（酒精）和蒸馏水。
2. 配法　同保存液。
3. 用途　广泛，但不用于固定大块组织。
4. 注意事项　乙醇固定的标本对于核的染色较差；乙醇浓度在 50% 以上，可溶解脂肪及类脂体，且易溶解血红蛋白及损害多数其他色素；乙醇是还原剂，易被氧化为乙醛，再变为醋酸失效，应每 2 年更换一次或加入适量的甘油；0℃时蛋白质能溶解于乙醇，因此乙醇固定时温度不宜太低。

二、甲醛固定液

1. 配方　40% 甲醛（福尔马林）和蒸馏水。
2. 配法　同保存液。
3. 用途　可保存大块组织和大型虫体；也可用于测定细胞内 DNA 含量标本的固定；小型寄生虫和小块组织（1.5cm×1.5cm×0.2cm）在 5%~10% 甲醛溶液中需固定数小时，大型虫体和大块组织则需 1~2 天。
4. 注意事项　福尔马林渗透力强，固定组织较为均匀，组织收缩少，可使组织硬化，固定后细胞核染色效果好。因福尔马林易变性聚合呈混浊状多聚甲醛，不宜作固定剂，所以，可在配制时添加甘油以阻滞其聚合，或将变性后的福尔马林沉淀物加热溶解。在福尔马林中浸泡时间短的标本，染色前只冲洗 10 分钟 ~2 小时即可；但固定时间较长者，则需经流水冲洗 24 小时，甚至 48 小时，否则其氧化产物甲酸的沉淀将影响染色效果。

三、中性甲醛固定液

1. 配方　40% 甲醛 100ml，磷酸二氢钠 4.0g，无水磷酸氢二钠 6.5g，蒸馏水 900ml。
2. 配法　将 40% 甲醛、磷酸二氢钠、无水磷酸氢二钠与蒸馏水混合于烧杯中，混匀后贮存于玻璃瓶内备用。
3. 用途　小型寄生虫和小块组织（1.5cm×1.5cm×0.2cm）在 5%~10% 甲醛溶液中数小时即可被固定好，大型虫体和大块组织则需 1~2 天。
4. 注意事项　中性甲醛是以 pH 7.2~7.4 的磷酸缓冲液为溶剂配制的，其固定效果及对组织抗原性的保存均优于一般的 4% 甲醛固定液。在甲醛溶液中浸泡时间短的标本，染色前只需冲洗 10 分钟 ~2 小时即可；但固定时间较长者，则须经流水冲洗 24 小时，甚至 48 小时，否则甲醛的沉淀将影响染色效果。此固定液配制后应密封并保存在阴凉处，保存时间不超过 1 个月。

四、卡氏固定液

1. 配方　纯乙醇 6 份，冰醋酸 1 份，氯仿 3 份。
2. 配法　将三者混合于烧杯中，将混合液贮存于玻璃瓶内，备用。
3. 用途　此液能固定胞质和胞核，尤其适于固定染色体，故多用于细胞学制片。纯乙醇固定胞质及沉淀肝糖，冰醋酸固定染色质，并可防止乙醇的硬化及收缩作用，可增加渗透力，对外膜致密不易渗入的组织尤其适合。固定的标本适合各种染色。
4. 注意事项　固定的虫体或含有寄生虫的组织必须新鲜，经生理盐水或清水（大块组织）洗净后立即投入固定剂中。清洗或移动中小型虫体宜用毛笔或镊子轻取，以免损伤虫体；较大的组织块应用锋利小刀在适当部位作一剖面或深切口，以利固定剂迅速进入组织。用于切片的组织块不宜过厚，一般须切成小块，直径不超过 5mm。该液穿透速度快，小块组织及小型寄生虫一般固定 0.5~1.0 小时，大型标本不超过 3~4 小时。放置过久，组织可出现膨胀和硬化现象。固定后的标本用 95% 乙醇洗涤两次，移到 95% 乙醇中继续脱水，或移于石蜡中，也可保存于 80% 乙醇中。

五、鲍氏固定液

1. 配方　苦味酸饱和溶液 75ml, 40% 甲醛溶液 25ml, 冰醋酸 5ml。

2. 配法　将三者混合于烧杯中,混匀后贮存于玻璃瓶内备用。

3. 用途　适于固定昆虫及一般动物组织。苦味酸可沉淀一切蛋白质,但穿透速度慢,使组织收缩大;甲醛溶液穿透力较强,可防止苦味酸对细胞质所产生的粗大沉淀;冰醋酸使组织膨胀,也可固定染色质。三者互相配合成为较好的固定剂。

4. 注意事项　固定小型虫体和组织块时,容器底部最好垫以棉花,使固定剂均匀地渗入。该液穿透力强、固定均匀,组织收缩少,可把一般的微细结构显示出来,对苏木精及酸性复红易于着色。此液宜于临用前配制,否则可因氧化还原反应而影响固定效果。一般固定 12~24 小时,小型虫体或小块组织固定 4~16 小时即可。固定后的标本不能用水洗,以免使核组织模糊;可用 70% 乙醇洗涤 10 余小时或更长时间,以脱去黄色的苦味酸;也可在每次更换乙醇时加氨水一滴以中和酸性和漂白苦味酸;或加入少许碳酸锂饱和水溶液以洗去黄色。此时如不继续制片,可将标本保存于 70% 乙醇中。组织在脱水过程经乙醇时也可洗去苦味酸,即使残留有少量苦味酸,对一般染色并无影响。

六、伯氏固定液

1. 配方　福尔马林 7ml, 70% 乙醇 90ml, 冰醋酸 3~5ml。

2. 配法　将福尔马林和 70% 乙醇混合于烧杯中,冰醋酸在临用前加入。

3. 用途　适于固定昆虫幼虫及成虫内部器官(如蚊、蝇消化道)等。

4. 注意事项　此液渗透力强,只需固定 3~12 小时。固定昆虫幼虫时,应加热至 60~70℃,再放入幼虫使虫体伸直。此液固定的标本用卡红或苏木精类染料染色,效果均佳。

七、秦氏固定液

1. 配方　重铬酸钾 2.5g, 氧化汞 5.0g, 蒸馏水 100ml, 冰醋酸 5.0ml。

2. 配法　将前三者混合于烧杯中,加温溶解(数小时),冷却后过滤,将混合液贮存于棕色玻璃瓶内。临用时加冰醋酸,否则它将与重铬酸钾起作用。

3. 用途　为一般动物组织的优良固定剂,经它固定的虫体和宿主组织切片,细胞核及细胞质染色颇为清晰。

4. 注意事项　一般固定时间为 12~24 小时,小块组织(2~4mm³)固定时间为 6~8 小时。然后在流水中冲洗 12 小时左右,以除去多余的重铬酸钾。重铬酸钾是强氧化剂,常用浓度为 1%~3%。其穿透速度慢(如 3mm³ 组织块需固定 24 小时)。固定的组织收缩很小。可固定类脂体、线粒体、高尔基复合体、脂肪等,但不能用以固定染色体。在脱水至 70% 乙醇时用 0.5% 碘酒脱水,再用 70% 乙醇洗去碘化汞,最后用 5% 硫代硫酸钠洗涤,保存于 70% 乙醇中。

八、吉氏固定液

1. 配方　60% 乙醇 100ml, 80% 硝酸(或密度 1.456g/ml)15ml, 氯化汞 20ml, 冰醋酸 2ml, 蒸馏水 88ml。

2. 配法　将上述液体混合于烧杯中,将混合液贮存于玻璃瓶内,备用。

3. 用途　是昆虫幼虫的良好固定剂,能均匀固定组织,其中硝酸有软化角质层的作用。

4. 注意事项　氧化汞有剧毒,对黏膜有腐蚀作用,常用浓度为 5% 水溶液。穿透力较弱,可固定蛋白类物质,且有助染作用。固定时间 3~5 小时,过久也不会损害组织。固定后用 50% 乙醇冲洗,不可用水冲洗,因可使组织膨胀。洗涤时需脱汞。此混合液保存 24 小时后失效。

九、郝氏固定液

1. 配方　福尔马林 25ml,苦味酸 95% 乙醇饱和液 75ml,冰醋酸 5ml。

2. 配法　将苦味酸 95% 乙醇饱和液和福尔马林混合于烧杯中,临用时加冰醋酸 5ml,若加 1~2 滴氯仿,可助溶液浸入组织,尤其可使昆虫表皮柔软。

3. 用途　常用于固定准备切片的节肢动物标本。

4. 注意事项　固定完毕的标本,保存于严密紧塞或加盖的玻璃容器里。同时须在容器外贴上标签,并在标本放入溶液同时投入相应的标签,以免互相混淆。标签上注明固定剂、标本来源、日期等,文字应用黑色铅笔或绘图黑墨水书写。

十、昆虫固定液

1. 配方　苦味酸 12g,95% 乙醇 l200ml,氯仿 200ml,冰醋酸 100ml。

2. 配法　将苦味酸 12g 溶解于 95% 乙醇 1200ml 中,再依次加入氯仿 200ml 与冰醋酸 100ml。

3. 用途　适用于昆虫标本的固定。

4. 注意事项　标本在固定液中固定过夜后,移入 70% 乙醇中保存。

十一、通用(FAA)固定液

1. 配方　福尔马林 6ml,95% 乙醇 20ml,冰醋酸 1ml,蒸馏水 40ml。

2. 配法　将甲醛、冰醋酸和乙醇混合于烧杯中,备用。

3. 用途　适用于固定节肢动物标本。

4. 注意事项　FAA 固定液又称标准固定液、万能固定液,由福尔马林、乙醇和冰醋酸与蒸馏水配制而成。配制时容器勿过小,标本勿过多,以免拥挤而变形,并防组织内水分在固定时渗出,影响固定剂的浓度。勿使虫体和组织块贴于瓶底或瓶壁,以免影响固定剂的渗入。

第三节　常用染色液的配制

一、明矾卡红染色液

1. 配方　2.5%~5.0% 钾明矾水溶液 100ml,卡红 1.0g。

2. 配法　将卡红溶于钾明矾水溶液中,煮沸约 20 分钟,用玻璃棒充分搅拌使卡红溶解,冷却过滤。再加数滴防腐剂(如麝香草酚、苯酚、水杨酸钠或甲醛等)。

3. 用途　除大型标本外的其他节肢动物标本。

4. 注意事项　此液染色简单方便,无浓染之弊,但染色力较弱。配制染色液或进行染色时,所用的玻璃器皿应保持洁净和干燥。

二、盐酸卡红染色液

1. 配方　卡红粉 4g,盐酸 2ml,蒸馏水 15ml,85% 乙醇 95ml。

2. 配法　以蒸馏水 15ml 加盐酸 2ml,煮沸,趁热加入卡红粉 4g,再加入 85% 的乙醇 95ml,冷却后过滤,加氨水数滴进行中和。

3. 用途　除大型标本外的其他节肢动物标本。

4. 注意事项　染色液的 pH 与染色效果有密切关系,特别是中性染料。如瑞氏染色液和吉姆萨染色液,在染制血片时,其稀释液的 pH 宜在 6.8~7.0,过酸染色较红,过碱染色较蓝。

三、醋酸明矾卡红染色液

1. 配方　铵明矾或钾明矾 4g,卡红 3g,蒸馏水 50ml,冰醋酸 5~10ml。

2. 配法　将卡红 3g 加于钾明矾饱和溶液 100ml 中,煮沸使之溶解,然后加 10% 冰醋酸,存放 3 周,过滤即可使用。用 1 份原液以 99 份蒸馏水稀释。

3. 用途　适用于染制昆虫标本。染色的标本用水洗去冰醋酸即可脱水封藏。

4. 注意事项　视虫体大小不同,染色时间可从数分钟到数小时。还可用固绿、甲基蓝等复染。

四、明矾胭脂红染色液

1. 配方　钾明矾 6g,胭脂红粉 6g,蒸馏水 90ml。

2. 配法　上述混合液煮沸 30 分钟,待沉淀后,取上面的溶液,再加水煮沸至 90ml。冷却后过滤,加少许防腐剂（数滴）即成。

3. 用途　适于整体标本的染色。

4. 注意事项　不易过染,染色标本色泽较佳。

五、苯酚复红染色液

1. 配方　碱性品红 1 份,纯乙醇 10 份,5% 苯酚溶液 100 份。

2. 配法　将 1 份碱性品红溶于 10 份乙醇中,然后加入 5% 苯酚溶液 100 份配成。

3. 用途　此液常用于昆虫（含几丁质）标本的染色。

4. 注意事项　通常将该液稀释 5~10 倍使用,稀释液容易变质失效,一次不宜多配。

六、哈氏苏木精染色液

1. 配方　A 液:苏木精 1g,95% 或纯乙醇 10ml;
　　　　　　B 液:铵（或钾）明矾 20g,蒸馏水 200ml,氧化汞 0.6g。

2. 配法　先将 A 液置烧杯中煮沸几分钟,直至溶化。将 B 液（明矾需研碎）置另一 500ml 烧杯中,用微火煮沸 20 分钟（从初沸时算起）。然后,将 A 液徐徐滴入正在煮沸的 B 液中。加毕,离火焰慢慢加入氧化汞（速加则染色液可沸出瓶外）,再煮沸 3~4 分钟。最后,移烧杯于冷水中快速冷却（速冷可使溶液均匀,并加强着色力和渗透速度）。第二天过滤,贮存于棕色瓶中。氧化汞可加速染色液"成熟",故过滤后可立即使用。

3. 用途　适用于小型虫体的整体染色,对昆虫标本内部构造的染色效果也较好,胞核与胞质分化比较清晰。

4. 注意事项　在 1ml 染色液中加 5ml 冰醋酸,对核着色更好。

七、乳酸木桃红染色液

1. 配方　乳酸 60ml,甘油 40ml,木桃红微量。
2. 配法　将 60ml 乳酸与 40ml 甘油混合,加入微量木桃红搅拌均匀。
3. 用途　适合螨类等小型节肢动物标本的临时封固和染色。
4. 注意事项　螨类标本不需要染色,但为了观察微细结构,对于那些表皮骨化程度很低的螨类,常采用乳酸木桃红染色。

第四节　常用封固液的配制

一、乳酸封固液

1. 配方　乳酸和蒸馏水。
2. 配法　乳酸与蒸馏水在任意比例下混合,一般宜采用的浓度为 50%~100%。
3. 用途　适合螨类等小型节肢动物标本的临时封固。
4. 注意事项　不慎与眼睛接触后,立即用大量清水冲洗。

二、乳酸苯酚封固液

1. 配方　苯酚 20g,乳酸 16.5ml,甘油 32ml,蒸馏水 20ml。
2. 配法　把 20g 苯酚加入 20ml 蒸馏水中,加热使其溶解,然后加入乳酸 16.5ml,甘油 32ml,用玻璃棒搅拌均匀。
3. 用途　适合螨类等小型节肢动物标本的临时封固。
4. 注意事项　加热使苯酚充分溶解,混匀备用。

三、水合氯醛树胶封固液

1. 配方　主要成分为水合氯醛和阿拉伯树胶,具体配方如下。

(1)福氏(Farues)配方:水合氯醛 50g,阿拉伯树胶 30g,甘油 20ml,蒸馏水 50ml。改良的福氏封固剂需再加入碘化钠 1g、碘 2g。

(2)贝氏(Berlese)配方:水合氯醛 160g,阿拉伯树胶 15g,葡萄糖糖浆 10ml,纯甘油 20ml,冰醋酸 5ml,蒸馏水 20ml。

(3)蒲氏(Puri)配方:水合氯醛 70g,阿拉伯树胶 8g,甘油 5ml,冰醋酸 3ml,蒸馏水 10ml。

(4)霍氏(Hoyer)配方:水合氯醛 200g,阿拉伯树胶 30g,纯甘油 20ml,蒸馏水 50ml。

(5)辛氏(Singer)配方:水合氯醛 125g,阿拉伯树胶 30g,山梨糖醇 20ml,甘油 30ml,蒸馏水 50ml。

(6)贝孟二氏(Bayli-Munro)配方:水合氯醛 16g,阿拉伯树胶 15g,葡萄糖糖浆 10ml,

冰醋酸 5ml,蒸馏水 20ml。

（7）盖氏（Gater）配方：水合氯醛 74g,阿拉伯树胶 8g,葡萄糖糖浆 5ml,冰醋酸 3ml,蒸馏水 10ml。

（8）施氏（Swan）配方：水合氯醛 60g,阿拉伯树胶 15g,葡萄糖糖浆 10ml,冰醋酸 5ml,蒸馏水 20ml。

（9）洪氏（Hong）配方：水合氯醛 17g,阿拉伯树胶 20g,甘油 3ml,冰醋酸 3ml,蒸馏水 20ml。

2. 配法　上述 9 种配方的配制方法相同,均是将阿拉伯树胶放入烧瓶加水,置烧瓶于 50~80℃的水浴中,等树胶完全溶解后,加入水合氯醛,仍置于水浴中,等水合氯醛溶解并搅拌均匀后,依次加入其他成分,再搅拌,并用滤纸于皮氏漏斗中过滤,或静置等沉淀后,取上层澄清的胶液。阿拉伯树胶有块状、粒状和粉末之分,配制时应选用块状或粒状树胶。葡萄糖糖浆由 98g 葡萄糖溶化于 100ml 蒸馏水中制成。在标本封固前,可选用透明液如冬青油、甘油、液体石蜡等,也可专门配制洪氏透明液（洪氏透明液配方：阿拉伯树胶 8g,水合氯醛 80g,冰醋酸 4ml,甘油 12ml,蒸馏水 20ml）。

3. 用途　适用于在盖玻片下永久封固节肢动物标本。

4. 注意事项　待混合好后,过滤备用。水合氯醛封固剂经过较长一段时间后,易产生结晶现象,这种晶体会遮盖螨等小型节肢动物上的一些细微结构,导致螨体结构在镜检时不易分辨。辛氏封固剂因有山梨糖醇的存在,可防止玻片内水合氯醛产生重结晶。盖氏与蒲氏配方适合于热带气候条件下配制与应用,且特别适用在热带地方封制蚊子幼虫与蛹的标本。施氏与贝孟二氏配方适于温带气候条件下应用,且特别适用于温带地方封制螨类的标本。贝氏、霍氏与福氏配方一般用于封制螨类的标本。

四、多乙烯乳酸酚封固液

1. 配方　多聚乙醇 7.5g,水合氯醛 20g,无水乙醇 15ml,苯酚 22g,乳酸 22ml,蒸馏水 100ml。

2. 配法　将 7.5g 多乙烯醇粉加入无水乙醇 15ml 中,摇匀,再加入 100ml 蒸馏水,水浴加热使其充分溶解,摇匀即成多乙烯醇母液;取 56ml 多乙烯醇母液,加入 22g 苯酚,加热使苯酚溶解,再加入乳酸 22ml,充分摇匀装入棕色瓶备用。

3. 用途　适用于在盖玻片下永久封固节肢动物标本,不会有晶体出现。

4. 注意事项　水浴加热充分溶解,摇匀备用。

五、埃氏封固液

1. 配方　多聚乙醇 10g,水合氯醛 20g,乳酸（82%~95%）35ml,甘油 10ml,1.5% 苯酚溶液 25ml,蒸馏水 50ml。

2. 配法　先将多聚乙醇和蒸馏水置于烧杯中煮沸,加乳酸搅匀,再加入甘油,冷至微温;另把水合氯醛和 1.5% 苯酚溶液置于另一烧杯,在水溶液中溶解,形成水合氯醛混合液;将水合氯醛混合液加入上述微温的混合液中,搅匀,抽滤,保存在棕色瓶内备用。

3. 用途　适用于在盖玻片下永久封固节肢动物标本。

4. 注意事项　充分混匀后,抽滤备用。

六、C-M 封固液

1. 配方 甲基纤维素(methylcellulose)5g、多乙烯二醇[碳蜡(carbowax)]2g,一缩二乙二醇(diethylene glycol)1ml,95% 乙醇 25ml,乳酸 100ml,蒸馏水 75ml。

2. 配法 将甲基纤维素 5g 加入到 25ml 乙醇(95%)中,溶解后依次加入 2g 多乙烯二醇,1ml 一缩二乙二醇,100ml 乳酸和 75ml 蒸馏水,混合后经玻璃丝过滤,然后放入温箱(40~45℃),3~5 天后达到所希望的稠度时即取出备用。

3. 用途 适用于在盖玻片下永久封固节肢动物标本。

4. 注意事项 配制时,如果发现过于黏稠可加入 95% 乙醇稀释降低稠度。

七、通用封固液

1. 配方 鸡蛋白 50ml,福尔马林 40ml,甘油 10ml。

2. 配法 充分混合,静置一段时间,待气泡全部上升至液面;除去气泡,凝固后,贮存于密封瓶中,备用。

3. 用途 适用于在盖玻片下封固节肢动物标本。

4. 注意事项 待气泡去除后,再贮存于密封瓶中。

八、水玻璃合剂封固液

1. 配方 矽酸钠(水玻璃)50ml,白陶土(高陵土)40g,氧化锌(锌氧粉)9.5g。

2. 配法 先将白陶土和氧化锌充分混匀,然后加入水玻璃中调匀即可。

3. 用途 本合剂为黏合剂,适用于标本缸封口。

4. 注意事项 白陶土和氧化锌粉越细越好,不宜使用颗粒状的氧化锌。调剂时最好将白陶土和氧化锌粉用铜丝筛过筛,并将两种粉粒充分混合。置混合粉于研钵中,再加入一定量的水玻璃,使其充分研和即可。封固时间一般为 24 小时,待水玻璃合剂凝固后才可移动标本缸,在操作过程中和水玻璃合剂凝固前,切勿使其被水打湿或沾染标本缸内的液体。

(赵金红)

参 考 文 献

1. 曹建平,陈盛霞,徐会娟,等.隐孢子虫病常用病原学诊断方法的探讨.中国寄生虫学与寄生虫病杂志,2003,21(06):51-52+68.

2. 常正山.寄生虫标本的采集和保存.中国寄生虫学与寄生虫病杂志,2006,24(S1):76-81.

3. 陈敬文,张伟,崔华娟.几种冰冻切片固定液固定效果的比较.中国组织化学与细胞化学杂志,2010,19(06):617-618.

4. 范树奇.有机玻璃瓶装寄生虫标本制作的改进.哈尔滨医科大学学报,1987(05):40.

5. 盖丽娜,傅占江,代晓朋.寄生虫教学标本的保存与管理.湖州师范学院学报,2017,39(10):109-111.

6. 韩呈武,曹兴午.人芽囊原虫形态学的研究进展.国际检验医学杂志,2016,37(22):3168-3172.

7. 何兰花,卢家现.用改良苯酚品红染色液替代醋酸洋红染色液的研究.生物学杂志,2000,17(02):28-29.

8. 黄银欢,钟云.微生物实验中常用细菌染色方法的改良.齐鲁药事,2010,29(11):679-682.

9. 蒋莲秀,黄光玲,吴丹,等.三种常用细菌染色法的改良.医学理论与实践,2013,26(08):1068-1069.

10. 李朝品. 房舍和储藏物粉螨. 第 2 版. 北京: 科学出版社, 2018.

11. 李朝品. 人体寄生虫学实验研究技术. 北京: 人民卫生出版社, 2008.

12. 李朝品. 医学寄生虫图鉴. 北京: 人民卫生出版社, 2012.

13. 李朝品, 程彦斌. 人体寄生虫学实验指导. 第 3 版. 北京: 人民卫生出版社, 2018.

14. 李朝品. 医学节肢动物学. 北京: 人民卫生出版社, 2009.

15. 李朝品. 医学昆虫学. 北京: 人民军医出版社, 2007.

16. 李朝品. 医学蜱螨学. 北京: 人民军医出版社, 2006.

17. 李朝品. 中国粉螨概论. 北京: 科学出版社, 2016.

18. 刘润芳, 聂粉萍, 赵荣坡. 人体寄生虫学实验技术的改进. 河南科技大学学报 (医学版), 2005, 23 (04): 317–318.

19. 马吉献, 于纯智, 张廷, 等. 眼球固定液的配制及应用. 第四军医大学学报, 1994, 15 (04): 302–303.

20. 缪峰, 赵长磊, 刘永春. 现场调查寄生虫标本的收集、固定和保存方法. 中国寄生虫学与寄生虫病杂志, 2002, 20 (06): 61.

21. 齐春华, 王文平. 微生物实验室的质量控制管理. 中国卫生检验杂志, 2007, 17 (04): 717–719.

22. 秦啸峰, 潘晋, 陈茜文, 等. 浅谈人体寄生虫学实验标本的保存. 继续医学教育, 2012, 26 (11): 1–3.

23. 任成林, 张富梅, 王鹏. 几种苏木精 – 伊红染色液的改进和使用. 河北北方学院学报 (自然科学版), 2006, 22 (01): 61–63.

24. 孙维东, 姚新华, 苑淑贤, 等. 陈旧寄生虫标本整理试验. 中国畜牧兽医, 2008, 35 (01): 144–146.

25. 唐从国. 几种常用病理组织固定液的比较. 中国现代医药杂志, 2015, 17 (10): 110–112.

26. 吴平, 张声. 无醛固定液与甲醛固定液对组织形态学保存效果比较. 临床与实验病理学杂志, 2015, 31 (03): 343–345.

27. 徐静. 常见寄生虫标本的固定与保存. 中外医疗, 2008, 12 (1): 108.

28. 徐兴河. 几种寄生虫标本的收集、固定和保存方法. 地方病通报, 2004, 19 (03): 99.

29. 杨芳, 刘利兵, 刘芳娥. 常用教学菌种保存方法. 第四军医大学学报, 2004, 25 (09): 814.

30. 张锦娟. 现场调查寄生虫标本的收集固定和保存方法. 社区医学杂志, 2005, 3 (01): 83.

31. 赵惠玲. 苏木精染色液的改进和使用. 动物学杂志, 2005, 40 (04): 66–68.

32. 赵玉琼, 李瑞生, 陈华. 三种固定液对大、小鼠肠道组织石蜡切片质量的影响. 中国比较医学杂志, 2014, 24 (11): 53–56+2.

33. 朱明磊, 郭鄂平. 制作寄生虫虫卵长时间保存标本的研究. 医学动物防制, 2010, 26 (09): 873.

第七章

医学昆虫标本采集与制作

节肢动物的采集和标本制作对于本学科教学和科研具有非常重要的意义,也是卫生检验检疫以及虫媒病防控工作中的重要环节。虽然医学昆虫的采集和标本制作以及保存和运输存在一些共性的问题,但是由于各种节肢动物的生态特点之间还存在较大的差异,因此,对于某种医学昆虫而言,具体的采集和标本制作方法会有一些特殊的要求,需要甄别和选择。例如,成虫是作为大多数医学昆虫传播疾病的主要阶段,因此成虫是主要采集时期。另外,一些昆虫如蚊、蝇等主要采取野外采集的方式,对于蚤和虱等还可以通过宿主动物(以鼠为主)诱捕的方式。对于体型较大的昆虫如蝇、虻等,一般制作成针插标本,可直接在放大镜或解剖镜下观察。对于体型微小的昆虫如白蛉、蠓或昆虫卵、幼虫等,常制作成玻片标本,以利于在显微镜或放大镜下进行观察。

第一节 双翅目医学昆虫标本采集与制作

昆虫纲是节肢动物中的一大类,也是动物界种类最多、数量最大的 1 个类群,与人类生活关系密切,已知有 80 余万种,占整个动物界种类的近 80%。与医学相关的昆虫纲节肢动物称医学昆虫,其中重要的类群有蚊、蝇、白蛉、蠓、蚋、蚤、虱、臭虫和蜚蠊等。蚊是传播疟疾、丝虫病、登革热、流行性乙脑、西尼罗脑炎、基孔肯雅热、寨卡等的重要媒介,蚋是传播盘尾丝虫的媒介,而白蛉是传播利什曼原虫病的媒介;蜚蠊和蝇等则是可通过机械性传播各种肠道感染性疾病的媒介。因此,医学昆虫标本的采集和制作对于卫生检验检疫,以及虫媒病防控的教学和科研都具有非常重要的意义。医学昆虫标本的制作按照标本类型也可大致分为针插标本、浸渍标本和玻片标本等。然而,由于不同医学昆虫的形态和生态要点存在一定的不同,因此,具体的标本采集和制作方法在不同的医学昆虫之间也存在或多或少的差异。

(徐文岳)

一、双翅目医学昆虫的形态与生态要点

双翅目医学昆虫有 1 对前翅,膜质、适于飞翔,后翅退化为平衡棒,口器刺吸式或舐吸式等,上唇发达,其他部分不同程度地演化为适于吮吸液汁的附件;完全变态,从无翅的蛆或孑孓经过化蛹后变为能够飞翔的成虫,如蚊、蝇、白蛉、蠓、蚋等。双翅目幼虫食性广而杂,成虫大多雌性吸血,雄性系非吸血性,以植物液汁为营养,但蝇类的某些吸血种类雌雄性均吸血。

(一)蚊类形态与生态要点

蚊属于双翅目(Diptera),蚊科(Culicidae),能传播多种疾病,是一类重要的医学昆虫。

蚊种类繁多,全球已知 38 属 3350 余种。我国报告有 18 属 370 多种,其中按蚊属(*Anophe-les*)、库蚊属(*Culex*)和伊蚊属(*Aedes*)的种类具有较为重要的医学意义,可作为疟疾、淋巴丝虫病、登革热、黄热病、寨卡热、流行性乙型脑炎等疾病的传播媒介。蚊的分布极其广泛,有人类的地方几乎都有蚊的活动。

蚊与其他双翅目昆虫的主要区别是:①喙细长,刺吸式口器,有利于穿刺吸血及吸食液体食物。②翅脉特殊,翅脉与翅缘有鳞片。③足细长,覆有鳞片。

1. 形态特征

(1)成蚊:体小,体长 1.5~12.5mm,虫体灰褐色、棕褐色或黑色,分头、胸、腹三部分,足三对(图 7-1)。

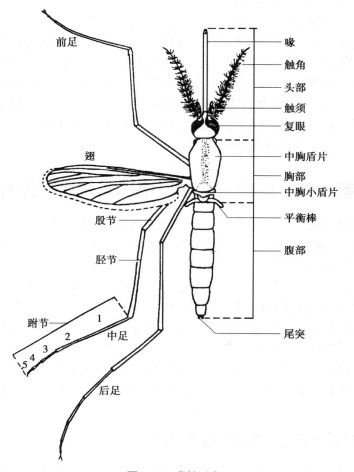

图 7-1　成蚊形态

1)头部:似半球形,有触角和复眼各 1 对(图 7-2)。触角共十五节,第 1 节称柄节,第 2 节称梗节,第 3 节之后的各节均称鞭节。各鞭节轮生一圈毛,雄蚊的轮毛长而密,雌蚊的轮毛短而稀,据此可辨别雌雄。雌蚊触角除轮毛外,还有短毛,分布于每一鞭节,短毛对空气中的化学物质变化产生反应,尤其是对二氧化碳和湿度最敏感,有寻找吸血对象的作用。蚊两复眼之间为一刺吸式口器,称喙,雌蚊喙包括上、下颚各一对,上内唇和舌;雄蚊上、下颚退化或几乎消失。雌蚊吸血时,上、下颚锯齿形,是主要的切割器官。下唇后弯呈弓形,唇瓣内吸,夹住所有刺吸器官,上内唇与舌构建成食管,使所吸食血液流入胃。雄蚊不吸血,只以植物汁液为食。

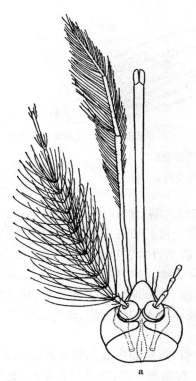

图 7-2 库蚊头部

（仿 Marshall）

a. 雄蚊头部 b. 雌蚊头部

2）胸部：分前、中、后胸,每胸节附足 1 对,蚊足细长,分别称为前足、中足和后足,足分基节、转节、股节、胫节及跗节,跗节末端有爪,足上常有鳞片形成的黑白斑点和环纹,可据此进行蚊种分类。中胸发达,附有翅 1 对,蚊翅膜质,窄长。翅脉简单,其上覆盖鳞片,所组成的白斑或暗斑是蚊分类的重要依据。后胸附有 1 对平衡棒,中胸、后胸各有气门 1 对（图 7-3）。

3）腹部：分 11 节,第 1 节不易见,2~8 节明显可见,最后 3 节变为外生殖器。雌蚊腹部末端有尾须 1 对,雄蚊腹部末端为钳状的抱器,生殖器构造复杂,是鉴别蚊种的重要依据。

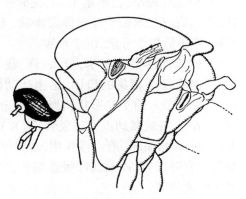

图 7-3 库蚊胸部

（仿 Marshall）

4）内部构造：蚊具有消化、排泄、呼吸、循环、生殖等系统。其中,消化和生殖系统与疾病传播有重要关系（图7-4）。

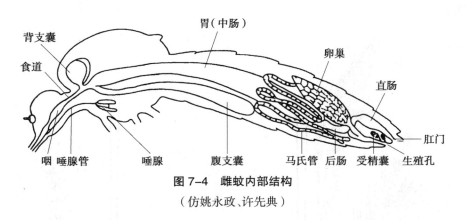

图7-4　雌蚊内部结构

（仿姚永政、许先典）

成蚊消化道分前肠、中肠和后肠,前肠包括口腔、咽、食管、前胃；中肠即胃,是消化吸收营养部分；后肠自胃后端直至肛门。食管和前胃交接处有三个支囊,具有储存水等物质及调节体液浓度作用；前胃和中肠间有瓣膜相连,防止胃食管反流；胃后部有五条马氏管,用于排泄。在前胸内有1对唾液腺。每一唾液腺分3叶,每叶有1小唾液腺管,最后汇合成总唾液腺管,通入舌内。唾液腺管能分泌和贮存唾液。蚊的唾液含有多种酶,例如抗血凝素能阻止被叮刺的人或动物的血液凝聚,溶血素能破坏吸入的红细胞,凝集素使破坏的红细胞凝集。

雌蚊卵巢1对,所连的两输卵管汇成总输卵管,汇成前形成的膨大部位称壶腹（ampul-la）。总输卵管连接阴道,阴道远端有受精囊和一对副腺开口,阴道口在第八、九腹节腹面的交界处。每个卵巢由几十个至二百多个卵巢小管组成,每个卵巢小管包括3个发育程度不同的卵泡（follicle）。雄蚊生殖系统睾丸1对,每一睾丸发出的一条输精管远端膨大为储精囊,两储精囊会合成射精管。射精管远端为阴茎,阴茎两侧有抱器。

（2）卵：较小,长不足1mm,长椭圆形,形态因种而异（图7-5）。按蚊卵舟状,两侧有浮囊,产出后浮在水面。库蚊卵圆锥状,无浮囊,成堆连在一起形成卵筏浮于水面。伊蚊卵橄榄状,产出后单个分散,沉于水底。

（3）幼虫：俗称孑孓,分头、胸、腹3部分。头部有触角、复眼、单眼各1对,咀嚼式口器,两侧有细毛密集的口刷,迅速摆动摄取水中的食物。胸部略呈方形,不分节。腹部细长,可见9节。前7节形状相似,第8节背面有气孔器或呼吸管,是幼虫期分类的重要依据（图7-6）。按蚊属幼虫无呼吸管,第8节背面有1对气门,第1至7腹节背面有成对的掌状毛（palmate bristle）,有漂浮作用,幼虫停留时,虫体与水面平行；库蚊属和伊蚊属幼虫第8腹节背面有呼吸管,库蚊属呼吸管细长,伊蚊属呼吸管粗短,幼虫停留时,虫体倒垂水面下,与水面形成角度。

（4）蛹：形似逗点状,分头胸部和腹部。胸背两侧有1对呼吸管,是分属的重要依据（图7-7）。蚊蛹不食能动,常停息于水面,遇惊扰时迅速潜入水中。蛹的抵抗力强,在无水情况下,只要保持一定的湿润,仍能发育羽化为成蚊。

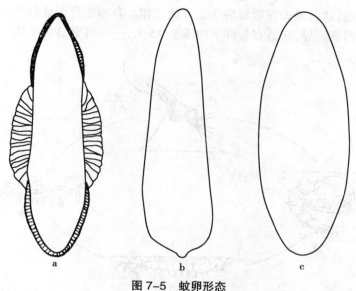

图 7-5　蚊卵形态

a. 按蚊卵　b. 库蚊卵　c. 伊蚊卵

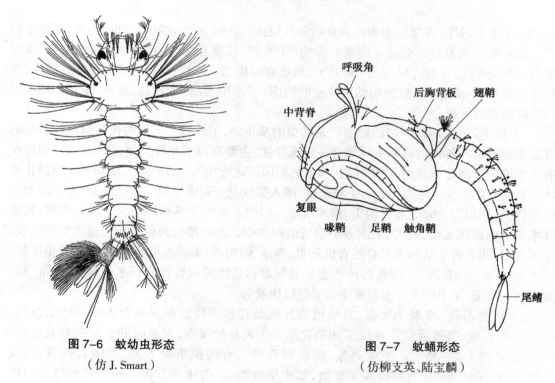

图 7-6　蚊幼虫形态

（仿 J. Smart）

图 7-7　蚊蛹形态

（仿柳支英、陆宝麟）

2. 生活史与生态要点

（1）生活史：蚊的发育属于全变态，分 4 个时期，即卵、幼虫、蛹和成虫。蚊卵必须有水才能孵化，夏天通常经 2~3 天可孵出幼虫。幼虫期的长短随水温与食物而异。在气温 30℃和食物充足的条件下，经 3 次蜕皮发育成为四龄幼虫，约 5~7 天化为蛹。蛹不吃但能动，漂浮在水面下，在夏季通常经过 2~3 天后羽化，羽化时间通常在黄昏和清晨。成蚊羽化后不久,即行交配、吸血,通常雌蚊在吸血后 3 天开始产卵。自卵发育至成蚊所需时间因气候、环境温度及食物等因素而异,在适宜条件下约需 9~15 天,一年可繁殖 7~8 代(图 7-8)。

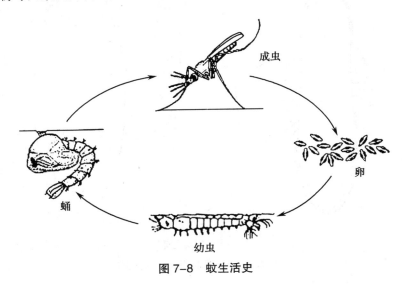

图 7-8　蚊生活史

　　(2)生态习性:各孳生地中幼虫食物来源包括有机物、原生动物、单细胞藻类、浮游生物等。幼虫的生长发育还受以下因素的影响:①光照:改变光照时间的长短可影响蚊的发育进程;②水温:适宜发育温度为 15~35℃,最适宜温度 25~30℃;③水的流速:多喜静水,少数在缓流中;④雨量:直接影响幼虫孳生的范围;⑤水中天敌:淡水鱼、青蛙、蜻蜓的幼虫等均为蚊幼虫的天敌。

　　1)孳生习性:成蚊产卵的地点就是幼虫的孳生地,了解蚊孳生地对控制蚊传播的疾病具有重要意义。各种蚊对孳生环境有一定选择性,主要有以下几种类型:①稻田型:通常在有水生植物遮蔽处,附近有住户养猪、养牛的稻田。此外在沼泽、芦苇塘、池塘等大型静止水体也常见。此类孳生地的代表为中华按蚊、嗜人按蚊及三带喙库蚊。②缓流型:在洁净的缓流水体中,如山涧、溪床、灌溉沟渠、渗水坑等。以微小按蚊为典型的代表。③丛林型:指丛林浓荫下的山涧溪流、石穴、泉潭等小型清洁积水中。大劣按蚊的孳生地为该类型的代表。④污水型:指各种生活污水及自然有机污水、粪池、阴沟、污染的水田等,主要孳生致倦库蚊、淡色库蚊等。⑤容器型:指在各种小型生活容器和自然形成容器的积水中孳生,如缸、桶、盆、轮胎、竹桶、椰子壳等。主要孳生蚊如白纹伊蚊等。

　　2)吸血习性:雄蚊不吸血,只吸植物汁液及花蜜。雌蚊必须吸食人或动物的血液,卵巢才能发育、繁殖后代。雌蚊多在羽化后 2~3 天开始吸血,吸血时间多在黄昏及凌晨,其最适温度为 20~35℃。吸血对象,随蚊种而异。有的偏嗜吸人血,如嗜人按蚊、白纹伊蚊、致倦库蚊等;有的偏嗜吸家畜血,如中华按蚊、三带喙库蚊等。同一蚊种吸血习性也会发生变异。蚊的嗜血性对疾病的传播与流行有着密切的关系,是判断传播媒介的重要依据。因蚊能兼吸人和动物的血,故能传播人畜共患疾病,如流行性乙型脑炎和黄热病。

　　3)栖息习性:蚊的栖息习性大致分为三种类型:①家栖型:吸血和栖息均在室内,如嗜人按蚊。②半家栖型:吸血后稍在室内停留,然后飞出室外栖息,如中华按蚊。③野栖型:

吸血至产卵完全在野外,如大劣按蚊。此分型并非绝对,同一蚊种因地区、季节或环境的不同,其栖息习性也会改变。

雌蚊吸血后通常在阴暗、潮湿、避风的场所栖息。室内多栖于床下、屋角、门后、墙面及杂物上。室外多栖于草丛、洞穴、树下及农作物。掌握蚊的栖息习性,是制订灭蚊措施及考核灭蚊效果的依据。

4)交配与产卵:蚊羽化后 1~2 天可交配,常在未吸血之前。交配在群舞时进行,群舞是几个至几百、几千个蚊在草地上空、屋檐下或人畜上空飞舞的一种性行为。通常雌蚊一生只需交配一次,交配后可产卵多次。

5)季节消长和越冬:蚊的季节消长受温度、湿度和雨量影响。我国气候南北悬殊,各蚊种季节消长各异。同种蚊在不同地区季节消长也不同,如中华按蚊每年 3 月初出现第一代幼虫,成蚊密度在 5 月起始上升,7 月达高峰,9 月以后下降,但在台湾省每年 4 月和 9 月间出现两个高峰。掌握各地区不同蚊种的季节消长情况,对灭蚊有很大意义。在外界温度低于 10℃时,蚊进入冬眠,这是蚊对气候季节性变化而产生的一种生理适应现象。蚊的生理状态受到阻抑,进入休眠或滞育,雌蚊不吸血,卵巢停止发育,脂肪体增大,隐匿于地下室等阴暗不通风处。到第二年春天,蚊复苏飞出,吸血产卵。以成蚊越冬的有致倦库蚊、淡色库蚊、中华按蚊等;以卵越冬的多见于伊蚊,嗜人按蚊也可以卵越冬;以幼虫越冬的多见于清洁水体孳生的蚊种,如微小按蚊。在热带及亚热带地区,全年平均温度均达 10℃上,蚊无越冬现象。蚊越冬机制复杂,受外界因素如温度、光照、内分泌调节、种的遗传性等各种因素的影响。

3. 医学意义 在世界大部分的地区,蚊是严重的公共卫生问题。蚊虫叮人、吸血,夜间可影响人们睡眠,白天干扰正常工作,在景区可妨碍游客休息,影响游览兴趣。蚊可传播多种疾病,如中华按蚊传播疟疾,三带喙库蚊、淡色库蚊传播乙脑,埃及伊蚊、白纹伊蚊传播登革热,嗜人按蚊传播丝虫病等。据研究,由蚊子传播的疾病达 80 多种,每年约有 7 亿人被蚊传染疾病,致死人数超过 72.5 万人,约每 17 人中就有 1 人死于蚊传病。蚊传播的疾病包括疟疾、淋巴丝虫病、流行性乙型脑炎、登革热、黄热病、寨卡病毒病等。

(1)疟疾(malaria):据 1935 年卫生署的调查,在瘴气盛行的区域里,居民血液内有疟原虫的占 50%,患恶性疟疾的占 72%。根据近期发布的《2016 年世界疟疾报告》,2015 年,在全世界存在疟疾病例的 106 个国家中,尽管新发病例数下降了 50%~75%,但是全球疟疾病例数仍有 2.13 亿例,因疟疾死亡人数有 43.8 万人。全世界因疟疾死亡的儿童达 30.3 万人。可见全球疟疾疫情目前仍十分严重。

(2)流行性乙型脑炎(epidemic encephalitis B):这是一种由滤过性病毒引起的中枢神经系统急性传染病。库蚊、伊蚊和按蚊的某些种类都能传播该病,其中以三带喙库蚊最重要。

(3)淋巴丝虫病(lymphatic filariasis):丝虫病传播媒介为 4 属 30 余种蚊如中华按蚊、微小按蚊、淡色库蚊和致倦库蚊,人是唯一的终寄主,普遍易感。

(4)登革热(dengue fever):伊蚊是传播登革病毒的主要蚊种,身上有黑白斑纹,又叫黑斑蚊。

4. 我国主要传病蚊种

(1)中华按蚊(*Anopheles sinensis*):是我国疟疾和丝虫病的传播媒介。成虫灰褐色,触须具 4 个白环,翅前缘具 2 个白斑,腹侧膜上有 T 形暗斑,后足 1~4 跗节有白环。幼虫孳生于面积较大的静水中,常见稻田等处。成蚊偏嗜畜血,兼吸人血,多栖于畜房。中华按蚊分布在除青海、西藏外全国各地,是最常见的按蚊。

（2）嗜人按蚊（*Anopheles anthropophagus*）：是我国疟疾和马来丝虫病的主要传播媒介。成蚊类似中华按蚊,但触须较细,翅前缘基部一致暗色,尖端白斑小,后足同中华按蚊。幼虫多孳生于遮阴面积较大的积水中,如沟溪等处。成蚊偏嗜人血,多栖息于人房。嗜人按蚊分布于我国东经 100° 以东,北纬 22° ~34° 之间广大地区。

（3）微小按蚊（*Anopheles minimus*）：是我国疟疾的主要传播媒介。雌蚊触须具 3 个白环,末端两个白环等长并夹一约等长的黑环;触须后半部有一较窄白环,上述黑、白环也可有变化;翅前缘具 4 个白斑;各足跗节一致暗色。分布在北纬 32° 以南山地和丘陵地区。

（4）大劣按蚊（*Anopheles dirus*）：是我国疟疾重要媒介。成蚊中等大,灰褐色。雌蚊触须有 4 个白环,翅前缘脉有 6 个白斑,各足股节和胫节都有白斑。幼虫主要孳生于丛林荫蔽的积水、小池等处。大劣按蚊在我国主要分布于海南岛以及云南西部和广西南部的少数地区,通常有较高的自然感染率,是海南岛疟疾媒介防制的主要对象。

（5）淡色库蚊（*Culex pipiens pallens*）：淡色库蚊与致倦库蚊（*Cx. p. quinquefasciatus*）是库蚊属的两个亚种。是我国班氏丝虫病的主要传播媒介。喙无白环,腹部背面有基白带,淡色库蚊基白带下缘平整,致倦库蚊基白带的下缘呈弧状,各足跗节无淡色环。幼虫均孳生于污染较轻的水中,如污水坑、清水粪坑等处。淡色库蚊和致倦库蚊的形态、生态习性近似,但在我国的地理分布不同,以北纬 32° ~34° 分界,淡色库蚊分布于长江流域及以北地区,致倦库蚊分布在南方广大地区。

（6）三带喙库蚊（*Culex tritaeniorhynchus*）：是流行性乙型脑炎的重要传播媒介。成蚊体小,棕褐色。喙中段有一白环,触须尖端白色,腹背基部有淡黄色的狭带,各足跗节基部有一白环。幼虫主要孳生于沼泽等处。成蚊偏嗜畜血,兼吸人血,多栖于畜房。三带喙库蚊广布除新疆、西藏以外的全国各省区。

（7）白纹伊蚊（*Aedes albopictus*）：是我国登革热、流行性乙型脑炎的重要媒介。成蚊中小体形,黑色。体有银白色斑纹,中胸上有一白色纵纹,腹部背面有基白带,后跗 1 至 4 节有基白环,末节全白。幼虫孳生于树洞、旧轮胎、雨水积水及假山盆景中。白纹伊蚊主要分布在我国辽宁省以南广大地区。

（彭鸿娟）

（二）蝇的形态与生态要点

蝇属于双翅目（Diptera）,环裂亚目（Cyclorrhapha）,全世界已知 34 000 余种,我国记录 4200 余种。蝇按照孳生习性可分为自由生活种类（腐食性、体外寄生）和寄生种类（兼性寄生、专性寄生）。我国与人类疾病有关的蝇类多属于蝇科（Muscidae）、丽蝇科（Calliphoridae）、麻蝇科（Sarcophagidae）、厕蝇科（Fanniidae）、狂蝇科（Oestridae）及皮蝇科（Hypodermatidae）等。

1. 形态特征

（1）成蝇:体长 4~14mm,分为头、胸、腹三部分（图 7-9）,体色呈暗灰、黑、黄褐、暗褐等色,或有蓝绿、青、紫等金属光泽。全身被有鬃毛（图 7-10）。

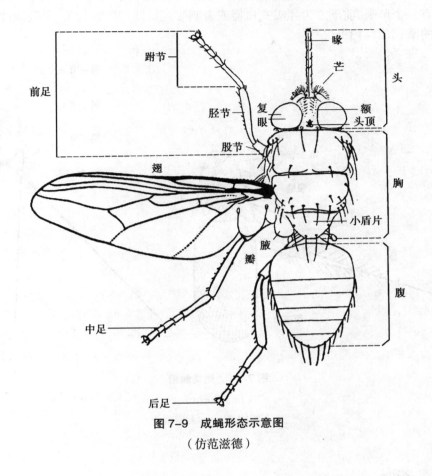

图 7-9　成蝇形态示意图

（仿范滋德）

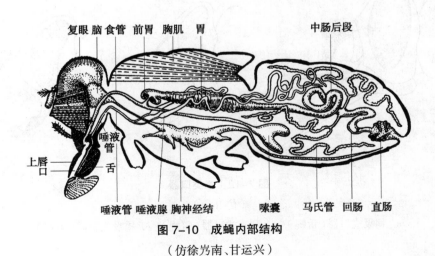

图 7-10　成蝇内部结构

（仿徐岢南、甘运兴）

1）头部：半球形，通常前面突，后面扁平，前面具复眼一对、触角一对（图 7-11），额的单眼三角区有三个单眼，前下方为舐吸式口器或者刺吸式口器（图 7-12）。一般雄性复眼的眼距比雌性的窄（图 7-13）。

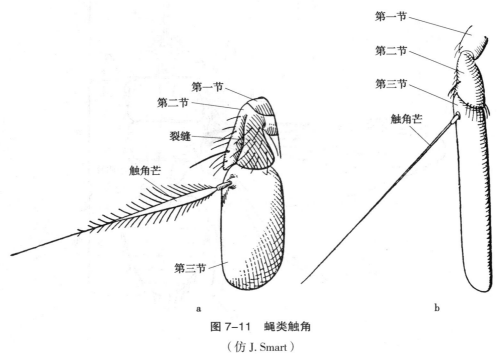

图 7-11　蝇类触角

（仿 J. Smart）

a. 有瓣蝇类　b. 无瓣蝇类

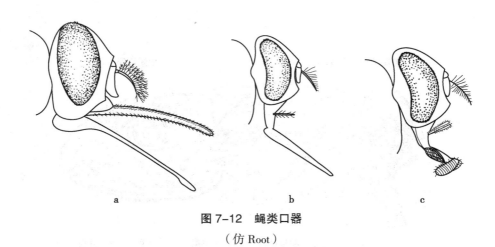

图 7-12　蝇类口器

（仿 Root）

a. 刺吸式口器（舌蝇）　b. 刺吸式口器（螫蝇）　c. 舐吸式口器（舍蝇）

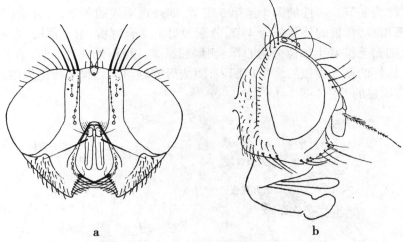

图 7-13　蝇类头部侧面观

（仿范滋德）

a. 正面观　b. 侧面观

2）胸部：由前向后分为前、中、后胸三节，前、后胸几乎退化，中胸特别发达（图 7-14）。中胸具一对翅，后胸具一对平衡棒，中胸和后胸侧面各具一对气门。前胸可见肩胛、前胸侧板、前胸基腹片三部分，中胸背板包括盾片、小盾片、后小盾片、侧背片、背侧片等，盾片和小盾片上常有位置和数目恒定的鬃或鬃位。每一胸节具足一对。足多毛，末端具爪、爪垫各一对和一个刚毛状的爪间突。发达的爪垫密布纤毛，可分泌黏液具黏附作用并能携带病原体。

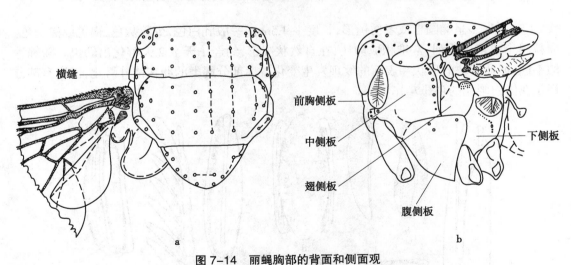

图 7-14　丽蝇胸部的背面和侧面观

（仿徐芎南、甘运兴）

a. 背面观　b. 侧面观

3）腹部：圆筒形，末端尖圆。末端数节为外生殖器。卵生雌蝇有产卵器，产卵时伸出。雄蝇外生殖器是蝇种鉴定的重要依据。

常见蝇类的腹部理论上由 11 节组成，但最末几节不发达或者退化，形成负肛节，雄性腹部为9节,雌性为8节。两性的第1至第5腹节,即外观明显的各节,合称前腹部。前腹部由背板和腹板组成,背板的外观分为4节,分别为第1、2合背板、第3背板、第4背板和第5背板,背板上的鬃毛按着生部位分为心鬃、侧鬃和缘鬃。腹板外观为5节,第5腹板在两性中显著不同,雄性的第5腹板后缘中部凹入,两侧形成侧角。后腹部特化为尾器,两性的尾器在结构上有明显的差别(图7-15)。

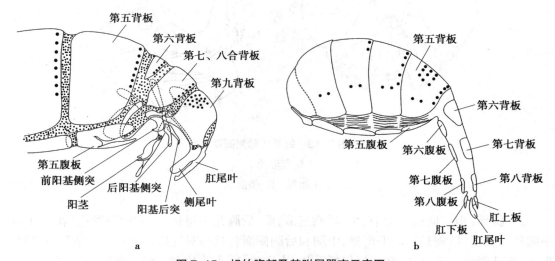

图 7-15　蝇的腹部及其附属器官示意图

(仿范滋德)

a. 雄蝇后腹部侧面观(丽蝇)　b. 雌蝇腹部侧面观(丽蝇)示伸出的产卵器

（2）卵:多呈椭圆形或者纺锤形,长度1~1.5mm,一般乳白色,少数灰色、褐色或黑褐色。卵粒单个或多个排列,常堆积成卵块,在自然状况下,约经1天至2天孵化出幼虫。随蝇种的不同,卵及卵块的形状和表面的纹理发生变化。大部分蝇类的卵在体外孵化,但也有部分蝇是在体内孵化的(图7-16)。

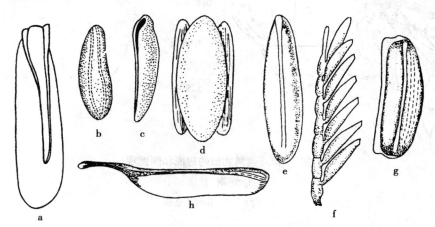

图 7-16　蝇卵的形状及纹理

(仿范滋德)

a. 花蝇　b. 家蝇　c. 厩螫蝇　d. 厕蝇　e. 丽蝇　f. 纹皮蝇　g. 腐蝇　h. 毛瓣家蝇

（3）幼虫：又称为蛆，乳白色，长 1~13mm 不等，无眼也无足，多数为圆柱形，前尖后钝。幼虫分 3 龄，1 龄幼虫无前气门、后气门环不明显、气门裂 1 个；2 龄幼虫具前气门、后气门环完整、气门裂 2 个；3 龄幼虫具前气门、后气门环有气门裂 3 个，根据前气门的数量、后气门环、气门裂的数量基本可看出幼虫的龄期（表 7-1）。蝇类 3 龄幼虫大都呈长锥形，头小尾大，由头部往后逐渐增粗，体分 14 节，头部 1 节，胸部 3 节，腹部 10 节，但外观仅见 8 节，9~10 节隐藏于第 8 节之下，第 10 节常演化为肛板。头部：大多种类头缩入胸部之内，成为伪头。具疣状触角和下颚须 1 对，腹面具纵裂的口孔和口钩，口孔外为横裂的口沟，口钩外露。口咽器位于头节内，又称口咽骨，由口钩、下口骨、咽骨和若干小骨组成。胸部：由前、中、后三节组成。前胸具有 1 对前气门，前气门由小室和形状各异的孔突组成，孔突呈指状、分枝状和球状。前气门的大小、形状及孔突的数目、排列方式等是重要的分类依据。中胸和后胸体表的棘的排列也为分类特征。腹部：2~7 腹节有横的隆起（腹垫），腹垫上有形态和排列各异的棘群，可以作为分类的依据。第 8 腹节后部有一对后气门，后气门的大小、形状、间距、气门环完整与否，以及气门裂的形状、大小、排列方式及气门钮的有无等各蝇种不同。植食性蝇类幼虫口咽器的副口骨群特别发达，口杆腹面具齿并与口钩愈合，能取食植物嫩芽、根、茎和叶等，成虫取食植物的汁液和花蜜。通常花蝇科、蝇科芒蝇亚科和丽蝇科鼻蝇亚科中的某些种类多数是取食植物的嫩芽或叶茎，寄蝇科的许多种类喜欢舐食花蜜。但是很多蝇类并不是专性的植食性，寄蝇科的许多种类不仅取食植物的汁液和花蜜，还会取食蚜虫、介壳虫等分泌的糖类物质。营寄生生活蝇类的幼虫，口咽器中口钩非常发达，有的具有特殊的表面结构，如厕蝇的幼虫（图 7-17，图 7-18）。

表 7-1　蝇类幼虫龄期区别

区别要点	1 龄	2 龄	3 龄
前气门	无	有	有
后气门环	不明显	有	有
气门裂	1 个	2 个	3 个

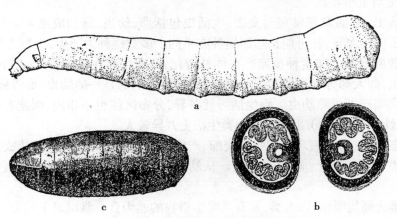

图 7-17　家蝇三龄幼虫和蛹

（仿 Austen）

a. 三龄幼虫侧面观　b. 三龄幼虫后气门后面观　c. 蛹侧面观

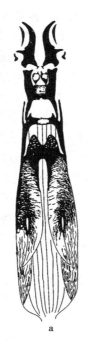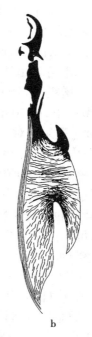

图 7-18　蝇类幼虫口咽器

（仿范滋德）

a. 口咽器背面观　b. 口咽器侧面观

（4）蛹：三龄幼虫老熟后发育成蛹，为围蛹。蛹圆筒形，壳呈棕褐色至黑色，有时略呈金属光泽，长约 5~8mm。蛹与壳分离，蛹包被其中，初为黄白色，不食不动，除保留 3 龄幼虫的主要外部特征外，还有 1 对呼吸角或者成为暂时性呼吸器的突起。在围蛹末期，头端呈环形裂开，成蝇从围蛹中羽化而出（图 7-17），在温湿度适宜环境中，经 3~17 天羽化。蛹对高温耐受性差，但对低温耐受。

2. 生活史与生态要点

（1）生活史：蝇的发育属完全变态，生活史包括卵、幼虫、蛹和成虫 4 时期（图 7-19），各虫态特征依种类而异，各历期长短因蝇种亦不同。多数蝇种为卵生，少数为卵胎生（如狂蝇、舌蝇、多数麻蝇等），卵生种类卵产在体外孵化，卵胎生卵在体内孵化，产下的是成熟幼虫或 1 龄幼虫，如大部分麻蝇科和部分蝇科、丽蝇科产下的是一龄幼虫，而舌蝇科和胃蝇科等寄生性种类则产下成熟幼虫。蝇生活习性各异，分布区域也不相同，因此有一化性（1 年 1 代）和多化性（1 年多代），因此不同蝇类生活史差异较大。

（2）生态习性：常常表现在成蝇的交配、产卵、觅食、栖息等行为上。从成虫食性上看，包括不食蝇类、蜜食、粪食、血食、杂食性。从幼虫的食性上看，包括寄生性、植食性、动物质性、杂食性等。

舌蝇雌雄成蝇均吸血，以人类、家畜及野生猎物的血为食。雌蝇对于幼虫产地的选择较严格，且因种类不同而有差别，一般会避开粪便或腐朽的物质，而在有荫蔽的草丛、森林下多石子的松土中产出幼虫。幼虫能钻入松土下数厘米或在落叶下变为蛹。成蝇一般见于林地，但被宿主动物所吸引时也会飞出到开阔的草原。不同种的舌蝇嗜好的血源不同，最危险的

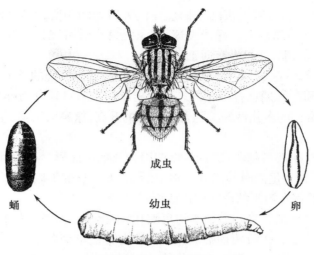

图 7-19 蝇生活史

是那些对血源选择不专一的种群，它们通过叮咬已经感染的人、大型家畜或野生动物而被锥虫感染，感染后再叮咬其他人或动物时，就将锥虫注进入宿主血液内。病原体锥虫通过舌蝇吸血，经胃发育，然后向前移行，由口腔经涎腺管进入涎腺，该蝇再吸血时注入健康人体，使人患锥虫病，如果不进行治疗，死亡率可达 100%。舌蝇分布于热带、亚热带和非洲，我国未见报道。多个种类均可引起昏睡病。常见种类有须舌蝇和刺舌蝇。

1）幼虫习性：蝇幼虫分为自生和寄生两类。营自生生活的幼虫生长发育以孳生物作为食物和栖息场所，孳生物主要为人粪（人粪堆、粪池、散布的人粪）、家畜的粪便（骡粪、马粪、牛粪、猪粪）、狗粪、禽粪（鸡粪、鸭粪）等；腐败动物质类（各种动物尸体、内脏、血、骨、皮毛）；腐败植物质类（腐败水果和蔬菜）；有机垃圾；特殊行业废料（酒、醋、酱等酿造废渣，榨油废渣及含有机质的废水等）；生物类（活体植物、菌类等）。寄生于人和脊椎动物的幼虫根据寄生特性分为：①专性寄生：幼虫在宿主活组织中寄生才能完成生活史。如羊狂蝇寄生于羊鼻腔和鼻窦；宽额鼻狂蝇寄生于马的鼻腔和鼻窦；纹皮蝇寄生于牛皮下；肠胃蝇寄生于马消化道。部分幼虫对宿主和寄生部位无选择性，如蛆症金蝇和黑须污蝇等。②兼性寄生：幼虫通常是腐食性或尸食性蝇种。在特殊条件下营寄生生活，多寄生在坏死组织中。如丽蝇科和麻蝇科的蝇种。③偶然性寄生：蝇卵或幼虫被误食入消化道或幼虫入侵泌尿生殖道寄生。如住区蝇类以及果蝇、酪蝇和尾蛆蝇等。

2）成蝇食性：成蝇的食性较复杂。自由生活的蝇类多为粪食性、尸食性、杂食性和植食性。不食蝇类口器退化，不能取食，如狂蝇、皮蝇和胃蝇科蝇类；吸血蝇类以动物与人的血液为食，雌、雄性均吸血，如厩螫蝇；住区非吸血蝇类多数为杂食性，以腐败的动植物、人和动物的食物、排泄物、分泌物和脓血等为食。蝇取食频繁，且边食、边吐、边排便，该习性在蝇类机械性传播疾病方面具有重要意义。

3）活动与栖息：蝇类的嗅觉化感器发达，具有很强的趋味性，发现孳生物会大量聚集。另外，蝇具有喜光性。目前，尚未发现蝇类具有大规模迁徙的习性，飞行能力有限，一般在羽化地直径 200~500m 的范围内活动，但可以随交通工具携带到很远的地方。蝇类的活动主要受温度和光照的影响，如家蝇在 4~7℃仅能爬动，20℃以上才比较活跃，在 30~35℃时最活跃。大多数蝇类在白天活动,夜间常栖息在白天活动的场所,如家蝇常栖息在室内的天花板、墙、电线或悬空的绳索上。蝇善飞翔,如家蝇每小时可飞行 6~8km,通常活动范围为1~2km 内,有时可随车、船、飞机等交通工具扩散。

4)季节消长和越冬:我国各地气候和自然环境差别迥异,蝇的季节活动也非常不同,不同的种类出现季节和高峰期也各不相同。根据出现的季节可以分为春型、春夏型、夏型、夏秋型和秋型。一些常见的多化性蝇类随着年气温的升高,繁殖力增强,使种群密度升高成为优势种。

蝇除卵外的各时期都可越冬,蝇越冬虫期因种或地区而异。少数种类如毛腹雪地蝇以成蝇过冬,经常在阳光充足的时间飞到雪地上活动,大多数蝇类以蛹过冬,少数种类以幼虫过冬。家蝇则可以躲避在温暖的房间内以成蝇过冬。

5)羽化:多化性蝇类在春、夏、秋季均可羽化,一化性的蝇类一般有固定的羽化期。在北方,蝇类的羽化多发生在清明前后,雄虫一般比雌虫早羽化 1~3 天。头部前方的额囊伸缩顶破蛹壳,整个羽化过程约 1~2 个小时,初羽化的成蝇,体壁柔软,颜色较浅,随后额囊收缩为缝状,体色加深,体表出现各种颜色及斑条粉被等,经爬行、抖翅等过程飞离羽化场所。

6)交尾:羽化后的成蝇当天即可交配,雄蝇羽化后 1~2 个小时即可交配,雌蝇则羽化后即可交配,甚至羽化过程中即可吸引雄性聚集,翅未展开,爬行阶段即可交配。雄蝇交配前常用前足梳理头部,用后足刷翅。交尾时间可持续数小时。尚未发现蝇类的孤雌生殖的现象。

3. 医学意义　蝇对人类的危害包括直接危害和间接危害,除骚扰和吸血外,更重要的是传播多种疾病和蝇幼虫寄生于人体引起的蝇蛆病。蝇类传播疾病包括机械性传播、生物性传播等方式。

(1)机械性传播:蝇类体内外携带多种病毒、细菌、立克次体、寄生虫及寄生虫卵等,通过与人类接触或者接触人类的食物,机械性传播病原体。蝇可传播痢疾、霍乱、伤寒、副伤寒、脊髓灰质炎、肠道原虫病、肠道蠕虫病、结核病、细菌性皮炎、雅司病、沙眼和结膜炎以及炭疽等。

(2)生物性传播:多种吸血性蝇类吸食人和牲畜的血,从而影响人类和动物的睡眠和工作,并且把携带的病原体传播给人类,引起人类的疾病。如厩螫蝇、印度螫蝇、东方角蝇、羊蜱蝇等吸食多种动物的血液。舌蝇(*Glossina* spp.)能传播流行于非洲的人体锥虫病。此外,冈田绕眼果蝇(*Amiota okadai*)是结膜吸吮线虫的中间宿主。

(3)幼虫寄生:幼虫寄生于人或动物的组织或腔道内而导致疾病发生,感染的幼虫以宿主组织为食,引起宿主发病,即蝇蛆症。根据寄生部位,蝇蛆病分为以下类型:

1)皮肤蝇蛆病:皮蝇属的某些种类产卵于人的毛发或衣服上,孵出的幼虫钻入皮下,出现间歇性、游走性皮下肿块。胃蝇 1 龄幼虫钻入皮内移行,形成曲折的隧道,呈现出血性条纹状匍行疹。人肤蝇和嗜人瘤蝇等幼虫在皮肤钻入部位形成疖样肿块。也可由于皮肤创伤出血、伤口化脓所发出的气味诱蝇产卵或幼虫而致病,致病蝇类有金蝇、绿蝇、丽蝇、亚麻蝇和污蝇等属中的一些蝇种。

2)五官蝇蛆病　狂蝇和鼻狂蝇的某些种类在飞行过程直接冲撞人或动物眼部,将幼虫产于眼结膜和角膜上致急性结膜炎,偶见家蝇、绿蝇、皮蝇等属的幼虫侵害眼部的病例。家蝇、腐蝇、金蝇、绿蝇、丽蝇、黑麻蝇、亚麻蝇、污蝇等属蝇类产卵或产幼虫于耳、鼻、咽和口腔等处诱使致病。

3）消化道蝇蛆病　通常因误食被蝇卵或幼虫污染的食物或饮水所致。多数患者有消化道疾病症状，常在呕吐物或粪便中发现蝇蛆。致病蝇种繁多，以丽蝇科和麻蝇科中的蝇种最多。

4）泌尿系统蝇蛆病　蝇产卵或幼虫于外阴部，幼虫进入泌尿生殖道而致病。致病蝇类有家蝇、厕蝇、金蝇、绿蝇和别麻蝇等属中的一些蝇种。

4. 我国主要传病蝇种　与人类疾病关系比较密切的主要是腐生性的蝇类如丽蝇、麻蝇和蝇科的种类以及吸血蝇类。腐生性的蝇类主要是体表携带细菌、病毒或者寄生虫虫卵等导致人类疾病，主要以肠道疾病为主，如痢疾、霍乱等。因吸血引起昏睡病及其他疾病传播的舌蝇、厩螫蝇等也是重要的蝇类。此外，引起人类及动物蝇蛆症的蝇的种类也受到广泛关注，如污蝇、伏蝇、厕蝇、食蚜蝇等。

（1）家蝇（*Musca domestica*）：体长 5~7mm 中胸盾片具 2 对黑色纵条，前胸基腹片和前胸侧板中央凹陷具毛；腹部第一、二合背板除前缘及中条暗色外均为黄色，第三、四背板具暗色正中条，第五背板的色调、斑、条近似于第四背板，有时正中条不明确。第一腹板具毛。家蝇分布较为广泛，在人居环境、畜牧养殖、垃圾堆集等各种场所均可发现其踪迹，幼虫在畜粪、各种厨余、动物尸体等腐败植物质、动物质上孳生。

（2）厩腐蝇（*Muscina stabulans*）：体长 6~9mm，间额黑色，侧颜约与间额等宽，银灰色。触角第 3 节基部和第 2 节棕黄色，第 3 节端部大部分黑色，触角芒长羽状。下颚须棕黄色，胸部盾片灰黑色，具 4 条黑纵纹，小盾片带黄色。翅肩鳞和前缘脉基鳞黄色。厩腐蝇为我国北方城镇的优势蝇种，常可侵入居家室内。幼虫孳生于人畜粪便、兽毛、兽骨、兽皮及烂菜等腐败物中，在孳生物附近常可见成蝇。

（3）巨尾阿丽蝇（*Aldrichina grahami*）：体长 4.8~12mm，体色藏青色或暗蓝色，颊和颊毛黑色，下颚须棕黄色。胸部背板盾沟前有 3 条明显的黑色纵纹，其中正中纵纹略宽。腹部黑色，背板覆盖灰色显斑，雄性尾节较为膨大。成虫多栖息于厕所、粪堆中。幼虫孳生于半稀人粪、猪粪及腐烂的牛肉中，为尸食性兼粪食性。

（4）红头丽蝇（*Calliphora vicina*）：体型大，体长可达 13mm。青蓝色，颊的前方大部分呈黄色或红棕色，在口前缘几乎均为红色。中胸有两条很细的不太清晰的黑色纵纹。为真住区蝇种，成蝇嗜食新鲜人、畜粪便及腐败动物质，喜欢在腐肉、水果摊及粪便上活动。幼虫主要孳生在动物尸体中，较少在粪便，极嗜腐鸡肉。

（5）丝光绿蝇（*Lucilia sericata*）：体长 5~10mm，体型变化较大，体色为青绿色，侧额和侧颜覆有银白色粉被，侧后顶鬃 2 根以上。前胸侧板中央凹陷处有黑色纤毛，后胸基腹片具毛；翅前缘基鳞黄色，亚前缘脉骨片仅具绒毛，腋瓣淡白色。丝光绿蝇为典型的喜室外活动的真住区蝇种，成蝇容易被腐肉、鱼腥、葱蒜味所吸引，在腐败动物性物质、垃圾、粪便上常见。幼虫为尸食性兼杂食性，喜食烂牛肉、腐鱼和腐鸡肉等。幼虫偶可寄生于人的伤口中。

（6）大头金蝇（*Chrysomyia megacephala*）：体长 8~11mm，大型青绿色蝇种。侧颜和侧颜毛、颊、颊毛及下颚须均为橙黄色。雄复眼前面观常呈上下两半眼面，上半小眼大，下半小眼小，翅肩鳞和前缘脉基鳞黑色，腋瓣棕色至暗棕色。腹部青绿色，有明显的暗色后缘带。大头金蝇为典型室外活动真住区蝇种，成蝇粪食，也喜腐败和腥臭动物质、甜食，其活动场所相当广泛。幼虫为杂食性而偏尸食性，但多数孳生于人粪便。

（7）伏蝇（*Phormia regina*）：体长可达 10mm，中等体型，胸背蓝绿色，具金属光泽。两性额鬃很密，触角棕色至暗棕色，触角芒长羽状，颜暗棕色，颊底色暗黑，具黑毛，颊后头沟后部分具黄毛，下颚须棕黄。胸部及腹部蓝绿色，前气门淡橙色至污白色，后气门暗褐色。腹部第 3 背板有不明显的褐色纵纹，无后缘带。该蝇主要分布于较寒冷地带，是我国北方极为常见蝇种，地面、草丛、灌木、绿化等均可见。幼虫尸食性，常孳生于动物尸体、腐鱼、腐肉及屠宰场的垃圾、下脚料等处。幼虫可寄生于人畜伤口处。

（8）棕尾别麻蝇（*Boettcherisca peregrina*）：体长 6~14mm，中型至大型蝇类。触角棕黑色，触角芒长羽状，颊较高，颊毛大部分黑色，下缘 1/3 约为白色，下颚须黑色。胸部盾片中纵黑条纹前端较细，后盾片部分约与侧纵条等宽，前胸侧板中央凹陷具毛。翅透明，翅脉暗棕色，翅肩鳞黑色，腋瓣白色。该蝇为真住区蝇种，在人居环境及周围常见，幼虫孳生地广泛，可孳生于人粪、畜粪、腐肉及垃圾中，以半稀人粪及腐肉最适宜。

（9）粪种蝇（*Adia cinerella*）：体长 3.5~5.5mm。触角芒毳毛状；中鬃 2 行，排列规则，前中鬃列间距与它和前背中鬃间距等宽；腹侧片鬃 2：2；后胫后背鬃 2；♂腹部各背板正中具狭三角形黑条，但不达各背板的后缘；第 5 腹板侧叶内缘末端具短鬃丛；幼虫主要孳生地表猪粪、牛粪、人粪和马粪块中，也可在土厕所、人粪堆中和烂菜中孳生。成蝇喜食地表人粪、猪粪、牛粪、鸡鸭粪、狗粪和其他腐败植物质，但少见于腐败动物质上。

（10）夏厕蝇（*Fannia canicularis*）：体躯中型或小型，体长 4.0~8.0mm，体灰色或黑色，胸有三条黑色的、纵向的条纹；腹部略有光泽，基部或前两段有时带黄色，带有深棕色的基底色。腹部最宽处在第一、二合背板的后缘处。成虫常见于垃圾站、小垃圾桶、垃圾车以及其他食物垃圾储存的地方。幼虫在人或动物的粪便、腐殖物或正在腐败的动物质中孳生，幼虫也可侵入人或动物皮下或肠管内孳生。

（11）厩螫蝇（*Stomoxys calcitrans*）：雄蝇体长 5~7mm。两性间额都有正中淡棕色粉被纵条，从单眼三角往下延伸，呈倒三角形，雄额宽约为头宽的 1/4，间额宽约为一侧额宽的 3 倍以上；r_{4+5}脉下面的小毛仅见于基部，不超过 r–m 横脉；足黑；腹黑，具灰黄色粉被及带纹，第三、四背板正中上缘和两侧后缘各具一不相连的暗斑。厩螫蝇呈世界性分布，为我国最常见的吸血蝇类，主要吸食牛、马、羊等家畜的血和人血，幼虫主要孳生在禽、畜粪或腐败的植物质中。

（12）肠胃蝇（*Gastrophilus intestinalis*）：体长可达 15mm，复眼裸，两性额均宽，触角第二节明显小于圆形的第三节，有时第二节可覆盖第三节的大部。后小盾片不发达，下腋瓣有长缘缨，爪垫发达。翅透明，具褐色斑或呈烟灰色。腹部第一背板呈完整的角形嵌入第二背板正中，雌虫具较长的产卵器并弯向腹面。幼虫寄生于驴、马等单蹄动物消化道前部（偶有寄生于人体内），包括胃、食管，以口钩吸附在黏膜内，有时在肛门处悬挂很多，老熟幼虫脱落于土壤中化蛹。成虫常在寄主活动场所出没。

（13）绵羊蜱蝇（*Melophagus ovinus*）：绵羊蜱蝇又称为羊虱蝇，体长圆形，或扁阔如皮革状，外形颇似扁虱而得名，成虫体长 4~6mm，体色棕或褐色，头短而宽，刺吸式口器，无单眼，触角较短，足发达，具发达的爪，善抓握。成虫吸食绵羊的血，偶尔吸食人血，常在寄主体表寄生。

（14）长尾管蚜蝇（*Eristalis tenax*）：体长 14mm 左右；头黑色，覆毛，复眼毛棕色；暗棕色触角；胸部背板全黑，覆黄白色毛，小盾片棕黄色；腹部各节大部棕黄色，第 1 背板黑，第 2、3 具前后缘窄缘带及中纵黑斑，4、5 背板大部黑色。幼虫鼠尾状，腐食性，孳生于排污水沟、畜禽粪便污染或有机污染水体，以细菌为食。

（15）凯氏酪蝇（*Piophila casei*）：世界性分布，为酪蝇科典型代表，成蝇体长 4mm，约为家蝇的 1/3 或 1/2，体表呈黑色、蓝黑色或青铜色，头部、触角、腿带黄色，翅约带光泽，静息状态平覆于腹部，喜食脂肪，在多油质的乳酪、肉等物质或腐败动物残体中繁殖。某些种类酪蝇的蛆当其受到惊吓或停止进食成蛹时跳跃，俗名跳虫（cheese skippers）。

附 我国无分布的重要种类

1）须舌蝇（*Glossina palpalis*）：体长 8.0~9.0mm。触角第三节末端外侧具狭长的淡黄色区域，余者灰色，除基部外侧覆长缨毛外，其余无长缨毛；后足跗节全暗褐色；腹部背板呈黄褐色或黑褐色，第一背板与第二背板中间的三角区域呈淡黄色或灰色，灰色的三角区向后延伸逐渐变窄呈中纵条一直至第五背板。成虫常在靠近溪流、河流和湖泊边浓密的植物丛中发现。

2）刺舌蝇（*Glossina morsitans*）：触角第三节末端前缘无长缨毛；前、中足跗节最后两节具明显的深褐色、黑色末端，后足跗节不全为暗褐色；腹部背板的暗褐色条带不达后缘。习性与须舌蝇相似，在开阔的林地觅食。

（吴建伟　邓耀华　岳巧云　国果　吴薇）

（三）白蛉的形态与生态要点

白蛉属双翅目（Diptera）、长角亚目（Nematocera）、白蛉科（Phlebotomidae），是一种小型的吸血昆虫，大小约 1.5~5.0cm。世界上白蛉目前已发现有 700 余种，我国记录的有 40 余种（亚种）。白蛉传播多种疾病，尤以利什曼病和白蛉热最为重要。

1. 形态特征

（1）成蛉：白蛉体色程灰黄或浅灰色，全身密布细毛，驼背状，白蛉体分头、胸、腹三个部分，体长 1.5~4cm，约为蚊子 1/3，翅狭长而尖呈枪头形，在停息时两翅向背面竖起呈 45°，足细长（图 7-20）。

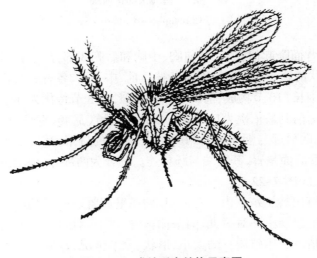

图 7-20　成蛉形态结构示意图

1）头部：呈半球形，头的两侧有一对大而黑的复眼。从复眼之间伸出一对很长的触角。由 16 节组成，通常第 3~15 节的一侧有叉形刺 1~2 根。在触角的下方有一较粗的喙。喙为刺吸式，有一个粗大的下唇、一对上颚、一对下颚、一个舌和一个上内唇组成。喙的两边有较长的触须一对，分 5 节，向头下的后方弯曲（图 7-21）。

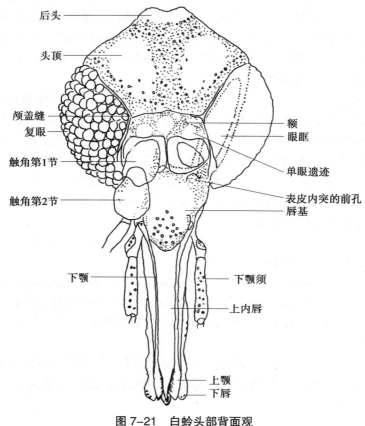

图 7-21　白蛉头部背面观

（仿 Christophers & Shortt）

2）胸部：胸部背面隆起似驼背，分前胸、中胸和后胸 3 部分，中胸最发达。中胸背板上有一对狭长呈桃叶状的翅。后胸有一对平衡棒。前、中、后胸各有一对腿。

3）腹部：腹部细长，10 节构成，前 7 节形状相似，后 3 节特化为外生殖器。

4）消化系统：由前到后依次为口腔、咽、食管、胃、肠（后肠、直肠）和肛门。口腔与喙相连，形似烧杯。口腔的后部与咽相连，咽好像一只油灯的灯罩，其后端为咽甲。咽的后面是一根短的食管。食管后面是胃，其后端与肠相连。肠分为两部分，前端是后肠，后端是直肠，其末端开口即为肛门（图 7-22）。

5）生殖系统：雌白蛉生殖器由一对卵巢、两条输卵管、一个阴道、一对受精囊和一对附腺组成。雄性白蛉生殖器由一对睾丸、两条输精管、一个储精囊、一条注精管、一个注精器、一个阳茎和两条注精丝。生殖器官的大小、形状、分节情况，每种白蛉均不相同。可作为白蛉的鉴别（图 7-23）。

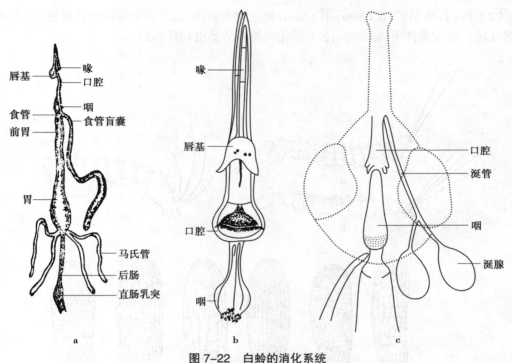

图 7-22　白蛉的消化系统

（仿姚永政、许先典）

a. 消化道　b. 口腔及咽　c. 消化道前端

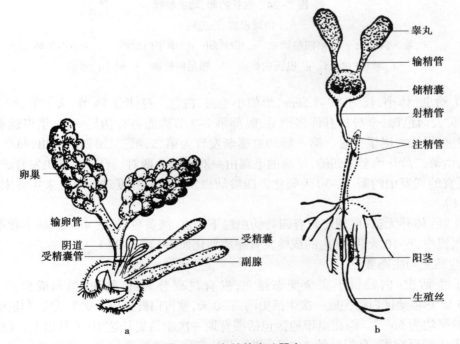

图 7-23　白蛉的生殖器官

（仿姚永政、许先典）

a. 雌蛉生殖器官　b. 雄蛉生殖器官

（2）卵：长椭圆形，0.38mm×0.12mm，初生时为灰色，以后渐变深棕色或黑色，外壳多有很多纹迹。适宜条件下，卵经 7~12 天孵化为第一龄幼虫（图 7-24）。

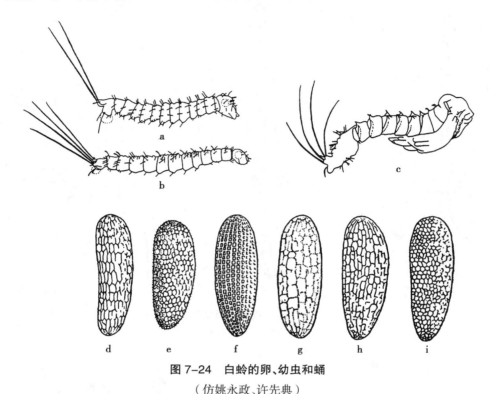

图 7-24 白蛉的卵、幼虫和蛹

（仿姚永政、许先典）

a. 第一龄幼虫　b. 第四龄幼虫　c. 白蛉蛹　d. 中华白蛉卵　e. 蒙古白蛉卵

f. 鳞喙白蛉卵　g. 巴氏白蛉卵　h. 银足白蛉卵　i. 微小白蛉卵

（3）幼虫：体小，长约 1.0~1.5mm，形似小毛虫，白色。身体分 14 节，头 1 节、胸 3 节、腹 10 节。头大而色深，全身长有许多刚毛，腹部第 1~7 节腹面各有伪足一对，借以运动，在第 9 腹节上有很长的尾鬃一对。第一龄幼虫逐渐发育为第二、第三、第四龄幼虫，每龄之间脱皮一次，由第二龄开始至第四龄，尾端的毛鬃由一对增加为两对。自一龄幼虫发育成四龄幼虫，在适宜的气温中约需 25~30 天蛹化。四龄幼虫发育成熟并度过冬季至来年春末才蛹化（图 7-24）。

（4）蛹：体外无茧，尾端连附有四龄幼虫蜕下的皮，淡黄色，长约 4mm。蛹不食不动，在适宜的气温中，6~10 天后，蛹内的成蛉发育完成羽化而出（图 7-24）。

2. 生活史与生态要点

（1）生活史：白蛉属于完全变态昆虫，发育过程分为卵、幼虫、蛹和成虫四个时期（图 7-25）。热带地区白蛉完成一次生活史约需 30 天，蒙古白蛉完成一次生活史平均为 47 天。中华白蛉平均为 56 天。而在温带地区包括滞育期一次生活史长达 10 个月以上。白蛉羽化后 1~2 天内即可交配，交配后的 3~7 天，雌蛉开始产卵。每次产卵前必须吸血一次，否则卵不能发育。雌蛉一生仅交配一次，多在吸血前进行，可产卵多次。雌蛉一生产卵 40~80 个，平均 50 个。雄蛉交配后不久死亡，雌蛉可存活 2~3 周。白蛉的整个生活史，经过由卵经幼虫、蛹至成蛉的发育过程,整个过程所需的时间与温度、湿度和泥土内食物情况有直接关系。天气寒冷时,各期发育迟缓或停顿。以 21~28℃对白蛉的发育最为适宜温度,从卵至成虫约需 6~8 周。在 27℃以下完成生活史可能要 8 周以上。在我国北方温度达 17~18℃时,成蛉即开始活动。

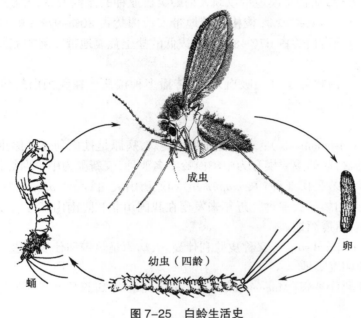

图 7-25 白蛉生活史

（2）生态要点:白蛉的孳生地在户内为人房、厕所、畜舍、鸡窝与窑洞等地的墙、泥土的各种缝隙中,户外为土墙缝、砖石缝、树根、洞穴、阴沟附近及草地下等地。

1）孳生习性:当雌蛉的卵巢发育成熟后,就寻找适宜的地方产卵,白蛉孳生地的类型很复杂。生活在荒漠地区啮齿动物洞穴内的白蛉是集中的;而在黑热病流行区内,其幼虫的自然孳生地极为分散。滋生环境的特点有三条:第一是土质疏松,温度合适,有隐蔽物;第二是泥土中有机物质丰富,幼虫的食料来源不困难;第三是不受水或旱的影响。

2）吸血习性:雄白蛉不吸血,以植物汁液为食。雌白蛉吸血,在羽化后 24 小时便开始吸血。吸血时间在黄昏后开始,午夜后渐趋停止,并逐渐飞回栖息场所。白天在阴暗的场所也可以吸人和家畜血。

3）活动及栖息场所:大部分为阴暗无风的地方,如墙边、洞穴、畜舍、地窖、各种暗角和家具后面;野外的窑洞、土洞、桥洞等。白蛉的飞翔能力极弱,活动范围不大。家栖视白蛉活动范围,75% 在 30m 内,极少数可达 100m 以上。

4）季节消长:成蛉出现的时间较短,一般全长为四个半月左右,通常在 5 月上旬开始,以后密度急速上升,至 6 月中、下旬形成第一个高峰,然后骤然下降;至 7 月中旬前后又回升,在 7 月下旬到 8 月中旬出现第二个高峰,此后渐行下降,8 月下旬至 9 月初终止。

白蛉的季节开始与终止与气温有密切关系,通常白蛉季节平均气温在 17~30℃,旬平均气温（18±1）℃常为白蛉开始和终止的气温。

5）越冬:白蛉由于发育要求温度高,气温下降时发育速度减慢,因此以四龄幼虫越冬,一般都在地面下 5~10cm 的厚土中,耐寒力较强。

6)白蛉的分布:白蛉的地理分布主要取决于媒介白蛉的种群分布及其生态习性。在不同的地理环境中,均有 1~2 种对该区环境有较强适应性的代表白蛉种。山地景观地带以长管白蛉为主;与山麓相衔的砾漠地带以亚历山大白蛉种组成的 69%~100%;古老绿洲地带以长管白蛉为优势种;胡杨荒漠地带以硕大白蛉吴氏亚种的比例为高,占 66%~77%,其次为微小司蛉新疆亚种占 14%~39%;梭梭荒漠地带安氏白蛉占 80%~97%;植被主要为琵琶柴混生红柳的地带以蒙古白蛉占 67%~84%;海拔低的盐土荒漠地带以阿帕克斯蛉为唯一的白蛉种。

3. 医学意义 白蛉除了叮人吸血外,能传播多种疾病。在我国白蛉传播的疾病为黑热病。

(1)利什曼病

1)黑热病(Leishmaniasis):又称内脏利什曼病,病原是杜氏利什曼原虫。该病分布广泛。在我国广大流行区的主要媒介为中华白蛉指名亚种,仅新疆为中华白蛉长管亚种(*P. C. longiductus*)、硕大白蛉吴氏亚种(*P. majorwui*)和亚历山大白蛉(*P. alexandri*)。内蒙古和甘肃部分地区为硕大白蛉吴氏亚种。近年来发现在我国川北和陇南山区存在以中华白蛉为主要媒介的黑热病自然疫源地。

2)东方疖(Tropical sore):又称皮肤利什曼病,病原是热带利什曼原虫。该病主要分布于地中海、中东及印度等地。

3)皮肤黏膜利什曼病(Mucocutaneous leishmaniasis):病原是巴西利什曼原虫。该病分布于南美洲。

(2)白蛉热(Sandfly fever):病原为病毒,其可经白蛉卵传至后代。该病流行于地中海地区至印度一带。

(3)巴尔通病(Bartonellosis):病原为杆菌状巴尔通体,分布于拉丁美洲。

4. 我国主要传病蛉种 白蛉的分布范围很广,呈全球性分布,于我国的白蛉属白蛉以古北区种类居多;司蛉属和异蛉属的白蛉则以东洋区种类为主。一般地说,东洋区系的昆虫北向分布均可超越北纬 30°,唯至长江以北数量渐次递减;反之,北方种(古北区系)向南移的情况也大致相仿。需要指出的是,跨越区系的种类毕竟是少数。由于地理隔离,不同种类的白蛉形成各自栖居的区系特点,一般是不易改变的。属于典型的东洋区系的种类,在古北区即使发现数量也是有限。反之,北方种延续至东洋区也是极为罕见。

(1)中华白蛉(*Phlebotomus chinensis*):是属于古北区蛉种,在北纬 32° 以北有着极为广泛的分布区,此蛉向南可扩展至东洋区的海南岛(北纬 18°),但极为罕见。在东洋区与古北区相衔接地区里,相当北纬 25° ~32° 范围内,此蛉数量不多,呈点状分布,至北纬 32° 以北地区,数量明显增大,呈片状分布。它在我国西部的分布界限,约在兰州、西宁一带。而长管白蛉是古北区横贯欧、亚两洲的蛉种;在国内的分布仅限于新疆境内,与中华白蛉的分布截然分开。

(2)长管白蛉(*Phlebotomus longiductus*):是分布欧亚两大洲的 11 个国家,在我国仅分布在新疆境内,主要以塔里木北缘和西缘的古老绿洲地带数量最大。分布于绿洲地区的黑热病,称为平原性黑热病(人源型),传染源主要是患者,传播媒介为家栖性长管白蛉,另外还存在长管白蛉近家栖种群。

（3）吴氏白蛉（*Phlebotomus wui*）：是我国西北荒漠区内典型的蛉种之一，与国外的近似种有着明显形态区别和地理隔离。在我国新疆和内蒙古额济纳旗荒漠区内是主要蛉种。分布于绿洲地区的黑热病，称为平原性黑热病（人源型），传染源主要是患者，传播媒介为家栖性吴氏白蛉，另外还存在吴氏白蛉近家栖种群。分布于塔里木盆地边缘和塔河流域的黑热病，称为荒漠型黑热病（自然疫源性），媒介为野栖性吴氏白蛉，传染源至今不明，患者多发生在荒漠戈壁新开垦的绿洲中，患者以 2 岁以下的婴幼儿为主。分布于克拉玛依地区的皮肤利什曼病，在 1982 年首次发现，并得到证实。传播媒介为吴氏白蛉，病原为婴儿利什曼原虫。

（4）蒙古白蛉（*Phlebotomus mongolensis*）：实际上也是荒漠区的典型蛉种，在伊朗、阿富汗、乌兹别克斯坦、土库曼斯坦、阿萨克斯坦等地荒漠内广泛存在；在甘肃河西走廊黑山湖荒漠以及新疆准噶尔荒漠克拉玛依一带，栖居在大沙鼠洞内的白蛉群体，总是以蒙古白蛉为优势蛉种。毋庸置疑，它起源于荒漠，随后由于地理分化、生境变化，使此蛉在河西走廊以东逐渐演化为家栖性蛉种。在中国蒙古白蛉有着极为广泛的分布区，大约相当于北纬 31° ~45°、东经 74° ~121° 范围内都有它的存在。

（5）亚历山大白蛉（*Phlebotomus alexandri*）：是跨越欧、亚、非三大洲的种类，分布极为广泛。在我国西北从甘肃河西走廊嘉峪关一带开始出现，向西直至新疆天山南北都有它的分布。在甘肃河西走廊，见于地势略陡、干燥、植被贫乏的砾石戈壁，山洞内密度很高。在新疆东部吐鲁番煤窑沟内此蛉系典型野栖种类，野外各种洞穴常是它的栖息地，在该区山谷内，植被贫乏，其生态环境大致与河西走廊所见相仿。在新疆北部准噶尔盆地南缘山脚下，围绕着砾石戈壁和半草甸交杂地带，亚历山大白蛉的密度很高。

分布于天山南麓的沟谷砾质荒漠地带的黑热病，称为砾漠型黑热病（自然疫源性）。媒介为亚历山大白蛉。患者以儿童居多，成人主要为外来人口，传染源不明。

司蛉属种类中，微小司蛉新疆亚种、阿帕克司蛉、吐鲁番司蛉、鳞喙司蛉、许氏司蛉等均可以认为是古北区的种类。从我国地理分布的土地来看，江苏白蛉、何氏白蛉、土门白蛉、歌乐山司蛉和南京司蛉等数种白蛉，可认为是东洋区种类向古北区过渡的中间种类，它们的分布有相当地局限性，在我国遗留的数量已为数不多，一般难以查见。

（赵玉敏）

（四）蠓类形态与生态要点

蠓类属昆虫纲（Insecta）双翅目（Diptera）长角亚目（Nematocera）蠓科（Ceratopogonidae），是完全变态双翅目昆虫，其形态与摇蚊科（Chironomidae）非常相似，因而早先蠓类作为摇蚊科的一个亚科，至 1917 年后才独立为科，而今已分为 6 个亚科。在蠓类中，与医学有关的是吸血蠓（blood-sucking midges）。世界已知吸血蠓共 4 个属，即库蠓属（*Culicoides*）、蠛蠓属（*Lasiohelea*）、细蠓属（*Leptoconops*）和澳蠓属（*Austroconops*）。我国现知的吸血蠓仅包括前 3 属约 450 种，约占世界已知吸血蠓种的 28.38%。

1. 形态特征

（1）成虫：体微小，多数为 1~5mm。体表有毛，呈黑色、褐色或棕色，或黑白相间。体分为头、胸、腹 3 部分，足 3 对。有翅 1 对，静止或叮刺时，相叠平置于腹部背部。胸部稍显隆起，头部略显低垂（图 7-26）。

1）头部：近半球形，略低下，复眼发达，复眼相邻接（接眼式）或相分离（离眼式）；触角由 13~15 节组成。其鞭节由 13 个环节组成，其端部 4~5 节常延长而称为长节，基部 8~9 节

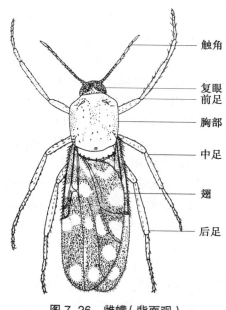

图 7-26　雌蠓（背面观）

（引虞以新）

即又称短节。触角各节长短及其形态的变化具有种间的差别,各长节的总长度与各短节的总长度的比值称作触角比值（AR）,是分类中常用的鉴别依据之一;口器刺吸式,由端部具齿的大颚、小颚各 1 对,上、下唇和舌片各 1 片组成的喙,其长度短于头高或接近头高。一对由 5 节组成的下颚须称作触须,其长度常与喙相等或稍长,第三节内侧有音符状的感觉器。

2）胸部:常较宽,背面稍隆,前胸不发达,后胸退化,中胸发达分成盾片、小盾片和后小盾片。具翅 1 对,卵形,静止时两翅相叠,平置于腹部背面。通常雄虫的翅较雌虫翅窄,翅面可有大毛和微毛,也可有明、暗斑纹,有粗细毛相间形成的翅缘。后翅退化为平衡棒;足细长,有粗细不等的毛和刺。

3）腹部:10 节,第 10 腹节短小,7~10 节渐趋特化,形成外生殖器。1~6 节的背板均不发达,成基腹板式,除第 1 腹节背板可延抵第 2 腹节外,其余各节背板均不覆盖全腹节。腹部两侧膜质,2~6 腹节常无完整的腹板,或仅有足迹形的半腹片,第 7 腹节后即为生殖节。

（2）卵:蠓类因其孳生习性的不同,各亚科的卵和幼虫形态也各不相同。铗蠓亚科（Forcipomyiinae）的卵为长卵形,卵壳表面不光滑有粒状突起,通常为黑色或褐色;蠓亚科（Ceratopogoninae）库蠓的卵则为窄长的香蕉形,卵壳表面有刻纹;毛蠓亚科（Dasyheleinae）毛蠓属（*Dasyhelea*）的卵呈马靴形,并被胶状黏液所包裹（图 7-27）。

（3）幼虫:蠕虫状,头部常角化,有一对具端齿的大颚,头壳内有一组角化的咽片结构（phrymgeal）,具有啃碎和筛选食物的功能。头胸部有短颈,通常有 3 个胸节;9 个腹节。

各亚科幼虫的孳生习性区别很大,以至形态也有显著差别（图 7-28）。铗蠓亚科（Forcipomyiinae）的幼虫头部是下口式,体节多毛、刺和突,具有前胸拟足,尾端有若干角质钩及后拟足（图 7-28:a、d）,成熟幼虫化蛹后,将皮蜕仍残留于蛹尾。毛蠓幼虫虽也具有下口式的头壳,但体节无上述铗蠓幼虫所具有的刺、突和前胸拟足,仅尾节有与之相似的角质钩。

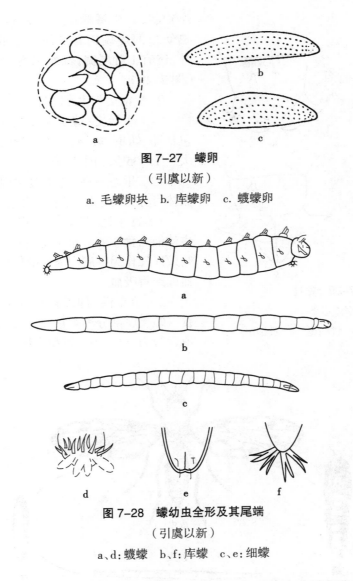

图 7-27　蠓卵

（引虞以新）

a. 毛蠓卵块　b. 库蠓卵　c. 蠛蠓卵

图 7-28　蠓幼虫全形及其尾端

（引虞以新）

a、d: 蠛蠓　b、f: 库蠓　c、e: 细蠓

蠓亚科（Ceratopogoninae）幼虫为线虫状，角化而呈锥形的头壳端部为前口式，除某些库蠓的 1 龄幼虫有前胸拟足出现外，均无前、后拟足。各体节有细弱而疏稀的毛，尾端无角质钩而常有尾鳃（图 7-28：b、f）。

细蠓亚科（Leptoconopinae）幼虫与上述不同，前口式的头部角化很弱，整体呈白色或浅黄色，头壳内有角质化的杆状构造，而无上述的角化咽片结构。有些体节常再分为 2 个亚节，所以细蠓幼虫的体节由 23 节组成（头节 1，胸节 3，腹节 19）（图 7-28：c、e），尾端无钩、无鳃，而分裂为 2 叶。

（4）蛹：蠓蛹为裸蛹，由成熟幼虫（4 龄）蜕皮而成。蛹体分为头 - 胸部和腹部，头 - 胸部短粗，腹部向尾端渐细，略似锥形，胸背有 1 对呼吸管，又称前胸角（Prothoracic horns），其端部有孔。各节背、腹面均有一定数量的毛和突起，其数量和形态有一定的分类价值。

蛹尾部 1 对尾角，库蠓蛹的尾角尖而长，向后直伸；铗蠓亚科的蛹，其尾角向两侧弯曲

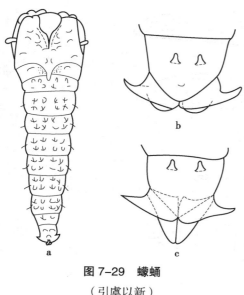

图 7-29　蠓蛹

（引虞以新）

a. 背面观　b. 雌蛹尾　c. 雄蛹尾

作钩状,其中蠛蠓蛹尾角弯钩尤甚,因而其成熟幼虫的皮蜕钩着蛹尾而不脱落。尾端除角外,还有 1 对尾突,雄蛹尾突尖,雌蛹尾突钝圆（图 7-29）。

2. 生活史与生态习性

（1）生活史:蠓类属完全变态昆虫,生活史包括卵、幼虫、蛹、成虫 4 个阶段,整个发育历期大约 15~35 天（图 7-30）。

（2）生态习性:蠓类食性因属种不同而异,大体可分为寄生性、植食性和吸血性。

1）寄生性:即刺叮于宿主体表,以吸食宿主体液为食。如分布于我国海南、云南和台湾的嗜蚊库蠓作为牛厩内吸血蚊体外寄生蠓,刺入饱血的蚊胃吸血。

2）植食性:即以植物分泌液,如花蜜等为食。蠛蠓属部分种类常在白天花丛采食,它们的取食行为,也起到了授粉作用。

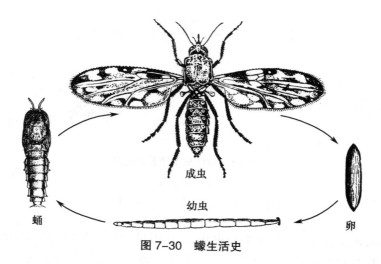

图 7-30　蠓生活史

3）吸血性:尤其是吸食人、畜血液的类群是危害人畜的蠓类,也是防制蠓类。吸血蠓类对供血宿主的选择以及吸血环境的适应都因种而异。细蠓和蠛蠓是昼行性,库蠓多数是昏飞性。吸血蠓类吸血的时间是在其飞行活动时域内,多是以觅偶、觅食和产卵为目的。

细蠓是昼行性蠓类,白天叮刺人、畜吸血。其飞舞活动和刺叮吸血活动高峰在下午 16~17 点左右,直至晚上 20 点天将昏暗雌虫仍有活动。

蠛蠓是白天吸血为主,其宿主较广泛,蠛蠓主要是嗜吸人血,兼吸畜血液,是对人骚扰很大的吸血蠓。蠛蠓自清晨 6 点半至黄昏 20 间均有刺叮活动,但其刺叮高峰出现在下午 14~16 点之间。刺叮是随着温度和照度的升降而升降,却与湿度的关系正相反,刺叮率的高峰恰在一日湿度最低时。

库蠓虽是晨昏活动的蠓类,但其种类多,吸血习性也较为复杂。各种库蠓对供血宿主和吸血时间皆有一定的选择,荒川库蠓(*Culicoides arakawai*)喜欢刺吸禽血。环斑库蠓(*C. circumscriptus*)兼吸人和禽血。

4)季节消长:在寒温带,全年每旬平均气温10℃以上的时间为5月中旬至9月中旬,吸血蠓类呈现出春末秋初两个高峰。

库蠓春季出现数量高峰,秋季出现次高峰。

西北地区的细蠓季节消长的数量高峰都出现在6月中旬,7月开始日渐少见,8月中旬至9月上旬虽温、湿度与6月相仿,但细蠓的活动已甚少见,这一现象与细蠓生活史幼期生物学特点相符。从当时孳生地调查发现,细蠓幼虫孳生在荒漠沙滩湿润处,活动于地表2~10cm,随着地表水分的蒸发,在疏松沙土中幼虫仍可下潜,以至越冬待来春羽化而出,因而全年仅有一个春季数量高峰。

蠛蠓刺叮自3月中旬起至8月中旬随着温度和降雨量的上升而上升;8月中旬后,温度与降雨量均下降,尤其是降雨量明显减少,但全年的刺叮指数高峰出现在8月下旬至9月下旬。

在山谷林缘地带,自4月至11月,蠛蠓数量的消长在8月以前是随着这一地区的月平均温度和降雨量的上升而上升;9、10月份,蠛蠓数量达到高峰。

(3)孳生地:吸血蠓的孳生地极其广泛,按生境不同将孳生习性分为水生、陆生和半水生3种类型。库蠓幼虫主要孳生于各种水体湿泥,细蠓幼虫主要孳生于湿润土壤或海岸沙土、黏土的表层中。吸血蠓的季节发生和消长决定于蠓种和气候。在热带地区成虫全年都可出现,而温带、寒带和高纬度地区的蠓种则常有明显的季节性。

1)水生型:产卵地选择在适宜的水体边缘或水中隆起的岛状泥丘,甚至水生植物的梗、叶,幼虫在水中取食发育,直至化蛹、羽化为成虫。大部分库蠓属为水生型。

2)陆生型:产卵地选择在湿润而非水体场所,如林内腐殖质、沼泽边湿地,各种类型的疏松湿润且有荫蔽的土地,包括草坪、田埂、江河边堤岸水线以上的混土,以及有苔藓盖的泥土。蠛蠓属幼虫孳生于松湿土壤,细蠓属幼虫孳生于荒漠沙滩,甚至海滩沙地。

3)半水(陆)生型:这是介于上述两型之间,产卵于水体边,但幼虫不在水中,而在邻接水体湿泥中,或在水体中岛状土丘接近水线处,它们离不开水体,而又不在水中。某些库蠓都有这样的选择。

(4)活动范围:蠓类成虫的飞行通常不远离孳生地,体型微小的蠓可借助气流和风力而远距离扩散;蠓也具有因取食、觅偶以及趋光等习性而有自主飞行的能力和活动特点。雄虫通常在孳生地附近飞行,主要是群舞求偶。蠓类在近地层低空间飞舞,不同蠓种有不同高度的选择,形成了底层空间的垂直动态分布。

3. 医学意义　吸血蠓体型细小,刺叮人而不易被察觉,被刺叮过后可致痒和过敏反应,长期叮咬可引起蠓咬性皮炎,干扰人们工作和休息。蠓与疾病的关系现还不十分明确,但已知某些种类可能与传播乙型脑炎及人畜丝虫病有关。据报道,吸血蠓可携带40多种病原生物,人类疾病中由蠓为媒介而传播的病原生物有2类,即丝虫和病毒。蠓媒性丝虫病有常见盖头线虫、链尾盖头线虫、欧氏曼森线虫和旋盘尾线虫等,广泛分布于非洲、拉丁美洲;蠓类携带的病毒有奥罗普切病毒、乙型脑炎病毒和辛布组病毒等。1955年,首次从患者体内分离出奥罗普切病毒(Oropouche virus, ORPV),1960—1980年,在拉丁美洲暴发奥罗普切病毒病,发病人数达25万,经证实,帕拉库蠓(*C. paraensis*)是该病的主要传播媒介;在我国的福建和广东,曾从自然界捕获的台湾蠛蠓(*Lasiohelea taiwana*)体内分离出日本乙型脑炎病毒,但该蠓是否可作传播媒介,尚有待证实。在前苏联,曾从库蠓体内分离出土拉伦菌。在美国,曾从库蠓体内分离出东方马脑炎病毒。

此外,非洲马瘟、绵羊蓝舌病、鸡痘、马癣、牛流行热等均可由蠓类传播。畜、禽的蠓媒性疾病,包括寄生虫病和病毒性疾病:原虫病 12 种,蠕虫病 12 种,病毒病 22 种以上。以上有一些是人、畜共患病的病原体,由此可见,蠓对人的危害是很大的,具有较大的医学重要性。

4. 我国主要传病蠓种

（1）台湾蠛蠓(*L. taiwana*):黑褐色或棕色,翅面大毛密布,雌虫口甲齿发达,为梳齿型,有齿 15 枚,触须第 3 节有感觉器窝,位于近端部 1/3 处。雄虫尾器的阳茎中叶向两侧弯曲作勾状。白天活动,嗜吸人血,尤以午后刺叮骚扰更甚。曾因从其体分离出日本乙型脑炎病毒,被认为是日本乙型脑炎的媒介昆虫之一,但至今未被证实。

（2）环斑库蠓(*C. circumscriptus*):大型蠓种,翅面多大型圆明斑,径中横脉处有 1 环状圆明斑。触须第 3 节有深的感觉器窝。兼吸人畜和禽血;幼虫孳生于盐碱性处。广布种,我国各省区均有记录。

（3）原野库蠓(*C. homotomus*):大型库蠓,翅面多斑而斑形不规则,第 2 径室全暗,不被明斑所覆。雌虫受精囊长卵形,其上有刻点。触须第 3 节有感觉器窝。兼吸人畜血,骚扰性较大。为国内广布种,曾有受其叮咬而全身过敏反应的病例记录。

（4）尖喙库蠓(*C. oxystoma*):小型库蠓,翅面明、暗斑相间,在第 2 径室端部径端明斑后缘有 2 个圆形明斑。嗜吸家畜(牛、马)血,也刺叮人。刺叮吸血的骚扰性较大的蠓种,可引起马匹虫咬性皮炎。

（5）不显库蠓(*C. obsoletus*):小型库蠓,翅斑较少,在 2 个径室处及与之相对应的翅后各有 2 个明斑,常不很清晰。兼吸人畜血,是我国东北林区的优势种,分布也较广,与其相近似的种较多,往往雌虫不易区分。因其数量多、体型小,对人畜的骚扰非常严重。初次被咬者,皮肤局部反应严重,过敏体质者会出现水泡、肿痛和奇痒。

（6）灰黑库蠓(*C. pulicaris*):中型库蠓,翅面多明斑而斑形不规则,第 2 径室为明斑覆盖而为淡色。触须第 3 节无感觉器窝。雌虫 2 个受精囊。本种与刺螫库蠓(*C. punctatus*)相似,但在中脉端部无小圆明斑。嗜吸人畜血,多见于北方林区、草甸。曾有从灰黑库蠓体内检出土拉仑菌的记录,与其他疾病的关系尚无研究。

（7）荒川库蠓(*C. arakawai*):中型库蠓,翅面多圆形明斑,在径端明斑后缘至中 4 室后缘有 4 个明斑排列成梯形。触须第 3 节有大的感觉器窝;雌虫 1 个受精囊,大而呈收口的袋状。雌蠓嗜吸禽血,是鸡的住白血虫媒介。

（8）日本库蠓(*C. nipponensis*):中型库蠓,翅面多明斑,第 2 径室端半部在明斑中;中二脉两侧有相对应的 2 对明斑。触须第 3 节无感觉器窝,雌虫有 2 个受精囊。本种库蠓兼吸人畜血液,尤多见于猪、牛。

（黄恩炯）

（五）虻的形态与生态要点

虻类属节肢动物门(Arthropoda)、昆虫纲(Insecta)、双翅目(Diptera)、虻科(Tabanidae)。全世界现知 3 亚科 9 族 137 属,约 4300 种。至 2008 年,我国虻科已知 458 种,隶属于 3 亚科 7 族 14 属,其中重要的吸血虻为广斑虻(*Chrysops vanderwulpi*)、江苏虻(*Tabanus kiangsuensis*)

和华虻（*Tabanus mandarmus*）等。

虻类是畜牧业的一大害虫，而且是多种动物和人类传染病的传播媒介，可传播罗阿丝虫病、野兔热和炭疽等，是一类重要的医学昆虫。

1. 形态特征　虻科成虫体型粗壮，体长在5~26mm之间，大小因种而异（图7-31）。根据以下3个特征，可与双翅目昆虫中其他各科相区别：①触角：分3节，鞭节（即第3节）端部分为2~7个小环节（图7-32）；②爪间突发达，呈垫状，约与爪垫等大（图7-33）；③翅瓣和上、下腋瓣均发达，翅中央具长六边形的中室，R5脉伸达翅的外缘，远在顶角之后（图7-34）。

（1）成虫：虻类成虫整体分为头、胸、腹3部分（图7-31）。头部有发达的感受器和摄食器官；胸部由3个体节组成，有翅和足等运动器官；腹部由10节组成，节Ⅷ~Ⅹ特化为外生殖器。

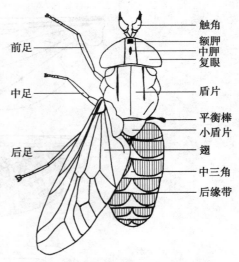

图7-31　成虫形态示意图
（仿许荣满、陈汉彬）

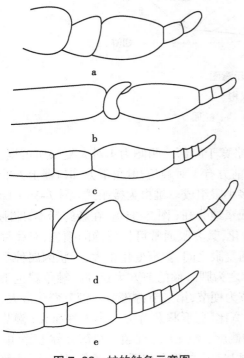

图7-32　虻的触角示意图
（仿许荣满、陈汉彬）

a. 少节虻属　b. 林虻属（部分）

c. 斑虻属　d. 步足虻属　e. 尖喙虻属

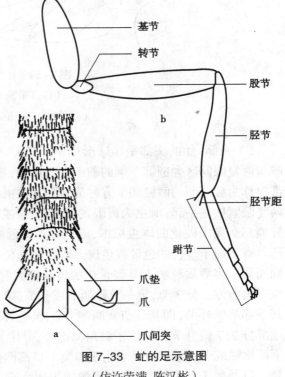

图7-33　虻的足示意图
（仿许荣满、陈汉彬）

a. 跗节　b. 全足

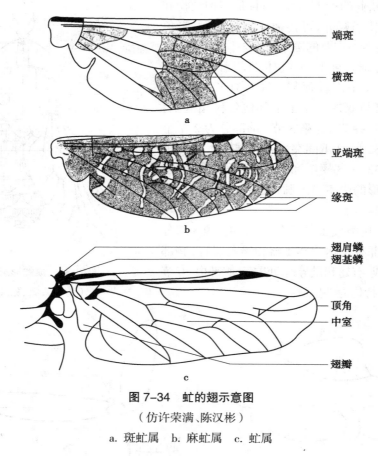

图 7-34 虻的翅示意图

（仿许荣满、陈汉彬）

a. 斑虻属   b. 麻虻属   c. 虻属

1）头部：虻的头部呈半球形（图 7-35），一般略宽于胸部。两侧为 1 对大复眼所占据。雌虫两复眼间区为额部。额的前下方为亚胛，亚胛前方有 1 对触角，触角下方和口器上方的部位称为颜。颜的两侧颜下方称为颊。复眼由很多小眼组成。雄虫为接眼式（图 7-35），即两复眼紧挨在一起；雌虫为离眼式，即两复眼或宽或窄地分开（图 7-35）。在新鲜标本，即刚针插不久尚未硬化的雌虫标本，或干标本经回潮软化，其复眼通常可见鲜艳的颜色，有些种还具有不同于基色的色带或色斑。雌虻额部位于两复眼之间，宽窄变化很大，形状因属种不同而异。多数属种额上具强骨化的瘤状物突起，称之为胛。额的前方为亚胛。触角着生于额三角前方。分 3 节，第一节称柄节或基节，第二节为梗节，第三节称鞭节。鞭节变化最大，其基部第一环节，即基环节或叫鞭 I 节，其色泽、长宽比例、形状及背突大小因种而异；鞭节端部分 2~7 鞭分节。颜位于触角窝前方，分中颜和侧颜，侧颜上部近额三角部分称上侧颜，下部称颊或下侧颜。口器着生于口窝。口窝两侧颜上着生的毛称口毛，其颜色、长短因种而异。口器属于刮舐式，由喙和下颚须组成。喙（图 7-36）由上唇、1 对上颚、舌、1 对下颚和下唇组成。下唇顶端有 2 个巨大的唇瓣。

2）胸部：虻的胸部与其他双翅目昆虫一样，分为前、中、后 3 胸节。各胸节具足 1 对。中胸有翅 1 对，翅的运动使中胸肌肉特别发达，因而压抑了前、后胸的发展。后胸有 1 对由

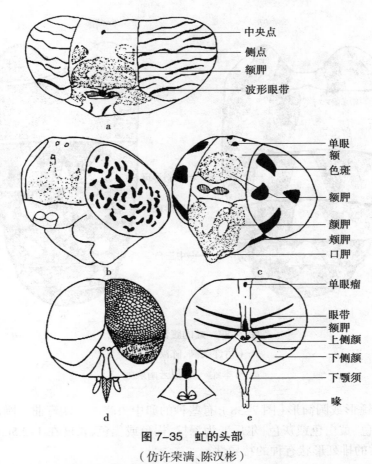

图 7-35　虻的头部

（仿许荣满、陈汉彬）

a. 麻虻属　b. 林虻属　c. 斑虻属　d. 虻属　e. 瘤虻属

翅演化而成的平衡棒。虻足长度中等。每 1 对足由基节、转节、股节、胫节和跗节组成。前、中胫节末端腹面具 1 对棘状突，称胫节距，在斑虻亚科和距虻亚科具有后足胫节距（图 7-33），而虻亚科则缺如。翅宽，有发达的翅瓣。多数种类在静止时呈水平状，仅麻虻属呈屋脊状。翅的脉序如下：前缘脉（C）粗大，亚前缘脉（Sc）细短，尚有 6 条纵脉。翅多数透明，但有的着烟黑色，有的着棕黄色，有的全部着色，有的仅前缘着色，有的局部着色，形成斑纹，因属因种而异（图 7-34）。

　　3）腹部：虻的腹部由 10 节组成，通常外表可见前 7 节。第Ⅷ节以后缩入体内。每一腹节由背板和腹板以侧膜连接而成。腹部背板和腹板常见有由粉被或毛组成的横带或纵条，有的则形成三角斑、圆形斑等（图 7-37）。

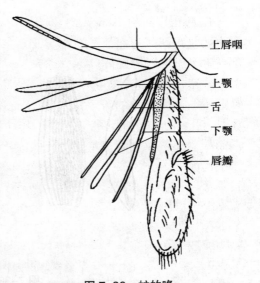

图 7-36　虻的喙

（仿许荣满、陈汉彬）

131

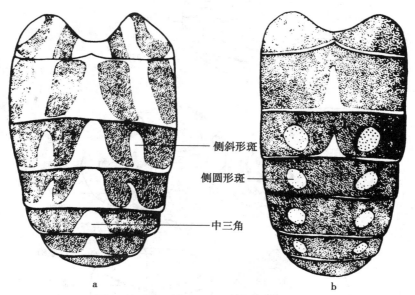

图 7-37　虻的腹部背面观

（仿许荣满、陈汉彬）

a. 日本虻　b. 拟云南麻虻

（2）卵：纺锤形或圆筒形（图 7-38），有些种的卵中央略向一侧弯曲。刚产下时多为白色，有些则为黄色、黄白色或灰色，尔后变为深棕、褐色或黑色，长度在 1~2.5mm 之间。卵的形态及卵产下后的排列形状有种的特异性。

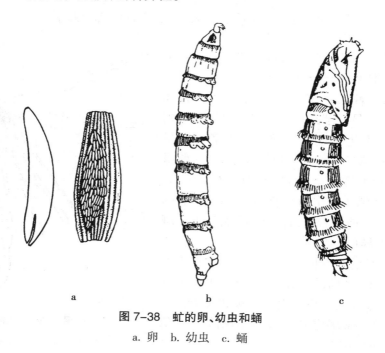

图 7-38　虻的卵、幼虫和蛹

a. 卵　b. 幼虫　c. 蛹

（3）幼虫：虻幼虫两头尖,呈圆柱形或梭形（图7-38）,老龄幼虫体型大小因种而异,长10~60mm。体白色、灰绿色至棕褐色。除头部和呼吸管外共分11节。其中胸部3节,无附肢,从前胸向后胸渐粗。

（4）蛹：虻以幼虫越冬,翌年5—6月化蛹。蛹期较短,仅1~2周左右。虻蛹为裸蛹（图7-38）,淡绿色、黄色、棕褐色至黑色,体表几丁质化强,有许多瘤突、刚毛和棘刺,体分头、胸、腹3部分,向腹侧弯曲。

2. 生活史与生态要点

（1）生活史：虻类属完全变态昆虫,其生活史包括卵、幼虫、蛹和成虫4个时期（图7-39）。

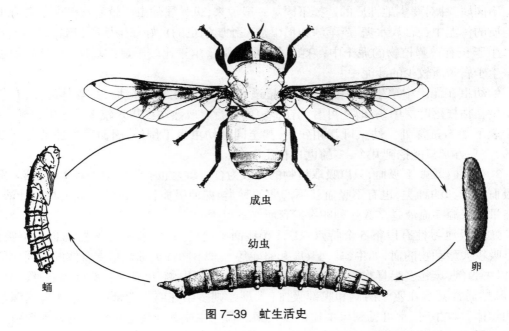

成虫

幼虫

蛹

卵

图7-39　虻生活史

卵：虻卵期4~14天。刚产下的卵色浅,几小时后色变深,一批卵从数十至数百粒,因种因个体而异。虻卵的排列,有分散不规则的,有成卵块状的。虻卵不能过冬。

幼虫：虻的幼虫期在虻的生活史经历的时间最长。不同虻种幼虫期长短因种而异,且因孳生环境不同可有很大变化,一般2~3个月至1年,有些虻种则需要2~3年才能完成1代。

蛹：虻蛹的历期5天到3周,因种而异。化蛹前有一个前蛹期,约1~3天。蛹期为1~3周。蛹期长短因种间个体差异较大,还受温度的影响,温度高,一般蛹期就相应地缩短。

成虫：雌虻寿命在实验室条件下不超过1个月。在热带,某些种的雌虻生活周期为70天,雄虻则仅6天,雄虻交配后一般很快死亡。

（2）生态习性

1）孳生习性：虻幼虫主要孳生于潮湿的土壤中,如沼泽、河沟、水塘和稻田的污泥中,森林、草地和庭园的湿土中,少数孳生于烂树叶、烂木头或树洞中,也有孳生在岩石和活树上着生的苔藓层下或蚁巢中的,个别种还可孳生在流动的水中。

虻幼虫的孳生地可归为以下5个类型：①沼泽型,如沼泽（包括盐泽）、稻田、池塘和湖泊,水体不流动,如范氏斑虻（*Chrysops vanderwulpi*）。②流溪型,如河流、小溪、运河和渠道等流动水域,如黑尾斑虻(*Chrysops caecutiens*)等。③湿苔藓型,湿岩石上长了苔藓成为虻幼虫的孳生场所,如松树林虻(*Silvius matsumuria*)等。④森林地型,这类孳生地孳生的虻类最多,地表有无落叶层、杂草、土壤含水量和腐殖质含量不同,孳生的种类也不同,如霍氏黄虻(*Atylotus horvathi*)。⑤草地型,如牧场、林间草地、田间和河岸草地,是虻幼虫良好的孳生场所,如日本虻(*Tabanus nipponicus*)等。

按照虻幼虫对孳生地的适应性,可归为广适性和窄适性两类。前者如日本虻,它既可孳生于沼泽、流溪,也可孳生于草地;黄巨虻可孳生于沼泽、流溪和湿苔藓等场所。后者如显著瘤虻和突额瘤虻,仅发现于沼泽地。

不同属、种对孳生地性质的选择不同。一般说来,斑虻属幼虫比较喜欢孳生于含有丰富腐殖质的污泥中,所以,水塘、芦苇塘和稻田是斑虻属幼虫的良好孳生场所;瘤虻属幼虫多喜欢孳生于长有苔藓植物的泥土中;麻虻属幼虫通常孳生于比较干燥的场所;林虻属幼虫一般孳生于腐殖质较少的沙泥中。

虻幼虫在泥土中孳生,其深度一般不超过5cm,冬天则向下移动。在森林地面,有些种则孳生在枯枝落叶层中,有时还可看到在地表面爬行。成熟幼虫爬入较干的土中化蛹,一般在土表下2~5cm深处。幼虫可互相残食,甚至同种幼虫也不例外,因而孳生通常是高度分散的,一平方米只能挖到几个,多的也只有几十个。

2)食性:雄虻不吸血,只以吸取植物的汁液为食。雌虻也有不吸血的种类,有第一次不要吸血而产卵的种类,也有不吸血就不产卵的种类,即使吸血种类也常吸取植物的汁液,作为能量的来源。血液是多数虻种卵巢发育所必不可少的。

虻的吸血习性有以下5个特点:①喜欢地面动物的血,一般不在树栖动物身上吸血。②喜吸较大型动物的血,如牛、马、驴、鹿和骆驼等。③不同种类选择宿主身体的不同部位吸血,以牛为例,斑虻多半喜欢腹部,特别是乳房周围、大腿内侧,也有喜欢头部眼、鼻周围部位的;麻虻通常喜欢在躯干两侧和腹部吸血;大型虻则多半在躯干背部吸血。④喜欢深色动物和物体。牧牛时,常可见到黑牛比白黑相间的荷兰牛或其他浅毛色的牛更容易招引飞虻吸血。用 CO_2 做诱饵配以不同颜色诱器诱虻,结果是红色和黑色诱到的虻最多。⑤喜欢攻击移动的物体。如寰椎斑虻喜欢攻击缓步走动的行人,当人停步时,虻的攻击就减少。

虻类吸血活动有明显的昼夜节律,在高纬度高海拔地区,多数虻种是在白天天气热的时候飞来吸血,特别是午后出现的数量最大。在我国长江以南的热带和亚热带地区,多数虻种均有黄昏活动高峰,如黄胸斑虻。有的白天看不到其活动踪迹,如暗螫虻。有些则早晨、黄昏各有一活动高峰,如晨螫虻和缅甸虻。所以,在南方傍晚日落后至天黑这段时间内,是利用牛从野外回家的路上,采集虻的极好时机,既省力又省时。

3)栖性:虻类很少进入人居住宅,绝大多数虻种是野栖野食的。在平原地区可以看到虻类通常栖息在树干和树枝上,雌雄两性均可见到。在丘陵地带,村庄附近竹林中常可发现竹叶背面有斑虻和麻虻栖息。但多数种类的栖息场所尚不清楚。

4)季节消长:虻类在热带经年活动,随着纬度和海拔的升高,其活动时间相应地缩短。在我国广大地区,除个别虻种始见于早春,一般开始于5月中、下旬,结束于9月上中旬,通常7月份是其活动盛季。如黑龙江某牧场3属10种虻的活动季节,最先出现于7月中旬的有4种;结束于8月下旬的有3种;6月下旬至7月中旬活动的种类最多。

5)飞越:虻在寻找血源、配偶以及栖息地和产卵场所时,均要进行或长或短距离的飞行扩散,虻飞行速度很快,可高达每小时 50km,能追赶奔驰的动物和行驶的汽车或火车。影响虻飞行的环境因素主要是温度和光照,另外还有气压和风速等。在高原地区采集时,可以发现白天太阳照耀下有许多飞虻来刺叮,但当一片云彩遮住太阳时,这种现象立即停止,这可能是温度影响的最为典型的例证。因为高原即使是夏天,温度仍然是偏低的,当日光照耀、温度上升才能使虻类达到起飞时所需的温度。二氧化碳对虻类具有强烈的引诱作用,干冰被用作制作诱捕虻虫的引诱剂就是根据这个原理设计的。黑色或移动的物体对虻类诱引作用,已如前述。

3. 医学意义　对人的危害包括直接危害和间接危害,即吸血骚扰和作为疾病媒介。在林区可影响伐木作业,吸血骚扰严重时只好停止夏季伐木。在非洲,虻可生物性传播罗阿丝虫病;在我国,虻可机械性传播野兔热和炭疽等人畜共患病。

4. 我国主要传病虻种

（1）宽角黄虻(*Atylotus fulvus*):成虫复眼光裸,具 1 窄带;额具很小的基胛和中胛,头顶具浅色短毛和黑毛;触角鞭节短宽;足黄棕色;翅 R4 脉具长附脉;腹部背板中央 1/3 灰色。分布在我国新疆。雌虻攻击人、马、牛、狗、羊。

（2）蹄斑斑虻(*Chrysops dispar*):成虫体黄色;腹部第 2 背板有马蹄形黑斑,黑斑延伸到第 3 背板后缘。在平原、丘陵、林区均有分布。分布于我国云南、广西、福建、贵州、广东、海南、台湾。雌虻刺叮骚扰人畜。

（3）高额麻虻(*Haematopota pluvialis*):成虫额基宽约等于高和顶长;基胛窄条形;触角柄节非卵圆形,中部腹缘膨大;上侧颜具散在黑点;各胫节具 2 个浅棕色环。为草原虻种,分布于新疆。在我国该虻种可传播伊凡锥虫,引起牛、马、驴、骆驼和犬间流行。也是野兔热和炭疽病的传播媒介。

（4）突额瘤虻(*Hybomitra montana*):成虫复眼密覆短毛,具 3 带;额高为基宽的 3.5~4.0 倍,基胛三角形;亚胛和颜覆粉;触角柄节灰黑色,梗节红棕色,鞭节基环节基部棕红色,端部和端环节黑色;翅横脉无暗斑;腹部背板黑灰色,第 1~3 或 1~4 背板两侧具有大的棕黄色斑。分布于我国辽宁、黑龙江、甘肃、内蒙古、陕西、吉林、宁夏。该虻种是炭疽病的传播媒介之一。

（张建庆）

（六）蚋类形态与生态要点

蚋俗称黑蝇(blackfly),是一类小型短足双翅目吸血昆虫,隶属于双翅目(Diptera)、长角亚目(Nematocera)的蚋科(Simuliidae)。全世界已知 2200 余种,我国已知约 330 种。蚋叮刺可引起皮炎、超敏反应及“蚋热”,严重者可引起过敏性休克。同时,蚋可传播人的盘尾丝虫病(主要分布于非洲、拉丁美洲和亚洲西部等地区)和奥氏丝虫病(主要分布于拉丁美洲和西印度群岛等地区)。

1. 形态特征　蚋除具有昆虫纲的一般特征外,与其他双翅目的主要区别是:①成虫的前、后胸缩小,中胸肌肉特别发达,致使背部隆起呈穹顶状构造,尤其雄虫明显,因此俗称驼背或挖背。由于蚋喙短厚,刺叮吸血凶猛异常,刺叮后可见宿主皮肤上留存一小血坑,并渗出组织液,似啃掉一块肉,故又称刨锛。触角通常 2+9 节,触须 5 节,节Ⅲ具一感觉器囊(拉氏器)。雄虫接眼式,上眼面大,下眼面小;雌虫离眼式,无单眼。足短粗。翅宽,无鳞,翅脉简单,前缘脉域的纵脉发达。腹节Ⅰ背板演化为一个具长缘毛的基鳞片。②蛹包被于茧中,前胸两侧具外露的丝状、球状或囊状的呼吸器官,即鳃器。③幼虫体圆筒状,头端具头扇一对,前胸第Ⅰ节具单腹足,后腹具钩环。

（1）成蚋:体长 1.2~5.5mm,体型大小种间与种内个体均有较大差异（图 7-40）。

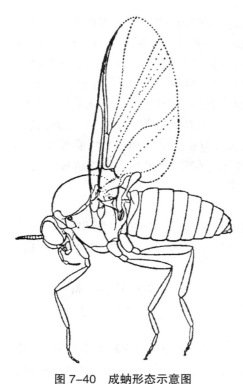

图 7-40　成蚋形态示意图

（仿 Edwards、Oldroyd、J. Smart）

①头部：雄虫头部通常略宽于胸部，雌虫头部一般略小于胸部或等宽。两眼之间（雌虫）的额与触角下方的颜，其颜色、粉被和覆盖鬃毛的情况，额指数（frontal ratio，额顶最大宽度：额基最窄处宽度：额高度 =A∶B∶C）及额头指数（frons head ratio，额顶最大宽度：头部最大宽度 =A∶D）等，均有分类价值。触须通常分 5 节，其中第Ⅲ节上具一内陷的感觉器囊（sensory vesicle），称拉氏器，是重要的分类依据。食窦泵（cibarial pump）的腹板后缘在两侧突间形成内凹的食窦弓（cibarial bar），其上可光滑，也可着生数量不等的疣突、角突或细点，这些形态特征具有种的分类意义。②胸部：分前、中、后 3 胸节。各胸节具足 1 对，中胸有翅 1 对，后胸具由后翅退化形成的平衡棒（halter）1 对。中胸最发达，由前至后可分中胸盾片、小盾片和后盾片（后背片）3 个部分。中胸盾片毛的色泽、形状、长短、疏密及由不同毛色形成的斑纹是重要的分类特征。小盾片长缘毛的色泽，后盾片裸露或具鳞毛，这些特征均可用于分类。中胸前侧片缝（mesepisternal sultus）的深浅、宽窄、清晰度及完整度是分族的特征之一。中胸下后侧片被毛或光裸是分属或亚属的重要特征。中胸侧膜（pleural membrane）具毛或光裸是分属、亚属或种的重要依据。足的色泽与斑点，前足跗节Ⅰ和后足基跗节的长宽比值（ratio W∶L），后足基跗节膨胀度，跗突（calcipala）的有无和发达程度，跗沟（pedisulcus）的深浅等均具有分类学价值。雌足跗节第Ⅴ分节末端具爪（claw），爪的形状、长短、简单或具基齿等，具有分类意义。翅脉简单，其中前缘脉（C）、亚前缘脉（Sc）和径脉（R）上通常着生毛和刺，毛与刺的着生位置、数量、色及形状，具有分类意义。径脉是否具毛及基部毛丛的颜色也具有分类价值。③腹部：由 10~11 节组成。其中腹节Ⅱ、Ⅴ~Ⅷ可有银白色斑、闪光，或在腹节Ⅶ腹板有成对的长毛簇等，均可作为分类依据。腹节Ⅷ~Ⅺ特化为形态各异的外生殖器，是最重要的分类性状。雌性外生殖器（female genitalia）由腹节Ⅷ~Ⅹ组成，其中腹节Ⅷ腹板的形状和着毛状况、端部生殖板（genital plate）的形状、内缘间距及端内角是否具附属物等性状，为重要分类特征。腹节Ⅸ腹板形成生殖叉突（genital fork），生殖叉突的柄（stem）基部是否膨胀和两后臂的形状、骨化程度及是否具内突或外侧突等，均有分类价值。雄性外生殖器（male genitalia）由腹节Ⅸ~Ⅺ及其附肢特化而成，形状多变。其中生殖突基节（gonocoxite）和生殖刺突（style）的形状和长度比值及其上的衍生物等特征，是鉴别蚋种的重要依据。阳茎（phallosome）基侧部附着支持物为阳基侧突（paramere），后者主体结构由生殖腹板（ventral plate）及其下的生殖叉骨或中骨（median sclerite）组成。生殖腹板形状因种而异，变化多端，种类鉴定时常需详细描绘其腹面观和侧面观形态，板端缘光裸或具细毛或微刺。中骨的形状也因种不同而形状各异，具重要分类价值。阳基侧突端部通常具有阳基侧突钩刺（parameral hook），钩刺的形状和数目，也常用于分类。

（2）卵：很小，长 0.15~0.46mm，宽 0.10~0.19mm，呈长卵形、亚三角形、臂形等，形态和大小因种而异。卵的表面光滑,在光学显微镜下观察,看不到任何纹饰(图7-41)。由于卵的形态简单且相当整齐划一,分类很少涉及。

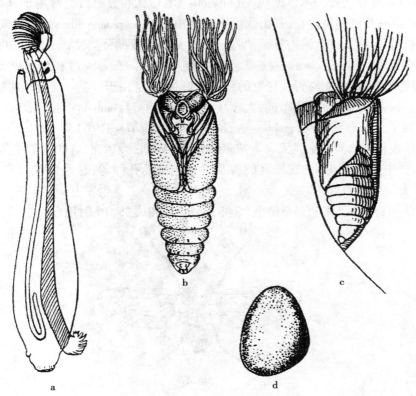

图7-41 卵、幼虫和蛹

(仿姚永政)

a. 幼虫侧面观 b. 蛹腹面观 c. 蛹在蛹壳内 d. 卵

(3)幼虫:体长通常4~8mm,因种而异。同种幼虫在不同龄期,其头扇数、尾环数不同。一般以成熟幼虫性状进行分类鉴定。成熟幼虫,由头、胸、腹三部分组成(图7-41),区别于其他水生双翅目昆虫幼虫的主要特征是体型特殊,体表光裸具少量刺毛,3胸节愈合,无足,有1个前腹足和1个后钩环及外露的肛鳃。头壳由额板(frontal plate)和头盖片(epicranial plate)组成。额板上常有若干由头内肌肉附着点形成的头斑(head spots)。头盖片由颊部(gena)和后颊桥(postgenal bridge)构成,后颊桥的后缘内陷形成后颊裂(postgenal cleft)。头斑的色泽、形状,后颊裂形状、大小、高度以及与后颊桥的长度比值均是重要的分类特征。头部的某些附件也常具有分类价值,如头扇(cephalic fan)中原扇(primary fan)的数目和形状;触角(antenna)的节数、各节的长度比以及触角与头扇茎的比长;口器上颚(mandible)第3顶齿(apical teeth)和第3疏齿(comb teeth)的长短、粗细及锯齿的数目和形状;亚颏(submentum)顶齿的形状、侧缘齿的数目和位置以及侧缘毛的数量等。幼虫腹节是否具有色素带或色斑、腹乳突有无及大小、直肠有无外露的肛鳃(anal gill)及附叶的数量和形状、肛板(anal sclerite)的形状及前后臂的比长、后环的排数及每排的小钩数量等,上述腹部性状均具有分类价值。

（4）蛹：体长1.5~5.5mm，分头、胸、腹三部分。有分类价值的主要性状为毛序及刺、棘等体壁衍生物，腮器结构，呼吸丝的形状和数目及茧（cocoon）的形态特征等（图7-41）。蛹头小，头毛的数目和有否分支及头部体壁疣突（tubercles）的形状和分布情况常用于分类。胸部鳃器（gill organ）具有高度的特异性，其由数量不等的呼吸丝（respiratory filaments）组成，呼吸丝的数目、形状、长短、粗细及细微结构等因种而异，是蚋蛹最重要的分类性状。胸背和胸侧体壁上着生数目不等的胸毛（thoracic trichomes）、盘状疣突（disc-like tubercles）和角状疣突（cone-like tubercles），胸毛的数量、分支与否及疣突的分布与形状等，常用于分类。腹部某些腹节的背板前缘有刺栉（spine comb），某些腹节的背、腹板上有微棘刺群（comb-like group of minute spines），有的种类后腹节上可有锚状钩（grapnel-shaped hooks），或腹节9具有1对端钩（terminal-shaped hooks），这些体表衍生物具有分类意义。茧多形状，编织疏松或致密，有的简单或具领（collar），有的前缘具背中突或亚中突，或具有侧窗及多种造型的孔隙等，这些性状具有鉴别特征。

2. 生活史与生态要点

（1）生活史：蚋属于完全变态昆虫，有卵、幼虫、蛹和成虫4个时期（图7-42）。

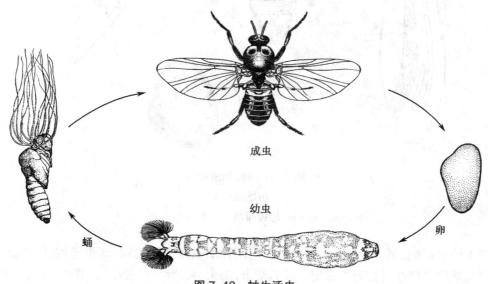

成虫

幼虫

卵

蛹

图7-42 蚋生活史

（2）生态要点：雌成虫一般都刺叮吸血，雄虫因口器退化，不吸血，吸食植物汁液、花蜜等，交配后不久即死亡。蚋幼期几乎全需在流水中生长发育。雌虫交配、吸血后，选择无污染的流动水体、枯枝落叶、水生植物或石块上产卵，每批产卵少者50~100粒，多者可达500~1000粒，在基物上排列成单层或多层的卵块。卵的孵化期因种而异，且与环境温度、湿度、水中含氧量、光照等因素密切相关。一般而言，水温8℃时，卵开始孵化，多数种类在夏天孵化期约为5~15天。孵出的幼虫可原地以其后环固着在与卵块的同一基物上，或在水中作尺蠖式的圆形运动，最后漂移至他处另觅附着基物。幼虫须蜕皮4~9次，历经5~9个生理龄期方可化蛹，在水温20℃时，约需14~25天的发育期。末期幼虫用涎腺分泌的丝缠绕编织成半裸茧，进行最后一次蜕皮化蛹而包被于茧内。蛹期的长短，因种类、气温和季节而异，通常只需2~6天羽化。成虫借气泡浮于水面，即刻飞至附近的草丛停息使体表水分蒸发。

某些蚋种几乎是羽化后立即交配产卵。

3. 医学意义 吸血蚋通过骚扰吸血侵袭人畜,受累者可引起皮炎、超敏反应及"蚋热病";吸血蚋是盘尾丝虫病等寄生线虫病的传播媒介。

(1)骚扰吸血、危害人畜:大量雌蚋侵袭人体,可引发被刺叮的皮肤反应,即"蚋病"。蚋虽小,但刺叮吸血异常凶猛,给在林区、山地、草原等地区从事户外作业的人群带来极大的威胁。人畜被刺叮,初时疼痛轻微,随后可出现小血点,进而红斑、水泡样皮疹、化脓性及坏死性病变,偶有患者可出现强烈的过敏性反应,并继发感染淋巴结炎或淋巴管炎,过敏性休克,并发"蚋热病"等。蚋群聚刺叮家畜,可引发家畜的变态反应,造成肉和乳的产量大大降低,甚至家畜死亡。

(2)传播疾病:蚋是人盘尾丝虫病、家畜盘尾丝虫病、欧氏曼森线虫病、禽鸟住白细胞虫病等疾病的传播媒介。

盘尾丝虫病的病原体在非洲是旋盘尾丝虫,在美洲则是盲盘尾丝虫,蚋是其唯一的中间宿主和传播媒介。本病严重时可导致人的双目失明,故又称"河盲症",在美洲也称 Robies 病。人盘尾丝虫病主要流行于非洲、拉丁美洲和亚洲西部的南、北也门等区域。中国没有盘尾丝虫病原体,不存在原发的人盘尾丝虫病。

某些大型家畜如水牛、黄牛、马和羊等,也感染盘尾丝虫。马盘尾丝虫病是颈盘尾丝虫和网状盘尾丝虫寄生引起。牛和羊盘尾丝虫病是牛盘尾丝虫寄生引起。上述疾病在欧洲广为流行,中国不存在原发的家畜盘尾丝虫病。

欧氏曼森线虫病,是分布于拉丁美洲和西印度群岛的一种人寄生线虫病,主要传播媒介是珊氏蚋,中国不存在此种原发疾病。

禽鸟住白细胞虫病,是某些蚋种在野生鸟类和家禽传播血孢子虫而导致的住白细胞虫病,可造成大批的禽鸟死亡。该病在美国东部、美国北部、加拿大和中国福建省均有报道。

4. 我国主要传病蚋种

(1)毛足原蚋[*Prosimulium*(*Prosimulium*)*hirtipes*]:成虫体色黑,体毛短而稀疏,淡黄色。雌虫生殖板舌形,内缘直。雄虫生殖肢端节圆锥形,具 3 个端刺。生殖腹板横宽,后缘中凹呈槽状。中骨短,末端分叉。蛹呼吸丝 16 条。幼期孳生于林区或山区溪涧、河流或泉水里,以幼虫越冬,5 月下旬—6 月上旬羽化,叮咬人畜。在中国,毛足原蚋主要分布于河北、辽宁、吉林、黑龙江、内蒙古等地区。

(2)斑布蚋[*Simulium*(*Byssodon*)*maculatum*]:成虫体黑色。雌虫中胸盾片绒毛稀疏,3 条清晰暗色纵纹,生殖板矩形,生殖叉突后臂有骨化长侧突。雄虫生殖肢端节圆锥状,生殖腹板长宽约相等,阳基侧突每侧各具 3 个大刺。蛹呼吸丝每侧 24 条,丝短。幼虫后颊裂伸达亚颏后缘,腹部侧面各具 6 对侧乳突和 4 对腹乳突。幼期孳生于大江大河里。成虫活动高峰在6—8 月,全天活动,吸食人畜血。在中国,斑布蚋主要分布于黑龙江、内蒙古、新疆等地区。

(3)双齿蚋[*Simulium*(*Simulium*)*bidentatum*]:雌虫生殖板亚三角形,内缘凹入,端内角圆钝,后缘直平。生殖叉突后臂具外突。雄虫后足基跗节末端膨大,长约为最宽处的 4 倍。生殖腹板体基部收缩,端部扩大,端缘中凹,具腹中突。蛹茧靴状,呼吸丝 8 条,前部有网格状颈领;幼虫后颊裂深,法冠形。幼虫和蛹孳生于山溪或水渠的水草或枯枝落叶上,系南方山地的常见种。雌虫叮人、羊、牛和马等。在中国,双齿蚋主要分布于辽宁、黑龙江、山西、青海、福建、贵州、云南、四川、安徽等地区。

(4)淡足蚋[*Simulium*(*Simulium*)*malyschevi*]:雌虫生殖叉突后臂具发达的片状内突。

雄虫生殖腹板板体楔状,阳基侧突每边具 20 余个同型刺。蛹呼吸丝 16 条,幼虫后颊裂伸达亚颊后缘。幼虫和蛹孳生在大江大河或小溪渠的急流浅滩上的水草枝叶或石块上。6—7月化蛹及羽化,雌虫嗜吸人血。在中国,淡足蚋主要分布于黑龙江、吉林、辽宁等地区。

(蔡 茹)

二、双翅目医学昆虫标本采集

在昆虫学的教学、科学研究以及科普工作中,常常要用到大量的昆虫标本,而这些标本往往需要采集才能获得。但昆虫种类繁多,各种昆虫的生活场所不同,取食寄主的种类不同,在寄主上为害的部位也不相同。如果没有一套必备的采集工具和科学的采集方法,很难采到完整的标本和一些稀有的种类。为了使昆虫标本能够长久而完整地保存下来,以作为研究比较、教学和展览使用,还必须进一步整理,制作成各种类型的标本。制作的标本要求完善、干净、美观,尽量保持其自然状态。因此,要有熟练的技术,适当的工具和科学的方法。

(一)蚊类标本采集

蚊虫的采集是开展对蚊虫及其传染病研究的基础。蚊虫的采集必须通过正确的保存、运输方法运回实验室,采集蚊标本的器具可随蚊的种类、大小和发育时期而不同。现将常用的几种主要器具以及采集和保存方法简单介绍如下。

1. 采集器材

(1)捕虫网:主要用于掠捕空中飞行的蚊或停留在草丛中的蚊(图 7-43)。采集前者多用捕网,采集后者多用扫网。

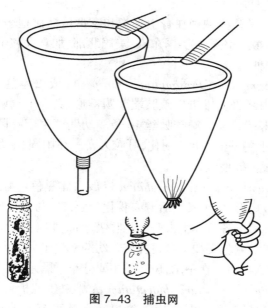

图 7-43 捕虫网

(仿姚永政、许先典)

1)捕网:其组成为网圈、网袋和网柄三部分。网圈用铅丝或其他金属制成,也可以藤条或竹片代替。网圈的直径通常约 20~30cm。网袋宜采用细软的夏布、珠罗纱或尼龙纱制成,深度约 40~60cm。网柄可采用轻金属条、木棍或竹竿,通常长约 100~120cm。在制作捕网时,必须使每一组成部分能拆卸,能折合,且所用的器材,应轻而坚实,便于携带使用。

2）扫网：制作基本同捕网，所不同的是扫网的网袋宜用白布或亚麻布制作，网圈要粗，网柄要短（长约50cm）而粗，要求更要坚牢，才适于经常在草丛中扫动。此外，扫网的网底开口，扫捕时将网底扎紧，扫捕后打开网底，将采集物漏入采集瓶中。若在网底缝上一圈松紧袜带，套上一个透明的塑料管或有机玻璃管，则扫捕到的标本集中在管内，从管外就可见到。扫捕后管子取下用软木塞塞好或用管盖盖好，再套上另一支管子继续扫捕，这样就更方便些（图7-44）。

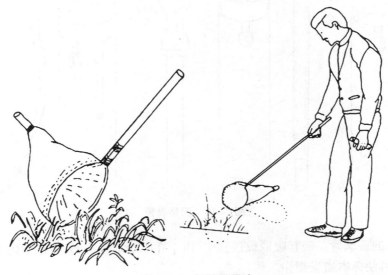

图7-44　扫网及用法

（2）试管：还可用试管（图7-45）采集蚊，采集标本的时候，左手拿着空试管先用电光朝着蚊栖息场所照射搜索，当发现所要求采集的标本时。迅速用试管轻巧地将停息着的蚊罩住，稍微移动试管，等其飞向管底时迅速用手指按住管口，取棉球塞入管内，用细棒或竹签慢慢地将棉球推向管底，使蚊在试管内有一小空间，但不致被棉球压住。然后再捕第二只蚊。如法塞入第二个棉球并推向第一个棉球，使第二只蚊在第一个棉球与第二个棉球之间也有一小空间。这样继续捕集，至棉球塞至试管口为止。注意搜索蚊时，不要把强烈的电光直接照射到它的体上，否则，它往往会受到强光的惊扰而飞走。用试管捕集蚊虽甚简单，但昆虫易钻入棉花中，致损坏甚至死亡，并且带回实验室后，须要将标本逐个取出。

（3）吸管：当采集蚊等较小的双翅目昆虫可采用吸管（图7-46）。吸管可用长约15cm，直径约3cm透明的玻璃管或其他透明管制成。管壁宜较厚。管的一端开口，另端制成陷入管内作漏斗状，漏斗的孔不宜过大，直径约为0.2cm，使蚊吸入管内后不能逸出。管端的开口塞入软木塞或橡皮塞子，塞子的中央穿一小孔，插进一支小玻璃管或小塑料管。小管的外端套上一个橡皮球；或者套上一根长约40~50cm的橡皮管或塑料管（可作为吸气用），管端

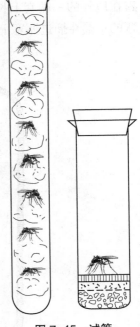

图7-45　试管

（仿姚永政、许先典）

141

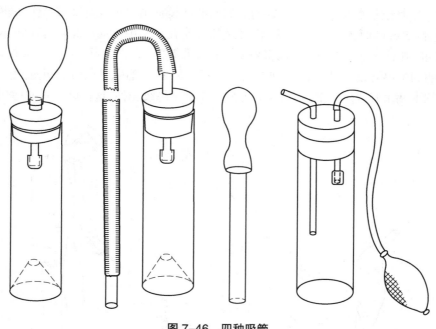

图 7-46　四种吸管

再套上一支短的玻璃管。吸管吸取蚊过程中，由于在不断地吸气，先吸进管内的蚊受到空气的震动较大，可使标本遭受损伤。

（4）吸瓶：①可用 100 或 150ml 容量的广口瓶，瓶口装好软木塞或橡皮塞，塞子上穿两小孔。②将一端烧弯的玻璃管从一小孔插入瓶内，在瓶内一端的开口用细纱布或薄绸包扎，露在瓶外的一端套上长约 40~50cm 的橡皮管或塑料管，管端套上短玻璃管一支。③再取烧弯的小漏斗插进瓶塞上的另一小孔中，漏斗的喇叭口在吸瓶外面，吸瓶（图 7-47）就制成了。

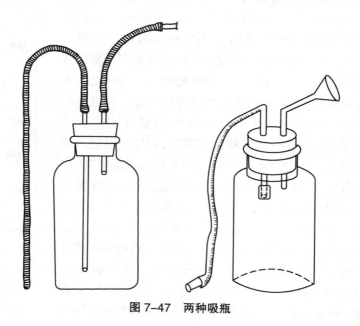

图 7-47　两种吸瓶

使用时以手持瓶,将橡皮管端的短玻璃管衔在口中,发现在停息着的蚊时,以小漏斗的喇叭口罩住,用口吸气,则蚊被吸入瓶内。吸瓶捕集的蚊数量,较吸管多,且瓶内受空气的震动较小,因此瓶内标本受损的程度,也较吸管轻。

（5）毒管（毒瓶）：如果不需要采集活的蚊标本,可用毒瓶来收集,只需将毒瓶罩住蚊,蚊便可死去。毒瓶可用广口瓶或管壁较厚的标本管或试管制作。将剪成碎块的橡皮或废旧自行车内胎胶皮置入瓶底或管底,厚度约 2~4cm,加入适量氯仿,用软木塞将瓶口或管内塞紧,待橡皮块将氯仿吸干且饱和后,将裹着棉花的纱布一小块置于橡皮块上,再加上穿有细孔的软木一片,上覆白纸一块,然后用软木塞塞紧,即可备用。使用时将软木塞拔去,将瓶口或管口罩住停息着的蚊,待蚊飞入瓶内或管内后,迅速将瓶口或管口塞住。捕杀数只蚊后,将标本移入指形管内。

（6）水杓：水杓主要用于采集在水中生长的蚊的幼虫和蛹等（图 7-48）。盛水的容器如木瓢、铝质水杓、搪瓷水杓以及汤匙都可依据积水的情形选用。特制的采集水杓可用白铁皮制成,在其一侧的中部开一小窗,装上纱眼很细的铜纱。当采集水中的标本时,水可从铜纱网眼中迅速漏出一部分,而不至使已捞取的标本溢出。水杓的内面须漆白,在水杓的外侧装上一中空的短柄,以便使用时插入木棍或竹竿,使能捞取水中或距离较远的水面上的标本。捞取到标本后,可用口径较大的吸管吸取水杓中的标本移至广口瓶中,或用滤网将标本捞取置广口瓶中。

（7）水网:有两类,一为手网,二为井网。

1）手网:有两种,一为平网,二为袋网（图 7-49）。平网的制作:用粗铅丝做一圆圈,直径约 8~10cm,铅丝的两端绕在一起做成柄,或将此柄安装在木棍上。在铅丝圈上平铺一层纱,将其边缘缝在铅丝圈上做成平网。袋网的框如平网,用绢纱制成一袋缝在圈上即可。在广阔的水面上采集标本,尤其是采集按蚊的幼虫和蛹的时候,平网较方便。但在凹下深处的水面尤其是采集库蚊和伊蚊的幼虫和蛹时使用袋网较为适宜。手网还可捕成虫。

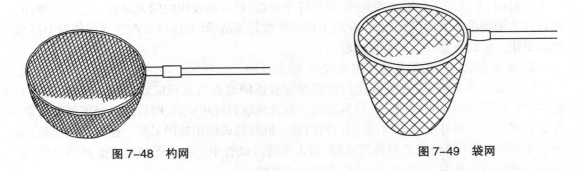

图 7-48　杓网　　　　　　　　　　　　图 7-49　袋网

2）井网:井网可用于采集水井中或深陷的水洞内的昆虫。井网的制作:取粗铅丝做成一个直径约一尺的圆圈作为网架,缝上一个浅的白绢纱网袋,在网架上结上约一尺长的三条细绳,上端连结一条较粗的长绳。在三条细绳之间各用一块三角形的细纱布围上缝好,三块纱布的下端都要下伸到网袋里,这样可以防止入网的蚊幼虫和蛹逃出。使用时,在网底放块小石头,可使网沉入水中。井网投入水中时,一定会惊扰在水面的蚊幼虫和蛹沉入水中,因此须待网沉入水中后等待一定的时间,待蚊幼虫和蛹浮到水而时,即将网上提,这样就可采到蚊的幼虫和蛹。此外,根据采集目的因地制宜,采集蚊虫时还可以采用其他网捕器材(图7-50)。

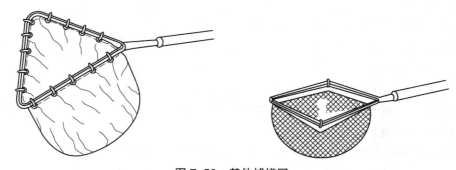

图7-50　其他捕捞网
(仿娄国强、吕文彦)

(8)其他采集器具:上述的采集器具主要为人工采集蚊虫标本所使用,人工采集蚊虫标本对个人技能要求高,个人之间差异大,且有暴露风险,自身应做好防蚊措施。另外,随着采集技术进步且采集蚊标本量较大时,还可应用以下方法:如紫外线灯诱法和CO_2灯诱法等。紫外线灯诱法主要根据成蚊对某些光线有一定趋向性,特别是波长253nm的紫外线灯较日光灯的诱蚊力强许多倍而设计研制的一种新型诱蚊工具,该灯采集蚊虫的时间长,可以对不同时段的蚊种进行搜集,较准确反映监测地的蚊种情况,但是对蚊虫的鳞片损伤也较大,甚至将蚊虫吸附于诱蚊灯的内壁上,造成形态鉴别的困难。同时有其他非蚊类昆虫接近并被捕获,对下一步检测造成扰扰,并对蚊虫标本会造成一定程度的损伤。另外CO_2灯诱法主要利用雌蚊对CO_2的趋向习性,主动引诱蚊虫寻找血源而诱捕。此方法对非吸血蚊类的引诱力较小,故在监测中诱集到的雄蚊及非蚊类明显少,避免了其他标本对蚊虫标本的损害,可以保持蚊虫微细结构的良好状态。这有利于对蚊虫的鉴别、分类及计数,同时也大大地减少了工作时间,并保证了数据的准确性,误差降至最低,且对白纹伊蚊的采集有一定的优势,但最好在太阳还没有下山前就启动,在晚上白纹伊蚊是不活动的,所以要在它活动的两个高峰期间采集。但缺点是CO_2诱捕成本较高。

2. 采集方法　蚊的采集通常采集成蚊、幼虫及蛹。

(1)成蚊采集:通常在光线比较暗而湿度合适的地点可发现成蚊,如人房、地下室、牛栏、马厩、猪圈、地窖、土洞、石洞、桥洞等处。发现成蚊后可用试管、吸管或吸瓶等器具采集。停息在草丛中或树叶上的成蚊,可用扫网扫捕。群舞的成蚊用捕网采集。捕集到的成蚊,如不需要活的,可用氯仿或乙醚将其麻醉,移入指管或试管中。在不同捕集点捕到的成蚊,要分装于试管或指管中,不能混在一起,并需记录编号。

(2)幼虫及蛹的采集:不同幼虫种类需根据孳生地的不同进行采集。对于不同孳生地,注意使用不同采集方法及器具。

1)湖泊与池塘:多有水生植物生长,尤其是在沿岸。这些植物对幼虫来说,是很好的隐蔽场所。可选择不同的点用水杓或手网去采集。

2)河流与小溪:流动水体。生长在水草的边缘或弯入形成小水洼的地方,常是幼虫聚集的地方,可用水杓或手网逆水流沿岸进行采集。

3)沼泽:这类孳生地水较浅,水生植物丛生。采集时可用手网或水杓捞取。在此类孳生地中,尤其要注意蹄迹或小水窝,里面的幼虫往往较多。

4)水井与贮水池:一般可用长柄水杓或水网采集。

5)灌溉沟渠:这类孳生地的两岸近旁都易生杂草,为幼虫的孳生提供良好的条件。采集时用水网或水杓均可。在采集幼虫标本时,要注意从沟内向外漏出的水或渗出的水在沟旁所形成的小水窝。在这些水窝中往往有很多的幼虫。

6)树洞与竹筒:在雨季或雨多的地区,树洞或竹筒常是伊蚊幼虫的重要孳生地。这类幼虫孳生地,可用虹吸管将全部积水吸尽采集幼虫及蛹。

7)积水:石凹、破碗、小罐等积水中的幼虫和蛹,可用吸管或滤网采集,也可将全部积水倾入容器内采集。

8)特殊生境:在特殊的情况下(如南方,香蕉树叶、菠萝叶或芋叶的基部凹入处,可用橡皮管或大口吸管,吸取凹入部内的积水,查看有无幼虫及蛹。

(3)蚊卵的采集:幼虫的孳生地可采集蚊卵。按蚊卵虽浮在水面,但由于卵很小而且是单个的散在水面,不易看见,因此,可用一口搪瓷盘在孳生地的水中缓缓地刮取水的表层,如发现有卵,即用白绢纱制成的滤网捞出移至广口瓶中。有时需要用放大镜检视疑似按蚊卵的物体。库蚊卵较易采得,尤其是常见的种类如致倦库蚊、淡色库蚊等,在幼虫多的地方往往可以查见浮在水面的卵块,用水杓采到后再用滤网移至广口瓶内带回实验室。伊蚊卵不浮在水面,而是沉在水底。此外伊蚊卵可产在离水面不远的潮湿的边缘上,例如树洞、小罐的边缘上以及水坑边的湿土上。因此,刮取这些地点的土或水底的泥土或残渣可能获得伊蚊卵。

3. 注意事项

(1)明确采集目的:首先分析蚊媒病流行当地现状,了解流行区域的蚊种群组成和种群的活动季节情况,其次掌握优势种群活动时段的数量动态和优势种孳生地,同时还需要了解与上述内容有关的环境因素的变化和监测情况,便于制订明确的采集目的。

(2)标本采集全面:蚊生活史复杂,包括卵、幼虫和成虫等,因此,需要根据采集目的全面采集。例如在教学上,需要采集生活史各期标本;在分类学上,蚊类通常以成蚊为重点。成蚊的采集,需雌、雄兼收。凡是各种医学昆虫的孳生地点、栖息场所、寄生宿主等,均须采集和检查。尤其是在进行蚊媒病研究工作时,更必须这样做。

(3)标本采集完整:无论是教学或研究用的标本,都要求完整。因此,采集标本时,用什么方法较为适宜,使用何种器具较为妥当,都要注意。蚊的每一构造,无论是足或翅,体毛或鳞片,等等,都是分类依据。若采集的标本,足断翅破,损毛失鳞,这样残缺不全的个体,对学习和研究都会带来困难,降低使用价值。

(4)记录采集过程:所采集的标本,都要有正确的采集记录。记录的主要项目有采集日期(年、月、日)、采集地点(省、县、镇、村等)、采集场所(孳生场所、栖息场所)、宿主的种类和寄生的部位以及其他必要的资料如气候(晴、雨、温度、湿度等)、环境(山区、平原、森林、草原等)等。记录要完整而简明。没有正确记录的标本,就失去重要的科学依据。尤其是作为科学研究时,这是必不可少的资料。

(张 健)

（二）蝇类标本采集

蝇类标本是蝇分类学研究、分子溯源等相关工作的重要材料,也是蝇传疾病研究及控制的重要载体,因此,正确采集蝇类标本是获得良好用途标本的基础,了解蝇类标本的采集工具及用法、采集场所、采集方法、保存方法等有十分重要意义。

1. 主要器材

（1）诱蝇笼:常用的捕蝇笼大小为 25cm×25cm×40cm 方形或直径 20~25cm 高 35~40cm 圆形的两种(图 7-51)。笼底为凹入笼内的倒漏斗形锥状体,顶端的孔直径为 2cm。笼底为一平的诱饵碟,可放置诱饵。

（2）捕蝇网:蝇类捕虫网与普通的昆虫网稍有区别,要轻便、牢固、速干;网口大小要适中,一般直径在 30~40cm 左右,太大容易逃逸,太小难以扫准,网袋要柔软、结实、耐磨,不容易损坏捕获的蝇标本。网袋分两节,上段约为 60cm,为较致密不透明的布料如尼龙布、绢纱等,下段约 8~10cm,为致密透明布料,如绢纱;网框可以折叠,方便收起;网柄可以伸缩,能适应更多的捕捉环境,长度一般小于 100cm(图 7-52),也可用轻便结实的鱼竿改造。也可将捕蝇网按比例缩小定制,成为携带方便的手网,更适合在口岸交通工具,如飞机、船舶、集装箱内使用。

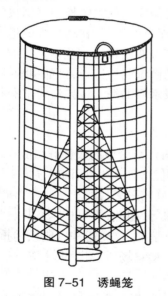

图 7-51　诱蝇笼

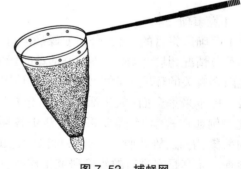

图 7-52　捕蝇网

（3）毒瓶:根据所填充的毒剂不同一般可分为有机溶剂、樟脑粉和氰化物毒瓶(图 7-47)。常用的有:①有机溶剂毒瓶;②樟脑粉毒瓶;③氰化钾毒瓶。由于氰化钾对人畜有剧毒,使用氰化钾毒瓶时须特别小心,应妥善保管。

三种毒瓶的优缺点:有机溶剂毒瓶和氰化物毒瓶作用快,但毒性大,尤其是氰化物的安全隐患大,管理严格,比较难得到。有机溶剂毒瓶由于易挥发,易失效,需要不停的添加有机溶剂,但有机溶剂在公共交通工具中不便携带,另外,有机溶剂容易使蝇类体表的油性物质析出,使蝇类体表看上去"油乎乎"失去原来的色彩和花纹,不利于后续的形态鉴定。樟脑粉毒瓶作用较慢,但安全性大,易携带,但用樟脑粉毒瓶处理时间太长,会对样本的 DNA 有一定的影响。

2. 成蝇采集　蝇类的分布非常广泛,其习性和食性也非常复杂,有的访花、有的寄生植株、有的寄生活体动物、有的产生蝇蛆症,成蝇的采集主要利用其食性、习性在其栖息场所进行网捕、诱捕、粘捕,或利用其寄生习性,在寄生的宿主上进行采集,方法主要有以下几种:

（1）诱捕法:一般可分为笼诱法和活体动物或尸诱法,笼诱法的诱饵可以使用糖醋、新鲜水果、腐败水果等。应用笼诱法需注意如下几个问题:①诱饵数量要充足,诱饵要保持湿润;②诱饵盘上口与捕蝇笼下口的距离应在2cm左右;③不宜放置过高。进入笼中的蝇要及时收集。可以将笼的支架拆掉后,整只笼放入 −20℃冰箱将蝇冻死后再分拣蝇的标本。

由于吸血蝇类以人类、家畜及野生猎物的血液为食,因此多采用活体动物诱捕法进行采集,在牲畜的体表用管扣的方法进行采集,以免惊扰牲畜,还须注意根据不同种类的活动高峰时间安排采集,如在傍晚时间诱捕螫蝇。

（2）网捕法:即用捕蝇网捕蝇,可以分两种,一种是看见了成蝇采集,包括扣网（正停息在地面、花丛或孳生物上的蝇）、挥网（正在空中飞舞的蝇）、掠网（树上、叶面、水面等处的蝇）,另一种是盲扫,在可能有蝇的灌木丛、草丛、花丛、秧田、麦田等处,盲目地来回扫动。待蝇进入昆虫网后,一只手将网袋抓住,以防蝇类逃脱,另一只手持打开的毒瓶,伸入网袋,将毒瓶口对准蝇,蝇很快就会麻醉,落入毒瓶中。注意保管好毒瓶,如果不慎打碎,应尽快用密封袋封住,以免有毒试剂洒落或挥发。

（3）扣捕法:扣捕法是使用有盖的离心管、玻璃试管、塑料瓶等瓶管状容器去捕捉扫网难以扫到的成蝇,也可以用诱饵吸引成蝇到适合扣捕的位置进行扣捕,常用在吸血蝇类的采集或其他寄生蝇类的采集。在进行扣捕以及上述的网捕时,由于蝇类身体上的足、翅和触角等附肢、毛、鳞片等极易损坏,因此在采集时应格外加以保护。吸血蝇类也兼吸人血,因此在野外采集时应注意人身安全,充分做好个人防护,防止被叮咬。

（4）粘捕法:利用市售或自制的粘蝇纸条或者纸板,悬挂或者平放在蝇类孳生地附近,也可以加入诱饵,等待蝇类落入粘蝇纸上。或采用粘蝇架进行粘捕,粘蝇架白色、无味,用涂蜡纸板制成,呈“V”形,顶角约为60℃,暴露在外的两侧（各23cm×25cm）面,涂上类似粘蝇纸上所用的不易干燥的黏性物质。使用时,可按照不同距离（0.3~4.0m）多只置于动物腐败尸体周围,若仅有一个粘蝇架,则以距离 0.7~1.0m 为宜。粘蝇架一面朝向腐败物,另一面背向腐败物。成蝇趋近腐败物或在其附近周期性歇息时即可被捕。粘蝇架应标明日期、时间和地点。使用后小心折合,具有黏性的两面在内侧,携带时防止碰撞、压碎。回实验室后,标本一只一只取下,置于玻璃瓶或指形管中,用二甲苯洗涤,然后置于酒精中,贴好标签以便后续鉴定。

（5）灯诱法:利用蝇类的向光性而采用的一种光诱集法。在成蝇活动场所悬挂诱虫灯（黑光灯、白炽灯、紫外灯均可）,诱集到的成蝇尽快分管放入虫样管中,写上标签,标签内容包括:采集地、采集人、采集日期等信息。（此种方法诱到的蝇类较少,但也经常会诱到一些其他方法难以采集到的种类,如厕螫蝇、芒蝇等）。

（6）直接镊取法:通过搜寻寄主体表采集:该类方法主要针对寄生在蝙蝠、禽类羽毛、羊毛体表的蛛蝇、蝠蝇和虱蝇,在蝙蝠活动的树洞、岩洞等场所网捕蝙蝠,搜寻其体外的蛛蝇、蝠蝇,发现蛛蝇、蝠蝇,用镊子将其轻轻采下,置入放有 70% 乙醇溶液的虫样管中,写上标签,标签内容包括:寄主名、采集地、采集人、采集日期等信息。采集完毕后,注意将蝙蝠放生。禽类、绵羊体上的虱蝇,也采取同样的方法进行采集,同时注意保护寄主,避免惊吓。

上述方法适用于不同的环境下蝇类的采集,各有利弊。笼诱法可以诱到蝇的数量特别大,但由于蝇的食性有所差异,所以,不同的诱饵诱到的蝇种类差别很大,往往一种或者几种的数量特别大,但种类数有限。网捕法可以捕到蝇种更多,但往往数量不大,而且比较耗费人工,得到种类有很大的随机性。扣捕法对实施人的技术要求比较高,但会得到一些特殊的种类,粘捕法优点同笼诱法,但此方法容易对成蝇的肢体造成损坏,而且蝇体表粘上的胶很难去除,故很难获得完整标本。

3. 卵及幼虫的采集 卵及幼虫的采集以借助镊子等工具直接镊取法为主。选用的镊子尽量使用平口镊子,镊取时,尽量轻镊轻取以免损坏卵、幼虫、蛹的外表,影响分类鉴定。根据幼虫的寄生习性,腐生的蝇类,卵及幼虫常在其孳生物上,如粪、尸、腐殖质及人类食物中,在这类孳生物上以及寄生物或寄主体、组织、器官上肉眼或借助辅助工具,如放大镜、显微镜等使用镊子、毛笔、毛刷等将幼虫拾取下,置入保存管中,并及时进行幼虫后期处理如即刻将幼虫垂直置入 80 ℃的热水中,观察虫体伸展平直,即可取出,置入欧氏液或酒精甘油溶液的虫样管中(一般使用 2~5ml 的管),当采集胃蝇、皮蝇的卵时,应用剪刀将卵附着的毛、草一并剪下,连同卵一并放入欧氏液(Oudeman's solution:70% 乙醇 22 份,甘油 1 份,冰醋酸 2 份,依次混合),或酒精甘油溶液的虫样管中,铅笔写上标签。法医上采集尸体上幼虫时,要特别注意鼻孔、耳、口、眼等部位和刀、枪、钝器打击后的各种创伤内有无蝇卵或幼虫。此外,颈部皮肤皱褶处、头发上、暴露在外的生殖器和肛毛附近也是检查的重点。将采集的卵和幼虫部分置入 70% 乙醇保存液中,也可部分用于实验室饲养,便于后续的虫种鉴定及标本制作。

植食性蝇类幼虫的孳生物随蝇种类不同而不同,可在植物的各个部位,花蝇科的幼虫喜欢蛀入植物根部,特别是根茎较大的植物,例如蒜头、马铃薯、萝卜等。果蝇喜欢在腐败的植物和水果中繁殖后代。但是植食性的蝇类的幼虫不一定为植食性,寄蝇科的幼虫主要营寄生生活。

寄生蝇类与兼性寄生蝇类的幼虫采集方法类似,可在发生寄生的组织、器官、动物体直接镊取,必要时使用解剖刀或解剖剪将病死寄主的组织切开。在产生蝇蛆症的蝇类幼虫采集中,需特别留意如下:①胃肠道:可查见引起胃肠道蝇蛆病的家蝇、厕蝇、腐蝇、金蝇、丽蝇等属兼性寄生蝇种。多数胃肠道蝇蛆症患者有消化道疾病症状。蝇卵或幼虫在胃肠道内寄生,可在肠内生长发育,然后随大便排出或在肠腔化蛹后排出,可从粪便排出或呕吐物中采集到活的或死的幼虫,甚至蝇蛹。②口、耳、鼻咽:多由金蝇、绿蝇和麻蝇等属的种类引起。可从软腭与硬腭、鼻中隔、咽骨部采集样本。③眼:眼感染的蝇类主要为专性寄生蝇类,兼性寄生可由大头金蝇与丝光绿蝇,可从球结膜、睑结膜和结膜囊采集幼虫。④泌尿生殖道:主要由麻蝇、绿蝇、金蝇等属的种类引起。可借手术从尿道、膀胱与阴道等采集,双肾及输尿管 B 超可见阴影,也可收集尿液采集随尿液排出的幼虫。⑤皮肤:可从皮肤伤口或寄生的皮下组织内采集绿蝇、金蝇、麻蝇等属幼虫。

4. 蛹的采集 蝇的幼虫大都在孳生地附近土质较松、地面较干燥的泥土里化蛹,有些种类也在已干的孳生物质表面化蛹。采集时,可用铁铲挖掘幼虫孳生地附近的土壤检取,也可在已干的孳生物表面检取,同样使用上述卵及幼虫类似的镊子进行镊取。

5. 采集记录　采集记录包括采集日期(年、月、日、时)、地点(市、县和具体小地名、经纬度)、高度(以米计,如无确切测定,可写约多少米)、天气、气候(气温)等,记录生境,即指采获标本的环境场所,如果是诱捕,需写明诱饵名称、成蝇取食物质等,也需记录采集人信息。

(吴建伟　邓耀华　岳巧云　国果　吴薇)

(三)白蛉标本采集

采集白蛉要确定当地白蛉的种类、密度等,最主要的是要确定当地的传播媒介。现场采集的白蛉标本均应注明采集时间、地点和场所。带回实验室做分类鉴定,如果现场有条件还可以做自然感染检查。采集白蛉是研究白蛉的先决条件,根据白蛉的不同生境,宜因地制宜地采取以下几种方法。

1. 成蛉采集

(1)捕蛉管捕集法:捕蛉管适用于各种建筑物及大洞穴内采集活体白蛉,可供蛉种和季节消长调查外,还可供白蛉实验研究和饲养繁殖(图7-53)。

(2)漏斗状捕蛉器采集法:漏斗状捕蛉器适用于调查各种小型洞穴和裂缝内的活体白蛉(图7-54)。

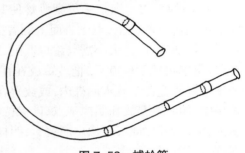

图7-53　捕蛉管

(仿周大渭)

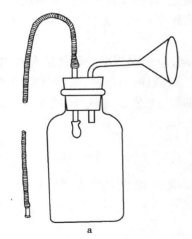

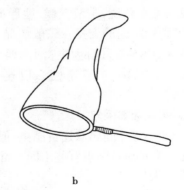

图7-54　吸蛉瓶和捕蛉网

a. 吸蛉瓶　b. 捕蛉网

(3)黏性油纸粘捕法:优点是节省人力,弥补人工捕集无法达到的场所,缺点是捕集的白蛉是死蛉,仅可作一般蛉种及季节消长调查之用。

(4)灯光诱捕法:该方法常用于野外荒漠或山野中,选择适当的场所,架设屏幕或蚊帐,以灯光照射屏幕或在帐内点燃灯光,诱引具有趋光习性的白蛉,然后再在屏幕上或在蚊帐内用捕蛉管捕集活体白蛉。

2. 幼虫采集

（1）白蛉幼虫在泥土里发育，采集时可取室内和畜舍里的潮土，每处取 1~3.5kg，分别装袋，带回实验室备捡，检查方法如下：

1）把收集泥土放在大搪瓷盆里，用水混匀，先后经 10 目／吋及 20 目／吋的铜丝筛过滤，筛上留下的大块泥土及渣子倒掉不要，滤下的泥浆留在瓷盆内。

2）把泥浆再陆续经 40 目／吋或 50 目／吋的铜丝筛过滤，滤下的泥水倒去不要，筛上留下滤出物用清水冲洗后，放至搪瓷盆中。

3）把水吸去，加入饱和盐水存留数分钟。

4）可见泥土里各种幼虫都浮在水面上，用放大镜直接观察，检取白色幼虫。

（2）将吸饱血的白蛉饲养在昆虫罐里，定期检查，发现幼虫即可检出。

3. 卵的采集　即把采集到雌蛉使其产卵收集之，通常用一个没有釉的大口瓦罐，内壁涂一层消毒过的泥土，泥土表面上洒着少许磨碎并经消毒的家兔粪便，另外，还需要用一盏带罩的煤油灯，灯底大小需与罐口匹配，灯顶用细纱封紧，把采集到的吸血雌蛉，从灯底传入罩内，每罩可放 20~30 只，把玻罩放在瓦罐上面，罩和瓦罐交接的四周，需用胶布封起，做好的罐子可放置在装有水的碟内，或放置在一个大的沙盘里，经常加水，使水分可浸湿瓦罐，到达里面，同时需要放在阴凉地点，以保持相当的湿度和温度，并到罩内白蛉死去，把上面玻罩去掉，罐口盖以细纱，用橡皮圈绕紧，照样放在有水的碟里或是沙盘里，在瓦罐内若发现蛉卵即行收集之。

4. 蛹的采集

（1）在野外采集可以用饱和盐水漂浮泥土法收集之，详细步骤见幼虫采集法。

（2）在实验室内也如采集幼虫一样，把吸血雌蛉放在瓦罐饲养使其产卵，后孵出幼虫，再变成蛹时即收集之。

各地的生态环境、季节气候、地形地貌等均不相同，应根据当地的具体情况作出采集白蛉卵、幼虫和蛹时间的安排。一般情况下，江苏、山东、安徽、河南东部、山西南部、关中平原、湖北等地区，以 5~6 月份为主；河南西北部、山西北部、北京密云地区、陕西北部、四川西北部、甘肃、宁夏、青海、新疆等地区，以 6~7 月份为主。

（赵玉敏）

（四）蠓类标本采集

蠓类与蚊、蝇等同属双翅目昆虫，但因其成虫体型微小，幼虫大都活动于土壤内，因而调查方法与其他双翅目昆虫有些不同。常用采集方法如下：

1. 成虫采集

（1）挥网法：用 60 目绢纱制成的网，口径 20cm，深 60cm，末端钝圆，网柄长 60cm，（图 7-55）进行采集。挥网时，采集者手持网柄，伸直胳膊呈"∞"形挥网，每次以 50 次／min 的频率挥网 5 分钟为一计量单位，每次挥网时间不超过 20 分钟，以免时间太长标本受损。挥网法能采集到多种蠓类的两性成虫。挥网时勿将蝴蝶、蜻蜓等大型昆虫和花草、枝叶等挥入网内而损坏标本。

挥网 5 分钟后，用力快速挥动 3~4 次，使捕获的昆虫集中网底，迅速将网底放入毒瓶内约 10 分钟毒死，之后取出倒于白布或白纸上捡取。

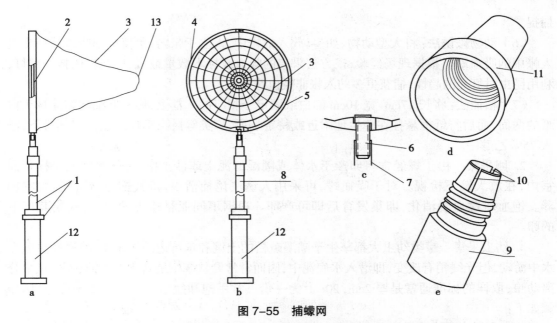

图 7-55　捕蠓网

a. 捕虫网结构示意图　b. 左视结构示意图　c. 螺栓固定连接示意图　d. 外锁套件结构示意图
e. 锥形涨管内锁套结构示意图

1. 伸缩杆　2. 网圈　3. 网袋　4. 左半圆环形网圈　5. 右半圆环形网圈　6. 螺栓的螺纹端

7. 上杆　8. 外管　9. 锥形涨管内锁套　10. 缺口　11. 外锁套件　12. 把手　13. 圆弧形的网底

（2）灯诱法：灯诱法利用吸血双翅目昆虫对特殊光线的趋性进行引诱,并通过特殊装置加以捕捉,常用的灯光有紫外光和普通白炽灯光。灯的悬挂地点可因需要加以选择,一般以在住地（村庄）与孳生地之间或孳生地附近及无其他光源、血源干扰的场所为宜。灯距地面的高度也根据需要而定,一般可在离地面 1.5m 左右,观察时应在无雨、无风（或 2m/s 风速以下）的晚上进行。灯诱法和其他方法相比,节省人力,数据的可比性强,但诱捕力受光源、血源和风速的影响,在吸捕中部分虫体可被风扇击碎,影响鉴定。紫外线有灼伤皮肤和刺激眼睛等缺点。

使用方法：安装好诱虫灯,接通电源,待风扇启动和灯管照明后进行诱捕。收集标本时,先将采集盒闭合,再关闭电源开关,取下采集盒,麻醉后处理标本。

（3）CO_2 灯诱法：将 CO_2 诱虫灯悬挂在距地面 1.5m 高度的地方,接通电源,待风扇启动和灯管照明后进行诱捕。CO_2 灯应悬挂在避风且无其他光源干扰的地方。使用方法同灯诱法。CO_2 气体对吸血双翅目昆虫有较强的引诱力,CO_2 诱虫灯诱捕的蚊蠓数量相当于单独灯诱的 400~500 倍。

（4）人诱法：在昆虫孳生地附近选一遮阴处,采集者直接暴露一侧小腿,静止不动,手持电动吸虫器或用指管捕捉落在小腿刺叮吸血的蠓虫。基于生物安全考虑,建议尽量少用该方法。

（5）人帐诱法：人立于帐内,用手持电动吸蚊器吸捕进入帐中的吸血蠓虫。蚊帐的规格是：帐顶 80cm×80cm,顶角至下沿的垂直高度 150cm,帐底张开的直径为 150cm,使用时将蚊帐悬挂,上下四角撑开,用绳子固定,使帐下缘距地面 30cm,人立于帐内,进行捕捉。

（6）动物帐诱法：将大型动物，如牛，放入蚊帐中，人立于帐内，手持电动吸蚊器捕捉进入帐中的吸血蠓。根据现场经验，该方法采集的吸血蠓标本数量最多，可在帐内挂一盏灯，利用昆虫对灯光的趋性，捕获更多的入帐非吸血蠓类。

（7）粘捕法：将长 17cm、宽 10cm 的白纸固定于相应的木框上，用蓖麻油均匀涂抹于白纸的两面，而后将纸框悬挂在孳生地附近或特定场所，蠓类等昆虫粘住后用针将其挑下，浸入 75% 乙醇中。

2. 卵采集　　由于蠓经常将卵产于水体或潮湿的泥土或沙土中，可将水体或土样带回室内，在放大镜下检视。对于吸血蠓，可采用人诱法诱捕活虫，待其饱血，带回实验室饲养。饱血雌蠓血餐消化，卵巢发育后即可产卵。根据不同亚科蠓类的习性，收集其产下的卵。

3. 幼虫采集　　蠓类幼虫大都孳生于潮湿疏松的土壤和水坑边的泥土中，有些幼虫虽在水中游动，但光线稍有改变，即潜入水底泥中，因而常常要从孳生地将土样取回，而后从中分离幼虫，取样的标准通常是厚 2cm，20cm^2 为一份。常用饱和盐水漂浮法检查土样，具体步骤如下：

（1）先用食盐配成饱和盐水，即至水底有不再被溶解的食盐为止。

（2）从蠓类孳生地铲取土样，每份写好标签分别装入塑料袋内带回。

（3）将采回的土样倒入一直径为 25~30cm 的瓷盆内，去掉杂草及石块，加水搅匀。

（4）将 20 目、40 目及 60 目的 3 个网筛从上而下叠放，将泥水倒入上层 20 目的筛中，相继用水冲洗 3~4 次后，将 60 目筛上残留物倒入白瓷碗内，加入饱和盐水搅拌，再静置 15 分钟。

（5）用弯头小镊子捡取浮于盐水表面的蠓幼虫放于清水中并计数，而后再搅动一次，静置 15 分钟，再如此检查一遍。

蠓蛹的采集参照幼虫采集方法。

捡获的幼虫或蛹，可置于湿滤纸上饲养，以兔肝粉或酵母粉作幼虫饲料，可养出成虫。蠓类幼虫角化弱，极易受到损伤，挑拣时必须细心。

另外，也可用淹没法采集幼虫。将适量土样直接投入在小盘内，再将其放在白瓷盆中，而后缓缓加水于盆内直至淹没土样水深达 20cm，淹浸半天，从瓷盆中捡取由土样内游离出的幼虫或蛹。

（黄恩炯）

（五）虻类标本采集

虻类标本采集应根据不同虻种的生态习性，选择适宜的采集时间、诱饵动物、采集方法（含采集工具）进行采集。虻类成虫标本较易采集，幼虫和蛹的采集相对困难，卵的采集目前缺乏研究。

1. 成虫采集　　最简单的方法是采用牛、马等动物诱，用昆虫网采。在北方林区虻多时，人诱也能采到，但在南方，没有牛等动物诱，人是很难诱到虻的。因牛易受惊，挥网不易采集，可用特大蚊帐，将牛拴在其中，虻会从悬空蚊帐的下缘，飞入帐内，常停栖在蚊帐上，且不易逃脱，采集也较容易。白天，早、中、晚均可采集，但在南方，不少种虻有早晚活动高峰，特别是傍晚，日落至天黑这一时间段，是牛诱采集虻的最好时刻。动物诱不到雄虻，所以多数虻种的雄性尚未描述。一般可用昆虫网在植物丛采集,在道路旁树干上有时可看到雄虻停栖。

利用二氧化碳对虻的引诱作用,可在野外悬挂蚊帐,前后吊起,中心地面放置干冰,据文献,这样可诱到大量雌虻,此方法相当于国外的马氏网(Malaise trap)和格雷西特网(Gressitt trap),不过后两种在帐顶或两侧顶角安装收集器。

利用虻趋深色物体及进入诱器后向上飞的特性,国外有马尼托巴网(Manitoba trap),这类诱器是用 3~5 根杆子做成的锥形帐篷,顶部安装收集器。这类诱器在国外用于虻数量调查,但据在我国所做的试验,诱到的虻数量不多。

光有引诱虻的作用,在畜圈灯下接水盆,可诱到大量虻,一般雄性多于雌性。

2. 幼虫采集

(1)在湿地,采集土样,用纱网在水中冲洗,洗去泥土,即现出幼虫。

(2)用热水将幼虫杀死,保存在 75% 乙醇中。

(3)如要获得成套生活史标本,可用蝇蛆饲养,用 75% 乙醇保存幼虫皮和蛹皮,成虫针插,三者编相同号码。

3. 蛹的采集　在湿地,采集土样,用纱网在水中冲洗,洗去泥土,即现出蛹,用热水将其杀死,保存在 75% 乙醇中。

4. 注意事项　采集成虫标本时应做好个人防护,宜着长袖长裤,避免被虻类刺叮。成虫用乙醚或氯仿麻醉。采集标签的信息要完整清晰,含采集地点、采集时间、采集人和宿主动物等。

(张建庆)

(六)蚋类标本采集

蚋类昆虫呈世界性分布,除了极区、沙漠、珊瑚岛或火山口等地域外,凡有适合其生长发育所需的流水中几乎均能孳生。标本的每次采集,均需详细记录采集现场的生态环境特点,包括流水的水温、流速、深度、pH、水域宽度、周围植被、空气湿度、天气情况及地域海拔等。

1. 成虫采集　蚋和蚊等均属吸血昆虫,因此,进行蚋成虫采集时,具体方法类似于成蚊的采集。诸如人帐诱法、人诱法、挥网法、粘捕法、灯诱法、二氧化碳诱捕法等。

2. 卵采集　蚋产卵通常以卵块形式出现,卵块黏附在水深 0.2~3.0cm 的枯枝落叶、草茎或石块等不同的基物上。可直接剪取附有卵块的枝、叶,将其置入 70% 乙醇中保存备用,并标记采集地点、日期。

3. 幼虫和蛹采集　每旬定期在代表性溪流中及不定期随机采集蚋的幼虫和蛹,由固着并浸没于流速较快溪流中的水草、枯枝、落叶、木棍、砖块、石头及其他杂物表面捕获蚋的成熟幼虫,可用细镊子将其小心挑取或直接剪取附有幼虫的枝、叶,编号后将幼虫置入 70% 酒精中保存备用,并标记采集地点、日期。采集幼虫的同时采集活蛹,将单个无损较成熟的蛹放入垫有湿棉球、湿棉球上再覆盖一层滤纸的小指管中,用膨松脱脂棉球堵塞指管口,管口向上垂直放置,室外或携回室内待其羽化。羽化后的成虫展翅后,用三氯甲烷毒瓶将其熏死,成虫采用针插、或使用吸水软纸包好(干藏法)、或放入 70% 乙醇中编号保存。对应蛹皮置入含有 70% 乙醇的小管中,附上相同标签分别保存备用。

三、双翅目医学昆虫标本制作

为了使昆虫长期保存,以便教学、研究或展览用,必须使用各种工具及方法制作成不同类型的昆虫标本。常见的有针插标本、浸制标本、幼虫吹胀标本、生活史标本、玻璃标本及琥珀标本等类型。

（一）蚊类标本制作

为了便于观察及长期保存的需要,一般将成蚊制作成针插标本。如果成蚊标本数量较多,除针插保存外,也可用干制标本法保存在标本瓶或试管中。蚊生活史标本对形态分类也至关重要,蚊幼虫皮及蛹皮标本可以通过将野外采集到的幼虫和蛹饲养至成蚊来获得,而蚊卵、幼虫、蛹、幼虫皮、蛹皮及成蚊的部分器官,如蚊胃、雄蚊外生殖器等则适合制作成玻片标本以供长期保存和观察。

1. 针插标本　用针插法制成的标本,能较好保存成蚊的鳞片及蚊体色泽,也便于用解剖镜或手持放大镜从任何角度与方位进行观察。成蚊体型较小,应选用细而短的针。最好在蚊被杀死后立即制成针插标本,如果死亡时间较长,蚊虫已干燥变硬,应先使虫体软化,以免针插时造成虫体的毁损。如果蚊体太过脆硬,不能承受针插,可考虑用三角纸片粘贴法。

成蚊针插标本制作方法有双针插法、单针插法和三角纸片粘贴法,所用器材包括 0 号昆虫针、3 号昆虫针、镊子、三级台、持针钳、标本盒、还软缸、体视显微镜、麻醉剂(乙酸乙酯、氯仿、乙醚)、白色硬卡片、软木片、Ambroidcement 胶水、标签纸等。

（1）双针插法

1）杀死:将活蚊置毒瓶内,使其在短时间内迅速死亡。毒瓶制作见前述蚊收集。

2）还软:干燥保存的成蚊标本或采集到的干蚊尸,一般都会发脆,很可能一碰就造成触角或跗节断裂,足和翅也不能在保持完好的情况下摆成需要的姿势,因此在插针之前需要先进行回软。还软时在还软缸中加入适量的 5% 乙醇,滴入几滴甲醛,软化 12~24 小时。判断昆虫还软是否充分,可以用大头针轻轻拨动触角或足,如果仍比较脆或僵硬则提示还需要延长还软时间。昆虫标本在保存时易受到腐食性昆虫的蛀食和真菌的浸染,特别是在湿度较大地区这种现象更为明显。甲醛水溶液具有广谱杀菌消毒作用,还软时加入甲醛能起到杀死各种微生物及腐食性小昆虫,防护蚊标本。

3）针插:①先将白色硬卡片或软木块剪成 0.6cm×（1.0~1.5）cm 大小;②在纸片或软木块的一端插入一支 00 号昆虫针;③在纸片或软木块的下方将针折断,长度应有半针长,针尖向上;④将成蚊标本放在软木板上,手持 00 号昆虫针插有纸片或软木块的这端,针尖端插入昆虫胸部;可采用正面插法,即将成蚊腹面向上,针尖从昆虫胸部腹面六条腿中间插入,但注意勿使针尖穿出胸背面;也可采用侧面插法,即使蚊侧面向上,针尖从中胸的中间偏右的地方插入,也同样要注意勿使针尖自另一侧穿出;⑤然后将纸片或软木块平放在三级台第三级高度,取一支 03 号昆虫针从纸片或软木块的另一端插入（图 7–56a）。

4）整姿:将完成针插后的标本姿势加以整理,尽量保持其自然姿态,轻轻向虫体吹气,让蚊翅展开,两侧前翅顶角和头部平齐,充分露出翅面上的特征,并使其外形美观。

5）干燥:置烘箱中烘干,一般在 50℃的恒温箱中烘干一星期左右或放置到通风处干燥 1~2 周。

6）插标签:①采集标签为 1.5cm×0.7cm 的长方形卡纸,注明标本采集地点、日期、采集人、采集编号等信息；②鉴定标签大小同采集标签，注明蚊虫种名、鉴定人和鉴定日期；③取干燥处理后标本，将 03 号昆虫针插入采集标签上，放入三级板的第二级小孔内，使标签在第二级高度的水平位置上（图 7-56a）；④鉴定标签按三级台的第一台高度插在昆虫针上，距离昆虫针底端约 0.8cm。

7）保存：将标本分门别类放入标本盒内，加入樟脑粉及干燥剂，置于避光的干燥处存放保存。

（2）单针插法：除针插步骤略有不同外，其余步骤与双针插法相同。针插时，①将成蚊标本放在软木片上，使用 03 号昆虫针从中胸的中间偏右的地方插针；②将插有蚊的针倒过来，放入三级台的第一级台的小孔，使虫体背部紧贴板面，调整其上部的留针长度为 0.8cm（图 7-56b）。

（3）三角纸片法

1）杀死：见双针插法。

2）还软：见双针插法。

3）调整姿势：将成蚊标本放在一表面平整的平板边缘处，调整蚊姿势，使其头部向左，腹面向着操作者侧躺，粘贴时足向着针。

4）准备三角纸片：①用剪刀剪出一个边长 2cm，底边长 0.3cm 的等腰三角形小纸片；②在三级台上用 03 号昆虫针穿透三角纸片底边中间位置，将纸片固定在昆虫针上；③在三级台上以第三台高度确定三角纸片在昆虫针上的高度（图 7-56c）。

5）粘贴标本：在三角纸片的顶端背面沾少许 Ambroidcement 胶水，将针倒转，用带胶水端去接触成蚊标本的中胸盾片侧面，然后检视标本粘贴位置是否正确（图 7-56c）。

6）插标签和保存：见双针插法。

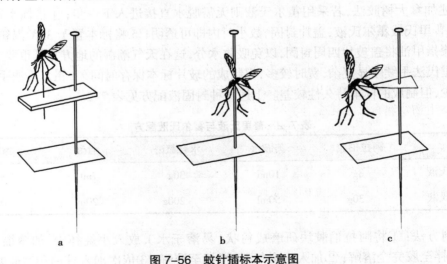

图 7-56　蚊针插标本示意图
a. 双针插法　b. 单针插法　c. 三角纸片法

（4）注意事项：①针头竖直扎下时，要调整好针尖的朝向，确保从正视、侧视、俯视角度观察针都是竖直扎下；②烘干过程如果没有恒温箱，可以采用日晒，但不能用微波炉、烤箱；③烘干后的标本极易碎裂，操作时应小心谨慎。

2. 干制标本 成蚊标本数量较多时,除部分针插保存外,其余可干制保存在标本瓶或试管中:①先在瓶内放少量樟脑粉;②上盖一薄层棉花;③再铺一层比标本瓶或试管管径稍大的滤纸片;④放入适量已干燥处理过的标本;⑤用棉纸或擦镜纸包裹棉花轻轻塞在蚊虫标本上面,注意不能压住标本,也不能直接用棉花塞,以免棉花纤维缠住标本;⑥软木塞塞好瓶口并蜡封;⑦在瓶身上贴上标签,存放于干燥避光处。

3. 玻片标本

(1)成蚊整体制片法:材料包括经处理后成蚊标本、梯度乙醇(30%、50%、60%、70%、80%、90%、100%)、10% 氢氧化钾、冬青油、二甲苯、加拿大树胶、阿拉伯胶(块粒状)、水合氯醛、甘油、冰醋酸、蒸馏水、玻片、盖玻片、解剖针、烧杯、玻璃皿、移液管等。

1)加拿大树胶法:①前期处理:活蚊麻醉致死,直接浸于70% 乙醇中固定,水洗后移入10% 氢氧化钾内浸泡;干制保存的标本先用70% 乙醇浸湿,水洗后同样移入10% 氢氧化钾内浸泡,浸泡时间视标本情况而定,需数小时或更长,目的是使蚊虫内部软组织溶解及减退几丁质色素;②水洗:吸出氢氧化钾,加水洗 2~3 次,每次半小时,充分洗净氢氧化钾;③脱水:依次经过 30%、50%、60%、70%、80%、90%、100% 各级乙醇脱水,每级浸泡 30~60 分钟;④透明:加入冬青油或二甲苯,透明 15 分钟左右;⑤封片:用解剖针小心地将标本移至玻片上,加 1~2 滴加拿大树胶,小心摆好姿势,一般采用侧面向上,可以看到蚊身体各部的构造,加盖片封固;⑥注意事项:操作过程中动作务必轻柔,尽可能避免损伤体毛和鳞片,更换液体时采用吸管将皿内液体吸出或加入液体,切勿将标本从一皿移入另一皿中,易造成标本损坏;成蚊制片前禁食一天,以免因吸食过饱而影响标本清晰度。

2)阿拉伯胶氯醛法:这类封固剂以普里氏(Puris)及霍尔氏(Hoyer)两种配方最为适用,其中又以霍尔氏配方为好,其优点是标本不需脱水。步骤①前期处理;②水洗;③脱水同前述加拿大树胶法,若采用霍尔氏液则无需脱水直接进入下一步;④将标本置于玻片上,滴加普里氏或霍尔氏液,盖片封固,数小时内即可透明;⑤将标本置于 37℃ 温箱中烤干;⑥用磁漆指甲油将盖玻片四周封固,以免吸收水分,这在天气潮湿的地方尤其重要。相比较来看普里氏法手续略显复杂,费时较多,但制成的玻片标本保存时间久;霍尔氏法手续简单,费时较少,但制成的标本持久性较差。上述两种封固液配方见表 7-2。

表 7-2 普里氏液与霍尔氏液配方

	阿拉伯胶	蒸馏水	水合氯醛	甘油	冰醋酸
普里氏液	8g	10ml	30g	7ml	3ml
霍尔氏液	30g	50ml	200g	20ml	0

配制方法:①将阿拉伯胶块研磨成粉状(易溶于水),放入小烧杯中,加蒸馏水,80℃ 水浴,搅拌至胶完全溶解;②加入水合氯醛,搅拌至溶解;③依次加入甘油和冰醋酸,搅匀;④薄棉过滤,置 50~60℃ 恒温箱内,过夜;⑤将配制好的胶液倒入瓶子,塞紧塞子保存。制作标本时倒少量胶液于小瓶内,方便随时取用。此类胶液若因存放时间过久,水分蒸发致胶变浓,可加入蒸馏水少许,玻棒搅匀仍可使用。

(2)成蚊头部及口器制片法:制作蚊头部及口器玻片标本时,最好使用刚麻醉致死或湿固定的成蚊,而干燥保存的蚊须先用70% 乙醇浸泡。步骤为:①在解剖镜下用解剖针或虹膜刀在蚊颈处切下头部，置于10%氢氧化钾溶液中浸泡数小时至复眼呈橘黄色；②充分水洗；③经30%、50%、60%、70%、80%、90%、100%各级乙醇脱水，每级乙醇浸泡30分钟；④冬青油透明；⑤加拿大树胶封片。若须观察口器里的结构，可在①头部浸入冬青油中后，用细解剖针在解剖镜下轻轻挑拨下唇，使上颚、下颚、上内唇与舌等结构分开（有时在氢氧化钾溶液浸泡过程中，或用针拨动口器时，上、下颚等结构就已经脱出来）；②将头部放在一张滴有少量中性胶的玻片上，用针将口器里的结构排整齐，再将玻片置于大平皿内加盖以防尘及防水气；③待胶基本干后再加一小滴中性胶，加盖玻片封固。

（3）蚊翅制片法：①用刚麻醉致死或干燥保存的成蚊，选择鳞片完整的蚊翅；②解剖镜下用虹膜刀或解剖针自翅基处切下蚊翅；③置载玻片上，加一滴二甲苯透明；④加一滴加拿大树胶，盖玻片封固；⑤阴干，收玻片盒存放。

（4）雄蚊外生殖器制片法：雄蚊外生殖器在鉴定虫种时很重要，方法是：①解剖镜下用虹膜刀或剪刀在雄蚊腹部第七节或腹部最末2~3节处剪下外生殖器，而干燥保存的标本须经回软处理后才能剪切；②将外生殖器置小平皿内，70%乙醇浸泡20分钟；③吸出乙醇，加入10%氢氧化钾溶液浸泡至透明为止；④吸出氢氧化钾溶液，换蒸馏水洗数次，充分洗去氢氧化钾；⑤经30%、50%、60%、70%、80%、90%、100%各级乙醇各脱水30分钟；⑥冬青油透明；⑦加拿大树胶封片。

（5）雌蚊食窦甲标本的制片法：食窦甲为库蚊属雌蚊鉴别的重要特征之一，用新鲜标本或针插标本均可，陈旧标本须先经清水或乙醇浸泡半天。具体步骤如下：①用小剪刀将雌蚊头部剪下，先浸泡于70%乙醇中10分钟，再移入10%氢氧化钾溶液中4~12小时，所需时间以标本透明为止；②将标本移入蒸馏水中浸泡约15分钟以洗去氢氧化钾；③将标本移入盛有盐酸复红染液的染色皿中染色1~4小时；④置于解剖镜下解剖：一手持解剖针压住蚊头部一侧的复眼，另一手持针挑去触角、触须、复眼及头部两侧的肌肉，此时要注意观察露出的灯泡状咽泵，小心除去咽泵周围的肌肉，然后顺着咽泵向前寻找唇基下方的食窦甲；小心剥去唇基和喙的下唇部分，暴露出咽泵、食窦泵和舌部，之后将咽泵柄部和食窦泵分离即露出食窦甲；将食窦泵剔出移入干净的载玻片上，直接用桃胶液或Puris液封片；如果用加拿大树胶封制，则须常规将标本经30%、50%、60%、70%、80%、90%、100%各级乙醇脱水和冬青油透明后方可封片。

（6）按蚊唾液腺制片法：解剖雌按蚊唾液腺主要是为了检查有无疟原虫的子孢子。步骤如下：①将已去翅、足的蚊体放在载玻片上，置于解剖镜下，将蚊头部调整为向下；②左手持解剖针刺入胸部固定住蚊体；③右手持针压住头颈部徐徐拖拉（图7-57），唾液腺即可随着头部的牵引而露出，如唾液腺中断未拉出，可用解剖针压胸部或用针拨胸肌，找出唾液腺；④唾液腺一经拉出，即用针在靠近蚊头部处划断并分离唾液腺，然后滴加一小滴生理盐水，盖上盖玻片镜下观察即可。若在生理盐水中加少量的亮甲酚蓝或美兰液，使唾液腺略带蓝色，则更易识别。

（7）蚊胃制片法：解剖雌按蚊胃主要是检查有无疟原虫的卵囊。步骤如下①在载玻片上滴一滴生理盐水，将已去翅、足或已解剖过唾液腺的蚊移入生理盐水中，头部向上，腹部向下摆放；②在解剖镜下，左手持解剖针刺入胸肌固定蚊体，右手持针将第七腹节两侧划破（图7-58a），注意只能割破外骨骼，不能伤及内部组织；③右手持针压于腹部末端慢慢向下拉，生殖器官和消化道可依次被拉出；若消化道中途被拉断，可用针划破腹壁，将胃及卵巢拉出；④用针将马氏管、卵巢等相邻器官划断并清除掉（图7-58b）；⑤将胃移置于另一载玻片上的生理盐水中，加盖玻片镜下观察蚊胃壁上卵囊。

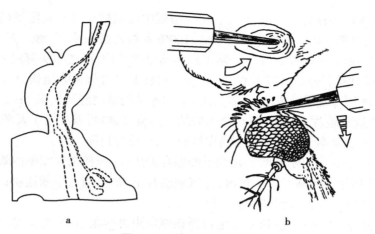

图 7-57　按蚊唾液腺解剖

a. 唾液腺位置　b. 唾液腺解剖

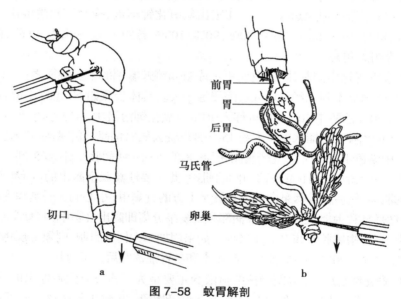

图 7-58　蚊胃解剖

a. 蚊胃解剖切口位置　b. 蚊胃与相邻器官

（8）蚊卵制片法：保存在 70% 乙醇中的蚊卵可直接经 80%、95% 及无水乙醇脱水；因卵壳较致密，在各级乙醇中脱水的时间要相应延长，一般需 3~4 小时；再经冬青油透明后，加拿大树胶封片即可。注意事项：①蚊卵在制成片后极易收缩，按蚊卵的浮囊可能会脱离；②库蚊卵用阿拉伯胶类封藏液初封时会有收缩现象，随时间延长可慢慢恢复至原来的形态；③伊蚊卵最好经过 10% 氢氧化钾溶液浸泡至呈深棕色后再制片。

蚊卵也可直接保存于 5% 福尔马林液中，需要时取出置于玻片上观察即可，用毕可再放回原保存液中继续保存；或将蚊卵放在一小条滤纸上，另取一指管，管底塞入浸泡 5% 福尔马林的棉花球，将盛有蚊卵的小纸条装入指管内，使纸条下端接触湿棉球，通过纸条及棉球上的福尔马林液来保持湿度，指管口塞上塑料塞或橡皮塞以防水分蒸发，观察时将纸条抽出放在解剖镜下观察，观察后仍可装入指管内继续保存。

（9）蚊幼虫制片法

1）树胶酚封片法：①蚊幼虫用 50~60℃热水杀死；②Kahle 氏液中固定 24 小时左右；③脱水：75% 乙醇中浸泡 10 分钟，换入 95% 乙醇中 15 分钟；④树胶酚封存：将标本移至玻片上，加 1~2 滴树胶酚，加盖玻片；⑤贴标签：在载玻片的一端贴上标签，写上蚊虫的中文和拉丁学名、采集地、采集时间和制作人等；⑥标本储存：平放通风处阴干，干后存放于玻片盒中。Kahle 氏液配方：福尔马林：95% 乙醇：冰醋酸：蒸馏水＝6：15：1：30（体积比）混匀。树胶酚制备即将加拿大树胶溶化在液体酚中：①制备之前，先将加拿大树胶水浴加热，以蒸发其中的水分或所含的溶媒，其稀稠度用一玻璃棒蘸滴时可形成胶丝、冷却时呈脆硬为合适；②制备时，先将树胶稍为加热，加入少许经过蒸馏的苯酚，调匀，然后再加少许，调匀，反复数次，直到稀稠度适宜为止。

2）加拿大树胶法：①蚊幼虫用 50~60℃热水杀死；②75% 乙醇固定 24 小时；③85%、95%、100% 梯度乙醇各脱水 30 分钟；④加入冬青油或二甲苯，透明 15 分钟左右；⑤标本透明后即可进行封片，将幼虫背面朝上放在载玻片上，滴加拿大树胶，整理好姿势后加盖玻片封片；⑥贴标签，阴干后玻片盒保存；⑦注意事项：由于蚊幼虫体壁薄，一般不须用 10% 氢氧化钾溶液浸泡；如已用 70% 乙醇固定者可直接进入下一梯度乙醇的脱水；幼虫腹部第七节之后的侧面在分类上很重要，可在腹部第六和第七节之间切开，侧面向上封片；若虫体较厚，封片时可在虫体的两侧垫上小条盖玻片，高度与幼虫厚度接近再行封片；幼虫消化道内常含有许多食物，对检视背板结构不利，可先将活幼虫放入 1% 硫酸镁溶液内 1 小时左右，去除其肠内容物后再制片。

（10）蚊幼虫皮制片法：①用大口吸管吸出幼虫皮置于载玻片上，稍做冲洗以去除污物；②用针轻拉皮使其充分展开；③滤纸吸去水分，待接近全干时加 1 滴 95% 乙醇，使皮变硬；④经无水乙醇和冬青油脱水透明；⑤加拿大树胶封片；⑥贴标签，阴干，收玻片盒存放。

（11）蚊蛹制片法：蚊蛹的制片法与幼虫相同，需要注意的是：①较大的蛹须经 10% 氢氧化钾溶液浸泡以去除内部组织后再制片；②为了显示整个蛹的形态，常需要侧面向上整封，亦可将蛹头胸部与腹部切断，头胸部侧面向上，腹部背面向上封片；③因蛹体较厚，封片时应垫以碎玻片以抬高盖片。

（12）蛹皮制片法：蛹皮的制片法与幼虫皮相同，见前述幼虫皮制片法。

4. 液浸标本　液浸制法一般用于蚊幼虫和蛹的保存。活幼虫在浸泡前先饥饿 1~2 天，让其排净肠内的食物残渣，60~70℃热水杀死，待表皮伸展后捞出直接投入保存液内即可。常用的浸制方法有乙醇浸渍液法和福尔马林浸渍液法。

（1）乙醇浸渍液法：将虫体标本依次用 30%、40%、50%、60%、70% 乙醇浸泡 1 小时，最后放入 75% 乙醇浸液中保存。在 75% 乙醇浸液中滴入 0.5%~1% 的甘油，可改善虫体在乙醇中浸渍的脆度，使虫体壁变得较为柔软些。之后每半个月更换 1 次乙醇，连续更换 2~3 次后便可长期保存。

（2）福尔马林浸渍液法：福尔马林（40% 甲醛）用蒸馏水稀释成 2%~5% 的溶液即可直接用于保存标本。此法简单、经济、防腐性能好，缺点是易使虫体肿胀、肢体脱落。

（3）其他方法：采用冰醋酸、福尔马林、乙醇按一定比例混合配成浸渍液，可缓解单用乙醇或福尔马林的缺陷。配制方法为 75% 乙醇：冰醋酸：福尔马林（40% 甲醛）：蒸馏水＝15：4：6：30（体积比）混匀，将幼虫一次投入，然后密封容器，期间注意适时更换或添加浸液即可长期保存。

5. 人工琥珀标本　人工琥珀标本是根据天然琥珀的形成原理,采用松香或人工合成树脂包埋标本的方法而制成。针插法由于标本仍然能与空气接触,易受气候影响,受潮后容易生霉,还会遭到蛀虫侵蚀,造成标本的毁损。而人工琥珀标本可以克服针插法的上述缺点,能更长久地保存标本。下面介绍两种制作人工琥珀蚊虫标本的方法。

（1）合成树脂法:材料包括处理过的蚊虫标本、甲醛、尿素、冰乙酸、25% 氢氧化钠溶液、彩色墨水、天平（或秤）、电炉（或其他热源）、水浴锅（或普通锅）、铁架台、铁夹、药匙、量筒、锥形瓶、温度计、玻璃棒、塑料模具、干燥器等。详细操作步骤如下:

1）蚊虫还软及整形干燥:见双针插法。

2）选择季节:选择 5~10 月为宜,此时环境温度较高,树脂合成速度快。

3）制脲醛单体:①取尿素 63g、甲醛 180ml 放入锥形瓶中,加 5 滴 25% 氢氧化钠溶液搅拌;②水浴迅速加热,温度上升至 90℃时加入 30 滴冰乙酸;③温度上升至 100℃时,停止加热;④保温反应（不低于 95℃）5 分钟;⑤继续加热,用玻璃棒沾液滴于清水中,成云雾状扩散时,立即加入 30 滴 25% 氢氧化钠溶液,停止加热;⑥加 1 小滴彩色墨水,制成有色脲醛单体,保存时避免接触强酸强碱,时间不超过 50 天。

4）合成树脂:取 20 份脲醛单体,加 1 份冰乙酸,混合后充分搅拌即聚合成脲醛树脂,合成后需静置 1 天,利于气泡排除和杂质清除,所以脲醛树脂应在浇底板、包埋标本或盖顶板的前一天合成。

5）浇底板:选取有一定硬度,且不与脲醛树脂发生反应的塑料模具,模面要光滑齐整,大小略大于标本即可;浇底板前要将模具擦拭干净;浇铸时,将前一天合成的脲醛树脂沿玻璃棒倒入模具内,厚度以不超过 5mm 为宜,浇铸好后将底板放入干燥器内。

6）包埋标本:浇底板后的第 3 天,把事先处理好的蚊虫标本浸入新配制的脲醛树脂中,及时整理姿态;第 4 天模内底板硬化,此时将上述标本置于底板上,再放回干燥器内;2 天后标本被牢固地粘在底板上,之后开始包埋标本;包埋必须一次处理完毕,浇铸好后放入干燥器内。

7）盖顶板:标本全部被封埋,等上层树脂硬化后,再浇 5mm 顶层,放入干燥器内;待顶层变硬压无印痕时,标本即可从模具内取出。

8）整理标本:此法制得的琥珀标本,晶莹透亮,栩栩如生,一般只需将边缘稍作修饰整理即可;有条件的可以进行打磨抛光,效果更佳。

9）保存标本:将制成的琥珀标本放入盒内,避免接触强酸强碱,不可重压,保持空气干燥。

（2）松香包埋法:材料用具包括经处理过的蚊虫标本、特级白松香、乙醇灯、三脚架、烧杯、石棉网、玻璃棒、塑料模具、干燥器等。操作步骤如下:

1）蚊虫回软及整形干燥:见前述双针插法。

2）样本固定:在塑料模具内壁涂一层薄薄的凡士林或食用油,把事先处理好的蚊虫标本固定在盒子正中。

3）松香溶解:把松香放入烧杯中,加入少量乙醇（松香与乙醇10:1）,将烧杯置酒精灯上慢慢加热,同时用玻璃棒不断搅动,直到松香熔化,待烧杯中乙醇蒸发完后,取下烧杯稍稍冷却。

4）样本包埋:把松香慢慢地倒入事先放好蚊虫标本的塑料模具内,注意避免产生气泡,浇制过程要求一次性完成,以免产生层次交界的痕迹。

5）固化成型:放置 1~2 小时直至松香凝固变硬,小心去掉塑料模具,用快刀削去标本四周多余的松香。此时琥珀标本仅上面一个面是光滑透明的,其他5个面均呈粗糙半透明状。

6）透明样本:用手指蘸少许乙醇快速地把其他5个面分别摩擦到透明为止。

7）保存标本:盒内保存,避免接触强酸强碱,不可重压,保持空气干燥。

8）注意事项:①因松香材料在加工过程中会发出刺鼻气味,制作时须在有换气扇或通风良好的地方进行;②松香熔化后即停止加热,否则会因松香液温度过高而使标本煎焦;③松香的熔点较低,室温超过35℃时易变形,故用松香包埋的标本在夏季室温较高时应存放在温度较低的地方。

（李艳文）

（二）蝇类标本制作

蝇类标本是蝇类研究、分类鉴定的基础,而制作规范、结构完整、美观的标本更是一门从业者必须掌握的基本技能,以下将从蝇类标本的制作工具、方法、步骤等分别进行叙述。

1. 主要工具

（1）昆虫针:不锈钢材质,长约40mm,从细到粗编号为00、0、1、2、3、4、5七种,另有微针。蝇类标本的制作最常用到是3、4号昆虫针,有时会用到微针。

（2）标签纸:特制的8mm×14mm长方形纸片,用来制作采集标签及鉴定标签。

（3）干燥箱:用途是用来烘干制作好的标本,避免受潮霉变。

（4）解剖针:分为一般的解剖针及特制的解剖针,一般的解剖针要求末端较为尖细,用于解剖局部结构;特制的解剖针主要用于拉出成蝇的尾器。

特制解剖针的制作:削一支钢笔杆粗细的硬度适中的小木杆,将昆虫针顶端的铜帽去掉,把平头用钢丝钳剪成斜尖头,然后用钢丝钳夹住,把斜尖头插入木杆的前端即成。或用水笔的塑料笔杆,用火焰将顶端烧软,粘上一支昆虫针或微针即成。解剖针尖可在火焰上边烧边用镊子夹弯约45°角,00号针的弯曲段长约为0.5mm,适于拉小型蝇类的尾器,1号针弯1mm长,适合拉略大蝇类的尾器（图7-59）。

图7-59　特制解剖针

（5）还软器:主要用于成蝇的还软,可用干燥器作为还软器,底部加入清水（最好蒸馏水）或干净的湿沙（经高温消毒或高压消毒）,为了防止昆虫发霉,可在清水中滴入几滴石炭酸或甲醛,载物层板上铺几层薄的吸饱水的吸水纸,盖上密封（缸盖周缘涂上凡士林）的钟罩过夜或者根据软硬程度适当增加或缩短,一般12小时可检视。还软标本时,最好盖上纱布罩子,避免水滴直接滴到标本上,以免造成标本湿坏。少量或者单独的个体也可以直接放在铺有湿沙的玻璃器皿上,罩上玻璃钟罩进行回软。还软器底部的清水要经常替换,保持清洁,可以减少标本发霉的几率。

（6）其他器具及用品:小镊子、剪刀、插针镊（钳）、三级台、铅笔、氧化钾（或氢氧化钠）、体视显微镜、载玻片及盖玻片、干锅、酒精灯、精制樟脑块等。

2. 成蝇标本制作

（1）针插:将蝇类直接或间接固定在昆虫针上,以便于观察、保存,包括直接针插、双针法针插和三角纸片法。

1）直接针插:标本在毒杀后立即针插最好,因为此时标本柔软,方便拉尾器和整姿而不会损坏。一般用2号昆虫针（蝇体长小于5mm用1号昆虫针,大于10mm用3号昆虫针）,用镊子轻轻夹住标本,背面朝上,底部垫一泡沫板或其他软质板,针尖从蝇的胸背面盾片沟略偏右方插入,从中足基节间穿出,将蝇体移至针上方 1/3 处,即三级台的最高一级,立翅的标本可以插低些。分别插上采集标签(三级台的第二级)和鉴定标签(三级台的最低一级)。

2)双针法针插:蝇体长小于 3mm 以下的蝇需用双针法针插,即先剪一段不短于 10mm 长的空心透明细塑料管(直径小于 2mm),或小的三角形卡纸,或长条(2mm×12mm)软木条作为标本的载体,先在载体的一端插上 3 号昆虫针,再在另一端反插上微针,然后在放大镜下,从蝇体腹面两中足之间将微针直插胸部,使针尖刚刚穿透蝇体背板即可,然后调整载体至长针的适当位置,使蝇体处于长针上 1/3 段水平。再分别插上采集标签和鉴定标签。

3)三角纸片法:对于体型较小的蝇类如蝇科、花蝇科中的部分种类,可用硬纸片或废胶片(将废胶片浸于温水中,洗刷后即成),剪成长 1cm,底边为 0.3cm 的三角形片。取 3 号昆虫针插入三角形片的宽端,在尖端蘸少许松胶,粘于昆虫的胸侧面,使昆虫的背面向外,腹面向内,然后调整三角纸片至长针的适当位置,使蝇体处于长针上 1/3 段水平。再分别插上采集标签和鉴定标签(图 7-60)。

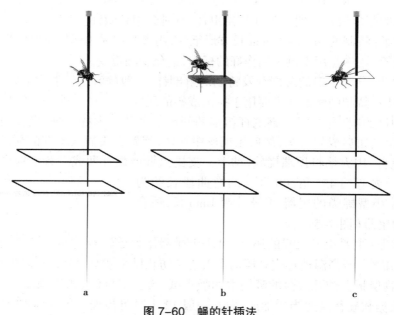

图 7-60　蝇的针插法
a. 直接针插　b. 双针法针插　c. 三角纸片法

(2)整姿:趁蝇体柔软时,应将插好的标本用小镊子将蝇姿势调整好,使翅向上仰或平展,将口器、足、雄蝇尾器轻轻拉出,使各部特征明晰可见。

(3)加标签:标本的标签非常重要,丢失了标签的标本,几乎没有了研究价值。每个针插标本应加上一个采集标签,包括采集地名,省(市、自治区)、县名或较大的山名;日期,年、月、日;编号,经纬度,海拔高度、采集人等,这些信息可记录在采集记录本或电脑中,但采集标签至少包括采集地点、采集日期、采集人。鉴定后还要加一个鉴定标签,写上学名,鉴定人。采集标签固定在三级台的第二级,鉴定标签固定在三级台最低一级。

注意事项:

制作完成后,须经烤箱烘烤干燥,一般在 35℃烘烤 72 小时后,放入标本盒,经过分类鉴定插上鉴定标签按类别存放。标本还需放入防虫、防霉制剂。

1）无翅或具针毛的蝇类成虫标本制作：包括蛛蝇、蝠蝇、虱蝇类群，该类成蝇一般无需针插，用液浸法进行标本的保存。保存液可用上述欧氏液或 70% 乙醇溶液加少许甘油进行保存。

2）吸血蝇类的刺吸式口器为鉴别要点，且一直向外伸出不缩回，因此，在制作标本时应注意喙的状态，以免在操作时损坏。

3. 幼虫标本制作

（1）封片法：有些种类的分类需要将幼虫制成玻片标本，1 和 2 龄幼虫可整体封片（封片时一般把幼虫后端折起来，使后气门朝上），3 龄幼虫可切成"头""尾""躯干"三部分，分别封片。头部主要用来显示前气门和口咽骨板、口钩等侧面，尾部用来显示后表面、后气门和肛区的后面；躯干部分约为第 1 至第 7 腹节，可沿背部中央纵线剪开，摊平封在玻璃载片上。具体操作方法如下：①解剖：将幼虫头、尾切下，躯体剪开放入 10% 氢氧化钾溶液中浸泡过夜，以溶解体内的肌肉组织；②清洗：用蒸馏水清洗数次，以洗去氢氧化钾；③脱水：依次置 30%、50%、70%、80%、90%、95% 乙醇中各 30 分钟；④封片：将幼虫标本置玻片上，整姿，用滤纸吸去多余的酒精，用树胶封片。幼虫标本如用于分类鉴定一般不作封片，仅保存在乙醇甘油液体中，在需要观察时置于玻片上进行观察，可方便观察其背腹面，前后面等各个角度；如用作展览用则可进行封片。

（2）浸液法：先将蝇幼虫用 60~70℃热水烫死，然后放入保存液中保存。常用的几种保存液有：①70%~75% 的乙醇。虫体浸泡其中可长期保存，但因其有强烈的渗透性和脱水作用，容易使标本收缩变硬；为了使虫体保持一定的软度且防止酒精挥发，可在酒精中再加入浓度为 0.5%~1% 的甘油，制作成甘油酒精混合液。②福尔马林液，含 5%~10% 甲醛，能长期保存标本，但是标本的色彩和光泽很容易破坏。③醋酸福尔马林乙醇混合保存液，含无水乙醇 15 份、福尔马林（含甲醛 40%）5 份、冰醋酸 1 份，在福尔马林中加入乙醇和醋酸是为了既能很好地固定标本又能防止标本的内脏渗出。

4. 局部解剖标本的制作

（1）雄性尾器的解剖：把新鲜采集雄性蝇类做成针插标本。烘干、自然风干或者死亡过久等不新鲜僵硬的标本都必须回软后，才能进行尾器的解剖，可在 75℃ 的纯净水中浸泡 30~60 分钟或者放入回软缸内回软过夜。

将蝇的腹部朝上倒插在泡沫板上，用昆虫针把标本固定在泡沫板上，在体视显微镜下用上述昆虫解剖针的针尖在雄性第 5 腹板侧叶端部处探入钩破或钩住第 7、8 合腹节节间膜处，进而贴着这一节的体节内面将后腹部最末 2 节拉出，左右两侧轮流试拉，渐渐拉出至阳体外露，然后再钩住第 9 背板，使阳体充分外露，把收缩的各个结构舒展开，使得肛尾叶、侧尾叶和外生殖器等结构清晰可见，并将尾器与腹节粘连的膜和肌肉组织剥离，以免标本烘干时肌肉的收缩把尾器重新收缩回腹部里面。根据是否将尾器解剖离开蝇体，可分为两种方法，一种为连体法，遵照上面的描述最终使尾器只与第五背板相连，连体法也可以依照何琦氏纸片法将肛尾叶卡在昆虫针下方小纸片的一端，把标本烘干，定型外生殖器。另一种为离体法（即把雄蝇尾器完全解剖脱离蝇体），用昆虫针仔细剔除肌肉和膜结构，将解剖下的离体尾器装入含甘油酒精溶液的 0.2ml 的离心管中，做好标签与蝇体一起保存，并注意一一对应，以免弄混。不管哪种方法，一定注意针尖切勿伸到有阳体的中部，以免损伤在鉴定上极为重要的阳体。

（2）雌性产卵器的解剖：主要试剂为 10% 的 NaOH 溶液（按氢氧化钠和水的质量比

为 1 : 9，将氢氧化钠粉末溶于去离子水中配制）、80% 碱性品红染液（3g 碱性品红粉末溶于 100ml 的 80% 酒精中）；甘油酒精混合液（甘油和酒精的体积比为 3 : 7，混匀）。在体视显微镜下把雌性蝇类的腹端从第五腹节切下来（非新鲜标本必须先回软），然后将切下的腹端置入 10% 的 NaOH 溶液中，80℃水浴约 3 小时，用纯净水漂洗。随后转移到装有无水乙醇的点滴板中，在体视显微镜下观察，用解剖针将软化后的尾器与第五节背腹板分离开，并用解剖针将套管状的产卵器伸展开，使得肛尾叶、肛上板、肛下板和各腹节清晰可见，然后把产卵器置于加有甘油酒精混合液的 0.2ml 离心管中保存。若产卵器骨化程度不高则需要用 80% 碱性品红进行染色 30 分钟，然后用无水乙醇洗脱，再用水进行冲洗。染色后的产卵器置于加入甘油酒精混合液的 0.2ml 离心管中保存。标本的其他部分烘干保存。标本与产卵器一一对应，不可混淆。

（3）蝇幼虫口咽器的解剖：蝇幼虫口咽器的解剖与封片标本制作的过程相似，将幼虫头切下，放入 10% 氢氧化钾溶液中浸泡过夜，以溶解体内的肌肉组织；用水换洗数次，以洗去氢氧化钾；依次置 30%、50%、70%、80%、90%、95% 酒精中各 30 分钟进行脱水，脱水后放入甘油酒精混合液中保存。

5. 数字标本的制作

数字标本主要以图片和文字的形式记录标本的信息。一般可分为用人工手绘，相机拍摄和扫描电镜等方式获取图片信息。

（1）人工手绘点线图：人工手绘模式图可以把特别复杂的结构提炼简单化，把抽象的结构描述具体化，可以更直接方便地使用。把主要的鉴别特征描绘出来，比如雄性蝇类的尾器和第五腹板，雌性的产卵器等。把需要描绘的结构在体视显微镜下观察，在白纸上描绘（可用画图软件），用虚线表示视野内看不见的结构，用不同的阴影程度表示结构的骨化程度（图 7-61）。

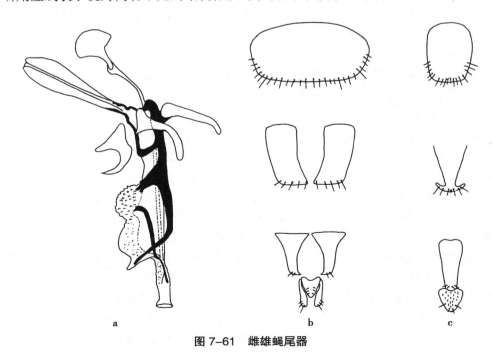

图 7-61　雌雄蝇尾器

a. 雄性外生殖器侧面观　　b. 雌性产卵瓣背面观　　c. 雌性产卵瓣腹面观

（2）实物照片：相机拍照能够真实地记录标本的颜色、花纹和形状等特征，通常是从不同的角度把标本的整体拍下来，也可以把主要的鉴别特征拍下。用相机拍标本是微距拍摄，每一张图片的景深很难覆盖整个标本，一般都要景深扩展拍摄多张不同景深照片，通过计算机软件把多张不同景深的照片合并，得到完整清晰的标本照片。实物照片需要注意的是，需正确照明方向、色调、曝光，也不可通过计算机软件随意更改原有状态，如颜色、结构等。

（3）扫描电镜图片：扫描电镜的景深比较大，图像呈三维结构，富有立体感，能得到的高分辨率图像，适用于表面粗糙的标本，比如蝇类幼虫、卵和成虫。扫描电镜放大倍率很高，可以扫描蝇类各阶段的鉴别特征和体内器官等微小的结构，但是工序比较复杂，花费也比较高。

（4）分子数据：一般指具有种类鉴定意义的分子标记 DNA 序列。比如常用的线粒体 COI 以及核糖体 RNA 的 ITS 等。分子数据一定和它的来源标本即凭证标本形成——对应的关系，不能混淆。

把图片加上标本的采集和鉴定信息以及分子数据生成电子版的数字标本。数字标本可上传到互联网，方便物种的查询与鉴定。

6. 标本的整理保存　已经针插好的标本应放置在已加有精制樟脑块的针插昆虫标本盒中，盒底铺有软木板或硬泡沫塑料以便插针，四角可用大头针固定，放入用纸紧包的樟脑丸或对二氯苯等驱虫剂。未鉴定的标本按产地、年份收藏；已鉴定的标本按属种分装，同一种的标本再按省（市、区）排列收藏。制作好的玻片标本亦应按序排放保存。把装好标本的标本盒放进干燥箱烘干（也可烘干再放置于标本盒），烘干的温度保持在 30~40℃之间，最高不能超过 45℃。干燥箱可用电热恒温箱，也可用木箱改装（上、下用木条分为三格，底下一格安装白炽灯泡，插入温度计，测试温度合适即可使用）。为了更好地存放标本盒，最好有独立的标本保存室，且能保持恒温低湿，尤其是在温暖潮湿的南方地区。在标本室内，可将标本盒放入标本柜进行集中存放。标本盒放入前，首先有防虫措施，还要确保标本干燥，另外，柜内应放置一定量的石灰或氯化钙干燥剂，以及二硫化碳或四氯化碳熏蒸剂。每年春夏或夏秋之交均需各检查一次，用常规卫生杀虫剂在柜内或室内喷洒一遍，除确保标本室长年避光、干燥、防潮、防虫，还需温度最好保持在 25℃以下。

7. 蝇的饲养

（1）蝇饲养条件和器材：将采集到的活蝇卵、幼虫、蛹、成蝇在实验室进行饲养，便于标本制作及虫种鉴定。本节以家蝇饲养为例。

1）饲养室：养蝇室不宜过大，大小约 8~10m³，地面、墙壁、顶装最好是耐热和防潮材料。配换气扇、饲养架、上下水、温湿度调节器，使室温保持在 26~30℃，相对湿度 60%~70%。并安装日光灯，每日光照不少于 10 小时。防鼠和壁虎等天敌。

2）饲养用器材：①成蝇饲养笼：可选用市售 35cm×35cm×35cm 的塑料架纱布笼（图 7-62），可饲养成蝇 600~700 只。也可根据需要自制，较大的养蝇笼宜采用不锈钢或木制笼架，笼底采用粗布为宜。笼的一侧连一直径 20cm、长 30cm 的纱布袖筒，供更换饲料和样本。袖筒口加装橡胶圈，防更换饲料时成蝇逃逸。②饲养皿：可选用 30mm、60mm、90mm 的塑料或玻璃培养皿分别用于盛水、饲料，50~100ml 的烧杯或塑料杯盛接卵料。③幼虫饲养盆（缸）：根据幼虫负趋光性习性，幼虫饲养盆（缸）选用盆深约 10cm 的深色塑料盆或碗即可，防止幼虫逃逸。也可用 500ml 或以上瓦罐。④其他器材：干湿球温度计、搪瓷盆、镊子、大头针及标签等。

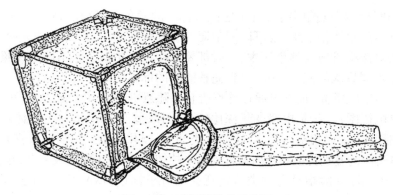

图 7-62 成蝇饲养笼示意图

3）饲料：①成蝇饲料：奶粉、白糖、红糖。②幼虫饲料：麦麸、奶粉、酵母粉。以麦麸为主，可添加少许奶粉或酵母粉，然后加水至含水量 60%~70%，无流动性水析出，pH 以 6.5~7.0 为宜。饲料配制后宜当日使用。幼虫饲料亦用作接卵料。

（2）成蝇饲养及产卵：干奶粉、白糖或红糖适量混合，或分别盛于平皿中放在养蝇笼内，另放一盛有新鲜自来水（或纯水）的平皿。将采集的家蝇成蝇或蛹置于笼内在养蝇室内饲养。采集的老熟蛹（黑褐色）应立即置于蝇笼中羽化。26℃室温，蛹经 3~4 天发育开始羽化。成蝇饲料和水应保持新鲜，一次不宜过多，需每日更换。水不宜过深，可于水面上放一直径稍小的软木片（或海绵），供饮水蝇停站，防止蝇淹死。家蝇具有早上和下午产卵节律，可在早上 9 时或下午 3 时分别置入新鲜幼虫饲料收集蝇卵。新羽化家蝇于第 5~6 天开始产卵。接卵、幼虫饲料厚度宜在 5cm 左右，疏松透气，便于成蝇产卵。

（3）幼虫饲养：将采集到的幼虫放在盛有 2/3 的幼虫饲料的缸中饲养，或将卵移放到饲料表面，用尼龙纱扎紧缸口，待卵孵化饲养。新孵化的一龄期幼虫饲料水分不得过低，过低将影响幼虫发育，进而影响化蛹和成蝇品质。在 20~26℃环境温度下，幼虫生长第 4 天后逐渐停止进食，并开始化蛹。饲养盆幼虫集聚处温度可以超过 30℃甚至达 40℃。

（4）蛹期饲养：在 25~30℃条件下，蝇幼虫经 4~5 个昼夜发育，个体达 20~25mg，停止进食进入成蛹期。蝇成蛹时要求湿度较低，此时可将幼虫移入盛有 2~4cm 厚的干麦麸或干净细沙盆中，置于避光处成蛹。适宜温度下（25~30℃），蛹经过 4~6 天发育，便可开始羽化，此时可将蛹盛入平皿中，放入养蝇笼羽化并饲养。

（5）其他几种常见蝇种的饲养方法：饲养不同的蝇种，根据其成虫和幼虫习性，提供不同的饲料，应尽量选其所喜食之物为佳，并根据其各龄期在不同生活环境的所需时间不同，制订饲养方案。

1）大头金蝇：成蝇饲养同家蝇，也可以加少许的腐烂水果饲料。接卵料和培养料可用新鲜粪便或腐肉，也可用家蝇幼虫饲料。18~26℃时，卵约 1 天孵化，幼虫期约 6 天，蛹期 7 天。卵不多时，可直接将接卵盆取出置于盛有 3cm 左右干沙盘上饲养，隔 2~3 日可加一次人粪，用量以幼虫密度调整。幼虫成熟后将爬离培养盘，钻入干沙盘中沙土内成蛹。用腐肉代替新鲜粪便饲养效果更好。

2）夏厕蝇：采集到的成蝇、蝇蛹饲养同家蝇。可用盛有人尿浸泡木屑的幼虫培养盆（缸）置笼内接卵。查见幼虫后，隔 2~3 日可在培养盆中添加腐烂鱼肉、高蛋白食物、也可添加碎馒头等食物。注意保持木屑一定的湿度。幼虫可在湿木屑中变蛹,羽化为成蝇。木屑可连续使用。18~26℃卵约2天孵化,幼虫期约6天,蛹期12天。

3)绿蝇、麻蝇:此两类蝇喜腐烂动物质,幼虫孳生于腐烂的动物质中,饲养时有恶臭。该两种蝇幼虫饲养时,应保证食物充足,否则幼虫乱爬。幼虫进入蛹期时则钻入沙土内栖息成蛹。18~26℃环境下,绿蝇卵期1天,幼虫期6~7天,蛹期5~8天,麻蝇幼虫期4~8天,蛹期8~13天,产幼虫。

(吴建伟 邓耀华 岳巧云 国果 吴薇)

(三)白蛉标本制作

传统的白蛉分类完全依赖于观察其形态结构,因此用于进行科研的标本最关键是保留白蛉形态学特征的完整性,白蛉标本是进行昆虫分类研究的基础材料。白蛉进行分类鉴定时需要进行长期保存,白蛉针插干制标本在妥当处置下可以长时间保持鉴别特征以供观察,酒精浸泡法可保存分子实验材料。白蛉成虫标本浸泡和清洗如上述方法进行。

1. 白蛉成虫

(1)标本处理

1)供活体检查的白蛉标本:先麻醉,而后立即放入加有生理盐水的试管内,用拇指扣住管口,用力摇动半分钟,使白蛉体毛脱落;再倒入小染色皿内,另取一染色皿加入干净的生理盐水,用解剖针将摇晃过的脱毛白蛉逐个移入干净的生理盐水内待用。

按活体白蛉的要求检查:解剖白蛉的消化系、生殖系和口腔、咽甲等,观察并鉴定种类。

2)对干燥的白蛉标本:先用70%的酒精蘸湿蛉体,此后将多余的酒精倾去,然后用10%的氢氧化钾溶液浸泡,在室温15~20℃时,放置24~48小时,或控制温度不超过40℃放置12小时,待白蛉蛉体透明后,再用清水洗净蛉体,反复三次将碱性液体洗净后待用。

保存在乙醇内的白蛉标本,可按上述方法直接浸泡、清洗后待用。

按白蛉解剖的要求,解剖白蛉的口腔、咽甲、雌蛉受精囊及雄蛉外生殖器等。

(2)解剖与鉴定

1)活体白蛉标本经生理盐水处理后,将白蛉移至干净的载玻片上,加一滴生理盐水,在双目解剖镜下即可解剖;左手用解剖针按住白蛉胸部,右手用另一个解剖针切断颈管,把头移至另一侧生理盐水中;左手用解剖针按住复眼,右手用另一个解剖针刺住唇基轻轻拉出喙咽部,盖上盖玻片。

检查咽甲、口腔、喙部有无鞭毛体,并根据咽甲和口腔的特征鉴定种类。

随后,用解剖针对着腹部8~9节两侧轻轻划开,左手用解剖针按住胸部,右手用解剖针在腹部第9节的叉口处拉出消化道和生殖系;把蛉体的其余部分清除出去,盖上盖玻片。

在显微镜下仔细检查白蛉消化道和生殖系的结构。消化道内要观察胃含物的有无,包括胃血、鞭毛体、蛹便等;生殖系要观察受精囊内有无精子及其形态特征,确定种类;生殖系比较复杂,还要观察附腺是否发育,其内有无暗色颗粒,卵巢要区分是否发育,以及各期卵泡的发育状态,与胃血消化的相互平衡状态,腹节内有无脂肪体的蓄积等。

2)干燥白蛉标本经处理后,解剖时要拉出口腔、咽甲、受精囊以及雄蛉外生殖器等,仅能供蛉种鉴别;必要时要检查腹部背面第2~6节的毛簇式以及触角公式、叉形刺结构和下颚须的列式等。

（3）针插标本：白蛉死亡后很容易散失水分，虫体变干后触角和其他附肢都易折断，所以应将标本事先还软。其方法是选用一个较大的大口容器，最好可以密封（现多采用磨口玻璃干燥缸），在容器中铺些潮湿的沙，沙中滴少量的石炭酸，以防标本长霉。容器中层最好架一个带大孔的层板，铺上滤纸，白蛉放在层板上，封闭容器后即行软化。软化后的白蛉用特制的昆虫针插制。白蛉属双翅目，应在中胸背部中央稍偏于右侧插针，应垂直于虫体纵轴插入。标本制成后要立即在昆虫针下部插上采集标签，标签可印制，也可自制，规格多为 8mm×15mm，上面注明采集地、采集时间和采集人等。制作好的白蛉标本需放入昆虫盒中保存。

（4）干制标本：干燥成蛉标本的封制可将保存完好的干燥成蛉标本，小心地移至凹玻片的凹井内，将蛉体放正，在凹的周围加少许中性树胶（不宜过多，否则树胶流入凹槽内，影响标本），加上大盖玻片封制标本即可，也可再用蜡严密封闭盖玻片。

本方法制作的白蛉玻片标本，透明度好，便于及时观察，不用染色，操作简便，但不易永久保存。

（5）玻片标本：玻片标本适用于体型类似白蛉等极小的昆虫，必须用显微镜或放大镜观察它的形态特征。一般将采集标本浸泡在 10% 氢氧化钾溶液中，将虫体的骨骼软化一天后再取出，用蒸馏水清洗，必要时以洋红等染剂染色，以利观察。随后以 50%、60%、70%、80%、90%、100% 等浓度的酒精，进行一系列脱水，再以阿拉伯胶封片，干燥 2~3 周后即可。

1）中性树胶封片方法

染色：白蛉标本染色通常采用伊红慢染方法、伊红快染方法和改进伊红快染方法。伊红慢染方法通常将洗净的白蛉标本，加入适量（约 3ml）石炭酸伊红液（5% 石炭酸水溶液 100ml 与伊红 2g 配制而成），在常温下染色 12 小时；伊红快染方法是将洗净的白蛉标本移入蒸发皿内，吸去水分，加入 2ml 乙醇伊红液（1∶100 的伊红和纯酒精配制而成），染色 10~15 分钟后，加等量的石炭酸液，将蒸发皿放在铁三脚架的石棉垫上徐徐加热，待染液将达沸腾时，停止加热（在加热时，要注意掌握好时间和温度，以免将标本烧毁。），静待冷却，用滴管迅速吸出染液和石炭酸液，用纯乙醇洗去渣滓，不再脱水，即可透明；改进伊红快染方法除按上述步骤浸泡、清洗外，接着按下述方法脱水后，用 1% 乙醇伊红染色 15~20 分钟，即可透明。

脱水：用滴管吸去染液，将已染色的白蛉标本经 75%、80%、85%、90%、95% 及 100% 乙醇各 15 分钟逐步脱水，在每次更换不同的酒精时，勿移动标本，用滴管吸取酒精，以免损坏标本。

透明：脱水后的标本，加冬青油透明。若能控制逐个透明 3~5 分钟后即解剖，效果较佳。因白蛉标本经长时间冬青油浸泡透明后，蛉体各部发脆易断，而不易解剖。

解剖和封片：将已透明的白蛉标本放在干净的载玻片上，加一滴冬青油；在双目解剖镜下，用左手的解剖针固定白蛉胸部，用右手的解剖针将白蛉的头部翻转，使颈部向上，再从小颚须基部和口喙相连处划开，然后，解剖针插入白蛉唇基，慢慢地将头部的口腔和咽向外拉出，把拉出的口腔和咽移至白蛉标本右侧，加一滴中性树胶，再将口腔和咽用针拨正，盖上一块小盖玻片（将一块 18mm 见方的盖玻片用铅笔划分成四小块）。

雄蛉标本，把蛉种上的冬青油用滤纸吸去，再加一滴中性树胶，并把蛉体的翅、足和雄外生殖器加以整理排列整齐，再盖上一块盖玻片即可。

雌蛉标本,除上述解剖头部的口腔和咽外,还需继续解剖蛉体尾部的受精囊,用左手的解剖针固定蛉体,用右手的解剖针把蛉体腹部第9节腹背两侧划破,在按住腹部第9节的背片向后拖拉,即可将白蛉腹部内受精囊随同腹部末节拉出。将腹部末节与受精囊移至蛉体的左侧,加一滴中性树胶,盖上小盖玻片。

最后把蛉体、翅和腿等各部排列整齐,吸去多余的冬青油,加一滴中性树胶,盖上小盖玻片。在盖盖玻片时,将盖玻片贴近树胶上缘徐徐盖下,防止气泡产生,如标本内出现气泡时,要尽量用针挤压出来。

此后,将标本玻片在阴凉无尘处放置数天,待树胶干后,在玻片标本的右端贴上标签,注明种名、采集日期和地点及编号等。

2）彼氏水胶封片方法:步骤除上述浸泡、清洗后,白蛉标本可直接解剖,用彼氏（Puris）水胶封片,具体解剖和封片的操作如上所述。标本封片后可在37℃温箱内放置24~48小时,待水胶干后,再用透明无色的指甲油或磁漆沿盖玻片四周涂封即可。彼氏水胶改进配制方法:阿拉伯胶15g;水合氯醛15g;甘油5ml;冰醋酸3ml;葡萄糖50%（w/w）5ml;蒸馏水10~20ml。将阿拉伯胶粉放入小烧杯中,加蒸馏水用玻棒不断搅动,并置于水浴锅内加热至80℃,待胶溶后将水合氯醛加入,待其溶解后,再加甘油、冰醋酸和葡萄糖,同时用玻棒搅匀。加热充分溶解后,以薄层棉花过滤后待用。此胶如存放日久,水分蒸发而变稠,可加少许蒸馏水搅匀仍可使用。

3）卵、幼虫和蛹标本制作:①卵:将白蛉卵直接用不同浓度的酒精依次脱水,每次15~30分钟,再用冬青油透明后,即可用中性树胶封片;②幼虫和蛹:先将活体标本用60℃的水杀死后,可保存在布勒氏液内。然后将标本放入冰醋酸和冬青油混合液（比例分别为4:1、3:2、2:3和1:4）依次脱水透明各30分钟。然后将标本移至干净的载玻片上,以中性树胶封制即可。该方法快速、简便。用水胶也可达到较好效果。

（6）液浸标本:适用白蛉的卵、幼虫和蛹的保存,保存器皿为磨砂广口瓶,保存液由具有防腐性和固定卵、幼虫和蛹组织能力的化学药物配制而成。用试管采集法或吸蛉管采集法收集到的白蛉用氯仿杀死,将捕捉的白蛉直接投入75%乙醇中保存。

（7）注意事项:白蛉种类繁多,生活习性多样,一年发生几代、何时开始出现、何时停止活动等可因种类和地区的不同而异,因此采集时必须注意:

1）系统收集本地区的白蛉分布、蛉种组成、数量密度,以掌握本区白蛉的现状。

2）用白蛉生物学、生态学和传播性能的相关知识,对收集的白蛉资料进行分析,作出正确的评价。

3）各地的生态环境、季节气候、地形地貌等均不相同,应根据当地的具体情况作出采集白蛉时间的安排。

4）采集到白蛉标本后,要及时做好采集记录,记录内容包括编号、采集日期、采集地点、采集人等,还要注意记载当地的气象记录,如气温、降水量、风力等。

5）应尽量设法保持白蛉标本的完整,白蛉的翅、足、触角等在采集过程中极易破损。

6）尽量采全白蛉生活史的卵、幼虫、蛹、成虫各个时期的标本。

（8）标本保存:各种场所采集的白蛉除供当时研究分析使用外,多余的和待以后研究的白蛉标本应妥善加以保存,常有以下几种方法:

1）将采集来的白蛉活体标本麻醉,然后置于70%乙醇溶液内或置于Bless氏液（冰醋酸 3 份、福尔马林 7 份、70% 乙醇溶液 90 份）内保存。可供白蛉鉴定、标本制作和组织学切片等。

2）将采集来的白蛉活体标本麻醉，然后让其自然干燥后，置于昆虫指形管内保存。指形管的底部有少量的樟脑晶，上置少许压实的棉花，棉花上盖有与指形管大小相等的滤纸，干燥的标本白蛉置于滤纸上，再将裹有棉花的软质薄纸塞于白蛉接触面上，防止白蛉震动。

3）在黏性纸上取下的白蛉标本，可直接置于 70% 乙醇溶液内保存。

4）上述采集的白蛉标本在保存时，均应注明采集日期、地点、场所和采集人。

2. 幼虫及蛹的保存法　将采集到白蛉幼虫或蛹，可放在 70% 酒精内保存。

3. 卵的保存　采集卵可放在 70% 酒精或福尔马林内保存。

（赵玉敏）

（四）蠓类标本制作

蠓类体型微小，标本制作通常不用针插法，而采用玻片标本制作法。若制作针插标本，建议采用双针插法。

1. 干制标本　将采集的蠓类成虫毒杀后，置于盒底垫有樟脑的纸盒内保存，也可仿照蚊虫标本的针插法保存。要特别注意防霉、防虫咬。

2. 玻片标本

（1）卵：同蚊卵的制作。

（2）幼虫：将幼虫用热水烫死，置于 70% 乙醇固定，依次经 80%、90% 乙醇各浸 15 分钟脱水，后置于洁净的玻片上，调整好位置后加 1 滴中性树胶，盖上盖玻片，写明标签。

（3）蛹：同蚊蛹制作。蛹体较厚，封片时应垫以碎玻片。

（4）成虫

1）将保存在 70%~75% 乙醇固定的成蠓取出，在解剖镜下割下一侧翅，将该翅平粘于载玻片上，写明标签。

2）再将割下一侧翅的虫体移至 50% 乙醇中、浸 15 分钟后移至蒸馏水 15 分钟后再换一次水浸 15 分钟。

3）将虫体置于 5%KOH 溶液中，约 5~7 小时左右，直至解剖镜下雌虫受精囊清晰可见，雄虫尾器清楚即可；经蒸馏水洗 2 次，每次 15 分钟。

4）再逐步经 50%、70%、80%、90% 无水乙醇脱水，每步 15~20 分钟。

5）在原粘翅的载玻片上的翅侧加一小点胶，将虫体从无水乙醇中挑至胶中进行解剖。

6）在解剖镜下将蠓的头、胸、腹分别割开：头正面朝上，触角触须理直，胸部侧置，各足拉直，腹部腹面向上，尤其尾器要平置。

7）暂不盖盖玻片，待 1~2 天稍干后，使标本位置固定后加 1 滴中性胶，再盖盖玻片。

玻片标本除上述方法外，也可用贝氏液或桃胶封片，这二法比较简单，通常无须经过各度酒清脱水，但不易于长久保存。

3. 液浸标本　采获的成虫、幼虫和蛹直接浸泡于 70%~75% 的乙醇内保存。标本可将其装入小玻璃指管内，放人标签并加满乙醇，以棉花塞紧且不使管内残留气泡，也不能紧压标本，然后再将指管放入另一装有 75% 乙醇的大瓶中密封保存，以防指管内乙醇挥发标本损坏。

4. 注意事项　①幼虫标本制作时应把握好热水的温度,一般为 50~60℃,不宜太高或太低,避免幼虫体毛脱落;②刚盖盖玻片的标本一定要平置,以免胶流动使标本移位受损;③所有标本均应写明标签,各标签均用铅笔或签字笔书写,写明采集时间、地点及采集者;④因螨个体细小,采用挥网法采集时,应选择材质柔软的绢纱网,网的目数不少于 60 目,以防挥网过程中损坏标本或因网眼太大引起螨虫逃逸。

(黄恩炯)

(五)虻类标本制作

虻类成虫标本是鉴定的主要依据,因此成虫标本制作最为重要。虻的卵采集困难,一般不制作卵的标本。因科研工作需要,可制作幼虫(皮)和蛹(皮)的玻片或液浸标本。

1. 针插标本　成虻标本用针插法保存,一般为双标签:采集标签上记录采集地点、时间、采集人,并要记录眼带等特征,因为标本干燥后,眼带将消失,多数虻种的标本眼带经回潮可恢复,但有些种则很难;鉴定标签上记录虻种中文名、拉丁名、鉴定人。标本制作工具:放大镜、体视显微镜、白色方盘、玻璃培养皿、镊子、标签纸、记号笔、针插标本盒、樟脑。具体制作方法如下:

(1)插针:根据成虻体型大小选取适宜型号(4~6 号)的昆虫针,用左手拇指和食指轻轻夹住虻中胸两侧,右手拇指和食指捏住昆虫针中上 1/3 处,针尖自中胸背板中线右侧插入,从腹面六足中间插出。

(2)整姿:使成虻停留于昆虫针中上 1/3 处,用镊子轻轻拉直各足,将双翅向两侧面分别拉开保持张开形状。

(3)干燥:将制好的标本放阴凉干燥处待自然干燥后插入标本盒内。

(4)还软:对干标本应放入回软器内回软后可按照上述步骤制作标本。回软所需时间根据虻种体型大小和干燥程度而定,一般需要 4~12 小时。

2. 玻片标本　主要用于幼虫皮和蛹皮标本的制作。标本制作工具及试剂:干燥箱、放大镜、体视显微镜、白色方盘、玻璃培养皿、镊子、塑料吸管、标签纸、95% 乙醇、无水乙醇、中性树胶、指甲油、载玻片、盖玻片、玻片标本盒、记号笔。具体制作方法如下:

(1)脱水:选取幼虫皮或蛹皮先后移入 95% 和无水乙醇中各脱水 30 分钟。

(2)封片:将脱水后的标本取出放在载玻片上,使虫体背面朝上,头部向前,摆正位置,待乙醇挥发后在标本上面滴加一滴中性树胶完全覆盖标本,稍干后将盖玻片放在上面轻轻压平标本,注意避免进入气泡。

(3)干燥:将制好的玻片标本放阴凉处自然干燥或用 45±5℃ 干燥箱烤干。

(4)封边:在盖玻片四边用指甲油封闭。贴上标签,放入玻片标本盒内保存。

3. 液浸标本　主要用于幼虫、幼虫皮、蛹和蛹皮的标本制作。标本制作工具及试剂:玻璃指管、白色方盘、玻璃培养皿、镊子、塑料吸管、标签纸、75% 乙醇、无水乙醇、记号笔。将采集的幼虫、幼虫皮、蛹和蛹皮等标本置于 75% 乙醇中,制成液浸标本,可以长期保存。

4. 注意事项　针插标本应保存在阴凉干燥处,保存环境的相对湿度以不超过 50% 为宜,必要时需要安装除湿机。针插标本盒内应放置樟脑,以防霉防虫。重要针插标本应单只保存于玻璃管内,玻璃管的胶塞或软木塞用石蜡密封。液浸标本应注意乙醇挥发情况,及时补充或更换乙醇，以便长期保存。各种类型标本的标签（含鉴定信息和采集信息）务必准确无误。

（张建庆）

（六）蚋类标本制作

采集的蚋成虫一般采用氯仿麻死，卵、幼虫和蛹多直接投入保存液内杀死。蚋的标本制作通常采用针插法和玻片法。

1. 针插标本　蚋虫体型较小，应选用细而短的昆虫针。通常，针主要插入蚋胸部，然后再将插入胸部的针插置于木制标本盒中，或玻璃管口的软木塞上，或软木片上，软木片再固定于软木塞内端的一侧，待标本充分干燥后，将木塞连同插有蚋标本的软木片一并置入玻璃管内。为防止管内生长霉菌或侵入害虫，可在木塞内端同时插置一团浸吸有石炭酸或木馏油的棉花球。死亡过久的蚋标本，体硬易碎，可于回软缸内待虫体回软后再制作针插标本。每份标本，应同时准备1个小硬纸片，标记好标本名称、采集地、日期等。上述干藏标本，可集中放置于干燥器内保存。

2. 干制标本　蚋成虫可采用干藏法保存，通常须待标本完全干燥后，才能干藏法保存。保存时应特别注意防潮、防霉、防尘，及避免螨、蚂蚁等小型动物对标本的侵蚀。标本盒最好使用木制材质，以樟木为佳，忌用铁或纸质材料。在储藏干藏标本前，往往需要在盒的内壁涂上干藏标本除害液，待干燥后再插入标本，这样既能够杀灭盒内已有的真菌或入侵的害虫，又可以避免将来盒内真菌的滋生及害虫的侵袭。另外，也可在纱布小口袋中装些骈苯，或将小球瓶内注入少许木馏油，或用脱脂棉花球浸透石炭酸或木馏油后，插置于标本盒处进行简易防虫。如果发现标本盒中已有害虫侵入，可于盒的底面加适量的四氯化碳或二硫化碳，并将盒盖盖紧以熏死害虫。

另外，也可将装有软木塞的玻璃管作为干藏标本管使用。将标本直接插置于木塞的内端，或将标本先插置于软木片上，然后再将标本片固定于木塞内端的一侧，待标本充分干燥后，将木塞或插有标本的软木片塞入管内。采用玻璃管干藏方法，同样须防止管内真菌生长或害虫侵入，方法同上。

若标本需要长久存放，可将上述干藏标本，集中放置于容量较大的干燥器或装有生石灰的盒或罐内，这些容器内同样需置放上述驱除害虫的药剂。

3. 玻片标本　玻片法适合于制作蚋的卵、幼虫、蛹和成虫。因蚋卵形态简单划一，分类及玻片标本制作很少涉及，这里不再赘述。制备的玻片标本，可在显微镜下观察虫体的细微结构，具体操作步骤如下。

（1）蚋成虫玻片标本制作

1）首先完整描述并记录成虫的外形特征：如额、颜、触角、中胸盾片、小盾片、平衡棒、后背片、足、爪和腹部颜色、斑纹、造型及毛的形状与色泽等。

2）割翅：取出70%的乙醇中至少浸泡过夜的标本，置一洁净的载玻片上。在解剖显微镜下用解剖针将成虫的两侧翅割掉，然后将割去的翅置入加有1小滴树胶酚的另一洁净载玻片上，并展平之。

3）腐蚀：成虫割翅后，用蒸馏水洗5次，每次浸泡5分钟。而后将其置入5%~10%氢氧化钾或氢氧化钠等碱性溶液中腐蚀过夜，时间的长短以腐蚀溶解掉虫体内部的柔软组织，使标本在解剖显微镜下雌、雄虫生殖器清晰可辨为宜。另外，也可将盛有标本的腐蚀液放在一定温度的温箱中,加快标本的腐蚀过程。

4)清洗:腐蚀好的成虫,吸弃腐蚀液,再用蒸馏水洗 5 次,每次浸泡 15 分钟。

5)脱水:将清洗后的成虫,依次用 50%、70%、80%、90%、95%(或无水)乙醇脱水,每次浸泡 15 分钟。

6)制片:加数滴 95%(或无水)酒精于载玻片上,将虫体在酒精中用解剖针分割成头、胸、腹三部分。而后在上述放翅的载玻片上,翅附近再加 1 滴树胶酚,将分割的头、胸、腹三部分依次置入胶中,分别将各部特征展示清楚。雌虫须将食窦甲拉出。

7)生殖器:遇可疑的雌、雄成虫生殖器,须将其生殖器的侧面和端面描绘成图后方可以腹面观形式展示制片。

8)封片:1~2 日后,待树胶酚稍干、标本固定后,再加盖玻片,用适量的树胶酚永久封片。

9)贴标签:与所孵化的蛹皮标本编辑为同一个编号,粘贴标签,放置标本盒内保存。

（2）蛹玻片标本制作

1)解剖:取出 70% 乙醇浸泡后的蛹皮,置一洁净的载玻片上。在蛹皮上滴加数滴 95%(或无水)的酒精脱水,再用解剖针将蛹茧和蛹体分开,然后将蛹茧置入加有 1 小滴树胶酚的另一洁净载玻片上,并展平之。

2)腐蚀:将蛹体用蒸馏水洗 3 次,每次浸泡 5 分钟。而后将其置入 5%~10% 氢氧化钾或氢氧化钠等碱性溶液中腐蚀约 2 小时。

3)清洗:腐蚀好的蛹体,吸弃腐蚀液,再用蒸馏水洗 3 次,每次浸泡 15 分钟。

4)脱水:将清洗后的蛹体,依次用 50%、70%、80%、90%、95%(或无水)乙醇脱水,每次浸泡 15 分钟。

5)制片:另取一洁净的载玻片,用镊子取出脱水后的蛹体,加 1~2 滴 95%(或无水)酒精,在解剖镜下先将体内已消化的组织用解剖针剔除,再割下头部和胸腹部。而后在上述放置蛹茧的载玻片上,茧附近再加 1 滴树胶酚,将分割的蛹体头部和胸腹部置入胶中,分别将各部展平,显示清楚。

6)封片:1~2 日后,待树胶酚稍干、标本固定后,再加盖玻片,用树胶酚永久封片。

7)贴标签:与孵出的成虫标本对应为同一个编号,粘贴标签,置入标本盒内保存。

（3）蚋幼虫玻片标本制作

1)取出 70% 乙醇浸泡保存的幼虫置一洁净的载玻片上,在解剖镜下用解剖针将幼虫第 8 腹节背面中部的肛鳃割掉,成熟幼虫则须将中胸两侧的鳃斑剖离,展平鳃斑中的呼吸丝,肛鳃及鳃斑置入加有 1 小滴树胶酚的另一洁净载玻片上,展示清楚。

2)腐蚀:余下的幼虫部分,用蒸馏水洗 3 次,每次浸泡 5 分钟。而后将其置入 5%~10% 氢氧化钾或氢氧化钠等碱性溶液中腐蚀约 2 小时。时间的长短以腐蚀溶解掉虫体内部的柔软组织,使标本清晰可辨为宜。

3)清洗:腐蚀好的幼虫,吸弃腐蚀液,再用蒸馏水洗 3 次,每次浸泡 15 分钟。

4)脱水:将清洗后的幼虫,依次用 50%、70%、80%、90%、95%(或无水)酒精脱水,每次浸泡 15 分钟。

5)制片:将脱水后的虫体放置载玻片上,加数滴 95%(或无水)酒精,在解剖镜下用解剖针割下头部和尾部,并将头部从侧面剖开,剔除头内肌肉。胸腹部用解剖针剔除体内已消化的组织。而后在上述放置肛鳃及鳃斑的载玻片上附近再加 1~2 滴树胶酚,将分割的头壳、头部附件、胸腹部和尾部依次置入胶中,分别将各部特征展示清楚。

6）封片:1~2 日后,待树胶酚稍干、标本固定后,再加盖玻片,用树胶酚永久封片。

7）贴标签:粘贴标签,记录采集点及日期等,置入标本盒内保存。

标签标注采集地点和采集时间,留取空白处,以备鉴定后填补该昆虫种名。

4. 液浸标本　蚋的卵、幼虫及蛹,通常采用液藏法。液藏法最常用的保存液为 70%~75% 乙醇。将蚋的卵、幼虫及蛹直接移入或杀死后置入该酒精溶液中即可。液藏标本的瓶口须密封防止酒精挥发,可用蜡封口。蚋的成虫或幼虫,如果须要制作切片,应采用液藏方法,可保存于 70%~75% 乙醇中。

5. 注意事项

（1）采集的成虫若使用液藏方法保存,保存前需首先详细描述其外观形态、色泽等,然后方可置入酒精等溶液中,以避免溶液对虫体的脱色作用。

（2）制作蚋成虫或幼虫的切片时,若需使用固定液,则固定液中不可含有乙醛,因乙醛可导致虫体的几丁质变硬而不利于切片的制作。

（3）在制片过程中,应避免或减少标本移动,或使用坚硬物件触碰标本,以免损伤虫体。

（蔡　茹）

第二节　蚤类和虱类标本采集与制作

蚤类和虱类与人类生活关系密切,不仅刺叮吸血对人畜造成干扰危害,更主要是多种疾病的传播媒介。蚤类是腺鼠疫和鼠源性斑疹伤寒的传播媒介;虱类是流行性斑疹伤寒和战壕热的传播媒介。因此,蚤类和虱类标本的采集和制作对于海关的检验检疫,以及虫媒病防控的教学和科研都具有非常重要的意义。蚤类和虱类标本的制作主要以玻片标本为主,以浸泡标本为辅。

一、蚤类和虱类形态与生态要点

蚤类和虱类是比较特化的昆虫类群之一,蚤类属于全变态,通常仅成虫营寄生生活,虱类属于渐变态,若虫和成虫营寄生生活,宿主动物均为温血动物——哺乳动物和鸟类。蚤类和虱类均体小,无翅,身体扁平。蚤类和虱类均具刺吸式口器和发达的胸足,可在宿主动物毛羽间行走。蚤类和虱类的活动范围有限,多数种类对宿主动物有一定的特异性。

（一）蚤类形态与生态要点

蚤类是昆虫纲中一个目（蚤目）的昆虫,迄今全世界已发现约 2500 种或亚种,分属于 15 科 229 属,我国已发现 10 科 74 属近 650 种或亚种。蚤体小侧扁且比较特化,其成虫营寄生生活,是人畜的重要害虫,通常会通过不同程度的外寄生引起刺叮症、寄生症和贫血症等。在我国法定报告的传染病中属于蚤类传播的传染病有鼠疫和鼠源性斑疹伤寒,近年来,我国人间鼠疫时有发生,流行强度有不断增强趋势。

蚤类与其他目昆虫的主要区别是:①刺吸式口器,有利于刺叮吸血。②翅退化,仅留翅芽。③体侧扁,后足较长。

1. 形态特征

（1）成虫：蚤类成体分为头、胸、腹 3 部分，胸部则分为前胸、中胸和后胸 3 节，每节各附足 1 对，腹部有 10 个腹节，体壁有许多衍生物，可作为蚤类的重要鉴别特征（图 7-63）。蚤类和其他昆虫一样，身体外被体壁，体壁内为体腔，体腔内充满流动的血液，消化、呼吸、神经和生殖等器官分布在其中（图 7-64）。

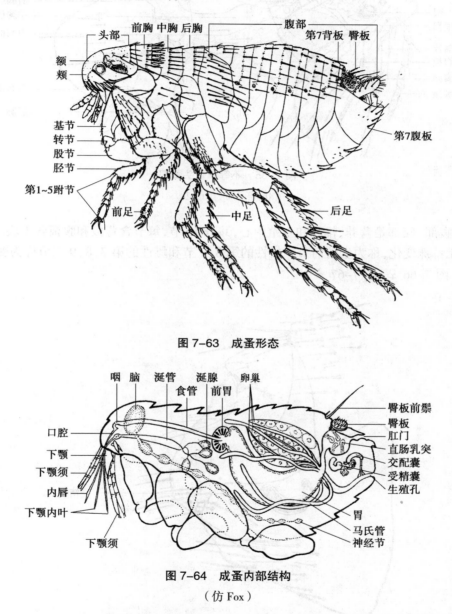

图 7-63 成蚤形态

图 7-64 成蚤内部结构

（仿 Fox）

1）头部：蚤类的头部主要是摄食和感觉中心。触角可分为柄节、梗节和棒节 3 个部分（图 7-65）。

2）胸部：胸部是运动中心，由前胸、中胸、后胸 3 节组成。每一胸节又包括 1 块背板，1 对侧板和 1 块腹板，且每胸节各附足 1 对（图 7-65）。

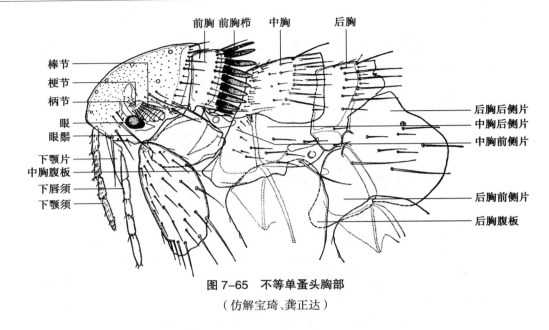

前胸 前胸栉 中胸 后胸

棒节
梗节
柄节
眼
眼鬃
下颚片
中胸腹板
下唇须
下颚须

后胸后侧片
中胸后侧片
中胸前侧片

后胸前侧片
后胸腹板

图 7-65 不等单蚤头胸部

（仿解宝琦、龚正达）

3）腹部：腹部是营养、排泄和生殖中心，共分 10 节，每节含背板和腹板各 1 块。第 1~7 节通常无特殊变化，称为生殖前节。雄性的第 8、9 节和雌性的第 7、8、9 三节称为变形节或生殖节（图 7-66 ♀；图 7-67 ♂）。

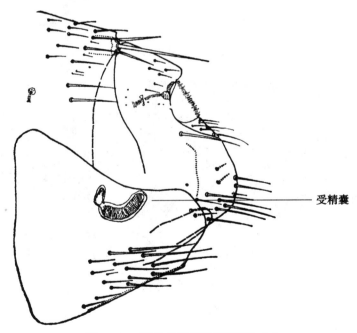

受精囊

图 7-66 不等单蚤雌性变形节（♀）

（仿解宝琦、龚正达）

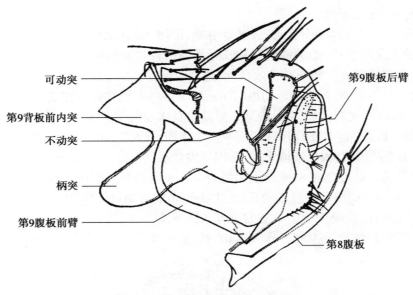

图 7-67　不等单蚤雄性变形节（♂）
（仿解宝琦、龚正达）

（2）卵：长椭圆形，长 0.4~2.0mm，色白或淡黄，个别种呈浅黑色。卵一端着生受精孔，另一端则有气孔，通常受精孔的数目多于气孔。卵壳表面光滑，其大小与成蚤大小有关（图 7-68）。

（3）幼虫：身体分头、胸、腹 3 部分。头部有触角 1 对，咀嚼式口器（包括上颚和下唇须各 1 对）。胸部 3 节，腹部 10 节。胸部和腹部各具 2 对和 8 对气门，各节有稀疏长、短鬃 1~2 列（后列较长）。（图 7-68）。

（4）蛹：3 龄幼虫吐丝结茧，变为静止的前蛹，茧壁稀疏，其外表黏附着尘土碎屑，与周边环境不易区分，前蛹在茧体内呈对折状，在适宜条件下蜕皮成蛹。蛹体形态分头、胸、腹三部，具有成蚤的雏形（图 7-68）。

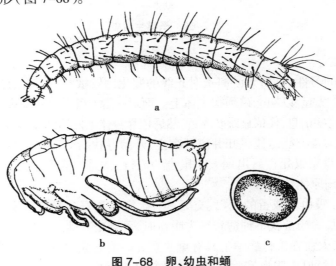

图 7-68　卵、幼虫和蛹
a. 卵　b. 幼虫　c. 蛹

177

2. 生活史与生态要点

（1）生活史：发育属于全变态，分4个时期，即卵、幼虫、蛹和成虫。卵通常为卵圆形，白色，个别种类呈浅黑色，如蠕形蚤属和长喙蚤属的种类。蚤卵大部分产于其宿主的窝巢和宿主经常活动的地方。卵期通常数日，视温度而定。幼虫呈蛆形，无眼无足，灰白或灰黄色。幼虫期一般2~3周，分3龄。幼虫以生活环境中的有机物碎屑和成虫的未消化或半消化的血便为食，即可发育。蛹（茧）晚期三龄幼虫身体变白，由唾液腺吐丝结茧，茧外沾着尘土碎屑等物质，具有伪装保护作用。蛹期通常1~2周，视温度而定。湿度对于蛹的发育和羽化也是一个重要的因素，如果环境干燥，会因体内含水量不足，身体缩小而影响脱皮，导致死亡。一般蛹期的相对湿度在82%以上为适宜。在茧内的蛹要羽化为成虫，需要一个刺激，如动物的扰动，空气的振动或温度的升高，才破茧而出，否则可长期静伏于茧内。通常成虫出茧后，不久就能吸血、交配、产卵。在正常营养条件下，印鼠客蚤、人蚤的每只雌蚤，每天可产卵1~4次，每次产卵2~13枚，一生可产卵300~400枚；猫栉首蚤一生可产卵约1000枚。（图7-69）。

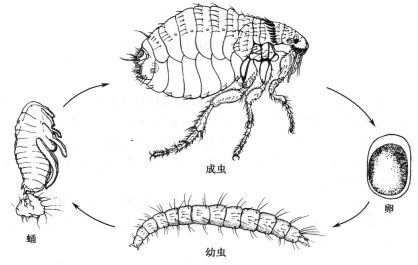

成虫

卵

蛹

幼虫

图7-69 蚤类生活史

（2）生态习性

1）寻找宿主的习性：在野外游离蚤对光线的变化比较敏感，有趋向黑暗环境的习性，发现有阴影靠近就会跃起，以期能跳到宿主体上。而对热源（宿主）、震动和宿主的气味等都是正趋向，一旦发现这些信息，便依靠跳跃靠近，然后依靠身体上发达刺和鬃附着在宿主体上。

一旦宿主死亡，蚤类能迅速感知并离开宿主，开始寻找新的宿主。在家鼠为宿主的鼠疫疫源地中，常在大量家鼠死亡后出现人间鼠疫的流行，就是因为家鼠死后，跳蚤离开死鼠尸体再叮咬人，并将病原体传播给人。

2）吸血习性：吸血对成蚤的成熟、交配、生存、繁殖和寿命都有重要的意义。一般吸血机会愈多，寿命愈长。当蚤找不到适宜宿主吸血时，可袭击其他的动物。

蚤类能否叮吸人血在流行病学上具有重要意义。前苏联科学家曾用哺乳动物和鸟类的71种蚤在实验室进行叮人吸血实验，证明35种能叮人吸血。

当鼠疫菌在媒介蚤的食管后部或前胃繁殖积累到一定程度，就会形成菌栓阻塞消化道。

当栓塞蚤再次吸血时,由于血液不能进入中肠内,而迫使血液沿着食管冲动和冲刷菌栓,导致血液染菌,并随着咽部的收缩,带菌的血液反流入宿主体内,使宿主感染鼠疫。而且栓塞蚤是饥饿的,不断试图叮咬和吸血,这就提高了大量传播鼠疫菌的可能性。

3)寄生方式:根据蚤类依附宿主和吸血频次的寄生程度可分为3个类型:①游离型:成蚤能在宿主周围自由活动,吸血寄生,游离型的蚤种占蚤类的绝大多数,如客蚤、新蚤和栉眼蚤。②半固定型:雌蚤相当长时间(1~2周)将口器固定于宿主皮下吸血,雄蚤仍保持自由生活,这种类型的蚤类全世界有7属60多种,例如我国的蠕形蚤、长喙蚤和角头蚤。③固定型:雌蚤钻入宿主皮下,皮上仅留1孔,借以排粪、呼吸和产卵,毕生营固定生活,雄蚤营游离生活,此型仅限于潜蚤。

4)交配与产卵:蚤类一般在吸血之后进行交配、受精、卵巢发育以至产卵繁殖。但许多鸟蚤刚刚出茧,只有稍为加温,即可吸血并在卵巢未成熟前交配。雌蚤产卵量和吸血类型有密切关系,游离吸血性通常每日产卵很少超过10枚,一生可产几百枚卵,从游离吸血型向固定吸血型的过渡,随着食物的稳定供应,日产卵量大增,多于10枚甚至超过100枚,一生可产上千枚卵。

5)季节消长:蚤类的数量和宿主动物的数量关系基本上成正比,其季节消长受温度、湿度和雨量等气候因子的影响,某地往往不同的季节各有其占优势的标志蚤种。同一蚤种,其数量变化可因年而有所变动,但其季节消长曲线的总趋势则常是一致的;高峰的来临意味着前一段时期适合于蚤类繁殖孳生条件的存在。蚤类种群季节消长依地域可分为4个类型,夏季型,主要于6—7月或8月为高峰,该期间气温较高;秋季型,可见于秋季9月或稍后,如方形黄鼠蚤蒙古亚种;春季型,主要于4—5月份为最高峰,如新疆野生型人蚤;冬季型,一般见于晚冬至早春,高峰常出现于冬季,如缓慢细蚤等。通常,蚤类的季节消长对鼠间和人间鼠疫的发生和流行具有较大的影响,所以可通过监测蚤类的季节消长进行鼠疫的预防和疫情的预测。

3. 医学意义 除直接叮刺吸血、骚扰人外,对人类危害性最大的是传播多种疾病。其传播的疾病主要有鼠疫、鼠型斑疹伤寒、蚤传斑疹热、土拉弗朗西斯菌病和绦虫病等。

(1)直接危害

1)蚤类的刺叮症:蚤类在皮肤上爬动尤其是刺叮所产生的刺激和骚扰,常使人畜不安甚至失眠。蚤类唾液中含有某些化学物质会造成宿主局部组织发生过敏反应,出现丘疹,奇痒难忍,抓破后可能产生继发性感染。

2)潜蚤的皮下寄生症:分布在美洲和非洲的穿皮潜蚤寄生于人体足部较软嫩的皮肤处如趾间、趾甲下,严重者可寄生于手臂、肘部和腋下,甚至阴部;雌蚤钻入皮下吸血发育成熟,身体可达豌豆大小,引起剧烈痛痒,行走困难;该蚤死后寄生部位可发生溃疡,如果处理不当会引起继发感染,甚至脚趾坏死,败血症或破伤风。

3)家畜的贫血症:当家畜被大量的蚤寄生时,不仅引起刺叮症,严重的可产生贫血症,如我国西北地区的花蠕形蚤寄生于绵羊,可引起绵羊贫血。

(2)间接危害

1)鼠疫(plague):鼠疫是一种原发于啮齿动物中间的自然疫源性疾病,能够引发人间流行。病原体为鼠疫耶尔森菌(*Yersinia pestis*),传染性强、传播速度快、病死率高。各类啮齿动物是主要宿主,可经过媒介蚤叮咬、直接接触、飞沫和消化道等多种途径传播。鼠疫患者的一般症状表现为危重的全身中毒症状,起病急骤,有畏寒、战栗症状,体温迅速上升至39~40℃,呈稽留热。

2）鼠型斑疹伤寒（murine typhus）：鼠型斑疹伤寒是由莫氏立克次体（*Rickettsia mooseri*）引起的自然疫源性疾病，也称为地方性斑疹伤寒（endemic typhus）潜伏期一般为 5~15 天。发病可骤起或缓起，主要表现为发热、头痛、食欲缺乏，部分患者出现皮疹或者肝脾大，白细胞多数正常。宿主动物为黑家鼠、褐家鼠、黄胸鼠和小家鼠等家栖鼠类。

4. 我国主要传病蚤种

（1）印鼠客蚤（*Xenopsylla cheopis*）：是人间鼠疫的重要传播媒介，也可传播鼠型斑疹伤寒和绦虫病（是缩小膜壳绦虫的中间宿主）等疾病。印鼠客蚤眼发达，眼鬃列 2 根，眼鬃位于眼前方；头部宽圆，无额突和额鬃列。下唇须较长，可达前足基节末端。无颊栉和前胸栉。印鼠客蚤主要寄生于黄胸鼠、褐家鼠、黑家鼠等家栖鼠，也可寄生于小家鼠、针毛鼠、社鼠、黄毛鼠、黑线仓鼠、黑线姬鼠、达乌尔黄鼠、臭鼩鼱等。该蚤的孳生环境与寄生鼠种的生活习性密切相关，主要在鼠巢下的浮土、杂物以及粮食等中间繁殖，适宜于温暖潮湿的环境中生存。该蚤在正常寄生宿主死亡后，容易袭击人群，造成疾病流行传播。印鼠客蚤为广布种，全世界均有分布。

（2）人蚤（*Pulex irritans*）：是传播鼠疫的次要媒介；也可引发绦虫病，是犬复殖绦虫和长膜壳绦虫的中间宿主之一；还可骚扰人、畜，引起瘙痒、红斑和溃疡等症状。人蚤眼大，几乎与触角棒节等大，色深而圆。眼鬃列 2 根，眼鬃位于眼前下方。下颚内叶宽短，锯齿发达。无颊栉和前胸栉，颊叶发达。人蚤主要宿主有人、犬、猪、猫、狼、狐、獾、鼬、貂、旱獭，孳生于卫生条件较差的人居场所，猫、狗、猪等活动栖息地，有家栖鼠等活动的场所。人蚤的耐饥能力较强且寿命较长，吸血后寿命会成倍增长。人蚤为广布种，全世界均有分布。

（3）猫栉首蚤（*Ctenocephalides felis*）：可直接叮刺和吸血对人畜造成危害；是犬复殖绦虫的中间宿主；体内曾分离出鼠疫耶尔森菌，但传播鼠疫的媒介效能较低；可能是鼠型斑疹伤寒的重要传播媒介。猫栉首蚤眼大，眼鬃列 2 根，眼鬃位于眼前方；头部较长，额缘较倾斜，与颊部的腹缘夹角为锐角；颊栉发达，一般 8 根。猫栉首蚤寄生最多的是家猫、家犬，其次是黄鼬、大灵猫、野猫、椰子猫、貂、狐、黄胸鼠、家兔、野兔、树鼩、人等；孳生于猫、狗等寄生宿主的活动栖息场所；常游离于室内，叮刺骚扰人畜。猫栉首蚤为广布种，全世界均有分布。

（4）缓慢细蚤（*Leptopsylla segnis*）：曾于体内分离出鼠疫耶尔森菌，但由于不喜叮人，媒介效能较低，所以不是鼠疫的主要传播媒介；但由于其分布广、数量多，主要宿主又是家鼠，会对人群造成一定的威胁。缓慢细蚤眼退化，眼鬃列 2 根，其前另有 3 根长鬃；头部裂首型，具角状额突，约位于额缘上方 1/3 水平处；颊栉 4 根，横位，第 3 根最长。缓慢细蚤主要寄生小家鼠、黄胸鼠、褐家鼠、黄毛鼠、针毛鼠、大足鼠、黑线姬鼠、棕背鮃、臭鼩鼱、四川短尾鼩等，也寄生于家犬。缓慢细蚤为广布种，全世界均有分布。

（5）方形黄鼠蚤（*Citellophilus tesquorum*）：可传播鼠疫，是鼠疫自然疫源地的主要传播媒介。方形黄鼠蚤眼鬃列 3 根，眼鬃位于眼前方；额突小、齿状，位于额缘中央附近；下唇须 5 节，长度可超过前足基节末端一半或全节。方形黄鼠蚤主要宿主为达乌尔黄鼠、阿拉善黄鼠、赤颊黄鼠、长爪沙鼠、子午沙鼠、黑线仓鼠、布氏田鼠、达乌尔鼠兔、草原鼢鼠、刺猬、艾鼬等。其季节消长主要有 4、5 月份和 9、10 月份两个显著高峰，冬季大部分都聚集于黄鼠巢穴越冬。方形黄鼠蚤在国内主要分布于河北、甘肃、山西、内蒙古、陕西、青海、宁夏；在国外主要分布于俄罗斯和蒙古。

（二）蚤类形态与生态要点

吸蚤全世界已知约 500 种，我国 96 种，其终生寄生于哺乳动物或鸟类体表，仅吸食血液，有极强的宿主专一性。由于人体为蚤类寄生提供了稳定舒适的微小气候条件，因此，世界各地凡有人类居住之处都有虱类的分布。虱类除吸血骚扰外，还传播流行性斑疹伤寒、战壕热、虱传回归热以及沙门菌感染等多种疾病，其中流行性斑疹伤寒，曾在历史上多次暴发流行，造成了大量的人员死亡。

虱类与其他目昆虫的主要区别是：①刺吸式口器，适于吸血。②体小，全身上下扁平，无翅。③足粗短，跗节仅1节，端部具爪，此爪与胫节端部1突起合拢成钳状，适于攀援毛发。

1. 形态特征

（1）成虫：头向前突出，有眼；触角5节，触须消失；胸节在一定程度上愈合，成虫腹部9节，前2节退化，可见7节；气门着生于背侧，7对，1对位于胸部，6对位于腹部（腹节Ⅲ～Ⅷ）；腹部无尾须。虱类和其他昆虫一样，消化、呼吸、神经和生殖等器官分布在充满血液的体腔内，消化系统依次为咽、食管、胃、直肠和肛门；涎腺2对，1对呈马蹄形，1对呈肾形；马氏管4支在胃和后肠交界处通入后肠（图7-70）。

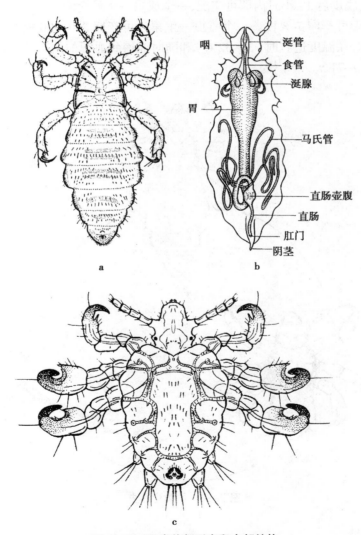

咽
食管
胃

涎管
涎腺

马氏管

直肠壶腹
直肠
肛门
阴茎

a　　　　b

c

图7-70　虱类外部形态和内部结构

a. 人体虱外部形态　b. 人体虱内部结构　c. 阴虱外部形态

（2）卵：人虱的卵，俗称虮子，长椭圆形，长约0.8mm，宽0.3mm；色乳白而略黄。虱卵前端有卵盖，盖缘边界清晰，若虫孵出时沿此缘脱盖而出。卵壳的基部借助于黏液牢固地胶着在动物毛发上，卵内若虫孵出后卵壳仍黏着在动物毛发上不脱落。

（3）若虫：虱子的卵，经过6~8天的发育即从卵壳里孵出，称之为若虫。若虫的形态基本上与成虫相似，仅仅看上去个头稍微小一些，颜色稍浅一些。若虫一经孵出即可吸血，约经9天，经过3次蜕皮即变为成虫。

2. 生活史与生态要点

（1）生活史：虱子的发育属不完全变态，分为卵、若虫、成虫三个时期。雌虱在产卵时用尾端挟持毛发或衣服纤维，分泌胶液，将卵粘住，使之不脱落。头虱和阴虱均产卵在毛发上，体虱则产卵在衣服的纤维上。若虫生活习性基本上与成虫相似，其吸血活动不分昼夜，寄主静息时更易吸血。若虫的死亡原因是由于孵化不良，这可能是与空气干燥、羊水减少有关。成虫在若虫末次脱皮后12小时内即可交配，一个成虫一生可交配若干次。雌虱在交配2天后开始产卵，每天可产卵7~8枚。一个雌虫一生累计可产卵200~300枚。从卵发展成成虫通常需要3~4周，在温度适宜时（30~32℃）和随时能得到血源的情况下，只需16天即可完成一个世代（图7-71）。

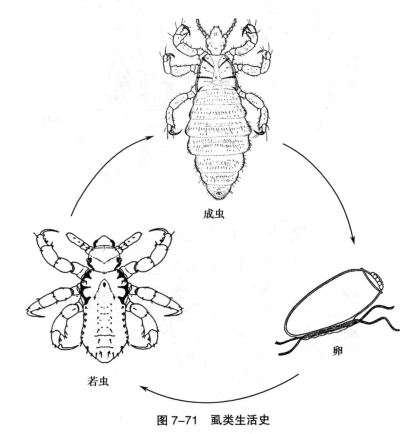

成虫

卵

若虫

图7-71　虱类生活史

（2）生态习性

1）寄生部位：体虱头虱主要寄生在贴身的内衣和裤衩上以及附近的腋窝、裤腰、颈部、肩部的衣服上。头部,最常见于耳根和枕部的毛发中,在严重染虱时可在身体其他部位的体毛上发现头虱。阴虱主要寄生在人体外阴部的毛丛中,偶尔也寄生在腋窝、胡须、眉毛和眼睫毛上。虱子有群集一处的习性,如体虱多聚集在内衣领襟、腋下、裤腰等处;头虱主要集中在发根;阴虱主要集中在会阴部。

2)吸血习性:虱子在人体表面寄生,每天吸血多次。虱子的若虫和成虫均吸血,而且专吸人血。吸血量一般可达其体重的 1/3 以上。

3)活动范围:虱类的活动范围非常有限,主要生活在内衣领襟、腋下、裤腰等处,白天情况下一般不离开宿主而游离活动,夜间在不同人体宿主之间仍有往来转移活动。人虱 2 小时内可爬行 30cm,在衣服的褶缝内均匀分布。虱子已经完全适应了宿主体表环境,如体虱的最适温度是 30~32℃,正是人体表的温度;最适相对湿度为 10%~60%。不喜欢潮湿和高温。对黑暗有趋向性。故在春季天气转暖后,寄主因活动出汗或发热时,虱子易从体表爬到衣服外面,通过宿主或衣服的接触,向外传播。

4)交配与产卵:体虱一般在羽化后不久即可吸血,但交配需在羽化后 12 小时才开始。成虫期内交配频繁,交配次数因种而异。体虱 1 天可交配 8 次,而阴虱一生只需交配 1 次。虱类有特殊的腺体分泌黏液可将卵产出时黏附在宿主动物体(包括毛发)上或衣物上。体虱羽化后第二天可以产卵,平均 2 枚,第 5 天之后日产 5 枚,并将此水平保持到老龄,死亡前 2 天停止产卵,一生可产 81 枚卵。

5)季节消长:由于人是恒温动物,又有随气候变化调节穿衣和室内的温湿度的能力,因此,体虱所处的环境温度和湿度相当稳定,因此,虱子的季节性变化不大。在卫生水平较高且能经常换洗内衣的人群中,体虱寄生率不高。阴虱营固着寄生,只寄生于阴毛区,通过性途径传播。

3. 医学意义　除直接叮刺吸血、骚扰人外,对人类危害性最大的是传播多种疾病。其传播的疾病主要有流行性斑疹伤寒、虱传回归热和战壕热等。

(1)直接危害:虱子叮人吸血时将涎液注入皮肤组织,过敏反应,除吸血、引起皮肤瘙痒和青灰色斑,严重者可产生丘疹或荨麻疹、反应强烈者虱甚至引起上肢水肿。虱子叮咬主要引起瘙痒影响正常休息;如果挠破皮肤则引起继发性感染,严重的可导致劳动力的丧失。

(2)间接危害

1)流行性斑疹伤寒(epidemic typhus):又称虱传斑疹伤寒(louse-borne typhus)或"古典斑疹伤寒",是由普氏立克次体(*Rickettsia prowazeki*)引起,主要通过人体虱传播的急性传染病,阴虱亦可传播此病。人感染立克次体后,经 9~14 天潜伏期后急性发病,主要表现为持续高热、剧烈头痛、皮疹、气管炎、颜面出血,甚或出现神志错乱或痴呆症状。约于发病的第 5 天或第 6 天,胸部腹部出现许多斑疹,以后遍布全身以至手足和颜面部。

2)虱传回归热(epidemic relapsing fever):又称流行性回归热,系虱传回归热螺旋体(*Borrelia recurrentis*)引起的急性传染病,体虱为传播媒介。该病起病急,发热迅速高达 40℃左右,常伴有头痛,剧烈全身肌肉、关节疼痛等。严重者可有昏迷、谵妄、黄疸及出血倾向。发病数日后,体温于 2~4 小时内骤降,即进入间歇期。发热期与间歇期交替出现。并发症有中毒性肝炎、支气管炎、肺炎、急性肾炎、心内膜炎、脑膜炎、脑炎等。

4. 我国主要传病虱种

(1)体虱(*Pediculus humanus*):为流行性斑疹伤寒、虱传回归热和战壕热的主要媒介。

体虱体长 2.0~3.5mm，为灰色或灰白色。头略呈橄榄形，在触角处最宽，向后渐窄细，颈小可动。触角略与头等长。眼较小不发达，位于触角后的两侧。体虱卵黏附于内衣纤维上，白色俗称虮子。卵孵化后变成若虫，若虫较虱外形相似、但体型较小，尤其是腹部较成虫短小。体虱为广布种，全世界均有分布。

（2）头虱（*Pediculus humanus capitis*）：为流行性斑疹伤寒、虱传回归热和战壕热的次要媒介。头虱体色较深黑，体型较小，长约 1.5~2.5mm。触角各节较短粗，腹部边缘为暗黑色，其他与体虱相似。与体虱相比较头虱的前脚比较大，以便抓紧毛囊。头虱多发生在那些卫生条件差，居住环境拥挤的人们身上，主要寄生在人的头部。头虱为广布种，全世界均有分布。

（3）阴虱（*Phthirus pubis*）：阴虱体型较体虱、头虱为小，身体扁平，呈卵圆形，体灰白色，长约 1.5~2.0mm，宽约 1.5mm，体宽与体长几乎相等。阴虱头短，触角较头部稍长，眼位于触角后突上。阴虱主要寄生于人体阴毛处，也有寄生于睫毛、腋毛、眉毛、头发及其他浓密体毛处的报道。阴虱卵产于阴毛根部，椭圆形，红褐色或铁锈色。阴虱和虱卵常随着阴毛的脱落而污染内裤、毛巾、床单、马桶等，其他人接触阴虱污染的这些物品而受到传染。阴虱为广布种，全世界均有分布。

二、蚤类和虱类标本采集

蚤类和虱类均属于寄生性昆虫，其活动范围与宿主动物密切相关，采集这类昆虫首先要寻找宿主动物或及其巢穴，在其体表或巢穴中采集。虱类采集方法单一，主要是宿主动物体表采集法，蚤类的采集方法较多，除了宿主动物体表采集法，洞干和巢穴中也可采集，具体的采集器具和方法分述如下。

1. 采集器具

（1）捕获宿主动物的工具：采集蚤类先要诱捕鼠类等宿主动物，捕获小型哺乳动物的方法很多，常用的方法为器具捕杀，其主要工具是鼠夹（板夹和弓形夹）和鼠笼，辅之猎枪、地箭和套索，也可人挖、灌水和翻草堆等人工捕打办法，目的是捕获宿主动物。对于鸟类，鸟网诱捕和枪击的办法比较常见；对于蝙蝠类，尼龙绳制成的捕网诱捕的办法比较常见。

（2）鼠袋：所捕获的鼠类宿主按照"一鼠一袋"的原则，从鼠夹上取下死鼠，放入白色布袋（鼠袋），扎紧袋口以免蚤类逃逸。鼠夹不放入鼠袋。

（3）探蚤棒：软橡胶棒外面缠绕白毛巾，可伸入鼠洞，采集洞干中游离蚤。

（4）粘蚤纸：用松香和豆油熬制的胶涂在纸板上，采集室内地面的游离蚤。

（5）麻醉缸：大的塑料桶或搪瓷桶均可，便于乙醚或氯仿麻醉鼠袋中的宿主动物。对于用鼠笼捕获到的宿主动物，在检查和采集蚤类等体表寄生虫之前，应根据实际情况，用乙醚麻醉或机械处死宿主动物。

（6）白瓷盘、指形管和各类解剖工具：麻醉后的宿主动物放在白瓷盘中央，用梳子或镊子梳理动物毛皮，蚤类散落在盘中，可用毛笔尖蘸取，放入指形管中。

2. 成蚤采集方法

（1）宿主动物体表寄生蚤类的采集

1）麻醉后蚤类采集与保存：将装有宿主动物的鼠袋全部投入一个密闭的容器内（普通有盖塑料桶即可），然后放入若干浸透了乙醚的棉花球进行麻醉，直到宿主动物和蚤类麻醉致死（一般 20~30 分钟）。麻醉完成后,对宿主动物进行逐一仔细检查和采集,具体采集步骤如下:①将麻醉后的宿主动物置于白色方盘内,用小镊子"夹取"或毛笔蘸乙醇等固定液后"蘸取"的方法采集全部蚤类。为了保证采集完全,可以先检查和采集附着在鼠袋上的蚤类,然后用牙刷或镊子等其他工具将宿主动物从头到尾梳刷 2~3 遍,尽量将宿主体表的蚤类刷到白色方盘中,最后再从头到尾通过翻毛的方法仔细检查和采集宿主被毛间遗留的蚤类。②将"夹取"或"蘸取"的蚤类放入事先盛有 70% 或 75% 乙醇的容器内,保存蚤类的容器可以用指形管、加盖小离心管或 Eppendorf 管等,根据具体情况灵活选择。③用 2B 铅笔写好标签,把标签放在存放蚤类的容器中,以避免不同宿主体表蚤类相互混淆,标签内容包括采集时间、采集地点、宿主动物名称和编号。④存放蚤类的容器放入盛有 70% 或 75% 乙醇广口瓶等较大的容器中。

2）活体蚤类采集与保存:需要采集活的蚤类用于病原体检测、病原体分离和蚤类人工培养等,在这种情况下就需要进行蚤类的活体采集。检蚤活动在深一点大的白色搪瓷盆中进行,先检查鼠袋中的蚤,然后再梳理（刮）动物体表的毛皮检蚤。如果是活鼠,一定用止血钳固定鼠类,防止逃逸。所采集的活体蚤类,根据不同的用途,其保存方法也不同,具体方法如下:①在解剖镜下鉴定到种;②5~20 只分为 1 组低温冷冻;③解剖或研磨。由于没有麻醉,蚤类的弹跳能力又比较强,可能会逃逸,采集人员可能会被蚤类叮咬,因此,采集活蚤需要做好严格的个人防护,如穿连体防护服,并扎紧袖口;试验结束后用气雾罐喷洒地面灭蚤。

（2）洞干蚤类采集:游离于宿主动物洞干的蚤类,可采用探蚤棒伸入鼠洞,然后取出,在布旗上用镊子夹取黏附在探蚤棒上的蚤类。其保存方法与体表寄生蚤类的保存方法相同。

（3）动物巢穴蚤类采集:鼠类等动物巢穴的蚤类数量往往明显多于其体表的蚤类数量,因此,对动物巢穴的蚤类采集十分重要。掘开鼠洞,将洞穴中的巢穴物（包括碎土）装入鼠袋,带回实验室麻醉后将内容物倒入白色方盘检蚤。或者将巢穴物倒入饱和盐水中,仔细检蚤。由于巢穴中藏有不活动蚤卵和茧,首次检查不易发现,巢穴物可保留 7~10 天后再次检查,发现幼蚤和成蚤。其保存方法与体表寄生蚤类的保存方法相同。

（4）室内游离蚤类采集:室内游离蚤类主要是指生活在人居场所或动物棚圈等环境的自由生活蚤类。室内东南西北各个角落和中央放置 5 张粘蚤纸,晚上放置,次日早上检查,收集粘捕的蚤类。也可在地面放置水盘,次日在水面收集蚤类。室内地面放置水盘是常用的采集方法,此种方法简便易行,而且游离蚤跳入水面后不再逃逸。其保存方法与体表寄生蚤类的保存方法相同。

（5）动物洞口地面游离蚤类的采集:动物会经常在其洞口附近活动,这样就会有一些蚤从动物体表掉落,而成为地面游离蚤,这些区域的游离蚤的数量较多,其活动不受动物活动时间的影响。常用的采集方法为布旗法（材料为毛巾）,采集人员能够在动物洞口附近较大范围进行拖拉布旗,这样能够最大程度地将地面的游离蚤黏附到布旗上。其保存方法与体表寄生蚤类的保存方法相同。

3. 卵、幼虫、蛹的采集方法

（1）蚤类卵、幼虫和蛹的采集:由于蚤类经常将卵产于宿主动物巢穴或宿主动物经常活动的场所如鼠道的尘土中,成蚤排出大量血便为幼虫提供了丰富的营养。三龄幼虫吐丝结茧变成蛹。这 3 个虫态均处于同一生境,因此,收集动物巢穴包括泥土在内的内容物和经常活动场所的尘土和碎屑,装入鼠袋,带回实验室在放大镜下检视,也可采用饱和盐水漂浮法检查带回的样品。

（2）虱类卵、若虫的采集：由于虱类有特殊的腺体分泌黏液将卵胶着在宿主动物的毛、羽之上。体虱将卵黏附在内衣的纤维上，头虱黏附于头发上，阴虱黏附在阴毛上。因此，虱类卵、若虫的采集和虱类成虫的采集方法一样。

4. 注意事项

（1）注意个人防护，避免被蚤叮咬：如检活蚤最好在专用的检蚤室中进行，检蚤的容器周围可放置水盘作为防止蚤类逃逸的屏障。如进行感染病原体的蚤的采集，由于蚤类跳跃力极强，采集人员随时处于危险之下，要求采集人员做好自身的防护，常用的手段即为物理防护及使用驱避剂，如穿着五紧服或连体式生物防护服，以保证蚤无法通过缝隙进入衣服内，保证采集人员安全。

（2）宿主和蚤类要一一对应：在体表寄生蚤类采集过程中，每次只能检查 1 只宿主动物，不能同时将 2 只或 2 只以上的宿主动物同时放入白色方盘内检查和采集。采集完一个宿主动物后，必须清洗方盘或者用一次性纸巾擦净方盘后再检查和采集另一只宿主动物，以避免不同宿主动物体表蚤类的交窜现象。保存所采集蚤类时，必须按照"一鼠一瓶"的原则，不能将不同宿主体表采集的蚤类混装在一个容器内。

（3）标本保留完整：用小镊子"夹取"蚤类时，动作务必轻柔，以免对蚤类造成损坏而影响种类鉴定的准确性。如果保存蚤类的容器小瓶的瓶盖不紧，可用棉花封口，并排出气泡。

（4）信息记录完整：在采集的过程中一定要做好记录。从每只宿主体表采集的蚤类标本应单独放入一个小容器内，并加上一个小标签，标签用铅笔写明宿主动物名称、采集地点（省、县、镇、村等）、采集时间（年、月、日）、采集者、生境（孳生场所、栖息场所）以及其他必要的资料如气候（晴、雨、温度、湿度等）等信息。

三、蚤类和虱类标本制作

蚤类和虱类的分类鉴定迄今主要靠其形态特征进行的，由于个体小，许多鉴别特征藏于外骨骼内，在体视显微镜下无法观察，因此经腐蚀透明、脱水后，封藏于加拿大树胶中，制成玻片标本，便于在显微镜下进行形态学观察。

1. 玻片标本　玻片标本适合于蚤类和虱类成虫标本的制作，常用试剂和耗材为：梯度乙醇（30%、50%、70%、80%、90%、95%、100%）、10% 氢氧化钾、冬青油、二甲苯、加拿大树胶、5% 乙酸、蒸馏水、载玻片、盖玻片、解剖针、烧杯、玻璃皿、尖头吸管、小坩埚、烤箱、标本夹、标本盒。在准备阶段，将载玻片和盖玻片擦洗干净。

（1）调配加拿大树胶：固体的加拿大树胶，捣碎后用二甲苯稀释，并调制黏度，用玻璃棒蘸取时呈滴流状态。液态的加拿大树胶往往太稀，打开瓶盖，1~3 天后将黏度调至适中。

（2）腐蚀透明：把保存在 75% 乙醇中的跳蚤取出，用水清洗后或直接放入盛有 10% 氢氧化钾（或氢氧化钠）溶液的小坩埚中，腐蚀掉蚤体内的肌肉等组织，以达到透明的目的。透明时间受室温和蚤体大小及生理状况（如怀卵等）影响，25℃ 条件下 24~36 小时即可。

（3）中和：吸出 10% 氢氧化钾（或氢氧化钠）溶液，加入 5% 乙酸溶液，浸泡 30~60 分钟，以终止腐蚀剂的残余作用。

（4）浸泡洗涤：吸出 5% 乙酸溶液，加入蒸馏水，浸泡洗涤 30 分钟，用蒸馏水洗涤 3 次，吸出杂物。

（5）梯度脱水：在封藏前必须将水脱净，否则会因水与封藏液（通常为加拿大树胶）不亲和影响片子的透明度。脱水由低浓度到高浓度分级逐步进行，可先由50%乙醇开始，中间经70%、80%、90%和95%乙醇脱水，最后在纯乙醇中脱水。每个浓度需浸泡30分钟。

（6）整姿封片：在洁净的载玻片正中央滴加1~2滴加拿大树胶封固液，用解剖针将脱水后的蚤类挑入封固液中，在体视显微镜下摆正位置，头端朝右，腹面朝上，6足伸展，然后盖上盖玻片。一般情况下，每张玻片封1个标本，但同一种类也可以封制2个，雌性和雄性各1个（图7-72）。

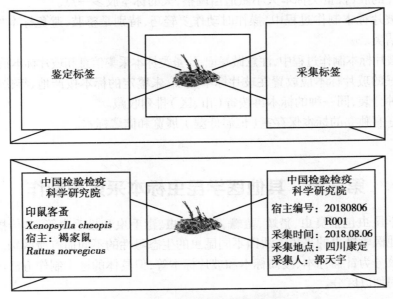

图7-72　蚤类玻片标本示意图

（7）烘干：将封制好的玻片标本平放在方盘内或玻片标本夹中，再放入60~80℃烤箱内烘烤，直至封固液烤干为止，一般需要2~3天。烘干的标本就可以在显微镜下清晰地观察其形态结构和进行分类鉴定。

（8）保存：烘干的玻片标本鉴定后，在玻片两侧各贴上一个标签，标签上注明蚤类种类名称（中文名＋拉丁文名）、采集地和宿主名称（中文名＋拉丁文名）、采集人和采集时间（年月日）、鉴定人和鉴定时间（年月日）等信息。将贴好标签的标本逐一放入标本盒内，保存于专门的标本柜内。

2. 液浸标本　液浸标本适合于蚤类卵、幼虫和蛹标本和虱类卵和若虫标本的制作，如果长期保存，加满70%乙醇，再用蜡封标本瓶（缸）瓶口，贴好标签。

将虫体标本依次用30%、40%、50%、60%、70%乙醇浸泡1小时，最后放入75%乙醇浸液中保存；也可直接放入75%乙醇浸液中保存。为缓解虫体在乙醇中浸渍的脆度，也可在乙醇中滴入0.5%~1%的甘油，使虫体壁变得较为柔软些。乙醇液在浸渍大量标本后半个月应更换1次，以防止虫体变黑或肿胀变形，以后酌情再更换1~2次，便可长期保存。

3. 注意事项

（1）有的蚤类腹部经常充满来自宿主动物的血液，如果腐蚀消化不好，其体内的血液会遮盖蚤类的部分重要结构而影响观察和鉴定。在这种情况下，可以进行一些特殊处理来去除或减少其体内的血液，主要方法对于刚吸过血的蚤类标本，腹内留有血块，为了便于腐蚀剂进入蚤体内，可在解剖镜下用尖细的昆虫针自蚤第2、3类腹节之间刺破，对腐蚀腹内残物，增加透明程度均有好处。

（2）在制片中防止腐蚀过度或腐蚀程度不够等情况，为此要经常观察，一般情况下，下午下班前将蚤类投入10%氢氧化钾（或氢氧化钠）溶液，次日上班开始观察，个别骨化浅的标本（已经透明），及时捞出，放入蒸馏水中。

（3）封片的胶，视蚤类标本大小做适当调整，大的标本胶多一点。

（4）在玻片标本制作过程中，操作时动作要轻巧，特别是整肢，避免标本掉毛尽可能使标本做的整洁美观。

（5）在玻片标本制作过程中，注意做好记录，蚤类标本采集信息和玻片标本信息保持一致。

（6）做好的玻片标本应放置在玻片标本盒中，未鉴定的标本按产地、年份收藏；已鉴定的标本按属种分装，同一种的标本再按省（市、区）排列收藏。

（7）最好有独立的标本保存室（恒温低湿），展览和储藏标本。

（郭天宇）

第三节　其他医学昆虫标本采集与制作

其他医学昆虫包括臭虫、猎蝽、蜚蠊、毒隐翅虫、毒毛虫和松毛虫等，其传播疾病能力相对较弱。其他医学昆虫的采集方法因不同昆虫的生态习性的不同而有所区别。虽然标本的制作也可大致分为针插标本、浸渍标本和玻片标本等，但具体的标本制作方法因昆虫的形态学特点的不同加以区分。

一、其他医学昆虫的形态与生态要点

其他医学昆虫如臭虫、蜚蠊、猎蝽（vinchuca）、隐翅虫（rove beetle）、红火蚁（*Solenopsis invicta*）、毒毛虫和松毛虫等的形态和生态要点存在一定的不同，掌握上述昆虫的形态和生态要点将对后续的采集和标本均具有重要的理论指导意义。

（一）臭虫形态与生态要点

臭虫（Bed bug）属昆虫纲（Insecta），半翅目（Hemiptera），臭虫科（Cimicidae）、臭虫属（*Cimex*），是半翅目昆虫中具有医学重要性的一个群类。臭虫又称壁虱、木虱、床虱、扁蝻等。根据报道，全世界有臭虫74种，但绝大多数寄生于蝙蝠和鸟。与人关系密切的臭虫仅有2种，即温带臭虫（*Cimex lectularius*）和热带臭虫（*Cimex hemipterus*）。温带臭虫适应性较强，分布于全世界，而热带臭虫要求较高的温度，除热带地区外，繁殖不兴旺。臭虫长有一对臭腺，能分泌一种异常臭液，有防御天敌和促进交配之用，臭虫爬过的地方，可留下难闻的臭味，故名臭虫。臭虫可叮咬人体，造成骚扰吸血，叮刺时将唾液注入人体，引起局部红肿、痛痒难忍。严重时造成贫血，神经过敏，失眠及虚弱。同时臭虫也是病媒昆虫，可能传播回归热、鼠疫、锥虫病、黑热病、小儿麻痹、结核病、乙肝等多种疾病。

1. 形态特征

（1）成虫：体扁，椭圆形，红棕色，体长4~5mm，宽约3mm，厚约0.5mm。雌虫稍大于雄虫。

温带臭虫的前胸凹入较深,两侧角较宽;热带臭虫的前胸凹入较浅,两侧角较窄。头宽扁,两侧有突出的复眼1对。触角1对,分4节。刺吸式口器,弯折向腹面,吸血时前伸。腹节分为11节,前8节可见。雄虫腹部末端与雌虫相比,窄而尖,末端有镰刀状的阳茎(图7-73)。

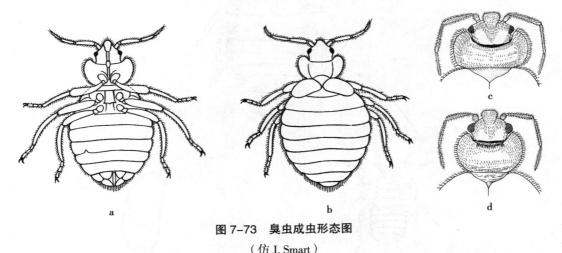

图 7-73 臭虫成虫形态图

(仿 J. Smart)

a. 腹面(♀) b. 背面(♀) c. 温带臭虫头和前胸 d. 热带臭虫头和前胸

(2)卵:臭虫卵椭圆型,长约1mm,带卵帽,卵白色,卵壳有明显的网状花纹。常黏附于缝隙和粗糙表面上。

(3)若虫:刚孵化和新蜕皮的若虫为淡褐色,以后变深,若虫形似成虫,习性相近,唯虫体小,性未成熟和颜色较浅,能吸血,经5次蜕皮羽化为成虫。

2. 生活史与生态要点

(1)生活史:臭虫为渐变态昆虫,其发育经卵、若虫、成虫三个时期(图7-74)。雌雄虫交配吸血后,雌虫在床板、蚊帐缝隙内产卵。雌虫可一次产卵1至数枚,虫卵8天可孵化出若虫,分5个龄期,每次蜕皮前均要吸血。末次蜕皮后变为成虫,完成生活史需6~8周。成虫寿命通常9~18个月。臭虫在温带地区1年可繁殖3~4代,热带地区可达5~6代。

(2)生态要点

1)栖息习性:臭虫身体扁平,善于钻缝,主要栖息于室内墙壁、木制家具的缝隙、草垫、床席等处。亦可栖息在交通工具及公共场所的桌椅缝隙中。在上述处所及其附近常有许多棕色的粪迹,可作为判断有无臭虫栖息的指征。臭虫的传播主要随衣物、家具、行李等物品的搬动而迁移。臭虫对声音特别敏感,一听到响动马上逃跑。

2)吸血习性:臭虫对宿主无严格的选择性,除人外,也可吸啮齿类、禽类和家畜的血。白天隐蔽在缝隙里,夜晚无光时出来活动吸血觅食,其行动敏捷爬行速度较快,每分钟1m,可侧行、倒退,稍有惊扰很快隐蔽起来。若虫和成虫可多次吸血。成虫吸血需10~15分钟;若虫需6~9分钟。成虫耐饥饿力达6~7个月,若虫为70天。活动高峰多在熄灯入睡后1~2小时和拂晓前一段时间。

3)交配与产卵:雌雄虫交配后2~3天产卵,每次1~5个,一生可产卵100~200枚,最多可达540枚。冬季通常停止产卵,温度适宜时可全年繁殖。

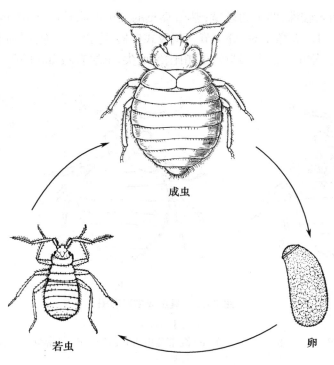

图 7-74 臭虫的生活史图

4）季节活动和越冬：臭虫的活动季节一般 5 月份开始活动，8 月份密度最高，10 月份后减少，冬季停止活动，到来年春季气温升高时开始活动。多以末龄若虫和成虫越冬。

3. 医学意义 臭虫可叮咬人体，造成骚扰吸血，叮刺时将唾液注入人体，引起局部红肿、痛痒难忍。严重时造成贫血，神经过敏，失眠及虚弱。同时臭虫也是病媒昆虫，可能传播回归热、鼠疫、锥虫病、黑热病、小儿麻痹、结核病、乙肝等多种疾病。

（张祖萍）

（二）蜚蠊形态与生态要点

蜚蠊俗称蟑螂（cockroach），是一类重要的卫生害虫，其分布广泛，遍及全球，全世界蜚蠊约 5000 余种，广泛分布于热带和亚热带，少数分布于温带，极少数在寒带，我国已记录种类达 400 多种。蟑螂不仅污损食品、咬坏衣物书刊等造成经济损失，而且还能携带和传播数十种病原体，其排泄物可引起皮肤和呼吸道的过敏反应，蟑螂咬人致伤的事例也常有发生。在众多蜚蠊中，与人类密切相关的不到 1%，主要有蜚蠊科、姬蠊科、光蠊科等。有的种类遍布广，如美洲大蠊、德国小蠊，成为世界性害虫；斑蠊主要在热带和亚热带地区活动，有的种类则局限于某些地区，如日本大蠊主要分布在日本、韩国、俄罗斯和我国北方地区等。

1. 形态特征 蜚蠊属于昆虫纲（Insecta）蜚蠊目（Blattaria）。蜚蠊虫体背腹扁平，头小且向下倾斜，咀嚼式口器，触角长丝状，前胸背板宽大，覆盖头的大部。

一般体形扁平，分为头、胸、腹三部（图 7-75）。蜚蠊目昆虫体形差异较大，小到 2~5mm，如蚁穴蠊属，中型 20~40mm，如大蠊属，大的可达 100mm，如硕蠊属。体色因种而异，一般为黄褐色、红褐色、黑褐色等，有的前胸背板及翅脉上有斑纹，或具颗粒或刻点，大多体表具有油状光泽。

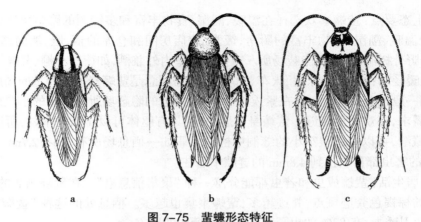

图 7-75　蜚蠊形态特征

a. 德国小蠊　b. 黑胸大蠊　c. 美洲大蠊

2. 生活史与生态要点

（1）生活史：蜚蠊属于不完全变态的昆虫,整个生活史包括卵、若虫和成虫 3 个时期（图 7-76）。卵呈窄长形,乳白色,半透明,在卵鞘中排成整齐的两列。胚胎头向着卵鞘龙骨边缝。孵化时,小若虫向上蠕动,顶开闭合的卵鞘缝而爬出。刚爬出的若虫,呈白色,集合在卵鞘四周,以后体色慢慢变深,渐渐向外散开。若虫形似成虫,只是体型小,无翅,经最后一次蜕皮后,便长出翅膀,羽化为成虫。刚羽化的成虫也呈白色,以后逐渐体色变深,并出现斑纹等特征。

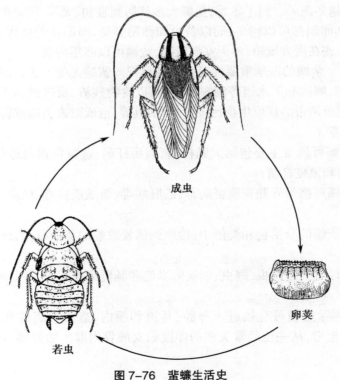

成虫

卵荚

若虫

图 7-76　蜚蠊生活史

（2）生态要点：蜚蠊喜欢选择在温暖、潮湿、食物丰富和多缝洞的隐蔽场所栖居。家栖者,喜栖于温暖、潮湿、食物丰富的厨房、饭堂、旅店房间和仓库的柜、屉、墙的缝隙中;野栖者,喜栖于野外树洞、石缝等隐蔽场所。有些种类室内外兼栖,如德国小蠊、蔗蠊等。

1）喜暖爱潮：在饭店、家庭、火车、轮船上,厨房间总是蜚蠊侵害最严重的场所。就是在厨房,它们一般也总是喜欢栖居在紧挨炉灶、水池附近的隐蔽场所。厨房的小气候可满足蜚蠊的生活需求,喜欢钻洞藏缝。蜚蠊身体扁平,还具有躯体可以压缩的本领,所以蜚蠊很适合于钻洞藏缝,可以躲进很窄小的缝洞中栖息。假如一栖息场所有 1.6~12.7mm 的缝隙,发现有 85% 的害虫都喜欢挤到 4.8mm 的缝隙中居住。

2）群居生活：蜚蠊成虫和若虫都能分泌一种"聚集信息素"。在蜚蠊栖居的地方,常见粪便形成的棕褐色粪迹斑点,粪迹越多,蜚蠊聚集也越多。栖息处的这种"蜚蠊气味"对它们有极强的引诱力,有 83% 的虫子都喜欢原先栖居的地方。

3）昼夜节律：是负趋光性的昆虫。白天隐藏在阴暗避光的场所,一到晚上才爬出来活动,或觅食或寻求配偶,活动时间一般从 19 时后开始,活动高峰期多在上半夜,下半夜活动逐渐减少,有的在黎明之前出现一个小高峰,到翌晨 5~6 时活动终止,回到原来的栖息场所。出来活动的仅占 1/3 左右,在 24 时内,它们约有 75% 的时间处于休息状态。

4）食性：杂食性昆虫。人的排泄物、痰液、血迹等都要吃,就连肥皂、牙膏、浆糊、茶叶渣、纸张、布匹、皮革、棉毛织品、木材等也要啃食。但它对富含淀粉或香甜的发酵食品尤为喜欢。对蜚蠊而言,水比食物更重要,所以它们喜欢潮湿的环境,就是为了方便获得水分。

5）季节消长：受温度的影响较大,在正常情况下,季节消长因气温的变化而表现出种群数量的变化和越冬现象。到了冬季,蜚蠊大多移居到暖和、无风,阴暗的缝、洞、堆处越冬。一般成虫、若虫和卵鞘都可以越冬,而以若虫和卵鞘多见,卵鞘和若虫比成虫更耐寒。如果室内有取暖设备,或在南方城镇,冬天室温较高,蜚蠊可以终年活动。

3. 医学意义　蜚蠊的医学重要性日益受到重视。蜚蠊无处不去,无所不吃。它们常生活在垃圾堆、阴沟、厕所和下水道等潮湿的场所,以食物残渣、痰迹秽物为食物,并且接触到许多病原体,能将所携带的病原生物污染食品、洁具等,造成对人类的危害。

（1）间接危害

1）细菌：蜚蠊可携带主要包括大肠杆菌、痢疾杆菌、金黄色葡萄球菌、绿脓杆菌、沙门菌、麻风分枝杆菌和鼠疫杆菌;

2）病毒：蜚蠊可携带脊髓灰质炎病毒、乙肝病毒、新城疫病毒、柯萨奇病毒和口蹄疫病毒等;

3）真菌：在蜚蠊的分泌物和粪便中,检测到诱发致癌的黄曲霉菌,还含有过敏原,能够引起哮喘病。

4）寄生虫卵：可携带钩虫、蛔虫、痢疾阿米巴和肠贾第虫卵等,并且可作为多种蠕虫的中间宿主。

（2）直接危害：蜚蠊可直接进入鼻腔、耳道和颅内,造成疾病的发生。2018 年 2 月,CCTV4 中文国际报道,从一位经常头痛的印度妇女颅骨内取出活蟑螂,这一病例有待进一步确认。

（曹　敏）

（三）猎蝽形态与生态要点

蝽是半翅目（Hemiptera）、猎蝽科（Reduviidae）昆虫统称。全世界已知约 6800 种,我国已记载 400 余种。其中,锥蝽亚科（Triatominae）猎蝽以脊椎动物或人的血液为食,传播人类疾病,是传播疾病的重要媒介。常见种类有红带锥蝽（*Triatoma rubrofasciata*）、侵扰锥蝽（*T. infestans*）和长红猎蝽（*Rhodnius prolixs*）。

1. 形态特征

（1）成虫:猎蝽长约 25~32mm,椭圆形,略扁,呈褐色或黑色,常有红色或黄褐色斑纹。头相对较小,尖、长,呈长圆锥形,在眼后细缩如颈状;唇基和前唇基突出。触角细长,4 节,喙 3 节,粗短而弯曲。口器为刺吸式。前胸背板宽大,前端较窄,向后逐渐增宽,其末端的两侧突出。中胸着生两对翅膀,前翅的基部革质、色深,端部膜质。前、中、后胸各着生 1 对足,均较细长;足跗节又分为 3 节,且末端有 1 对爪;腹部的背面较平坦,腹面呈弧形隆起,其侧缘扁平且外展;在背、腹板会合部的腹缘凸出,此称侧接缘（connexivum）。成虫的侧接缘有明显的黄色或棕色甚至红色的色斑（图 7-77）。

（2）卵:椭圆形或长椭圆形,长约 2mm,两端略平,前端有一卵盖。

（3）若虫:分 5 龄,各龄若虫的形态差异甚微,外形酷似成虫。初龄若虫无翅,体色较淡;二龄若虫有短翅,5 龄若虫翅变长,生殖器官尚未发育成熟。

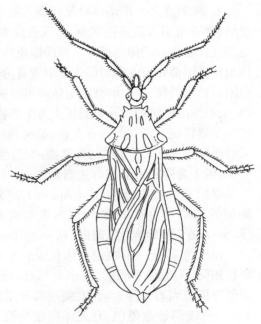

图 7-77　猎蝽的外部形态

2. 生活史及生态要点

（1）生活史:锥蝽为不完全变态,包括卵、若虫和成虫 3 个发育时期,其中若虫又分为 1~5 龄。在自然条件下,从虫卵发育到成虫所需要的时间为 1~2 年。雌雄成虫交尾后 10~20 天,雌虫开始产卵;单个雌虫每次产 8~12 枚卵,可粘连在一起,亦可单个散开分布。在自然环境下,1 只雌虫在 3~12 个月内的产卵总量一般可达 100~600 枚。锥蝽卵孵化时间,依据虫种和温度而异,通常需要 10~30 天。每一期若虫的发育一般需要 40~50 天,随着若虫龄期的增长,蜕皮的速度则逐渐变慢。未饱血的若虫,可迁延数月不蜕皮,最长可达 4 年。若虫发育为成虫所需要的时间因虫种、环境温度、宿主情况及吸血频度而异。大多数虫种在环境温度低于 16℃时不能完成发育过程,在环境温度高于 37℃时又会很快死亡。成虫的寿命为 1~2 年。

（2）生态要点:锥蝽的栖息场所多样,家栖类锥蝽主要生活在居室的墙角、墙缝、鼠洞、屋顶或住房周围的畜厩、柴垛及垃圾堆中。野栖型锥蝽主要生活在野外的树丛或岩洞、瓦砾下和土面上,但在突遇酷暑或严寒时,亦会入室蛰伏或越冬。此外,一些锥蝽可在栖息地以尘土将其身躯掩盖起来,加以伪装。锥蝽栖息于哺乳动物巢穴和居室附近,吸血为食。刚孵化出来的若虫经 2~3 天即开始吸血,各个龄期的若虫饱血后,才能蜕皮。若虫和成虫的吸血对象十分广泛，如哺乳类、鸟类、爬行类和两栖类等。锥蝽多于夜间，在动物或人入睡、休息时开始吸血；若锥蝽吸夜行动物或蜥蜴的血液，则通常在白天吸血。锥蝽的吸血量依据虫种及若虫龄期而异，其耐饥力很强，有的可长达1年。锥蝽吸血时，不断地排粪，粪便内含有剩余的水分和血液，其中有尿酸及未消化的蛋白质，还可能有大量的病原体。由于锥蝽常将其粪便排泄在叮咬部位附近，这在流行病学上具有十分重要的意义。锥蝽越冬形式多样，多以末龄若虫越冬，也有的通过卵和成虫。

3. 医学意义　锥蝽可反复侵袭人群吸血，吸血量比臭虫大，骚扰、影响身心健康和正常生活，严重可引起缺铁性贫血，不仅造成肉体上的伤害，还产生沉重的心理负担。同时，锥蝽也是克氏锥虫病的传播媒介。克氏锥虫病又称恰加斯病（Chagas' disease），多见于儿童。克氏锥虫在锥蝽消化道内和后肠内分别发育为上鞭毛体和锥鞭毛体。受染锥蝽吸血后，在叮咬部位附近排出粪便，粪中的锥鞭毛体即可经破损皮肤或黏膜侵入宿主体内。临床上急性期以发热、全身性淋巴结肿大及心脏扩大为主要特征。慢性期则以心肌炎、心脏扩大、食管或结肠扩张为主要特征。因其分布在美洲，故又称作美洲锥虫病（Ammerican tripanosomiasis）。目前尚无疫苗预防及有效的化学治疗药物；对急性期患者，硝基呋喃腙有一定疗效。

（四）毒隐翅虫形态与生态要点

毒隐翅虫属鞘翅目（Coleoptera）、隐翅虫科（Staphylinidae）。全世界已报道的能引起皮炎的毒隐翅虫有20种。国内主要有黄足毒隐翅虫（*Paederus fuscipes*）、黑足毒隐翅虫（*P. tamulus*）和奇异毒隐翅虫（*P. peregrinus*）。

1. 形态特征　毒隐翅虫体长6.5~7mm，呈细长蚁状的甲虫。头、胸和腹部为橘红色和黑色相间，头部稍呈圆形，散布大刻点，触角10~11节，鞭状、丝状或半棍棒状。头及尾端2节呈青黑色而有光泽。前胸、腹基部及足均橘黄色，前胸背呈卵形，无刻点。胸部背面有翅2对。前腹部被蓝黑色、有光泽鞘翅所覆盖，鞘翅膜质，脉序简单。腹部呈长圆形，表面光滑，大部外露，能自由活动，其末端具尾毛状突起并能向上向前弯曲。有足三对，短而强壮，适于迅速移动，全身被覆短毛（图7-78）。

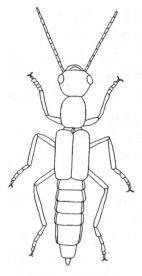

图7-78　毒隐翅虫

2. 生活史及生态要点

（1）生活史：毒隐翅虫是一种完全变态的昆虫。生活史有卵、幼虫、蛹和成虫4期，寿命可长达6个月左右。

（2）生态要点：隐翅虫的食性复杂，栖息的生境多种多样，分布范围较广，喜潮湿环境；在夏秋两季最常见，趋光性强，白天栖居在潮湿的草地或石下等阴暗处，昼伏夜出。同时还具有趋高性。毒隐翅虫生性活泼，善于飞翔，如遇惊扰立即逃逸。夏秋季5~10月份是隐翅虫生长、繁殖期，气温越高其活动能力越强。毒隐翅虫出现的高峰期，也是隐翅虫皮炎发病的高峰期。

3. 医学意义　毒隐翅虫出现的高峰期与隐翅虫皮炎发病的高峰期一致。毒隐翅虫并非蜇咬人体，直接或间接接触虫体所含刺激性毒素是造成人体皮肤刺激性接触性皮炎的主要途径。当毒隐翅虫在人皮肤上爬行会从虫体关节腔中分泌出强酸性的体液，触及皮肤，可于数小时到1~2天引起皮肤的线状损害；而拍击或压碎虫体，导致体液大量溅出则常导致皮肤的片状损害。同时，接触皮肤或由拍捏毒虫的手带至别处而引发接触性皮炎,会立即腐蚀皮肤,引起广泛的皮肤损害,表现为人体皮肤红肿和皮炎、皮疹,尤以较嫩部位的皮肤易受刺激,痒痛难忍。若是碰触眼睛周围时,会造成更严重的刺痛与肿胀。抓痒后,血疹会迅速蔓延全身,继发感染。如不及时抢救,将危及生命。此外,毒隐翅虫隐藏在衣物、洗脸巾中,使用时把虫体搓烂使毒液沾污在上面,接触皮肤后也可导致损害。

（五）红火蚁形态与生态要点

红火蚁（*Solenopsis invicta*）属膜翅目（Hymenoptera）、蚁科（Formicidae），为极具破坏力入侵生物之一,对人有攻击性和重复蜇刺的能力。

1. 形态特征

（1）成虫：红火蚁具有生殖能力的雌蚁、雄蚁和工蚁。工蚁有腹柄结 2 个；触角一般 10 节,末 2 节成锤棒状；唇基两侧有纵脊向前延伸成齿,雌蚁和雄蚁有单眼,雌蚁触角一般 11 节,雄蚁触角一般 12 节,并胸腹节不具刺或齿（图 7-79）。

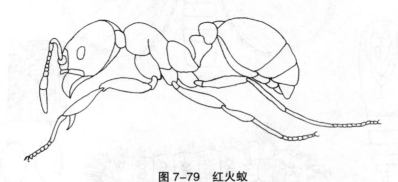

图 7-79　红火蚁

（2）卵：卵圆形,大小为 0.23~0.30mm,乳白色。

（3）幼虫：共 4 龄,各龄均乳白色,1~2 龄体表较光滑,3~4 龄体表被有短毛,4 龄上颚骨化较深,略呈褐色。

（4）蛹：裸蛹,乳白色,工蚁蛹体长 0.70~0.80mm,有性生殖蚁蛹体长 5~7mm,触角、足均外露。

2. 生活史及生态要点

（1）生活史：红火蚁有成虫、卵、幼虫和蛹 4 个阶段,共 8~10 周。蚁后终身产卵,每天可最高产卵 800 枚。蚁后寿命在 2~6 年。

（2）生态要点：红火蚁属社会性昆虫。食性杂,觅食能力强,地栖型蚁巢,出现明显的小土丘状的蚁丘,当蚁巢受到干扰时,蚂蚁会迅速出巢攻击入侵者。

3. 医学意义　红火蚁的蚁巢一旦受到干扰,红火蚁迅速出巢发出强烈攻击行为,严重影响个人健康和生活质量,导致通讯、医疗和害虫控制上的财力损失。红火蚁对人有重复蜇刺和一定的攻击性,每次叮蜇时都从毒囊中释放毒液,被红火蚁叮蜇后有如火灼伤般的疼痛感,其后会出现如灼伤般的水泡。多数人感觉疼痛、不舒服,少数人对毒液中的毒蛋白过敏,会产生过敏性休克。

（孙恩涛）

（六）毒毛虫形态与生态要点

　　毒毛虫属鳞翅目（Lepidoptera）毒蛾科（Lymantriidae）昆虫，种类繁多，广泛分布于欧亚各地，国内各省均有发生。毒毛虫主要取食寄主植物的叶、花、嫩果等，影响植物的生长发育以及观赏价值；同时由于其幼虫虫体上有毒毛，人畜与之接触，常可致皮炎，或毒毛随风入眼、呼吸道等，引起结膜炎或呼吸道炎症等。最常见的种类为桑毛虫（图7-80）。

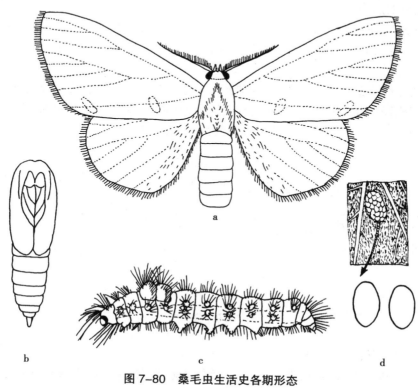

图7-80　桑毛虫生活史各期形态

a. 成虫　b. 蛹　c. 幼虫　d. 卵

　　1. 形态特征

　　（1）成虫：雌雄成虫异型，体中型，强壮，体长10~36mm，体躯分头、胸、腹三部分。头部具复眼、口器和触角，无单眼。口器为虹吸式，除分3节的下唇须发达外，其余部分均退化。触角为双栉齿状，雄栉通常较雌栉长。胸部具足3对，翅1~2对，翅通常阔，后翅S_c+R_1在中室前缘1/3处与中室接触或接近，然后又分开，形成封闭或半封闭的基室。一般3条中脉出自中室端部，M_1在中室上角，M_3在中室下角，M_2位于二者之间，其位置是常用的分科特征。雄虫常有翅，某些雌虫翅退缩，不能飞行。腹部呈长筒形或椭圆形，包括生殖系统和大部分内脏（图7-80）。

　　（2）卵：大而坚硬，一般呈扁圆形、馒头形、近球形、截锥形、坛子形等。颜色因虫种不同而有所不同，多为白色、淡黄色、浅褐色等。卵上覆有黄褐色或黄色绒毛。

　　（3）幼虫：毛虫型，无翅，体表有长短不一的毛，其中有特殊的毒针毛，毛瘤上形成毛束或毛刷。无复眼，口器为咀嚼式，腹部有腹足用以爬行。第6和第7腹节或仅第7腹节有翻缩腺，此为重要鉴别特征。

　　（4）蛹：长10mm左右，黄褐色，有光泽，附黄褐色细毛；茧长13~20mm，椭圆形或长椭圆形,淡褐色,壁薄,附少量绒毛。

2. 生活史及生态要点

（1）生活史：毒蛾科昆虫属于完全变态昆虫,生活史包括成虫、卵、幼虫和蛹（图 7-80）。一般雌虫产卵于植株上,以卵越冬后,发育为幼虫啃食植物的叶、花、嫩果等进行发育,幼虫老熟后成群到附近土缝中、落叶或表土下结茧化蛹,蛹在外界环境作用下,羽化为成虫,成虫再产卵越冬。因虫种和生活环境的不同,每个世代历期的长短和一年发生的代数不尽相同;同种每年的发生代数也随地理位置的不同而有所不同。如茶黄毒蛾有的 1 年 2 代,多的 1 年可发生 5 代,江、浙、皖大部分地区 1 年发生 2 代。

（2）生态要点：毒毛虫幼虫以蜕皮的形式生长,随着龄期的增长食量也逐渐增加。不同种类的毒蛾幼虫期的长短也有所不同。不同种类毒蛾幼虫其季节消长和昼夜活动节律不尽相同,如盗毒蛾幼虫发生期为 5—8 月份,肾毒蛾幼虫发生期为 7—9 月份,榆黄足毒蛾幼虫发生期为 4—10 月份。幼虫具有群聚性,初孵幼虫喜群集在叶背啃食为害,3、4 龄后分散为害。幼虫受惊时,会产生假死性跌落,垂吊于半空,待危机解除,再沿丝上爬。

3. 医学意义　人直接接触幼虫毒毛可引起皮炎,毒毛若入眼或呼吸道可导致结膜炎或呼吸道炎症。有些毒蛾的蜕皮壳和茧丝也有毒,人体接触,会引起红肿痛痒。

（陶　宁）

（七）松毛虫形态与生态要点

松毛虫属鳞翅目（Lepidoptera）枯叶蛾科（Lasiocampidae）松毛虫属（*Dendrolimus*）昆虫种类,低龄幼虫取食植物叶肉,剩下表皮和叶脉;高龄幼虫取食叶成缺刻,严重时除主脉外全叶被吃光,危害松树等植物。松毛虫体表有大量毒毛及毒腺细胞分泌的毒素,人与之接触,可出现皮炎及关节受损等症状,引起松毛虫病。最常见的种类为马尾松毛虫（图 7-81）。

1. 形态特征

（1）成虫：中至大型昆虫,体粗壮多毛,无吻及下颚须,无单眼,下唇须前伸。静止时似枯叶状。触角雌雄均为双栉齿状。足多毛,胫距短,中足缺胫距。雄蛾具前胫突,雌蛾退化或缺如。前翅 R_5 通常与 M_1 脉共柄,M_2 与 M_3 脉共柄或至少基部靠近。后翅 S_c 与 R_s 脉在基部分离而后相遇形成一个肩室,M_2 通常靠近 M_3,翅缰退化或无翅缰。体色和翅斑多样,有黄褐、棕褐、金黄、火红等（图 7-81）。

（2）卵：圆形或椭圆形,卵的颜色因虫种不同而不同。

（3）幼虫：幼虫较大,体略扁,体表具有许多长短不一的次生刚毛。除第 1 龄幼虫具毛瘤外,一般无毛瘤。头较小,上唇缺刻浅,趾沟为双序中带。前胸在足上方有 1~2 对突起。有各种体色,一般较鲜艳。

（4）蛹：光滑,无臂棘,有茧。

2. 生活史及生态要点

（1）生活史：枯叶蛾科昆虫也属于完全变态昆虫,其生活史包括卵、幼虫、蛹和成虫四期（图 7-81）。松毛虫完成一代所需的时间随各地温度的不同而有差异,气温较高时约 2~3 个月。其中卵期 6~8 天,幼虫期 34~80 天,蛹期 11~22 天。幼虫一般为 6 龄,1~2 龄幼虫爬动活跃,受惊即吐丝下垂,并扭曲跳动,3~4 龄幼虫受惊时不能吐丝下垂,但弹跳性很强,5~6 龄幼虫受惊时头部向腹部弯曲,使胸背部毒毛丛呈怒张状竖立。

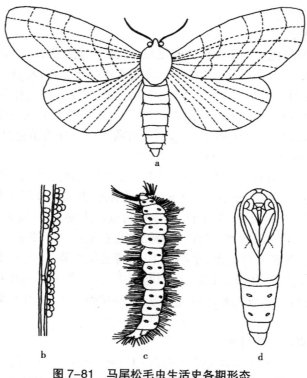

图 7-81 马尾松毛虫生活史各期形态

a. 成虫 b. 卵 c. 幼虫 d. 蛹

（2）生态要点：松毛虫幼虫一般不大范围主动扩散，其爬行距离有限，主要靠成虫的迁飞来扩大种群分布范围，成虫一般不取食，幼虫主要取食松树类针叶，一些种类繁殖潜能很大，可在短期增殖大量种群，爆发成灾，可在短期内将成片森林食成一片枯黄，往往重灾区附近未受害或受害较轻的是成虫产卵的场所。

3. 医学意义　人直接或间接接触松毛虫高龄幼虫的毒毛或毒素，可引起松毛虫病，患者多出现皮炎、关节肿痛，严重者可出现骨质破坏、关节畸形等；也可侵袭软组织和肌腱部位，引起软组织肿块、疼痛；较少出现耳廓软骨炎、巩膜炎以及急性虹膜睫状体炎。

（陶　宁）

（八）刺毛虫形态与生态要点

刺蛾隶属于昆虫纲（Insecta）、鳞翅目（Lepidoptera）、刺蛾科（Limacodidae），其种类繁多，分布广泛。全世界记录的刺蛾约有 1000 种，我国已知 90 多种，其中较为常见的有桑褐刺蛾（*Setora postornata*）、黄刺蛾（*Cnidocampa flavescens*）、扁刺蛾（*Thosea sinensis*）等。刺蛾类幼虫通常被称为毛辣子、洋辣子、刺毛虫，其遍身着生刚毛、枝刺、丛毛等，触刺人体可引起红肿和灼热剧痛，引起刺蛾幼虫皮炎。其分泌物、死亡虫体的裂解物及刺蛾的鳞屑等都是重要的变应原，可引起人体刺蛾变应性疾病，如变应性鼻炎、咽炎、心脏荨麻疹和哮喘等。

1. 形态特征　刺毛虫，即刺蛾的幼虫，属于鳞翅目刺蛾科。每年 6—9 月份是刺毛虫的盛发期。幼虫体色鲜艳，体肥短，呈蛞蝓型。头小，常缩入前胸内，取食时部分伸出（图 7-82）。其胸足、腹足退化。体节分界不明显，体被次生刚毛、刺毛或枝刺，毛和刺均有毒，触及人体皮肤引起红肿，疼痛难受，导致刺蛾幼虫皮炎。幼虫化蛹结成坚硬而光滑的石灰质鸟卵状的茧,附着于树干或浅土中,极引人注目。

2. 生活史与生态要点

(1)生活史:刺蛾生活史经过卵、幼虫、蛹及成虫四个时期(图7-82),属于完全变态昆虫。一般每年发生2代。第1代成虫发生期多在5月下旬—6月中旬,幼虫盛发期在6月末—7月上、中旬,7月下旬—8月上旬结茧。第2代成虫发生期多在8月上、中旬,幼虫盛发期在9月下旬—10月下旬,以末代老熟幼虫入土结茧越冬。成虫多在黄昏羽化出土,昼伏夜出,羽化后即可交配,2天后产卵,多散产于叶面上。

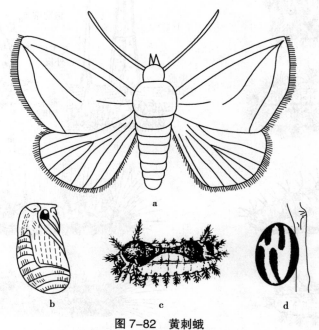

图7-82 黄刺蛾
a. 成虫　b. 蛹　c. 幼虫　d. 卵

(2)生态要点:刺蛾类昆虫一般均以老熟幼虫在茧内越冬。第1代成虫一般在次年4~5月羽化,羽化时间多在傍晚,以17:00—22:00时为盛。刚羽化的成虫不会移动,约10分钟后,成虫才开始拍动翅膀活动。因为雄成虫比雌成虫更活跃,所以翅上鳞片很容易因此脱落。成虫趋光性较强,白天会静伏于叶背或杂草丛中,夜间活动。成虫集中于18:00—21:00时进行交尾,一般持续15分钟左右。雌成虫在交尾后第2天产卵。卵一般产在叶背(扁刺蛾产在叶的正面),方式为散产或块产。卵期一般为1周左右,低龄幼虫聚集性取食,黄刺蛾、桑褐刺蛾等种类的低龄幼虫会取食卵壳。高龄幼虫会分散取食。刺蛾食性较杂且食量大,主要危害的树木有枫杨、杨、柳、悬铃木、榆、桑、槐、栎(栗)、油桐等植物。

3. 医学意义　刺蛾幼虫的毒毛刺伤人体后,毒液可引起红肿和灼热剧痛,引发刺蛾幼虫皮炎。刺蛾及幼虫的分泌物、死亡虫体的裂解物及刺蛾的鳞屑、刚毛等都是重要的变应原,可引起人体刺蛾变应性疾病,如变应性鼻炎、咽炎、心脏荨麻疹和哮喘等。

鳞翅目(Lepidoptera)毒蛾科(Lymantriidae)、枯叶蛾科(Lasiocampidae)、刺蛾科(Limacodidae)昆虫的幼虫通常称之为桑毛虫、松毛虫、刺毛虫,它们体表密布毒毛或毒刺,人与其接触往往会导致皮炎(皮疹),还能引起过敏,人们在生活中应防止与其接触,以避免引起伤害(图7-83)。

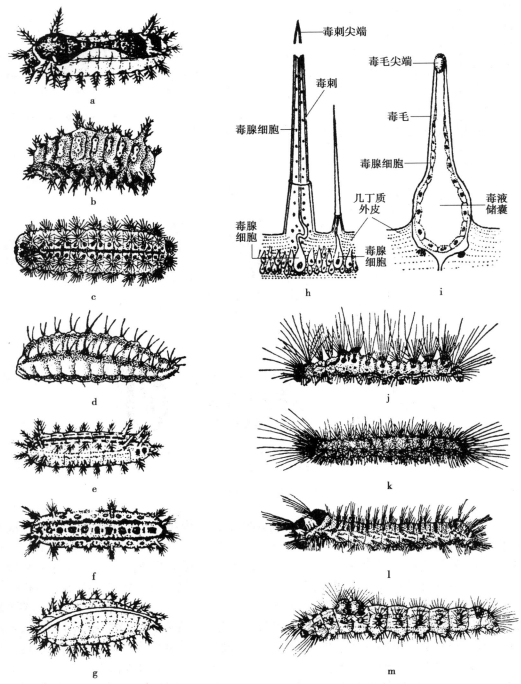

图 7-83　桑毛虫、松毛虫、刺毛虫及其毒刺和毒毛结构

（仿徐岕南、甘运兴）

a. 黄刺蛾幼虫　b. 青瓷蛾幼虫　c. 四点刺蛾幼虫　d. 天狗刺蛾幼虫　e. 丽绿刺蛾幼虫　f. 桑褐刺蛾幼虫　g. 扁刺蛾幼虫　h. 毒刺构造　i. 毒毛构造　j. 毒毛虫　k. 舞毒蛾毛虫　l. 松毛虫　m. 桑毛虫

（王赛寒）

（九）天牛形态与生态要点

天牛（Cerambycidae）是鞘翅目（Coleoptera）叶甲总科（Chrysomeloidea）天牛科（Cerambycidae）的通称。全世界已知 25 000 种以上，中国已知 2000 多种。天牛是植食性昆虫，大部分危害木本植物，如松树、柏树、柳树、榆树、柑橘树、苹果树、桃树和茶树等，一部分危害草本植物，如棉花、麦子、玉米、高粱、甘蔗和麻等，少数危害木材、建筑、房屋和家具等，是林业生产、作物栽培和建筑木材上的重要害虫。天牛除对植物和木材等造成为害外，天牛还是猪巨吻棘头虫的中间宿主，能引起棘头虫病。

1. 形态特征

（1）成虫：体呈长圆筒形，背部略扁；头部灵活，有一对较长的触角，长度超过身体一半甚至比身体还长，触角着生在额的突起（称触角基瘤）上，具有使触角自由转动和向后覆盖于虫体背上的功能（图 7–84）。爪通常呈单齿式，少数呈附齿式。口器适于咀嚼，体色多样，多呈棕褐色，有时为杂色或鲜艳色，或与树干颜色相似，具有隐匿或保护的作用。除锯天牛类外，中胸背板常具发音器，常与前胸摩擦发出"吱吱"的声。

（2）幼虫：体粗肥，呈长圆形，略扁，少数体细长。头横阔或长椭圆形，常缩入前胸背板很深。触角很小，2 节或 3 节，第 2 节上有一尖而透明的突起。

（3）卵：形状因种类不同而异，一般狭长，有时较阔呈圆柱形、椭圆形或卵形、梭形、扁圆形，长约 0.5~5mm。

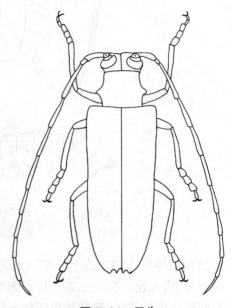

图 7–84　天牛

（4）蛹：裸蛹，其身体各部分节明显，身体形状和头、胸附器的比例均与成虫相似，触角卷曲于身体的四周，蛹色为白色或黄色，通常位于扩大的蛹室内。

2. 生活史与生态要点

（1）生活史：天牛生活史经历卵、幼虫、蛹、成虫四个时期（图 7–85）。成虫每年 7—8 月间产卵于树干或树枝上，卵约经 2 周即孵化出幼虫，刚孵出的幼虫在树皮下活动，随后蛀入木质部发育，幼虫持续期为几个月或几年。成熟的幼虫常筑成较宽的坑穴，并于其中化蛹，蛹期长约 30~40 天，然后羽化出成虫，成虫寿命一般 10 余天至 1~2 个月，雄虫寿命比雌虫短。天牛生活史因种类而异，有的 1 年完成 1 代或 2 代，有的 2~3 年甚至 4~5 年才能完成 1 代。

（2）生态要点：每年 4 月开始有成虫出现，成虫善于飞翔，成虫活动时间与复眼小眼面粗、细有关，一般小眼面粗的，多在晚上活动，有趋光性；小眼面细的，多在白天活动。暗色的种类常在黄昏及夜间飞翔，颜色较鲜艳的在明亮的日间飞翔。成虫羽化后，有的需进行补充营养，取食花粉、嫩枝、嫩叶、树皮、树汁或果实、菌类等。成虫产卵需要一定的亮度和温度，温度以 21℃左右为合适。成虫产卵方式与口器形式有关，一般前口式的成虫产卵时将卵直接产入粗糙树皮或裂缝中；下口式的成虫先在树干上咬成刻槽，然后将卵产在刻槽内。许多种类喜欢在树干基部离地 1.5m 以下处产卵（如星天牛），亦有产在树干中部（如红颈天牛）或树枝上的（如桑天牛）。它们产卵所作的刻痕，也常呈现一定的特征，例如星天牛，其产卵

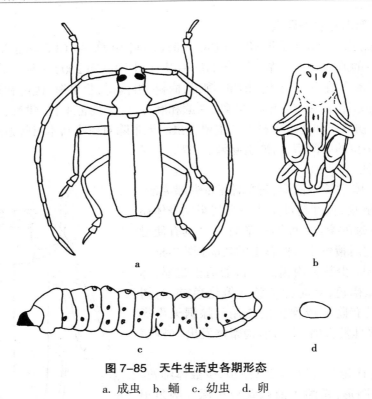

图7-85　天牛生活史各期形态

a. 成虫　b. 蛹　c. 幼虫　d. 卵

时的刻痕略呈人字形或丁字形。桑天牛产卵时,先咬成一个U字形的伤痕。产后又借腹端的动作,将咬伤的树皮充塞伤口。天牛主要以幼虫蛀食,生活时间最长,对树干危害最严重。当卵孵化出幼虫后,初龄幼虫即蛀入树干,最初在树皮下取食,待龄期增大后,即钻入木质部为害,有的种类仅停留在树皮下生活,不蛀入木质部。天牛一般以幼虫或以秋季自蛹羽化出来的成虫在树干内越冬,偶尔有以蛹越冬的,但没有以卵越冬的。

3. **医学意义**　天牛是猪巨吻棘头虫的中间宿主,人生误食天牛可感染猪巨吻棘头虫病。此外,某些天牛如星天牛(*Anoplophora chinensis*)和桑天牛(*Apriona germari*)可为中药,具有活血通经,散瘀止痛,解毒消肿之功效。主治血瘀经闭,痛经,跌打瘀肿,疔疮肿毒。

天牛还可传播病原微生物,如松墨天牛(*Monochamus alternatus*)的成虫是松材线虫的主要传播媒介。

（张祖萍）

（十）金龟子形态与生态要点

金龟子(*scarab beetles*),隶属于鞘翅目(Coleoptera)、金龟子总科(Scarabaeoidea)、金龟子科(Scarabaeidae)。有植食性和粪食性两大类。生活史经卵、幼虫、蛹、成虫四个阶段,属于完全变态昆虫。金龟子种类多,分布广,与人类的关系密切。其中大多数金龟子对经济植物造成危害,但有些种类能携带—传播病原体,危害着人类的健康。

1. **形态特征**　金龟子成虫体扁圆较狭长,体壳较坚硬,表面光滑,鞘翅的背面常较平,多有金属光泽。触角呈非膝状弯曲,端部3~7节组成鳃片状或栉状(图7-86)。

幼虫常呈"C"状弯曲,称为蛴螬,别名白土蚕、核桃虫。体肥大,为乳白色且柔软,头大而坚硬,下口式,触角 4 节,胸足 3 对,足 4 节,具爪,后足一般较长。腹节 3~7 节,气门呈新月状。无尾突。

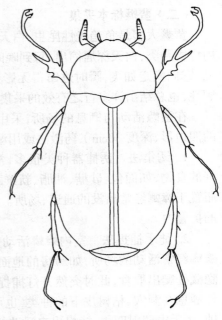

2. 生活史与生态要点

（1）生活史:金龟子生活史经过卵、幼虫、蛹和成虫四个时期,属于完全变态昆虫。每年发生的代数尚不清楚,多发生 1 代,以幼虫、蛹或者成虫在土壤里越冬。4—6 月为成虫发生期,5—6 月交配产卵,多产在树根旁的土壤中。发生早的幼虫 8—9 月老熟化蛹,并羽化为成虫。因此 9—10 月仍然会有成虫发生,后入土过冬。

（2）生态要点:金龟子依据种类不同生活习性也有很大差异。成虫有昼间活动和夜间活动之分,具有趋光性。有的种类飞行能力较强,还有假死现象,受惊或捕捉时常假死落地或在落地过程中飞起。阴雨天,早晚低温时常在取食处静伏不动。成虫取食时多交配,喜在落叶、草地和草堆等有机物腐殖质处产卵,或散产于土中。本科幼虫可生活于哺乳动物粪便中,成

图 7-86　金龟子

虫取粪做球,然后藏于地下室内,以供食用。也有些种类的幼虫栖息在土壤中,取食植物的根或土中有机质,或以动物粪便、腐朽木质、腐尸或真菌、动物碎屑为生。

3. 医学意义　金龟子科的 *Onthophagus bifasciatus* 和 *Caccobius vulcanus* 可引起体内感染。如:斯里兰卡（锡兰）及下孟加拉发生过金龟子自患儿的肛门侵入肠内进而引起下痢。大多数金龟子对经济植物造成危害,但有些种类携带病原体并传播,危害着人类的健康。

（1）机械性传播病原体:粪食性的金龟子多半以粪便为食,常聚集于家畜粪堆或人粪中。因此,畜尸或粪便中的病原,可附在金龟子的肢体和口器上进行传播。

（2）生物性传播病原:金龟子同天牛一样也可作为某些寄生虫（如猪巨吻棘头虫）的中间宿主,而导致人在误食金龟子后感染上此种寄生虫。如某些地区,有捕食甚至生吃棕色鳃金龟（*Holotrichia titanus*）的习惯,致使棘头虫病在人群中流行。

（王赛寒）

二、其他医学昆虫标本采集

由于臭虫、蜚蠊、锥蝽、隐翅虫、红火蚁、毒毛虫、刺毛虫和松毛虫等其他医学昆虫的生态要点存在一定的差异,不同标本的采集方法亦不尽相同,应在实际工作中加以选择。

（一）臭虫标本采集

臭虫标本采集需准备玻璃试管、镊子、手电等工具。在臭虫主要栖息场所,如臭虫白天成群隐匿在墙壁、地板和床、椅等家具的缝隙中,也可隐匿于褥垫、席缝和衣服中等,采集时用手电筒观察缝隙内臭虫,可在上述地方通过用针将臭虫各阶段挑出或镊子轻夹出放入试管并用纱布封好。床板等家具可用开水冲烫来收集臭虫。夏季捕捉,入沸水中烫死,晒干或烘干。臭虫的发育各期均可以 70% 的乙醇固定和保存。吸过血的成虫或若虫应先放 28~32℃的环境中饲养 1~2 天,待血消化后再行固定。

（二）蜚蠊标本采集

蜚蠊大多是负趋光性昆虫,白天活动的种类也只穿行于阴暗潮湿的堆积物下,尤其是室内危害种类,白天深居简出,每到晚间才在夜色的掩护下四处活动,因而不易发觉,一旦被看见,它们疾走如飞,瞬时逃窜得无影无踪,这必给白天采集带来困难。人们利用蜚蠊隐蔽的癖性,也总结出许多行之有效的采集好办法:

在蜚蠊活动与栖息的场所,采用诱捕盒、诱捕瓶(500ml 棕色广口瓶)、昆虫网(15cm 长的四边形、深度 30cm)、药激法或用湿毛巾拍打等方法采集蜚蠊。

1. 诱集法　诱捕器种类很多,常用的诱捕器是一个大口径的玻璃瓶,瓶内放入蟑螂喜好的食物,如面包、砂糖、油脂、新鲜蔬菜水果等,同时,在容器内放几个折叠的纸片,傍晚将瓶置于蟑螂经常出没的通道、场所。蟑螂嗅到食品的气味即进入瓶内,取食后常躲藏在纸片的折叠内。

2. 徒手捕捉法　室内蟑螂活动多是夜间 20~24 时,而 21~23 时为高峰,在此期间内,在蟑螂经常活动的场所,如厨房的地面或桌面上留些食品残渣,熄灭电灯,蟑螂会在黑暗中从隐藏处爬出取食,此时突然开灯捕捉。蜚蠊在温度低的情况下,行动迟缓,易于捕捉。对野外栖息在洞穴、枯树皮下的种类,也可采用同样的手段,晚间静候蜚蠊活动场所,每隔 15 分钟,用手电照射四周,捕捉出来活动的蟑螂;在白天以可挖洞、剥树皮等方法捕捉其中蜚蠊。

3. 扣瓶法　有许多蜚蠊生活在野外的堆积物下,如枯枝落叶堆中、石块下,可用一根木棍拨弄落叶,隐藏的蜚蠊受到惊扰即爬行逃窜,一般不会逃得很远,一碰上障碍物或阴暗处,如落叶、树枝、石块、背阴的石壁,即躲藏下来不动,这时只需将四周杂物扫开,留下藏身的枝叶、石块,用 500ml 的广口瓶扣上,蟑螂或自行爬向瓶壁,或沿瓶口转两圈又在枝叶下静伏不动,可用小铲将下面的泥土、枝叶一道铲下随瓶口翻正,此法用在野外地面捕捉蟑螂,非常有效。

4. 灯光诱集　蟑螂中亦有少数野生种类具趋光性,用黑光灯可诱捕到一些白天难于发现的种类。

5. 网捕法　在野外,蜚蠊警惕性高,稍有惊动就迅速逃走,因而在野外发现农作物、树枝上的蜚蠊,最好用捕虫网扫捕。

6. 注意事项　不论什么方法采集到的标本,都要注意及时干燥。蜚蠊大多是中型到大型种类,不及时干燥,过一两天就会出现软腐,甚至发臭。干燥方法,可将蜚蠊置于 45℃ 的恒温箱内 24~48 小时或冷冻。

因此,采集标本时要注意:①标本要完整。无论是教学或研究用的标本,都要求肢体完整无缺,采集时要小心,蟑螂身体上的每一形态构造,都是分类鉴定的依据。②采集面要广。开展蟑螂种群分布调查工作时,采集的面一定要广,各行各业、东南西北中,都要全面采集,以便取得全面的完整的调查资料。③做好记录。所采集到的标本,都要及时正确地记录,记录内容包括:采集日期、地点、环境和当时气候等,采集人姓名也应注明,便于日后查对。没有记录的标本,缺乏科学依据,也失去了研究价值。

（曹　敏）

（三）锥蝽标本采集

1. 采集器材　锥蝽标本采集需要准备昆虫网、毒瓶、镊子和玻璃试管等工具。

2. 成虫和若虫采集　在锥蝽的栖息场所,应用网捕法捕捉空中飞行的锥蝽成虫和若虫时,应动作敏捷,迎头一兜后,立即将网口转折过来,将网底下部连虫一并甩到网圈上来,将网袋抖动,使锥蝽集中到底部,再放入毒瓶中。待锥蝽毒死后,再倒在白纸上挑选。挑选出放入玻璃试管中,记录采集信息。

3. 注意事项　在采集过程中,尽量保持锥蝽标本的完整。采集到标本后,要及时做好编号、采集日期、采集地点、采集人等采集记录。

（四）毒隐翅虫标本采集

1. 采集器材　毒隐翅虫标本采集器材有昆虫网、手电筒、诱虫灯、镊子和毒瓶等。

2. 成虫和若虫采集　利用毒隐翅虫有趋光、趋高等特点,在毒隐翅虫的栖息地,可诱捕到毒隐翅虫成虫和若虫。发现毒隐翅虫时,动作敏捷,迎头一兜,立即将昆虫网的网口转折过来,将网底下部连虫一并甩到网圈上来,将网袋抖动,使虫体集中到底部,再放入毒瓶中。取出放入玻璃试管中,记录采集信息。

3. 注意事项　在采集过程中,除了尽量保持毒隐翅虫标本的完整以外,不要徒手去捕捉毒隐翅虫,以免虫体被搓烂,因接触其毒液而遭受其害。

（五）红火蚁标本采集

1. 采集器材　红火蚁标本采集器材有铁锹、洋镐、锄头、毒瓶和采样盒等。

2. 成虫、幼虫、蛹和卵的采集　红火蚁的蚁巢是以土壤堆成高 10~30cm,直径 30~50cm 的蚁丘,呈大面积蜂窝状。新建蚁丘表面土壤颗粒细碎、均匀。因此,在上述红火蚁的生活习性及活动场所进行标本采集。用搜索法或诱集法采集蚁巢中的成虫、幼虫、蛹和卵。成虫和幼虫放入毒瓶中杀死后,取出放入玻璃试管中。蛹和卵放入采样盒中带回实验室。

3. 注意事项　在采集过程中,注意地面环境较为复杂,可能采集到各种昆虫。同时,在尽量保持红火蚁标本完整性的基础上,避免红火蚁的强烈攻击行为,以免遭受其害。采集到标本后,要及时做好采集记录。

（六）毒毛虫标本采集

毒毛虫标本采集应根据其生活习性以及虫期,选择合适的时间、地点和采集方法去收集毒毛虫标本,采集时尽量保持标本的完整性,同时应进行正确的采集记录以及标本保存。

1. 卵的采集　根据毒蛾种类选择相应植株,在植株中、下部叶片背面,搜寻覆有绒毛的成块卵粒的叶片,剪下,放入采集盒中带回。

2. 幼虫的采集　毒毛虫幼虫具有受惊"假死"的特性,因此,可采用振落法收集幼虫标本。可事先在寄主植物下方铺上白布或采集伞,再猛然振动寄主植物,使幼虫自然落下,再将掉落的幼虫收集。伞面颜色以浅色为宜,易于发现幼虫。幼虫落下后,可用镊子或带上橡皮手套尽快取出,取出时应尽量保证标本完整无损。收集的幼虫可直接放在 70%~80% 的乙醇溶液或 4% 福尔马林等固定液中,或直接用指形管将活虫带回处理。幼虫身上毒毛和毒刺可引起人体皮肤过敏,因此在采集的过程中要做好个人防护。

3. 蛹的采集　使用搜索采集法,在毒毛虫为害的植株附近土缝中、落叶或表土下,搜寻虫蛹采集。

4. 成虫的采集

（1）网捕法:采集时,将网口对准要采集的毒蛾,快速一兜,迅速转折网口,抖动网袋,将毒蛾集中在网底,再将毒蛾倒入毒瓶中,待毒蛾死后,取出放入三角纸袋中,写好标签。

（2）引诱法:利用毒蛾的趋光性,可在夜晚用诱虫灯采集毒蛾。

（陶　宁）

（七）松毛虫标本采集

根据松毛虫的生活习性,选择适宜的采集时间、采集地点和采集方法收集松毛虫标本,采集时保证标本的完整性,同时做好相应记录及保存。

1. 卵的采集　根据松毛虫种类选择相应植株,在松针上或小枝上,搜寻松针上排列整齐呈念珠状或成块的卵粒或绕枝梢集成环状卵块的小枝,剪下,放入采集盒中带回。

2. 幼虫的采集　松毛虫受惊时即行下坠,稍停即迅速爬走,因此,也可采用振落法收集幼虫标本。具体操作参见毒毛虫幼虫标本采集。

3. 蛹的采集　使用搜索采集法,在松毛虫为害的植株附近松针丛中、树皮下、灌木杂草上,搜寻虫蛹采集。

4. 成虫的采集

（1）网捕法:采集时,将网口对准要采集的枯叶蛾,快速一兜,迅速转折网口,抖动网袋,将枯叶蛾集中在网底,再将枯叶蛾倒入毒瓶中,待枯叶蛾死后,取出放入三角纸袋中,写好标签。

（2）引诱法:利用枯叶蛾的趋光性,可在夜晚用诱虫灯采集枯叶蛾。或者用人工合成的松毛虫性信息激素可捕获雄蛾。

（八）刺毛虫标本采集

要想采到理想的刺毛虫标本,首先要学习和掌握必要的其生态特性知识,以期达到预期的采集效果。根据其每年发生的代数、发生时间及生活习性来进行目的性的采集。采集时应作好记录,如采集地点、时间、日期、采集人、生态环境等具体信息。幼虫身上毒毛和毒刺可引起人体皮肤过敏,因此在采集的过程中要做好个人防护。

雌成虫将卵产于树冠下部的嫩叶背面,各块卵几粒至数百粒不等,可适当地进行卵的采集。幼龄幼虫多群集取食,被害叶显现白色或半透明斑块等,甚易发现。此时斑块附近常栖有大量幼虫,可用镊子或带上橡皮手套尽快收集,取出时应尽量保证标本完整无损。收集的幼虫可直接放在 70%~80% 的乙醇溶液或 5% 福尔马林等固定液中,或直接用指形管将活虫带回处理。幼虫老熟后多在细枝干或树杈处结茧,也有在树下地面松土、枯叶处结茧,结茧后蜕皮成蛹,可在冬春季选择适当方法采集虫蛹。成虫具有趋光性,可用黑光灯诱捕法采集刺蛾。

（王赛寒）

（九）天牛标本采集

根据不同天牛生活习性特点,采用不同方法进行采集。常用的采集方法有以下几种:

1. 振落法　一般在 5~7 月天牛成虫盛发期,经常检查成虫停息在树上,或低飞于林间,可以在树干或其下面的草丛中寻找刚出孔的成虫。有的成虫有假死性,剧烈振摇树枝,成虫跌落而捕捉。一般在晴天,露水过后的上午 8~12 点为最好。

2. 诱捕法　3 月中下旬至 5 月上旬,使用直径 5cm、长约 1m 的新鲜带皮柏木段每 10 根一堆进行诱捕,引天牛在上面产卵,可以定期喷洒些水,促使味道挥发,诱捕效果更佳。

3. 搜索法　天牛产卵于枝干上,低龄幼虫未蛀入木质部前,在枝上危害处有新鲜树液树脂流出,有红褐色粪屑处,可以人工用刀在其产卵部位纵向划破虫卵或直接取出虫卵和幼虫进行捕捉。本方法仅适用于树枝低矮,产卵刻槽和低龄幼虫危害状较明显的种类。

4. 网捕法　采集天牛标本时,一般天牛很少起飞。受惊时都表现假死性,因此发现天牛时,一定将捕虫网放在天牛的下方,以防天牛受惊掉落。捕虫网一般以折叠式为最佳,包括网框。因为天牛采集活动范围比较大,折叠式便于携带。

采到标本后,要及时做好采集记录,记录内容包括编号、采集日期、采集地点、采集人等,也要记录当时的环境、寄主以及害虫生活习性等,还要注意当地的气象记录,如气温、降水量、风力等,也要加以记载。

（张祖萍）

（十）金龟子标本采集

金龟子的采集要结合利用生活史中各个形态的发生期以及其生活习性来进行。依据种类不同生活习性也有很大差异,如趋光性、趋食性、假死性等,选取适宜的采集方法,选择适宜的采集地点和环境,选择适宜的采集季节和时间来进行精准采集,并作好记录。

根据生活习性特点,采用不同方法进行采集。常用的采集方法有以下几种:

1. 搜索法　在落叶、草地或草堆等有机物腐殖质处,及土壤中可采集到卵,产卵方式为散产。可在植物根部的土壤中、动物粪便或腐朽木质下的土壤中进行幼虫的采集。适宜幼虫生存的土壤为:砂土 > 壤土 > 黏土。越冬蛴螬在 4 月中下旬至 5 月中旬为化蛹盛期,可在作物根部土壤中采集蛹。

2. 引诱法

（1）利用金龟子的趋光性、趋食性进行诱捕。如在傍晚或夜间可用黑光灯诱捕法采集金龟子成虫。

（2）用糖醋液诱杀金龟子成虫。糖醋液配方为红糖 1 份、醋 2 份、水 10 份、酒 0.4 份、敌百虫 0.1 份。

（3）杨树把诱杀。金龟子成虫喜欢吃杨树叶子。用长约 60cm 的带叶枝条,从一端捆成约 10cm 直径的小把,在 50% 辛硫磷或 90% 的敌百虫 100 倍液中浸泡 2~3 小时,挂在 1.5m 长的木棍上,于傍晚分散安插在果园周围及果树行间。

3. 击落法　是对具有假死性昆虫的一种好的采集方法。傍晚在树下铺塑料薄膜,摇动树体,金龟子落在塑料薄膜上后迅速收集、捕杀。

4. 网捕法　采集空中飞行迅速或静止昆虫的一种最普通方法。采集静止的昆虫时,手执网柄,网口迎面对着昆虫,猛然一兜,即可使虫子入网;若捕正在飞行的昆虫,可根据飞行速度,估计下网的速度,然后网口迎虫头方向兜去,立即把网口折转过来,即可获得要采的标本。

将采集到的成虫可放入毒瓶内带回,蛹、幼虫、卵可放入指形管中带回。采集时应作好记录,如采集地点、时间、日期、采集人、生态环境等具体信息。

（王赛寒）

三、其他医学昆虫标本制作

与双翅目昆虫类似,其他医学昆虫的标本制作方法主要包括针插标本、浸渍标本和玻片标本等。然而,臭虫、蜚蠊、锥蝽、隐翅虫、红火蚁、毒毛虫和松毛虫等的形态特点不尽相同,因此,不同昆虫的标本制作方法也因不同昆虫的形态特点、同种昆虫的不同发育时期的不同而加以选择。

（一）蜚蠊标本制作

蜚蠊的虫体比较大，含水较多、体壁的硬化程度较弱等，在高温高湿下极易腐烂。要制作完好的标本，选择样品的完整性很重要。蜚蠊成虫、若虫适用针插标本、干制标本，尾器宜做玻片标本，成虫、若虫和卵鞘适用浸泡标本，卵鞘、若虫、肢体和小型蜚蠊成虫适用胶粘标本，也可根据所需选取适宜的方法来制作蜚蠊标本。

1. 针插标本

（1）标本：将采集的蜚蠊处死（可用开水、乙醇、冷冻、麻醉或杀虫剂等处理），选取体形完整无损的蜚蠊制作标本；

（2）插针：根据蜚蠊体型的大小选取（3~5号）昆虫针，用右手拇指和食指轻轻夹住蜚蠊中胸两侧，左手拇指和食指捏住昆虫针上部，自虫体背面，前胸背板后缘，背中线稍右的地方插入，从腹面六足中间插出；

（3）整姿：将标本放置三级台第一级，使蜚蠊停留于昆虫针上三分之一处，用镊子调整蜚蠊肢体，使其保持自然状态；

（4）展翅：做展翅标本，可将蜚蠊放在展翅板上固定虫体，将双翅展开并固定保持张开形状；

（5）干燥：将制作好的标本，在通风条件下放置1~2周，自然干燥后插入标本盒内长期保存；

（6）还软：干标本视虫体大小可放入65℃左右热水中1~3小时，或放入还软缸内12~72小时还软后，再按上述步骤制作标本；

（7）标签：标本制作好后，插上采集标签（三级台第二级）和鉴定标签（三级台第三级），记录种名（学名和中文名）、性别、采集地点、采集人、采集日期。

2. 干制标本 选取体态完好的虫体，将其毒杀后，置于厚的吸水纸上，背面朝上，头朝向操作者前方，腹向后展直，进行必要的整姿和展翅，同时移入烘干器中慢慢烘干，待完全干燥后，以能支撑虫体的平面（有机玻璃盒或玻璃平板），将蜚蠊标本固定，然后插上标签（制作过程可参照针插标本）。

3. 玻片标本

（1）腐蚀：将蜚蠊雄性腹部尾端剪下，放入10%氢氧化钾溶液内，浸泡腐蚀24~72小时，直到颜色减退成淡褐色，呈半透明状；

（2）中和：在腐蚀后的标本中，吸出氢氧化钾溶液，用蒸馏水洗2~3次，然后放入5%醋酸泡洗30分钟，再用蒸馏水浸泡清洗2~3次，每次5~10分钟；

（3）脱水：将中和后的标本取出放在凹玻皿中，依次放入50%、75%、85%、95%、100%的乙醇中逐级脱水30分钟；

（4）透明：在脱水标本内加入二甲苯液浸泡透明30分钟；

（5）封片：将标本用钩针或小吸管移至载玻片中间，调整到适当位置，在标本上滴加1~2滴加拿大树胶完全覆盖标本，将盖玻片放在上面轻轻压平；

（6）干燥：将制作的标本在70℃烤箱烘干24~72小时；

（7）标签：标本做好后，载玻片左端加贴标签，放入玻片标本盒内鉴定保存。

4. 胶粘标本 取白色硬卡片纸，剪成长2cm，宽0.8cm，将卵荚、小若虫、肢体和小型蜚蠓成虫粘在纸片一端。将昆虫针插在纸片的另一端,使用三级台,将纸片固定在昆虫针中上三分之一处,并插上采集标签和鉴定标签。

5. 液浸标本 将蠓蠓成虫、若虫、卵荚直接放入装有 75% 乙醇(乙醇中加入 1% 的甘油可使虫体有一定软度)或 10% 甲醛溶液(甲醛 10 份、95% 乙醇 38 份、冰醋酸 2 份、蒸馏水50 份)的玻璃瓶或指管内,然后将口封严,并贴上采集标签和鉴定标签。

上述五类标本分类中,以蠓蠓针插标本、玻片标本和胶粘标本最为常见和重要。

6. 注意事项 ①由于蠓蠓后翅膜质,极薄,稍不小心,即会弄破,做蠓蠓展翅标本时,应将蠓蠓还软;②前胸背板宽大,是种重要的鉴定特征,针插标本一定要从中胸背板插入;③蠓蠓标本制作好,一定要干燥后,才可放入标本盒中。

(曹 敏)

(二)锥蝽标本制作

采集的锥蝽成虫和若虫可通过针插法、玻片法和液浸法制作成针插标本、玻片标本和液浸标本。

1. 针插标本

(1)还软:采集的锥蝽成虫和若虫,身体柔软,含水量较大,在制成标本前必须经过干燥器还软,避免折断破碎。

(2)插针:还软后的猎蝽,用昆虫针穿插起来。针插时,先根据虫体的大小,选择适宜型号的 3~5 号昆虫针。再根据锥蝽的特殊结构,将针插在小盾片的中央偏右方,以保留腹面的口器槽。

(3)展翅:针插后还必须进行锥蝽的展翅。将针插好的虫体插在展翅板中间槽内的软板上,用拨针按要求将翅展到规定位置。

(4)干燥:将制作好的标本,在通风条件下放置 1~2 周,自然干燥后放入标本盒内长期保存。

2. 玻片标本

(1)消化:先将锥蝽放在玻璃试管内 3~4 天,消化其腹内的血液。然后将其放入 10% 氢氧化钾溶液内,浸泡 1~2 天,呈半透明状。

(2)脱水:吸出氢氧化钾溶液,蒸馏水浸泡清洗 2~3 次后,在凹玻皿中依次放入 50%、75%、85%、95%、100% 的乙醇逐级脱水半小时。

(3)透明:再加入二甲苯液透明半小时。

(4)封片:在标本上滴加 1~2 滴加拿大树胶覆盖标本,将盖玻片放在上面轻轻压平。

(5)保存:标本制作好后,加贴标签后,鉴定保存。

3. 液浸标本 将锥蝽成虫、若虫和卵直接放入装有 75% 乙醇的玻璃瓶或指管内,然后将口封严,并贴上采集标签和鉴定标签。

4. 注意事项 上述放有展翅锥蝽的展翅板,应放在通风无尘、无虫害和鼠害的地方,待干燥后,取下纸条,轻提昆虫针,从展翅板上取下标本,加上标签后即可长久保存。

(三)毒隐翅虫标本制作

采集的毒隐翅虫若虫和成虫可制作出针插标本、玻片标本和液浸标本等各种类型标本。

1. 针插标本

(1)还软:采集的毒隐翅虫若虫和成虫,身体已干硬发脆,在制成标本前放入还软器中进行还软。

（2）插针：将针插在毒隐翅虫右侧翅鞘的左上角，使昆虫针正好穿过腹面的中后足之间，不要破坏毒隐翅虫的基节窝。

（3）展翅：为了便于观察和研究，针插后还必须进行展翅。将针插好的虫体插在展翅板中间槽内的软板上，用拨针按要求将翅展到规定位置。展翅时，先将前翅拉高些，按要求将后翅固定后，再将前翅松开，使其下垂到所需高度。当虫体的翅伸展程度已按要求展开时，要立刻用光滑的纸条覆在翅上，并用昆虫针固定。

（4）整姿：最后将触角和足加以整理，使其尽量接近自然状态。

（5）干燥：将制作好的标本放置在通风的条件下 1~2 周，待自然干燥后，放入标本盒内保存。

2. 玻片标本

（1）消化：毒隐翅虫浸入 10% 的 KOH 浸泡 1 天。

（2）脱水：蒸馏水浸泡清洗 2~3 次后，在凹玻皿中依次放入 75%、80%、90%、95% 乙醇逐级脱水 1 小时，无水乙醇一次 2 小时。

（3）透明：加入甘油透明。

（4）封片：中性树脂胶固封。

（5）保存：加贴标签后，鉴定保存。

3. 液浸标本　将毒隐翅虫成虫、若虫和卵直接放入装有 75% 乙醇的玻璃瓶或指管内，然后将口封严，并贴上采集标签和鉴定标签。

4. 注意事项　毒隐翅虫标本应置于室内阴凉处自然干燥，可避免折断破碎。为了妥善地保存标本，可在标本盒中加入樟脑丸和干燥剂。

（四）红火蚁标本制作

将采集的红火蚁用开水、冷冻、毒瓶等处死，取出外形完整的虫体制作标本。

1. 针插标本

（1）还软：经过干燥器还软后，可采用针插法制作标本。

（2）插针和整姿：将针插在红火蚁中胸的正中央部位。昆虫针插入虫体以后，应放在三级台上进行位置高低的矫正。

（3）展翅：红火蚁的展翅，要将前翅顶角拨到与头顶左右成一直线。当虫体的翅伸展程度已按要求展开时，要立刻用光滑的纸条覆在翅上，并用昆虫针固定，再将触角和足加以整理，使其尽量接近自然状态。

（4）干燥：在通风的条件下，标本自然干燥 1~2 周后，放入标本盒内保存。

2. 液浸标本　将红火蚁成虫、若虫和卵直接放入装有 75% 乙醇的玻璃瓶或指管内，然后将口封严，并贴上采集标签和鉴定标签。

3. 注意事项　展翅板应放在通风无尘、避免鼠害和虫害，待自然干燥后，从展翅板上取下标本，加上标签后放入标本盒中，再将标本盒放置在防尘、密闭性好的标本柜中长期保存。

（孙恩涛）

（五）毒毛虫标本制作

昆虫标本能真实地展现其形态和构造，可长期收藏、保存，在动物分类、进化等研究中具有重要意义。根据采集样本的种类，选择适宜的方法制作标本，对标本保存的完整性、长久性及保真性至关重要。毒毛虫采集回来后,应及时制成标本,以免虫体过于干燥,制作时虫体受损;若过于干燥,应用还软器软化后再进行操作。

1. 成虫针插标本　一般选用毒杀后的新鲜成虫标本进行制作,若标本太干,可用还软器进行还软处理,1~2 天后再进行针插。将虫体用镊子取出置于整姿台上,根据虫体的大小选择合适型号的昆虫针,将昆虫针从虫体中胸背部的正中插入,使针位于两中足之间。再将插好针的标本固定在整姿台上,稍作整理后移入展翅板中央的沟槽内,调整好触角和足的位置,在虫体腹部下垫棉球使毒蛾翅膀平铺于展翅板上;再用小镊子或昆虫针拨动前翅,使前翅后缘与虫体中轴线垂直,再将后翅前缘调整紧贴前翅后缘。展翅的过程中用事先备好的纸条将翅压平,并用大头针沿翅的边缘固定纸条。再将昆虫头部触角用昆虫针架起,处于自然的位置,胸部的足也摆放成自然状态。最后,将处理好的标本置于室内通风处晾干,待虫体彻底干燥后,可将虫体从展翅板上取下,放入收集盒内密封保存,收集盒内放入樟脑丸防虫蛀和发霉,同时做好采集标签和制作标签。

2. 幼虫吹胀干制法　选取体态完好的活体幼虫,将其毒死后,置于厚的吸水纸上,腹面朝上,头朝向操作者,尾向前展直。用一玻璃棒从虫体头胸连接处向尾部适力多次滚压,将虫体内容物由肛门挤出,再用镊子将整个消化道拉出,仅剩虫壁。将吹胀器的细玻璃管插入幼虫肛门,夹好玻璃管末端金属片,用手压气使虫体胀起至原有大小,同时移入烘干器中慢慢烘干,待完全干燥后,取去金属夹子,轻轻将细玻璃管从肛门处取下,若粘太紧,可蘸取少量热水于玻璃管与肛门之间轻轻划动,使其松软再取下;再用一粗细适当的圆形牙签或火柴棒从肛门处插入虫体,以能支撑虫体为度,然后在杆棒外端插上昆虫针,用三级台固定虫体,插上标签。

3. 玻片标本　卵、成虫的外生殖器可制作玻片标本。

(1) 卵:用滴管将卵移至凹玻片上,滴入蒸馏水,于解剖镜下用解剖针将卵的底部轻轻挑开,再用解剖刀划一小口,用曲针伸入卵内拉出胚胎,露出整个卵壳;再用 85%~95% 的乙醇进行脱水后,以固绿染色,再放入 100% 乙醇中脱水,将脱水好的标本用滴管移至另一干净的载玻片上,吸取多余液体,滴上二甲苯透明后,用加拿大树胶进行封片。

(2) 成虫外生殖器:将成虫标本腹面朝上,用昆虫针固定在软木台上置于解剖镜下,右手握钩针,左手按住软木台,钩针沿标本尾端腹面里侧中央部位针尖向上伸入,将钩针翻转向下,钩住雄性抱握器腹内基的骨化部位,然后均匀用力向外拉,使抱握器两端平均向外伸开露出体外;若为雌虫,则用拨针将第八、九腹节之间的节间膜划破,再将钩针沿第八腹节板伸入,钩住后阴片的骨化物,均匀用力拉出体外。最后将提取的成虫外生殖器经过脱水、透明等步骤处理后,制成玻片标本。

4. 液浸标本　幼虫、卵和蛹可采用液浸法进行制作标本,下面以幼虫为例,描述具体操作步骤。将幼虫停食,使其肠道内食物消耗排泄干净,再将幼虫移入盛有 90℃ 左右热水的玻璃器皿中进行浸烫,使虫体充分伸直。热水浸烫需注意时间不宜过长,一般体小而软嫩的幼虫热浴 2 分钟左右,体大而粗壮的幼虫需 5~10 分钟,虫体伸直即可取出,放凉后即可放入标本液中。未经热浴的幼虫直接放在保存液中,往往易收缩变形,甚至变黑。

(陶　宁)

(六) 松毛虫标本制作

松毛虫标本制作也要根据其虫期及标本种类选择合适的制作方法进行保存,其与毒毛虫同属于鳞翅目昆虫,因此在标本制作的方法步骤上基本一致。

1. 成虫针插标本　一般选用毒杀后的新鲜成虫标本进行制作,若标本太干,可用还软器进行还软处理 1~2 天后再进行针插。将虫体用镊子取出置于整姿台上,根据虫体的大小选择合适型号的昆虫针,将昆虫针从虫体中胸背部的正中插入,使针位于两中足之间。再将插好针的标本固定在整姿台上,稍作整理后移入展翅板中央的沟槽内,调整好触角和足的位置,在虫体腹部下垫棉球使毒蛾翅膀平铺于展翅板上;再用小镊子或昆虫针拨动前翅,使前翅后缘与虫体中轴线垂直,再将后翅前缘调整紧贴前翅后缘。展翅的过程中用事先备好的纸条将翅压平,并用大头针沿翅的边缘固定纸条。再将昆虫头部触角用昆虫针架起,处于自然的位置,胸部的足也摆放成自然状态。最后,将处理好的标本置于室内通风处晾干,待虫体彻底干燥后,可将虫体从展翅板上取下,放入收集盒内密封保存,收集盒内放入樟脑丸防虫蛀和发霉,同时做好采集标签和制作标签。

2. 幼虫吹胀干制法　选取体态完好的活体幼虫,将其毒死后,置于厚的吸水纸上,腹面朝上,头朝向操作者,尾向前展直。用一玻璃棒从虫体头胸连接处向尾部适力多次滚压,将虫体内容物由肛门挤出,再用镊子将整个消化道拉出,仅剩体壁。将吹胀器的细玻璃管插入幼虫肛门,夹好玻璃管末端金属片,用手压气使虫体胀起至原有大小,同时移入烘干器中慢慢烘干,待完全干燥后,取去金属夹子,轻轻将细玻璃管从肛门处取下,若粘太紧,可蘸取少量热水于玻璃管与肛门之间轻轻划动,使其松软再取下;再用一粗细适当的圆形牙签或火柴棒从肛门处插入虫体,以能支撑虫体为度,然后在杆棒外端插上昆虫针,用三级台固定虫体,插上标签。

3. 玻片标本　卵和成虫的外生殖器可制作玻片标本。

(1)卵:用滴管将卵移至凹玻片上,滴入蒸馏水,于解剖镜下用解剖针将卵的底部轻轻挑开,再用解剖刀划一小口,用曲针伸入卵内拉出胚胎,露出整个卵壳;再用 85%~95% 的乙醇进行脱水后,以固绿染色,再放入 100% 乙醇中脱水,将脱水好的标本用滴管移至另一干净的载玻片上,吸取多余液体,滴上二甲苯透明后,用加拿大树胶进行封片。

(2)成虫外生殖器:将成虫标本腹面朝上,用昆虫针固定在软木台上置于解剖镜下,右手握钩针,左手按住软木台,钩针沿标本尾端腹面里侧中央部位针尖向上伸入,将钩针翻转向下,钩住雄性抱握器腹内基的骨化部位,然后均匀用力向外拉,使抱握器两端平均向外伸开露出体外;若为雌虫,则用拨针将第八、第九腹节之间的节间膜划破,再将钩针沿第八腹节板伸入,钩住后阴片的骨化物,均匀用力拉出体外。最后将提取的成虫外生殖器经过脱水、透明等步骤处理后,制成玻片标本。

4. 液浸标本　幼虫、卵和蛹可采用液浸法进行制作标本,下面以幼虫为例,描述具体操作步骤。将幼虫停食,使其肠道内食物消耗排泄干净,再将幼虫移入盛有 90℃ 左右热水的玻璃器皿中进行浸烫,使虫体充分伸直。热水浸烫需注意时间不宜过长,一般体小而软嫩的幼虫热浴 2 分钟左右,体大而粗壮的幼虫需 5~10 分钟,虫体伸直即可取出,放凉后即可放入标本液中。未经热浴的幼虫直接放在保存液中,往往易收缩变形,甚至变黑。

(陶 宁)

(七)刺毛虫标本制作

刺毛虫为刺蛾的幼虫,幼虫具有身体柔软、含水较多、身体细长、体壁的硬化程度较弱等特征,所以一般采用浸制法和"吹胀烘干法"来制作标本。其中浸制法可分为普通浸渍保存和保色浸渍保存,因刺毛虫色彩多样,可根据所需选取适宜的方法来制作。

1. 针插标本　一般选用毒杀后的新鲜成虫标本进行制作,若标本太干,可用还软器进行还软处理 1~2 天后再进行针插。将虫体用镊子取出置于整姿台上,根据虫体的大小选择合适型号的昆虫针,将昆虫针从虫体中胸背部的正中插入,使针位于两中足之间。再将插好针的标本固定在整姿台上,稍作整理后移入展翅板中央的沟槽内,调整好触角和足的位置,在虫体腹部下垫棉球使毒蛾翅膀平铺于展翅板上;再用小镊子或昆虫针拨动前翅,使前翅后缘与虫体中轴线垂直,再将后翅前缘调整紧贴前翅后缘。展翅的过程中用事先备好的纸条将翅压平,并用大头针沿翅的边缘固定纸条。再将昆虫头部触角用昆虫针架起,处于自然的位置,胸部的足也摆放成自然状态。最后,将处理好的标本置于室内通风处晾干,待虫体彻底干燥后,可将虫体从展翅板上取下,放入收集盒内密封保存,收集盒内放入樟脑丸防虫蛀和发霉,同时做好采集标签和制作标签。

2. 干制标本

（1）刺蛾成虫翅粘贴标本:将刺蛾双翅剪下,以胶水、透明胶带纸粘贴或直接粘贴于粘胶相簿上,按照种类分装成册,并进行编号存放。

（2）幼虫吹胀烘干法:选取体态完好的活体幼虫,将其毒死后,置于厚的吸水纸上,腹面朝上,头朝向操作者,尾向前展直。用一玻璃棒从虫体头胸连接处向尾部适力多次滚压,将虫体内容物由肛门挤出,再用镊子将整个消化道拉出,仅剩体壁。将吹胀器的细玻璃管插入幼虫肛门,夹好玻璃管末端金属片,用手压气使虫体胀起至原有大小,同时移入烘干器中慢慢烘干,待完全干燥后,取去金属夹子,轻轻将细玻璃管从肛门处取下,若粘太紧,可蘸取少量热水于玻璃管与肛门之间轻轻划动,使其松软再取下;再用一粗细适当的圆形牙签或火柴棒从肛门处插入虫体,以能支撑虫体为度,然后在杆棒外端插上昆虫针,用三级台固定虫体,插上标签。

（3）蛹:①根据刺蛾类虫蛹的大小,用处理药液浸泡 2~4 小时后取出,随后装入预先经洗净和酒精消毒后的试管中,用软木塞塞住管口,最后用石蜡或胶套封固保存。②蛹的标本制作也可用剪刀在蛹腹部中央节间膜剪开一条缝,用镊子将腹内软组织取出,用脱脂棉吸干净汁液,然后黏合剪口,插上虫针,在幼虫干燥器内烘干后,即可保存。

3. 玻片标本

（1）卵装片标本:在凹玻片上注以蒸馏水,用滴管将卵移入其中。卵的底部用解剖针轻轻挑开,再用微型解剖刀划开一小孔,用曲针将卵内的胚胎拉出。卵壳用 85%~95% 乙醇脱水,然后以固绿染色（也可不染色）,再放入 100% 乙醇脱水。用滴管将已经脱水完成的标本转移至玻片上,吸干多余液体,滴上二甲苯透明,最后滴上加拿大树胶封片。

（2）成虫外生殖器的标本:取刚毒死或死后 24 小时内的新鲜成虫样本,腹面朝上固定在软木台上,在双目解剖镜下,右手握钩针,左手按住软木台,钩针沿标本尾端腹面里侧中央部位针尖向上伸入,将钩针翻转向下,钩住雄性抱握器腹内基的骨化部位,然后均匀用力向外拉,使抱握器两端平均向外伸开露出体外;若为雌虫,则用拨针将第八、九腹节之间的节间膜划破,再将钩针沿第八腹节板伸入,钩住后阴片的骨化物,均匀用力拉出体外。最后将提取的成虫外生殖器经过脱水、透明等步骤处理后,制成玻片标本。

（3）成虫翅脉标本:①勒氏液稀盐酸处理法:翅剪下,浸入 75% 乙醇中;然后移入稀盐酸中 1~2 分钟,后移入勒氏液中,这样来回重复数次,直至鳞片脱落;再移入酸性复红中水浴加温 5~10 分钟,到翅脉完全染色后取出;经 75% 乙醇、95% 乙醇、100% 乙醇逐级脱水后,移入二甲苯或丁香油中透明,用吸水纸吸干液体,滴上加拿大树胶或中性树胶进行封片。②稀盐酸漂白粉饱和液处理法:剪下翅,浸入 75% 乙醇中,然后移入稀盐酸中浸泡 1~2 分钟,再移入漂白粉饱和液中,用昆虫针轻压至鳞片脱落;完成后用蒸馏水数次冲洗,再经过染色、脱水、透明、封片、固定。③临时观察或较大的翅去鳞片法:剪下翅,浸入 75% 乙醇中,后移入木馏油中,用零号毛笔或须眉笔轻轻刷去鳞片,至翅脉清晰为止。最后用加拿大树胶封固,晾干即完成制作。

4. 液浸标本

（1）普通浸渍保存:将幼虫停食,使其肠道内食物消耗排泄干净,再将幼虫移入盛有 90℃左右的玻璃器皿中进行热水浸烫,使虫体充分伸直。热水浸烫需注意时间不宜过长,一般体小而软嫩的幼虫热浴 2 分钟左右,体大而粗壮的幼虫需 5~10 分钟,虫体伸直即可取出,放凉后即可放入标本液中。未经热浴的幼虫直接放在保存液中,往往易收缩变形,甚至变黑。

（2）保色浸渍保存:先将具有色彩的幼虫停食,使其处于空腹饥饿状态,以使其排空消化道残留物。然后将其投入彩色固定液中浸泡 1 星期,再取出浸入长久保存液中保存;或者选择与幼虫体壁一致的彩色固定液用注射器由幼虫肛门注入体内,直到幼虫体节伸展、口吐黄水为止,再放置培养皿中半小时左右,最后投入醋酸甲醛混合液中保存。

（王赛寒）

（八）天牛标本制作

天牛成虫标本是鉴定的主要依据,天牛成虫体壳较坚硬,多有金属光泽,最适于作成针插和干制标本。优点是处理方便,不需要其他溶液或容器保存,还能展示其形态并保存色泽;缺点是干燥后其形态固定,不宜变动,容易虫蛀霉变,因此在制作和保存时需格外注意。天牛的幼虫和蛹可制作成液浸标本。

1. 针插标本

（1）还软:干燥的昆虫标本首先需要还软,可以直接用开水冲,若使用的是新鲜的天牛尸体,可以省略这个步骤,用棉签蘸水擦去表面的污渍。

（2）插针:选取适当型号昆虫针（根据体型选择 3~5 号）从天牛背面右侧鞘翅靠近盾片处竖直下针,从腹面左侧中后足之间区域穿出,以免妨碍足的整姿。

（3）固定:用镊子将六足从体下拉出,持第二步所述的鞘翅上的针将天牛固定在整姿板上,两侧用昆虫针辅助固定防止转动。

（4）开牙:用镊子将天牛上颚打开,一根昆虫针将头部抬起,两根将打开的上颚阻挡住防止其合拢。

（5）固定前足,中足,后足,触角:各个关节处交叉下针固定。

（6）烘干:自然风干或者加热。

（7）烘干之后:收进盒子里保存。

2. 干制标本　将捕捉到的天牛成虫,入沸水中烫死,晒干或烘干即可。

3. 液浸标本　常用于天牛幼虫标本制作,幼虫标本采集后,首先要放在开水中去煮,煮的时间长约 5~10 分钟,然后移入保存液后,要换几次浸泡,才能永久保存,否则虫体因含水过多而腐烂或污染。

常用保存液配制:①乙醇保存液:75% 乙醇加入 0.5~1 份的甘油;②福尔马林保存液:

福尔马林含甲醛 40% 1 份,水 17~19 份;③醋酸福尔马林酒精混合保存液:酒精液 80% 15 份,福尔马林(含醛 40%)5 份,冰醋酸 1 份。

(张祖萍)

(九)金龟子标本制作

金龟子成虫体壳较坚硬,多有金属光泽,最适于作成干制标本。优点是处理方便,不需要其他溶液或容器保存,还能展示其形态并保存色泽;缺点是干燥后其形态固定,不易变动,容易虫蛀霉变,因此再制作和保存时需格外注意。幼虫一般采用浸制法和"吹胀烘干法"来制作标本。

1. 针插标本 金龟子成虫一般采用针插标本,能更好地展示形态特征。

(1)插针:体型较小或中等的金龟子可选用 4~5 号昆虫针,体型较大的金龟子可选用 6~9 号昆虫针。针插在右面鞘翅的左上角,针正好穿过胸部腹面中足和后足之间。深度一般以标本上方约还留有整根昆虫针的 1/3 长度为准。但有时必须视虫体厚度来调整。

(2)展翅板:金龟子可以不用展翅,有时展翅只展一边的翅,以便观赏。使用时,将虫体嵌入槽内,翅平展于两块板上。整好姿势,然后用大头针将压翅的纸条钉在板上,待标本干燥后,再去纸条即可制得。

(3)整姿台:在标本采集后,虫体会卷曲,为使将来容易观察,以及维持标本美观,必须要整姿。整姿时,前足及触角向前,中后足向后,将身体各附属器官伸展开来。用镊子将欲固定的部位放到适当位置后,以大头针协助将肢体固定在整姿板上,再烘干即可。

(4)烘干:一般在 50℃的烘箱中烘干一个星期左右即可。如果没有烘箱,也可以用日晒法或用烘衣机代替,千万不可以用微波炉、烤箱或瓦斯炉。

2. 干制标本

(1)幼虫:选取体态完好的活体幼虫,将其毒死后,置于厚的吸水纸上,腹面朝上,头朝向操作者,尾向前展直。用一玻璃棒从虫体头胸连接处向尾部适力多次滚压,将虫体内容物由肛门挤出,再用镊子将整个消化道拉出,仅剩体壁。将吹胀器的细玻璃管插入幼虫肛门,夹好玻璃管末端金属片,用手压气使虫体胀起至原有大小,同时移入烘干器中慢慢烘干,待完全干燥后,取去金属夹子,轻轻将细玻璃管从肛门处取下,若粘太紧,可蘸取少量热水于玻璃管与肛门之间轻轻划动,使其松软再取下;再用一粗细适当的圆形牙签或火柴棒从肛门处插入虫体,以能支撑虫体为度,然后在杆棒外端插上昆虫针,用三级台固定虫体,插上标签。

(2)蛹:选取体态完好的蛹标本,蛹的体壁虽较硬,但体内容物含水量较大,必须去除。所以用剪刀将蛹体一侧剪开,取出内容物。用吸水纸或脱脂棉把蛹体内的汁液吸干,并擦拭干净,然后塞入与蛹体大小等同的棉球,再用乳胶把两部分粘好,待干透后,插上昆虫针,贴上标签就完成了。

3. 液浸标本 采得的标本,一般均直接在指管内注入保存液,装至全管 2/3 为宜,然后塞紧木塞,用蜡封口,便可长期保存。但幼虫标本采集后,首先要放在开水中去煮,煮的时间长短,要看虫子种类及体形大小老嫩而定,通常煮到虫体硬直即可虫体大、皮肤厚的幼虫,需煮 5~10 分钟,体小而嫩的煮 2~3 分钟。未经煮过的幼虫放入保存液中,往往使虫体收缩或变形,失去许多原来的特征,故必须经煮的一步。较大虫体移入保存液后,要换几次浸泡,才能永久保存,否则虫体因含水过多而腐烂或污染。

常用保存液配制：①乙醇保存液：75% 乙醇加入 0.5~1 份的甘油；②福尔马林保存液：福尔马林（甲醛 40%）1 份，水 17~19 份；③醋酸福尔马林酒精混合保存液：酒精液 80% 15 份，福尔马林（甲醛 40%）5 份，冰醋酸 1 份。

4. 玻片标本　鞘翅目昆虫的雄性外生殖器，在一般种类中骨化程度都较强，且往往形状长大于宽。金龟子的雄性外生殖器与腹内浸泡约 20 分钟，让其软化完全。然后使金龟子腹面朝上，用左手拇指和食指握住腹部末端的两侧，轻轻一捏，随即腹部第九节与第十节之间会裂开一条横缝。右手拿镊子将第九节腹板掀起，两片角质化的阳基侧突尖端即可露出。用镊子夹住，往外轻拉，全部生殖器即可拉出，浸在 75% 乙醇中备用。最后将提取的成虫外生殖器经过脱水、透明等步骤处理后，制成玻片标本。

5. 人工琥珀标本　人工琥珀标本是采用松香或人工合成树脂包埋标本的方法而制成的标本，是依据天然琥珀形成的原理，用此方法制作而成的标本可以长久保存，保存方式简单。

（1）合成树脂法：具体操作步骤见蚊虫标本制作中的人工琥珀标本合成树脂法。需要注意的是：金龟子成虫的体型较蚊虫大，所以选取的模具要根据虫体大小而来，在包埋时，脲醛树脂的厚度也要相应增加，以便更为美观。

（2）松香包埋法：具体操作步骤见蚊虫标本制作中的人工琥珀标本松香包埋法。需要注意的是：金龟子成虫的体型较蚊虫大，所以选取的模具要根据虫体大小而来，在包埋时，松香用量也要相应增加。

（王赛寒）

参 考 文 献

1. 王飞鹏，黄恩炯，蔡亨忠，等 . 吸血蠓及其传播的疾病 . 应用昆虫学报（原《昆虫知识》），2010，47（6）：1270-1273.

2. 王成全，李枝金，李盛都，等 . 三峡库区兴山县有瓣蝇种名录 . 中国媒介生物学及控制杂志，2005，16（1）：59-61.

3. 王磊，王常禄，许益镌，等 . 臭虫的再猖獗、生物学及防治研究进展 . 昆虫学报，2016，59（9）：1021-1032.

4. 王遵明 . 中国经济昆虫志·双翅目·虻科 . 北京：科学出版社，1983.

5. 冯平章，郭予元，吴福桢 . 中国蟑螂种类及防治 . 北京：中国科学技术出版社，1997.

6. 伍玉明 . 生物标本的采集、制作、保存与管理 . 北京：科学出版社，2010.

7. 刘宪伟，朱卫兵，戴莉，等 . 中国东南部地区的蝈螽 . 河南：河南科学技术出版社，2017.

8. 刘凌云，郑光美 . 普通动物学 . 北京：高等教育出版社，2005.

9. 瑟维斯 . 医学昆虫学教程 . 汤林华，马雅军，周水森，等译 . 北京：化学工业出版社，2008.

10. 祁乃成，修先平 . 生物标本采集与制作 . 北京：宇航出版社，1987.

11. 许荣满，孙毅 . 中国动物志·双翅目·虻科 . 北京：科学出版社，2013.

12. 李作龙，刘更 . 生物标本的采集制作 . 北京：光明日报出版社，1989.

13. 李典友，高本钢 . 生物标本采集与制作 . 北京：化学工业出版社，2016.

14. 李朝品 . 医学节肢动物学 . 北京：人民卫生出版社，2009.

15. 李朝品 . 医学昆虫学 . 北京：人民军医出版社，2007.

16. 吴厚永 . 中国动物志·昆虫纲·蚤目 . 第 2 版 . 北京：科学出版社，2007.

17. 陆宝麟，吴厚永 . 中国重要医学昆虫分类与鉴别 . 河南：河南科学技术出版社，2003.

18. J·司马德 . 医学昆虫鉴别手册 . 陆宝麟，译 . 北京：科学技术出版社，1957.

19. 陈亢川,蔡连来.福建省常见吸血蠓种的观察.昆虫学报,1980,23（4）:64–70.

20. 陈汉彬,安继尧.中国黑蝇.北京:科学出版社,2003.

21. 陈汉彬,许荣满.贵州虻类志.贵州:贵州科技出版社,1991.

22. 陈汉彬.中国蚋科昆虫.贵阳:贵州科技出版社,2016.

23. 范滋德.中国常见蝇类检索表.第2版.北京:科学出版社,1992.

24. 范滋德.中国动物志·昆虫纲·第六卷·双翅目·丽蝇科.北京:科学出版社,1997.

25. 赵云孝,姜志宽.蟑螂防治实用手册.南京:南京大学出版社,1993.

26. 胡萃.法医昆虫学.重庆:重庆出版社,2000.

27. 南开大学,中山大学,北京大学,四川大学,复旦大学.昆虫学（上下册）.北京:人民教育出版社,1983.

28. 南京农业大学,江苏农学院,安徽农学院,华中农业大学,上海农学院.农业昆虫学.江苏:江苏科学技术出版社,1991.

29. 柳支英,陆宝麟.医学昆虫学.北京:科学出版社,1990.

30. 姜志宽,郑智民,王忠灿.卫生害虫管理学.北京:人民卫生出版社,2011.

31. 夏龙龙.林业有害生物普查昆虫标本的采集与制作.农业科技与信息,2017,（23）:107–108.

32. 徐岁南,甘运兴.动物寄生虫学（下册）.北京:高等教育出版社,1965.

33. 徐岁南,甘运兴.动物寄生虫学（上下册）.北京:人民卫生出版社,1978.

34. 虞以新.中国蠓科昆虫.北京:军事医学科学院出版社,2006.

35. 蔡小娜,苏筱雨,黄大庄.中国主要林木天牛识别与鉴定.中国森林病虫,2015,34（5）:12–19.

36. R.D.贾尔德.动物生物学.蔡益鹏,译.北京:科学出版社,2000.

37. 薛万奇,赵建铭.中国蝇类.沈阳:辽宁科学技术出版社,1996.

38. Herbert H.Ross. A Textbook of Entomology. 3rd ed. New York: John Wiley & Sons Inc, 2005.

39. John Smart. A Handbook for the Identification of Insects of Medical Importance. New Delhi: Daya Publishing House, 2011.

第八章

医学蜱螨标本采集与制作

　　蜱螨（ticks and mites）属于小型节肢动物，小者体长仅 0.1mm 左右，大者可达 10mm 以上（最大不超过 30~40mm）。能够通过叮刺、毒螫、吸血、过敏、骚扰、寄生等直接危害人体健康，或作为传播媒介传播人类疾病或人畜共患病的蜱类和螨类统称为医学蜱螨。研究医学蜱螨的节肢动物分支学科称为医学蜱螨学（medical acarology）。在动物分类上，蜱螨属于蛛形纲（Arachnida）中的蜱螨亚纲或螨亚纲（Acari），包括蜱（tick）和螨（mite）两大类群。蜱是专性吸血的体表寄生虫（ectoparasite），主要寄生在陆生哺乳类、鸟类、爬行类和两栖类的体表，种类相对较少，全球已知蜱类 800 余种。螨的分布十分广泛，生态习性复杂多样，有植食性、捕食性和寄生性等多种类群，种类繁多，全球已知螨类 5 万余种。蜱螨的身体圆形或卵圆形，头胸腹愈合成一个整体，称为躯体（idiosoma）。与躯体相连、内含口器的部分称为颚体（gnathosoma）或假头（capitulum），颚体位于躯体前端或前部腹面。成虫和若虫腹面有足 4 对，幼虫足 3 对，气门有或无。肛门位于躯体后半部。一般来说，蜱较大，螨较小。蜱螨生活史可分为卵、幼虫、若虫和成虫 4 个基本时期，若虫期 1~3 个或更多。成熟雌虫可产卵、产幼虫，有的可产若虫，有些种类行孤雌生殖（parthenogenesis）。医学蜱螨的主要类群有硬蜱（hard tick）、软蜱（soft tick）、革螨（gamasid mite）、恙螨（trombiculid mite，chigger mite，sand mite，harvest mite）、疥螨（scabies mite，itch mite）、蠕形螨（demodex mite，demodicid mite，follicle mite）、尘螨（dust mite）、粉螨（acaroid mite，flour mite）和蒲螨（pyemotid mite）等。医学蜱螨可以通过叮刺、毒螫、吸血、过敏、骚扰和直接寄生等直接危害人体健康，也可以通过传播人类疾病或人畜共患病等间接危害人体健康，以间接危害最重要。不同医学蜱螨类群的行为生态习性差异很大，医学蜱螨标本采集方法因类群（或种类）不同而存在很大差异，有的类群主要从栖息和孳生场所采集，如粉螨、跗线螨、肉食螨等；有的类群必须从宿主动物体表采集，如疥螨和蠕形螨；有的类群主要从宿主动物体表采集特定的生活史时期，如恙螨幼虫；有的类群既可以从栖息和孳生场所采集，也可以从宿主体表采集，如蜱和革螨。医学蜱螨标本制作类型也因类群（或种类）不同而存在差异，体型较大的蜱可以制成干制标本和针插标本，也可以将内脏解剖取出后制备内脏器官的液浸标本、冻存标本或玻片标本（压片、切片或封片标本等）。疥螨和蠕形螨可以通过刮取患处皮肤制作涂片标本，用于实验或诊断。所有的医学蜱螨都可以制成液浸标本、冻存标本、玻片标本或染色标本。液浸标本最常用的固定保存液是 70% 乙醇溶液；冻存标本通常保存在超低温冰箱或液氮中；玻片标本是医学蜱螨最常见的标本类型，以不染色的封片标本为主。

第一节　医学蜱螨的形态与生态要点

医学蜱螨可以人为地分为蜱类和螨类两个大类别,蜱类的个体通常较大,种类相对较少,其生活史的各个时期都是体表寄生;螨类的个体通常较小,种类繁多,其生活史过程及各个生活史时期的生活习性差异较大。

一、蜱

蜱分为硬蜱、软蜱和纳蜱 3 个类群。全球蜱类 800 余种,其中硬蜱 700 余种,软蜱 100 余种,纳蜱仅 1 种。我国已记录的蜱种有 117 种。与医学有关的主要是硬蜱和软蜱。

1. 形态特征　蜱的身体圆形或卵圆形(体长 2~10mm,雌蜱饱食后可达 20~30mm),头胸腹愈合成一个整体称为躯体,无触角,无翅。与躯体相连、内含口器的部分称为颚体(假头),颚体位于躯体前端或前部腹面。成虫(成蜱)和若虫(若蜱)腹面有足 4 对,幼虫足 3 对,气门位于第 4 对足基节的后外侧。肛门位于躯体后半部。硬蜱与软蜱最显著的区别是背面的盾板及颚体,硬蜱背面有盾板(故名"硬蜱"),颚体位于躯体前端,从背面明显可见,又名"显喙蜱"。软蜱躯体背面无盾板(故名"软蜱"),颚体较小,位于躯体前部腹面,从背面看不见,又名"隐喙蜱"(图 8-1)。

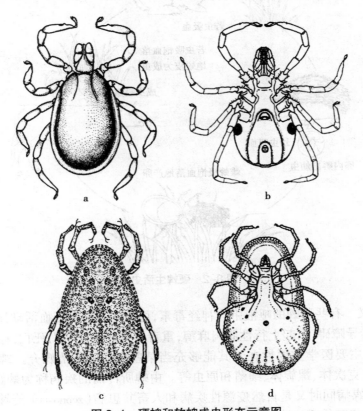

图 8-1　硬蜱和软蜱成虫形态示意图

a. 硬蜱背面观　b. 硬蜱腹面观　c. 软蜱背面观　d. 软蜱腹面观

2. 生活史及生态要点　蜱属于专性体表寄生虫（体外寄生虫），生活史分为卵（egg）、幼虫或幼蜱（larva）、若虫或若蜱（nymph）、成虫或成蜱（adult）4个时期（图8-2）。硬蜱若虫1期，软蜱若虫1~6期不等。幼虫足3对，若虫足4对。硬蜱完成一代生活史需2个月至3年不等，软蜱6个月至2年不等。硬蜱寿命1个月到数十个月不等，软蜱5~6年到数十年不等。蜱的幼虫、若虫、雌雄成虫均吸血，宿主范围广泛，可以寄生于哺乳类、鸟类、爬行类甚至两栖类等体表。硬蜱多在白天侵袭宿主，吸血时间较长，一般需数天。软蜱多在夜间侵袭宿主，吸血时间较短，一般数分钟到1小时，可多次吸血。蜱的吸血量很大，饱血后可胀大几倍至几十倍，雌性硬蜱甚至可达100多倍。雌雄成蜱吸血后交配落地产卵，产卵地常为草根、树根、畜舍等处的表层缝隙。硬蜱多生活在森林、草原、灌木等处，软蜱多栖息于宿主的巢穴。硬蜱一生产卵一次，产卵数百至数千个，因种而异。软蜱一生可产卵多次，一次产卵50~200个，总数可达千个。雌蜱产卵后干瘪死亡，雄蜱一生可交配数次。蜱的嗅觉敏锐，可主动寻觅宿主。吸血多在皮肤较薄、不易被搔抓的部位，如动物或人的颈部、耳后、腋窝、大腿内侧、阴部和腹股沟等处。蜱在生活史中有更换宿主的现象，根据其更换宿主的次数可分单宿主蜱、二宿主蜱、三宿主蜱、多宿主蜱。蜱多在栖息场所越冬，越冬虫期因种而异。

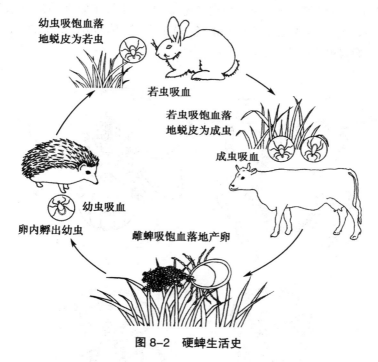

图8-2　硬蜱生活史

3. 医学意义　有些硬蜱的唾液中含神经毒素，可随蜱的叮刺吸血活动注入宿主导致运动性神经纤维传导障碍，引起上行性肌肉麻痹，重者可致呼吸衰竭而死亡，称为蜱瘫痪（tick paralysis）。蜱的主要医学重要性在于其能够充当某些疾病的传播媒介。蜱传播的病原体有真菌、病毒、立克次体、螺旋体、细菌和原虫等。由蜱所传播的疾病称为蜱媒病（tick-borne disease），多数蜱媒病同时又是自然疫源性疾病和人畜共患病（zoonosis），能够在人与其他脊椎动物宿主之间相互传播。蜱媒病的种类比较多，比较重要的主要是蜱媒斑点热（tick-borne spotted fever）、莱姆病（Lyme disease）、蜱媒森林脑炎（tick-borne forest encephalitis）、克里米亚–

刚果出血热（Crimean-Congo hemorrhagic fever, CCHF）或新疆出血热（Xinjiang hemorrhagic fever, XHF）、蜱媒回归热（tick-borne relapsing fever）、北亚蜱传立克次体病（north Asia tick-borne typhus）、人粒细胞无形体病（human granulocytic anaplasmosis, HGA）、人埃立克体病（human ehrlichiosis）、发热伴血小板减少综合征（fever with thrombocytopenia syndrome）、Q 热（Q fever）、土拉伦菌病（tularemia）、梨形虫病（piroplasmosis）或巴贝虫病（babesiosis）等。

二、革螨

革螨是一个很大的节肢动物类群,包括 7 个总科,种类繁多,多数自生生活（自由生活）,少数寄生生活,全球革螨种数不详,中国革螨超过 600 种。革螨的生存环境复杂多样,自生生活革螨（包括捕食性种类）可见于土壤、草丛、枯枝落叶下、腐殖质、垃圾堆、植物表面、禽畜粪便和仓储物等多种不同场所;寄生生活革螨多生活在其他动物的体表或巢穴,也可寄生在动物的腔道或体内。

1. 形态特征　革螨成虫呈卵圆形,白色、淡黄色或棕褐色不等,刚吸血的革螨可呈鲜红色,长度多在 0.2~1mm 之间,个别种类可达 3mm。颚体位于躯体前方。螯肢（chelicera）由螯杆和螯钳组成,雄虫螯肢演变为导精趾。须肢（palp）长棒状。躯体背面具背板 1 块或 2 块。多数种类躯体腹面前缘具有叉形胸叉。雌螨腹面有几块骨板,雄螨腹面的骨板常愈合为一块全腹板。雌虫生殖孔位于胸板之后,雄虫生殖孔位于胸板前缘。气门（stigma）1 对,位于第Ⅲ、Ⅳ对足基节间的外侧,向前延伸形成管状的气门沟（peritreme）。足 4 对,分 6 节,第 1 对足跗节背面亚末端有一个跗感器,司感觉（图 8-3）。

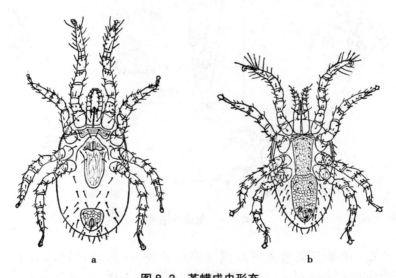

图 8-3　革螨成虫形态

（仿 Hirst）

（鸡皮刺螨 *Dermanyssus gallinae*）

a. 雌螨　b. 雄螨

2. 生活史及生态要点　革螨生活史分为卵、幼虫、第一若虫或前若虫（protonymph）、第二若虫或后若虫（deutonymph）和成虫五个时期（图 8-4）。雌螨可直接产卵、幼虫或若虫,直接产卵的称为卵生（oviparity），直接产幼虫或若虫的称为卵胎生（ovoviviparity），有的革螨可行孤雌生殖。一般情况下 1~2 周完成生活史。革螨分布广泛，生活方式和生态习性复杂多样，大多数革螨自生生活，少数革螨寄生生活。自生生活革螨（自生革螨）又可分为捕食性和腐食性类群，其中捕食性革螨是益虫，可用于害虫的生物防制，如植绥螨等。自生革螨孳生场所广泛，可见于枯枝落叶下、草丛、土壤、禽畜粪堆和仓库贮藏物等。寄生革螨多数寄生宿主体表，少数寄生体内（鼻腔、呼吸道、外耳道、肺部等）。体表寄生革螨食性复杂，有的专性吸血，有的兼性吸血（除吸血外，还能取食其他食物）。多数革螨整年活动，但有繁殖高峰，影响季节消长的因素复杂，因种而异。

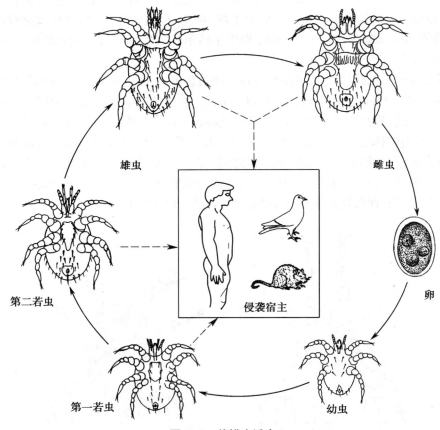

图 8-4　革螨生活史

3. 医学意义　革螨叮刺吸血可造成局部皮肤损害（包括过敏性损害），产生炎症性损害，导致革螨皮炎（gamasidosis）。少数革螨偶尔侵入人体，可引起各种螨病（螨源性疾病），如肺刺螨属（Pneumonyssus）的革螨寄生肺部可以引起肺螨病等。革螨是立克次体痘（rickettsia pox）的唯一传媒媒介，还能够作为肾综合征出血热（hemorrhagic fever with renal syndrome, HFRS, 流行性出血热）的潜在传播媒介和储存宿主。此外，革螨还被怀疑与 20 余种自然疫源性疾病（人畜共患病）的传播有关，如蜱媒森林脑炎（森林脑炎）、Q 热、地方性斑疹伤寒（鼠型斑疹伤寒、鼠源性斑疹伤寒）及土拉伦菌病（野兔热）等。

三、恙螨

恙螨是一个特殊的节肢动物类群,生活史过程复杂,仅幼虫(幼螨)阶段是寄生生活,其他生活史阶段都是自由生活。恙螨分类鉴定长期以来都是以幼虫形态为依据,全球恙螨3000余种,中国超过400种。

1. 形态特征　恙螨幼虫多呈椭圆形,红、橙、淡黄或乳白色,初孵出时体长约0.2mm,饱食后可达0.5~1.0mm以上。颚体着生躯体前方,有螯肢及须肢各1对。须肢圆锥形,分5节,第4节末端有爪,第5节着生在第4节腹面内侧缘如拇指状。躯体背面前端有盾板,形状因种而异。盾板中部有2个圆形的感器基(sensillary base),由此生出呈丝状、羽状或球杆状的感器(sensillum)。多数种类在盾板的左右两侧有眼1~2对。盾板后方的躯体上有横列的背毛,因种而异。足分为6或7节,末端有爪1对和爪间突1个(图8-5)。

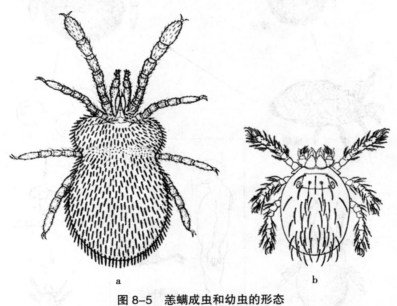

图8-5　恙螨成虫和幼虫的形态

a. 成螨　b. 幼螨

2. 生活史及生态要点　恙螨生活史分为卵、次卵(deutovum)或前幼虫(prelarva)、幼虫、若蛹(nymphochrysalis)、若虫、成蛹(imagochrysalis)和成虫7个时期(图8-6),卵发育为成虫约需3个月,成虫寿命一般3个月至2年。幼虫足3对,若虫与成虫足4对。成虫躯体多呈葫芦形,体被密毛,状似绒球。雌雄成虫不直接交配,雄虫产精胞以细丝粘于地表,雌虫通过生殖吸盘摄取精胞并在体内受精,属于间接受精。在恙螨复杂的生活史中,幼虫是唯一的体表寄生时期,其他时期自由生活。恙螨幼虫寄生的宿主范围广泛,包括哺乳类、鸟类、爬行类、两栖类以及无脊椎动物等,以小型哺乳动物(小型兽类或小兽)中的鼠类最重要。多数恙螨的宿主特异性低,寄生部位多为皮肤嫩薄处,最常见部位是鼠类耳廓和外耳道等。幼虫刺吸宿主组织和淋巴液为生,叮刺宿主皮肤时螯肢爪刺入皮肤,通过"外消化"方式注入唾液(内含溶组织酶)溶解周围组织造成凝固性坏死,并逐渐形成一个称为茎口(stylostome)的小管,被分解的组织细胞、组织液和淋巴液通过茎口进入幼虫消化道,一般不更换部位或转换宿主。其他生活史时期都在地面浅表层生活,成虫和若虫主要以土壤中的小型节肢动物和昆虫卵为食,孳生地多见于土壤湿润、其他小型节肢动物多、鼠类(幼虫宿主)经常出入的场所。恙螨活动范围很小,孳生地常孤立分散,点状分布,称为螨岛(mite island)。恙螨地理分布广泛,以温暖潮湿地区的种类最多。季节消长受许多因素影响,因种而异。

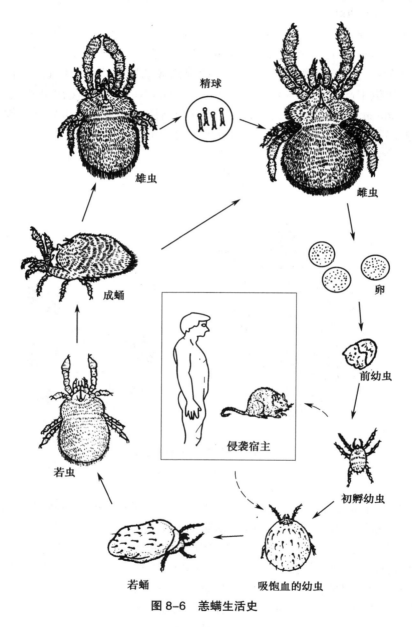

图 8-6　恙螨生活史

3. 医学意义　恙螨幼虫叮刺取食可造成周围组织的凝固性坏死,产生炎症性损害并产生特征性的皮肤"焦痂",也称为恙螨皮炎(trombidosis)。恙螨的主要医学意义是传播恙虫病(tsutsugamushi disease)。恙虫病又名丛林斑疹伤寒(scrub typhus),病原体为恙虫病东方体(*Orentia tsutsugamushi*, Ot),该病主要流行于日本、印度和澳大利亚之间的三角地带,鼠类是主要的传染源和贮存宿主,恙螨幼虫是唯一传播媒介。此外,恙螨还可以作为肾综合征出血热(流行性出血热)的潜在传播媒介。

四、粉螨

粉螨属于自由生活螨类,种类繁多,数量庞大,孳生场所广泛,可见于各种仓储物(谷物、饲料、面粉、糕点、储藏织物、药物和中药材等)、面粉加工厂、人居环境和动物巢穴等多种孳生场所。

1. 形态特征 成螨(成虫)0.1~0.5mm,半透明,乳白色至黄棕色不等,身体分为颚体和躯体两部分。颚体通过关节膜与躯体相连,活动自如,位于躯体前方,由螯肢1对、须肢1对和口下板组成。螯肢(钳状有齿)位于颚体背面,须肢很小位于两侧,口下板位于下方。躯体椭圆形或略不规则的卵圆形、梨形,往往有一条背沟将其分为前后两个部分,躯体上着生长短和形状各异的刚毛。躯体背面前端有一块盾板,无气门及气门沟,表皮柔软。雄螨有阳茎和肛吸盘,雌螨有产卵孔。成螨足4对,足基节与腹面融合。幼螨(幼虫)足3对,若螨(若虫)足4对(图8-7)。

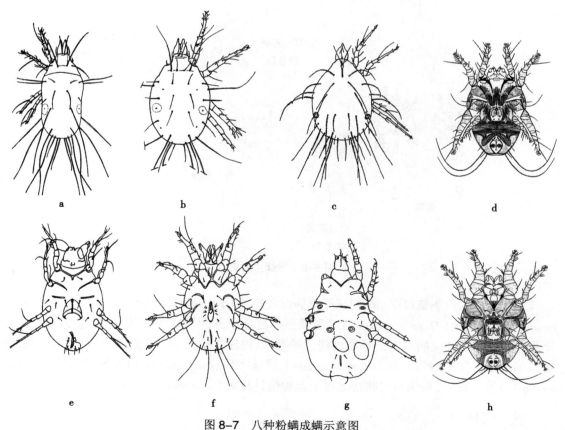

图8-7 八种粉螨成螨示意图

a. 腐食酪螨背面(♂) b. 扎氏脂螨背面(♂) c. 家食甜螨背面(♂)

d. 屋尘螨腹面(♂) e. 拱殖嗜渣螨腹面(♀) f. 甜果螨腹面(♂)

g. 速生薄口螨腹面(♀) h. 粉尘螨腹面(♂)

2. 生活史及生态要点 粉螨生活史分为卵、幼螨、若螨和成螨几个阶段,若螨又有第一若螨(protonymph)、第二若螨(deutonymph,休眠体)和第三若螨(tritonymph)之分(图8-8)。多数粉螨自由生活,仅少数偶尔寄生。粉螨分布广泛,可在粮食仓库、食品加工厂、饲料厂、食品贮藏室、纺织厂、养殖场、中药房、住宅房屋等场所的仓储物(如面粉、砂糖、稻谷、大米、小麦、花生、米糠、黄豆、干酪、红枣、药材等)中发现,也可以出现在地毯、沙发和床垫的灰尘中,温暖潮湿有利于其孳生。粉螨季节消长特征明显,不同螨种季节消长有所差异。一般在4~5月开始大量孳生,7~8月达到最高峰,9~10月迅速下降,可据此制订粉螨的采集计划。

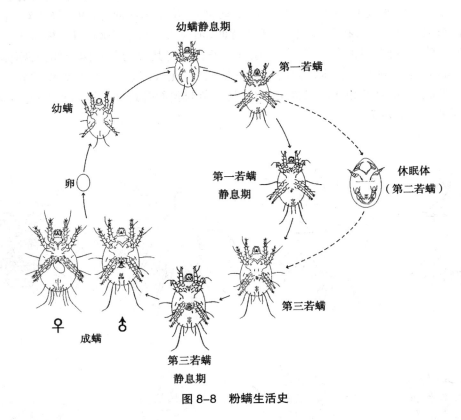

图 8-8 粉螨生活史

3. 医学意义 粉螨可以引起过敏性疾病以及各种不同的螨病,如粉尘螨(*Dermatophagoides farinae*)和屋尘螨(*D. pteronyssinus*)等是强烈的过敏原,可引起过敏性鼻炎和过敏性哮喘等外源性变态反应性疾病。有的种类可侵入呼吸道、泌尿生殖道、消化道及血循环引起各种螨病(acariasis),如肺螨病(pulmonary acariasis)、尿螨病(urinary acariasis)和肠螨病(intestinal acariasis)等。此外,粉螨与皮肤接触可引起粉螨性皮炎(acarodermatitis)。

五、疥螨

疥螨是一类永久性体表寄生虫,寄生于人和其他哺乳动物皮肤表皮角质层内,寄生的宿主动物广泛。寄生于不同动物的疥螨种类不同,寄生于人体的疥螨为人疥螨(*Sarcoptes scabiei*),动物疥螨偶尔也可以感染人。

1. 形态特征　人疥螨成虫（成螨）0.2~0.5mm，乳白色半透明，椭圆形，螨体由颚体和躯体两部分组成，无眼无气门。颚体短小，位于前端，由螯肢、须肢和口下板（hypostoma）组成。螯肢钳状，须肢分3节。躯体体表有大量波状横纹、齿状皮棘、粗刺和刚毛等，背部前端有盾板（scutum）。足4对，粗短，圆锥形，前两对与后两对足之间距离较远。前两对足末端雌雄均有长柄吸垫（ambulacrum）。后两对足末端雌雄不同，雌虫（雌螨）后两足末端均为长鬃（long bristle），雄虫（雄螨）足Ⅲ末端为1根长鬃，足Ⅳ末端具长柄吸垫。雄性外生殖器位于第4对足之间后方。雌螨产卵孔位于腹面足体中央（图8-9）。

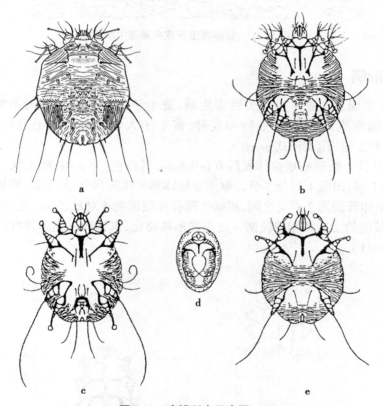

图8-9　疥螨形态示意图

a. 成螨背面（♀）　b. 成螨腹面（♀）　c. 成螨腹面（♂）　d. 卵　e. 若螨腹面

2. 生活史及生态要点　疥螨生活史分为卵、幼虫（幼螨）、前若虫（前若螨）、后若虫（后若螨）和成虫五个时期。疥螨寄生在人体皮肤表皮角质层深处，用螯肢和足跗节末端的爪在皮下开凿一条与体表平行而迂曲的隧道，以角质组织和淋巴液为食。疥螨一般晚间在人体皮肤表面交配，雄虫交配后不久即死亡，雌虫交配后钻入宿主皮内隧道中产卵（图8-10）。

3. 医学意义　疥螨直接寄生人和哺乳动物皮肤引起疥疮（scabies），疥疮是传染性皮肤病，通过直接或间接接触传播和流行。疥疮患者的临床表现有皮肤剧烈瘙痒、皮肤丘疹、水疱、脓疱、结节及隧道等，夜间瘙痒更加明显。

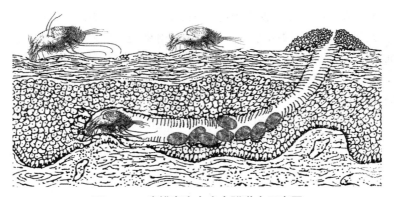

图 8-10　疥螨寄生在皮内隧道中示意图

六、蠕形螨

蠕形螨（毛囊虫）是一类永久性寄生螨,寄生于人和哺乳动物的毛囊和皮脂腺内。目前已知的蠕形螨约 140 种、亚种和变种,寄生于人体的主要是毛囊蠕形螨（*Demodex folliculorum*）和皮脂蠕形螨（*D. brevis*）。

1. 形态特征　蠕形螨成虫体长约 0.1~0.4mm,乳白色,半透明,蠕虫状。颚体宽短呈梯形,针状螯肢 1 对,须肢 1 对分 3 节。躯体分足体和末体两部分,足 4 对,粗短呈芽突状。雄螨阳茎位于足体背面第 2 对足之间,雌螨生殖孔在腹面第 4 对足之间。毛囊蠕形螨较长,末体约占躯体长度的 2/3,末端较钝圆。皮脂蠕形螨略短,末体约占躯体长度的 1/2,末端略尖呈锥状（图 8-11）。

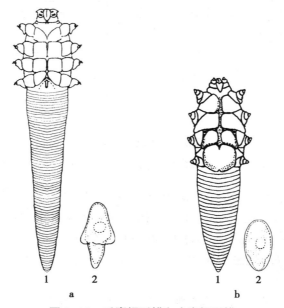

图 8-11　毛囊蠕形螨和皮脂蠕形螨

a. 毛囊蠕形螨　b. 皮脂蠕形螨

1. 成螨　2. 卵

2. 生活史及生态要点　蠕形螨主要寄生在皮肤的毛囊和皮脂腺中(图8-12),生活史分为卵、幼虫、前若虫、若虫和成虫5期。雌雄成虫在毛囊口处交配后,雌虫进入毛囊或皮脂腺内产卵,雄虫在交配后即死亡。完成一代生活史约需半个月。雌虫寿命4个月以上。蠕形螨主要寄生于人体的鼻、鼻唇沟、额、下颌、颊部、眼睑周围和外耳道等毛囊和皮脂腺中,以毛囊上皮细胞和腺细胞内容物、皮脂腺分泌物、角质蛋白和细胞代谢物等为食物,昼夜均可爬出皮肤表面。

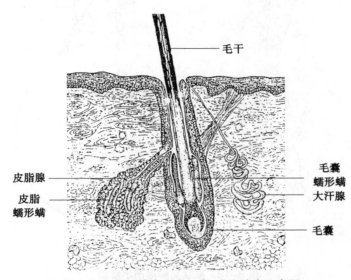

图8-12　蠕形螨寄生在毛囊、皮脂腺中示意图

3. 医学意义　蠕形螨寄生于人和哺乳动物的毛囊和皮脂腺内,可导致蠕形螨病(demodicidosis),可以表现为皮炎或内脏病。人体蠕形螨寄生可出现毛囊扩张、上皮变性、角化过度或角化不全、真皮层毛细血管增生扩张以及皮脂腺分泌阻塞等病变,虫体代谢产物可引起变态反应,虫体进出活动携带其他病原生物进入毛囊或皮脂腺可致继发感染。

七、其他螨类

螨类世界纷繁复杂,所涉的类群众多,生态和行为习性复杂多样,医学螨类只是螨类世界中很小的部分,多数螨类与医学没有直接关系。除了革螨、恙螨、疥螨、蠕形螨和粉螨以外,蒲螨、跗线螨、甲螨、肉食螨和瘙螨中的部分种类也与医学有一定关系。

1. 蒲螨　蒲螨(pyemotid mite, pyemotes)种类较多,主要出现于谷物等农作物种植区,多寄生在一些有翅类昆虫的幼虫或蛹的体表,并刺吸其体液,是农业、林业及仓贮害虫的天敌。在农业生产活动中,当接触含有蒲螨的谷物、粮食制品、稻草或草制品(草席、草垫、蒲枕等)时,偶尔会受到部分蒲螨(如球腹蒲螨 *Pyemotes ventricosus* 等)的侵袭和叮咬,引起蒲螨性皮炎,蒲螨性皮炎又称谷痒症(grain itch)或草痒症等。蒲螨也可偶尔侵入体内引起螨病等(图8-13)。

2. 跗线螨　跗线螨(tarsonemid mite)属于自由生活螨类,可以植物、真菌、藻类等为食,亦可寄生昆虫体表刺吸昆虫体液。跗线螨经常生活在植物、土壤、枯枝落叶、中药材和粮食

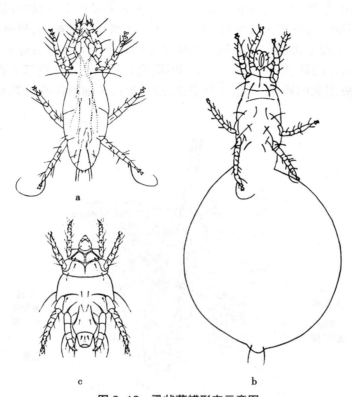

图 8-13　虱状蒲螨形态示意图

（仿 Hughes）

a. 雌螨（未孕）　b. 雌螨（已孕）　c. 雄螨

等储藏物中,可与粉螨、肉食螨和甲螨共同存在于同一环境中。与医学关系密切的主要是跗线螨属（*Tarsonemus*）中的谷跗线螨（*Tarsonemus granaries*）。谷跗线螨生活史简单,雌螨产卵后孵化为幼虫,幼虫经过一段时期休眠后直接发育为成虫,该螨自由生活,但偶尔可侵入人体组织器官导致各种螨病等,是人体肺螨病和尿螨病的重要病因之一（图 8-14）。

　　3. 甲螨　甲螨（oribatid mite）是一个十分庞大的自由生活类群,全球已知甲螨超过7000 种,主要栖息土壤上层或落叶层,以水藻、真菌、地衣和腐殖质等为食,可以作为监测环境污染和土壤肥力的指示生物。有些甲螨种类偶尔可侵入肺部引起肺螨病,有些甲螨种类可作为某些动物绦虫的中间宿主（图 8-15）。

　　4. 肉食螨　肉食螨（cheyletid mite）系捕食性螨类,以捕食其他螨类、昆虫的卵或幼虫为生,主要生活在储藏物、落叶层和土壤等环境。肉食螨的生活史分为卵、幼虫、第一若虫、第二若虫和雌雄成虫几个时期,常在粮食堆里捕食粉螨。人体接触肉食螨后可被其叮咬引起皮炎,肉食螨属（*Cheyletus*）中的普通肉食螨（*C. eruditus*）和马六甲肉食螨（*C. malaccensis*）偶尔可侵入人体引起肺螨病等（图 8-15）。

　　5. 瘙螨　瘙螨又称"痒螨",属于瘙螨科（Psoroptidae）瘙螨属（Psoroptes）和足螨属（*Chorioptes*）的螨类,是寄生在家养动物（羊、牛、马、兔等）和野生哺乳动物皮肤表面的永久性体外寄生虫,生活史包括卵、幼虫、若虫和成虫 4 个基本阶段,全部发育过程在宿主体上完成。痒螨传染性强,通过接触感染,对家畜危害严重,可导致感染动物烦躁不安、脱毛、皮肤痂皮、食欲减退、消瘦和生长停滞等。人接触感染动物可受到痒螨侵袭(图8-15)。

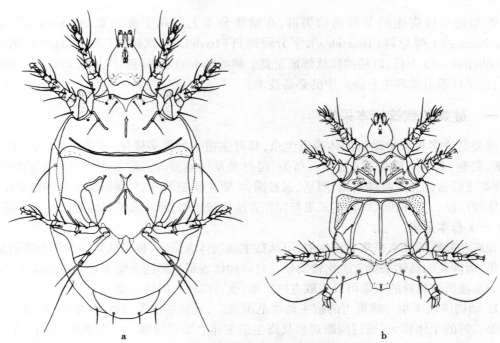

图8-14 谷跗线螨形态示意图

(仿 Hughes)

a. 雌螨 b. 雄螨

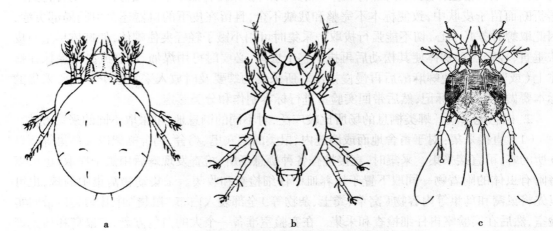

图8-15 甲螨、肉食螨和痒螨形态(成虫)

(a,b仿 Hughes,c仿徐峁南、甘运兴)

a. 甲螨 b. 肉食螨 c. 痒螨

(郭宪国)

第二节 硬蜱和软蜱标本采集与制作

蜱类是专性寄生的节肢动物类群,在动物分类上归属于蜱螨亚纲(Acari)、寄螨目(Parasitiformes)、蜱总科(Ixodoidea),下分硬蜱科(Ixodidae)、软蜱科(Argasidae)和纳蜱科(Nuttalliellidae)3个科,以硬蜱和软蜱最重要。蜱类标本的采集与制作是教学中的一项基本技术,也是区系分类和生态研究中的必备技术。

一、硬蜱和软蜱标本采集

蜱类是许多种脊椎动物的体表寄生虫,其寄生宿主种类多样化,如畜禽(如牛、羊、狗、马、驴、骆驼、鸡等)、啮齿类(鼠类)、鸟类、爬行类及两栖类等。除了寄生在宿主动物体表外,蜱类还经常栖息于牧场草地、灌丛、家畜圈舍、野生动物洞穴、鸟巢以及人房的缝隙中,栖息地比较广泛。硬蜱和软蜱标本采集与保存方法比较相似,所涉及的具体方法也比较简单。

(一)标本采集

硬蜱和软蜱的标本采集方法相似,可从宿主动物体表采集,也可从自然界蜱类的栖息场所采集,所涉及的具体采集方法比较简单。对动物体表寄生蜱的采集多采用直接采集;对自然界栖息场所游离蜱的采集可以采取直接采集,也可以用布旗法采集。

1. 动物体表采集 蜱寄生的宿主动物范围较广,其宿主主要为畜禽、啮齿类、鸟类及爬行类等。蜱的个体较大,通过肉眼观察其寄生宿主体表即可发现。检查畜禽(如牛、羊、狗、猪、鸡)、鼠类或其他动物的蜱寄生时,应注意查看宿主动物的耳廓、眼睑、颜面、口鼻周围、颈部、腋窝、腹部、股内侧、腹股沟、乳房、会阴部、肛门周围、尾根等皮肤柔嫩处。检查发现蜱后,可用镊子小心捏取,或将附有蜱的羽或毛剪下,置于培养皿中,用解剖针仔细分离出完整的蜱。寄生在宿主体上的蜱,常将颚体(假头)深刺入皮肤,如不小心强行拔下,则可将其口器折断而留于皮肤中,致使标本不完整和残缺不全,且留在皮下的口器还会引起局部炎症,因此取蜱时务必小心,切不能强行拔取。采集时可用小镊子轻轻夹住蜱体,使蜱体尽量与皮肤垂直,轻轻摇动蜱体使其松动后再拔出整个虫体,必要时可用煤油、乙醚或氯仿涂抹在蜱体上(或叮咬处)使蜱麻醉后再慢慢拔出。所采集的蜱要及时放入采集瓶中。对所采集的标本要做好记录和标记,然后带回实验室进行标本制作和分类鉴定。

2. 栖息地采集 蜱类栖息的场所比较广泛,对不同的栖息地,可采取不同的采集方法。

(1)直接采集:对于畜舍地面或墙缝内、鼠类的洞穴里、鸡舍、鸡舍栖架以及鸟巢等栖息场所的蜱,可直接采集。采集时,直接检查各种栖息场所,检查发现蜱后用镊子捏取,也可以将附有虫体的附着物一同取下置于培养皿中仔细检查和收集。采集动物窝巢中的蜱,也可以先将鼠窝和鸟巢等内容物(窝草、粪土、杂物等)全部装入白布"鼠袋"中扎紧袋口带回实验室,然后在实验室再仔细检查和采集。在实验室准备一个大的白色方盘,将鼠窝和鸟巢等内容物倒入方盘中,用长镊子翻动巢穴内容物查找,发现蜱后用小镊子夹取采集。所采集的蜱可以放入采集瓶(或采集管)中进行活体保存,也可以直接投放在事先盛有70%乙醇的容器内固定保存。对所采集的标本要做好记录和标记。

(2)布旗法采集:对于灌丛和草地等生境的游离蜱,可用人工布旗法进行采集。将一块长45~100cm,宽25~100cm的白棉布制成"布旗",一边穿入木棍,在木棍两端系以长绳,以便拖拽(图 8-16)。将布旗在草地或灌丛上轻轻拖动,每步行 20 步检查布旗两面有无蜱类附着在旗面上,同时检查身上衣裤是否有蜱附着,检查发现蜱后,用小镊子轻轻夹取蜱体采集。所采集的蜱可以放入采集瓶(或采集管)中进行活体保存,也可以直接投放在事先盛有70% 乙醇的容器内固定保存。对所采集的标本要做好记录和标记,注明标本采集时间、地点和生境等信息,然后带回实验室进行标本制作和分类鉴定等。

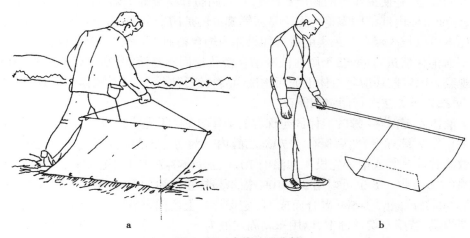

图 8-16　布旗法采集蜱

a. 拖旗　b. 挥旗

(3)其他采集:对于野外栖息场所的蜱,也可以用宿主动物引诱采集。将牛、羊、犬等体型较大的宿主动物拴系在一个固定的位置,或将关在笼内的兔、鼠等实验动物放置在野外不同栖息场所引诱蜱的侵袭。每隔一定时间检查宿主动物上的蜱,然后采集。此外,近年也有用特制的二氧化碳诱捕器采集蜱的报道。

3. 采集注意事项　在蜱的采集过程中,应注意把握采集时间和采集场所(或采集部位),同时要注意个人防护,避免被蜱叮咬。

(1)采集时间和部位:蜱活动出现高峰集中在 6—7 月份。硬蜱吸血多活动在白天,软蜱吸血多在夜间。蜱一般寄生于宿主体表柔软而少毛的部位。根据蜱的生活习性,确定采集蜱的时间和部位。

(2)个人防护:进入有蜱地区穿防护服,扎紧裤脚、袖口和领口。外露部位要涂擦驱避剂(避蚊胺或邻苯二甲酸二甲酯),离开时应相互检查,勿将蜱带出采集地点。蜱携带的病原体较多,在采集蜱的过程中要严防病原体的播散。

(二)标本保存

硬蜱和软蜱标本保存比较简单,可以将现场采集到的活蜱进行活体保存和人工饲养,也可将所采集的蜱放入70% 乙醇或其他固定液进行固定保存。如果不需要进行蜱的人工饲养或没有活蜱保存的特殊需要,一般情况下都选择固定保存。

1. 活体保存　从现场采集到的活蜱,如需要进行人工饲养,可以采取活体保存。保存前需要事先制备一个适合活体保存的保存管或瓶。准备大小合适的消毒洁净试管或玻璃瓶,试管(或玻璃瓶)底部放入消毒的细沙或脱脂棉,细沙或脱脂棉上覆盖滤纸,将反复折叠后的滤纸条放入试管(或玻璃瓶)中。容器口用棉塞或绢纱封闭。将活蜱放入试管(或玻璃瓶)中,每隔 3~5 天向细沙或脱脂棉滴加无菌水,保持湿度在 85%~95% 和温度在 15~22℃之间。

2. 固定保存 从现场采集到的活蜱,如无进行人工饲养等特别需要,则主张尽快固定保存。固定处理使虫体在短时间内迅速死亡,不至于造成虫体组织损伤和改变,可保持虫体标本原有的姿态,并使虫体内的物质(如蛋白质、脂肪和糖类等)凝固成不溶物质,防止腐烂和自溶,保证虫体内部结构完整。无论是新鲜蜱虫还是病变组织,固定越及时越好。固定处理后的标本可以长久保存。采集的活蜱如果体内饱食畜血,应该在固定前放置一定时间,待虫体内畜血消化后进行固定,否则血液凝结在消化道而不易溶解,制片后不透明,影响以后检查和观察。固定前还应将虫体上的污物洗净后再进行固定。从动物体表或外界环境中采集到蜱,可按以下方法进行固定和保存。

(1)液体固定保存:蜱的液体固定保存有以下几种:①先将蜱投入开水中数分钟,让其肢体伸展便于后续观察,然后保存于 70% 乙醇内。为防止乙醇蒸发而使蜱的肢体变脆,可以加入数滴甘油。②或把蜱先投入加温的 70% 乙醇(60~70℃)固定,24 小时后保存于 5% 甘油乙醇(70%)中。③也可以用 5%~10% 福尔马林和布勒(Bless)液(福尔马林原液 7ml,70% 乙醇 90ml,冰醋酸 3~5ml 混合而成)固定保存。上述固定液固定的标本,可用来制片观察其外部构造,若用作切片标本,以用布勒固定液为佳。保存标本的瓶应用蜡封严。用保存液固定的虫体,须在一段时间内(一般 1 周左右)重新更换于新的保存液内保存,换液的目的是防止药液被稀释而影响保存虫体的效果。蜱用液体固定保存可使标本保持原来形态,适合于教学和科研使用。

(2)湿封制保存法:蜱标本通常不染色,不作完全脱水,可以用湿封制法保存标本。即用新鲜采得的病料散放在一块玻璃上,铺成薄层,病料四周应涂少量凡士林,防止蜱虫爬散,为了促使蜱活动加强,可将玻璃稍微加温,然后用低倍镜检视,如发现虫体的爬行活动,即时用分离针尖挑出单独的虫体,放置在预先安排好的其上有一滴布勒(Bless)液的载玻片上,移到显微镜下判定其需要的背或腹面,然后盖个 1/4 盖片的小盖片,再用分离针尖轻压小盖片,并作圆周运动,尽量使其肢体伸直。待自然干燥约 1 周时间,再在小盖片上加盖普通盖片,用加拿大胶封固,即可永久保存标本。所保存的标本均采用双标签,内签可用普通铅笔书写,标签上应注明标本的来源、名称、保存液、采集时间和地点等。标本须放置于通风、干燥处保存。

二、硬蜱和软蜱标本制作

硬蜱和软蜱标本制作方法相同,且具体的标本制作方法也比较简单。在硬蜱和软蜱的标本制作中,最常见的方法是浸制标本(液浸标本)和玻片标本,干制标本和针插标本则很少使用。

1. 浸制标本 将蜱标本置于盛有 75% 乙醇溶液的小瓶或指形管中保存。若要蜱标本保持肢体伸展的状态,可先将活蜱用 70~80℃的热水杀死,再将其取出放入 75% 的乙醇溶液中保存;或直接用加热到 70~80℃的乙醇溶液将活蜱杀死保存。此外,也可用硫化乙醚将活蜱麻醉杀死后,再浸泡于 75% 的乙醇溶液中亦可收到展肢的效果。为使蜱标本保存时间延长,乙醇保存液的容量要比标本体积多 3~5 倍,以免标本因乙醇浓度及量不足而受损。须注意的是饱食的蜱体浸泡一段时间后,乙醇保存液的浓度会降低。因此,浸泡一段时间后,应更换新的 75% 乙醇溶液或向保存液内加入适量浓度高的乙醇。为防止因存放时间较久,小瓶或指形管内乙醇挥发,可将这些小瓶或指形管放入盛有 75% 乙醇的磨砂口瓶中。为防止标本脆化,可在保存液中加 5% 的甘油。乙醇溶液是最常用的保存液,但易使标本内部脆化,不利于进行内部解剖,且容易挥发,在乙醇溶液中加适量甘油可保持标本柔软。除乙醇溶液外,也可用 3%~5% 福尔马林(甲醛)液进行保存,该保存液利于保存解剖用标本,但气味难闻,且使标本附肢脱落。乙酸福尔马林乙醇混合保存液对标本内部组织有较好固定作用,但时间久了标本容易变黑,并有微量沉淀。制好的标本必须加上采集标签,注明采集地点、时间、宿主、生境及海拔高度等。标签用优质墨汁或铅笔书写,以免日久褪色。

2. 玻片标本　为展示蜱类的某些细微结构或观察幼蜱和若蜱的形态,可制成玻片标本放在显微镜下观察。成蜱制作玻片标本,用 70~80℃的 75% 乙醇溶液杀死固定后,置于 5%~10% 氢氧化钠溶液中加温处理数分钟进行消化,同时也可脱去部分色素而透明。消化后用蒸馏水充分漂洗干净,漂洗更换洗涤液时,可用吸管吸去旧的蒸馏水,避免损伤或丢失已消化透明的蜱标本。冲洗后用 70%、80%、90%、95%、100% 梯度浓度乙醇逐级进行脱水,各级乙醇约停留 5 分钟,为保证脱水彻底,可经过两次无水乙醇脱水处理。脱水后用冬青油或二甲苯透明。二甲苯透明能力强,一般透明几分钟即可,但经二甲苯处理后的标本会发脆变硬易损坏。冬青油透明速度慢,但标本可长时间停留且不易受损,同时用冬青油透明的标本在用加拿大树胶封片前最好在二甲苯中略停留一下,以便加拿大树胶能较快渗入标本中。将已脱水透明好的蜱标本置于载玻片中央,展肢后滴上树胶封埋,加盖玻片即可。幼蜱或若蜱制作玻片标本可在展肢后,用霍氏液(Hoyer's solution)封固。制成玻片标本后,可放在 45℃温箱中 5~7 天,使封固剂干燥及收缩。温箱内温度不宜过高,46~54℃之间会使封固剂过分收缩,温度超过 55℃则会使封固剂产生气泡集中在盖玻片边缘。从温箱中取出玻片标本后,如装片边缘有较大气泡或收缩过多,应适当补充一些封固剂。用霍氏液封固的玻片标本保存一段时间后,如出现气泡,影响观察使用,可洗脱后重新封片。先将有盖玻片的一面向下,平放于小型表面皿或培养皿上,其直径稍大于盖玻片即可,皿内加满清水,数天后,封固剂软化并溶于水中,盖片和标本落入皿内,然后将标本取出,反复洗净后重新封片。制好的标本贴上标签,注明采集地点、时间、宿主、生境及海拔高度等。

3. 其他　干制标本和针插标本在蜱类标本制作中都较少使用。特殊情况下,可参照制作大中型昆虫标本的方法,将个体较大的蜱制作成瓶装的干制标本,即:将自然干燥或烘干的蜱放入消毒、洁净、干燥的试管或纸管中保存,注意防腐和防霉。蜱的针插标本很少使用,必要时可参照制作大中型昆虫标本的方法,制备针插标本。个体较大的蜱,可参照昆虫卵巢和唾液腺等内脏标本制作方法,制作蜱的内脏标本,详见昆虫内脏标本制作的章节。

（杨邦和　陶　宁）

第三节　革螨和恙螨标本采集与制作

革螨和恙螨是两个不同的类群,革螨的种类繁多,生态习性差异很大,多数自由生活革螨与医学没有关系,与医学有关的革螨主要是那些专性或兼性寄生的种类,特别是寄生在鼠类等小型哺乳动物体表的革螨,以下的革螨采集与标本制作主要针对体表寄生性革螨。恙螨的生活史复杂,只有幼虫时期是寄生生活,其他各期都是自由生活,以下的恙螨采集与标本制作主要针对恙螨幼虫时期。

一、革螨标本采集与制作

革螨是一个很大的节肢动物类群,包括了捕食性革螨(植绥螨、巨螯螨等)、自由生活革螨(土壤革螨等)、体表寄生革螨和体内寄生革螨等。多数革螨是自生生活,少数是寄生生活。自生生活的革螨多孳生于枯枝烂叶下、草丛、土壤、禽畜粪堆和仓贮品等,其孳生环境复杂多样。寄生性革螨包括了体内寄生和体外寄生,以体外寄生最常见和最重要。体外寄生(体表寄生)革螨包括了专性寄生和兼性寄生等不同类型,主要生活在宿主动物的体表(毛栖型)或巢穴(巢栖型);体内寄生革螨主要生活在宿主的鼻腔、呼吸道、外耳道、肺部等。对于不同环境场所的革螨,其标本采集和制作方法是不一样的,在实际工作中,要根据当时当地的具体情况,因地制宜地选择不同方法。

(一)标本采集

革螨的生活场所十分广泛,所涉及的具体类群复杂多样,对于捕食性革螨、自由生活革螨、体表寄生革螨和体内寄生革螨等不同类群,其标本采集与保存的具体方法存在差异。此处主要介绍与医学相关革螨的采集与保存。

1. 体表寄生革螨采集与保存　体表寄生革螨属于体表寄生虫(体外寄生虫)的范畴,宿主动物范围十分广泛,包括哺乳类、鸟类、爬行类以及其他节肢动物等,但最常见和最主要的宿主是小型哺乳动物(小型兽类或小兽)中的啮齿动物(鼠类)。寄生于鼠类体表的革螨(鼠体革螨)与医学关系最密切,现以此为例介绍鼠体革螨的采集方法。

(1)宿主动物诱捕:采集鼠体革螨前,先要诱捕鼠类等宿主动物。采集宿主动物的工具多种多样,诱捕鼠类(啮齿目)、食虫类(食虫目)和树鼩类(攀鼩目)等小型哺乳动物,一般用鼠笼(捕鼠笼)或鼠夹(捕鼠夹)进行(图8-17)。诱捕鼠类等宿主动物的具体方法也比较多,一般多在傍晚布放鼠笼或鼠夹加食饵诱捕,次晨收获所捕获的鼠类等宿主。所捕获的鼠类宿主放入用白布缝制的“鼠袋”内,扎紧袋口以免革螨逃逸,带回实验室备用。放入“鼠袋”的宿主动物,必须遵循“一鼠一袋”的原则,以防止不同宿主动物体表革螨的相互污染。

(2)死革螨采集与保存:如果不需要采集活的革螨,就将现场捕获并装在密封“鼠袋”的宿主动物投入一个密闭的容器内(普通有盖塑料桶即可),然后投入若干浸透了乙醚的棉花球进行麻醉,直到宿主动物和革螨都被麻醉致死(一般20~30分钟)。对于用鼠夹捕获的死鼠,如果不需要采集活的革螨,也可以将革螨麻醉致死后再采集。在实际的革螨采集中,只要条件允许,都尽量用“全捕法”采集宿主体表的全部革螨。麻醉完成后,对宿主动物进行逐一仔细检查和采集,具体采集步骤如下:①将麻醉致死后的宿主动物置于一个大的白色方盘内,用眼科镊“夹取”或毛笔蘸固定液后“蘸取”的方法采集全部革螨。为了保证采集完全,可以先检查和采集附着在白色“鼠袋”上的革螨,然后用刷子(牙刷等)将宿主动物从头到尾梳刷2~3遍,尽量将宿主体表的革螨刷到白色方盘后采集,最后再从头到尾通过“翻毛法”仔细检查和采集宿主被毛间遗留的革螨。②将“夹取”或“蘸取”的革螨放入事先盛有70%乙醇的容器内固定和保存,固定和保存革螨的容器可以用一般的玻璃小瓶、有盖离心管或Eppendorf管等,根据具体情况灵活选择。为了使革螨的肢体充分伸展,也可以用加

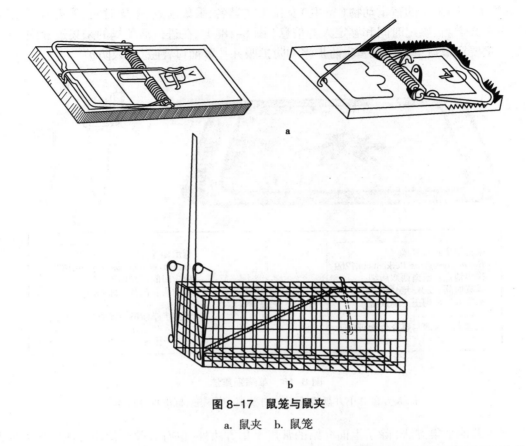

图 8-17　鼠笼与鼠夹

a. 鼠夹　　b. 鼠笼

热后的 70% 乙醇（60~70℃）进行标本的保存和固定。③用油性记号笔在固定和保存革螨的容器上注明编号等标记，同时在容器内放入用铅笔标注了相同编号的标签纸，以避免不同宿主体表革螨相互混淆。④固定和保存的革螨必须做成玻片标本后，才能进行分类和鉴定。

（3）活革螨采集与保存：在实际工作中，有时需要采集活的革螨用于病原体检测、病原体分离和革螨人工培养等，在这种情况下就需要进行革螨的活体采集。具体采集步骤如下：①事先制作一个适合携带活螨的"湿纸管"，湿纸管底部垫有一层用蒸馏水完全浸透的棉花，棉花上面铺有 1~2 层滤纸，以保持一定湿度。②准备一套"大方盘套小方盘"的简单装置（图 8-18a），一般是将一个大小适宜的较小白色方盘置于一个大方盘中，大方盘中加入适量清水，大、小方盘四周的边缘还可以涂上防蚊油或其他趋避剂，这一装置是为了防止在采集过程中活螨的逃逸。③将所捕获的鼠类等宿主动物机械处死或从鼻腔注入乙醚麻醉致死，置于较小方盘内，用"翻毛"的方法从头到尾检查 2~3 遍，用眼科镊"夹取"或蘸水后毛笔"蘸取"的方法采集鼠体全部革螨，同时检查掉落方盘内、残留在"鼠袋"上以及逃逸到大方盘水中的革螨。所采集的活革螨放入"湿纸管"内，管口用棉球纱布"塞子"塞紧，用油性记号笔在管上注明编号等标记，带回实验室备用。④所采集的活革螨如果不需要进一步进行病原体检测、病原体分离和革螨人工培养等，也可以直接用 70% 乙醇固定和保存，固定和保存革螨的容器可以用一般的玻璃小瓶、有盖离心管或 Eppendorf 管等（图 8-18b）。经过固定和保存的革螨制成玻片标本后才可以进行分类和鉴定。标准玻片标本一般应贴上两个标签,标签上写明采集的宿主动物(寄主)及拉丁文学名、采集地点、采集时间、采集人、革螨名称及拉丁文学名、鉴定时间和鉴定人等信息(图 8-18c)。在进行活革螨的采集过程中,采集人员一定要穿戴口罩、乳胶手套、防护帽和防护服并扎紧袖口,注意个人防护。

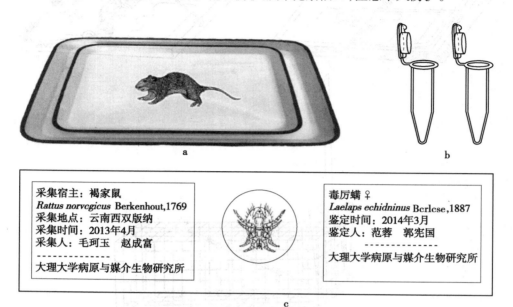

图 8-18 革螨采集法

a. 大方盘套小方盘装置 b. 有盖离心管 c. 标准玻片标本

(4)其他采集方法:除了上面介绍的常规采集方法外,也有人曾经使用其他特殊采集方法进行鼠体革螨和其他体表寄生虫(蚤、虱等)的采集和分离。当捕获的鼠类等宿主动物已经死亡且捕获数量较多,没有足够的时间逐一仔细检查每只宿主体表的革螨,这时可以采用"悬垂法"(宿主动物悬吊法)进行死宿主动物体表革螨的分离和采集(图 8-19):将死亡的宿主动物用绳索吊在一个固定支架上,支架下面放置一个事先盛有约 1/2 杯清水的烧杯,宿主特异性较强的革螨或其他体表寄生虫(蚤、虱等)会相继离开宿主而自然落入盛有清水的烧杯中。如果宿主动物仍然存活,在条件允许的情况下,可选用"支架漏斗法"分离和采集活宿主体表革螨等体表寄生虫(图 8-20):将一个大的漏斗固定在一个支架上,将捕获了活鼠的鼠笼直接放在漏斗上,下面放置一个事先盛有约 1/2 杯清水的烧杯,部分革螨或其他体表寄生虫(蚤、虱等)会逐步离开宿主而自然落入盛有清水的烧杯中,用这种特殊方法可以采集到部分体表革螨和其他体表寄生虫。

2. **腔道寄生革螨采集与保存** 寄生于宿主动物腔道(如鸟类鼻腔等)的革螨属于体内寄生虫的范畴,其采集方法不同于体表寄生革螨的采集。如果不需要保存完整的宿主动物标本,则用剪刀剪开鼻腔后轻轻刮取鼻黏膜上的革螨。如果需要保存完整的宿主动物标本,则用棉签插入宿主鼻腔"蘸取"革螨。腔道寄生革螨的固定和保存与体表寄生革螨的固定和保存相同。

3. **动物巢穴革螨采集与保存** 动物巢穴的革螨可以用直接采集法或电热集螨法进行标本的采集。

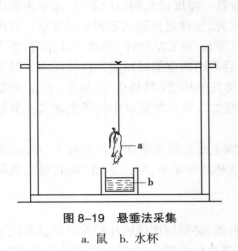

图 8-19　悬垂法采集

a. 鼠　b. 水杯

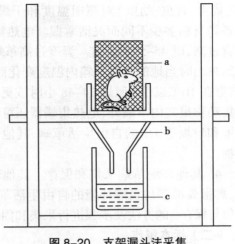

图 8-20　支架漏斗法采集

a. 鼠笼　b. 漏斗　c. 水杯

（1）直接采集法：鼠类等动物巢穴的革螨数量往往明显多于其体表的革螨数量，因此对动物巢穴的革螨采集也很重要。对动物巢穴革螨的采集一般不主张麻醉后采集，因麻醉后的死革螨不动，很难与巢穴中杂物区别，采集效果不好，故采取活体直接采集法进行采集，具体步骤如下：①将巢穴内容物（窝草、粪土、杂物等）全部装入白布"鼠袋"中扎紧袋口带回实验室备用。②参照在"活革螨采集"中的操作步骤，在"大方盘套小方盘"的简单装置中（图 8-18），将动物巢穴内容物倒入较小方盘内，用长镊子翻动巢穴内容物查找活动革螨，然后眼科镊"夹取"或蘸水后毛笔"蘸取"革螨。③所采集的革螨用 70% 乙醇固定保存，与体表寄生革螨的固定和保存相同。

（2）电热集螨法（Tullgren 集螨器）：革螨和其他很多螨类对温度比较敏感，具有避热和趋湿的生物学特性，电热集螨法就是利用螨类的这一特性设计的。一个简易的"电热集螨器"通常包括了电灯泡、顶盖、箱室、铁丝网（金属筛、过滤筛或分样筛）、支架、漏斗、黑布袋、集螨瓶（收集瓶）和木块等几个部分（图 8-21）。将动物巢穴内容物放入中央的铁丝网上，集螨器下端接上事先盛有清水或固定液的集螨瓶（广口瓶或其他容器），用黑布袋套住集螨瓶和漏斗下方，并紧扎在漏斗上。然后打开 25~40 瓦白炽灯的灯泡照明烘烤，逐渐升温干燥，利用革螨等螨类避热、趋湿的特点，使其向下移动，通过铁丝网的筛子网眼，落入集螨瓶中。将集螨瓶中所收集的革螨倒入培养皿，分离革螨与其他杂物，用毛笔"蘸取"革螨放入 70% 乙醇固定保存（与体表寄生革螨的固定和保存相同），同时检查并采集残留在黑布袋上的革螨。电热集螨器可以仿照"图 8-21"用锌皮或镀锌铁片自制，顶盖上焊接一个电灯泡的承接口，灯泡与箱室内的备烤材料（动物巢穴内容物等）的距离在 10cm 以上，以免革螨被烤死。不同螨类及同一螨类不同虫

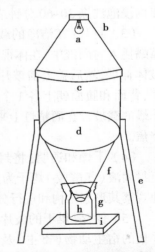

图 8-21　电热集螨器结构示意图

a. 电灯泡　b. 顶盖　c. 箱室
d. 铁丝网　e. 支架　f. 漏斗
g. 黑布袋　h. 集螨瓶　i. 木块

期（成虫、若虫、幼虫）对照明温度和干燥的耐受程度很不一致，灯泡瓦数因具体螨类不同和备烤材料多少不同而灵活掌握。电热集螨器应放置一温度计监测箱内温度，箱室内温度不宜过高，以45~50℃为宜。温度过高革螨容易被烤死，温度过低则达不到集螨要求。照烤时间视当时当地的气温及箱内温度变化而定，夏季（室温30℃左右时）照烤3~4小时，冬季（室温在10℃以下）照烤24~48小时或更久。照烤后不用的全部材料应焚烧或深埋。除了采集动物巢穴内革螨外，电热集螨器还可以用于采集其他环境（枯枝落叶、草丛、土壤、禽畜粪堆和垃圾等）中的自由生活革螨、其他自由生活螨类以及动物窝巢中的蚤类等其他节肢动物。

4. 其他环境革螨采集和保存　其他环境的革螨主要是指生活在枯枝落叶下、草丛、土壤、禽畜粪堆和垃圾等环境的自由生活革螨，对这些环境中革螨，可以参照"动物巢穴革螨采集与保存"的方法及步骤进行采集和固定保存。

（二）标本制作

革螨个体较小，肉眼或放大镜均不可能鉴定其种类，必须制作成玻片标本后在显微镜下仔细观察才能进行分类鉴定。革螨标本制作主要是玻片标本制作，包括标准玻片标本、临时玻片标本和永久玻片标本等不同类型。

1. 标准玻片标本　标准玻片标本是革螨标本制作与保存最常用的方法，通常采用氯醛胶进行封片。在教学和科研活动中，一般都主张制备标准玻片标本。

（1）氯醛胶准备：制作标本前配制氯醛胶封固液（水溶性胶），通常的氯醛胶封固液有霍氏液（Hoyer's solution, Hoyer's medium）和柏氏液（Berlese solution, Berlese medium）等。霍氏液（赫氏液）配方是：蒸馏水50ml，阿拉伯胶30g，水合氯醛200g，甘油20ml。柏氏液（贝氏液）配方是：蒸馏水20ml，阿拉伯胶15g，水合氯醛160g，甘油20ml。目前最常用的是霍氏液。

（2）浸泡洗涤：将固定和保存在70%乙醇内的革螨倒入事先盛有清水或蒸馏水的培养皿内浸泡洗涤30~60分钟或数小时（视革螨大小灵活掌握），并去除杂物。

（3）封片：在洁净的载玻片正中央滴加2~3滴封固液（氯醛胶），用解剖针将洗涤后的革螨挑入封固液中，在体视显微镜（立体显微镜、解剖镜）下摆正位置，头端朝后，腹面朝上，肢体伸展，然后盖上盖玻片。一般情况下，每张玻片封1个标本，但同一种类也可以封制2个，背面和腹面朝上各1个。为了使革螨的肢体充分伸展，可在盖上了盖玻片后，将封制了革螨的载玻片在酒精灯上来回晃动1~2次适当加热，但必须注意不能加热过度，以免标本被烧焦。

（4）干燥和透明：将封制好的玻片标本平放在玻片板内，置于40~45℃烤箱内烘干，直至封固液（氯醛胶）烤干为止，一般需要5~7天。烘干透明后的标本就可以在显微镜下清晰地观察其形态结构和进行分类鉴定。

（5）保存：烘干的玻片标本鉴定后，在玻片两侧各贴上一个标签（双标签），标签上写明采集的宿主动物（寄主）及拉丁文学名、采集地点、采集时间、采集人、革螨名称及拉丁文学名、鉴定时间和鉴定人等信息（图8-18c）。将贴好标签的标本逐一放入标本盒内，保存于专门的标本柜内。如果需要延长保存时间，则可以在盖玻片的四周涂抹一圈指甲油或防水漆等。

2. 临时玻片标本　如果现场采集的革螨数量很大，难以按照上述程序制作标准玻片标本时,可以用氯醛胶封固液,将所采集的革螨制作成氯醛胶临时玻片标本,以便及时进行革螨的分类鉴定。

（1）临时封片:对于现场采集的大量革螨,可以经过短暂的"浸泡洗涤"后,参照"标准玻片标本制作"的基本步骤,用氯醛胶封固液,将若干革螨混合地封固在一张玻片上,制成临时玻片标本,玻片两端用油性记号笔标注标本序号即可。临时玻片标本可以在室内自然干燥后进行分类鉴定。

（2）临时封片洗脱:经过分类鉴定后,如果发现需要对部分革螨种类进行长期保存时,可以将"临时封片"置于事先盛有清水或蒸馏水的培养皿内浸泡数小时（陈旧标本 1~2天）,直到"临时封片"的封固液（氯醛胶）彻底溶解和盖玻片自然脱落后,将革螨取出,按照"标准玻片标本制作"的制作程序重新封片,制成标准玻片标本。

3. 永久玻片标本　用氯醛胶封固液封固的标准玻片标本可以保存较长时间,但不能永久保存,保存几年或十几年后需要再次洗脱和再次封片,否则标本的部分结构就会变得比较模糊。

（1）脂溶性胶封片:对于个体较大且几丁质外骨骼较发达的革螨,可以参照蚤类和虱类永久标本制作的程序,用脂溶性胶（加拿大树胶、中性树胶等）封片,即经过 NaOH 溶液消化、逐级梯度乙醇脱水、二甲苯透明、封片、干燥等过程。

（2）双盖片封片:对于个体较小且几丁质外骨骼不发达的革螨,可以采用"双盖片封片"的方法制成永久玻片标本,具体步骤如下:①用小砂轮或玻璃刀将一张盖玻片切割为 4 等分的"小盖片";②按照"标准玻片标本"制作的方法和步骤,将革螨用氯醛胶封固液（水溶性胶）封片,加盖"小盖片",每张玻片封固 1 个革螨,然后在 40~45℃烤箱内烘干;③在烘干的标本上加上 2~3 滴脂溶性胶（加拿大树胶、中性树胶等）,盖上大号盖玻片后烘干即可。

4. 染色标本　为了便于在分类鉴定中客观反映革螨自身的体色,革螨玻片标本一般都不需要染色。特殊情况下,为了教学或展示需要等,可以将 70% 乙醇固定的革螨移至清水或蒸馏水漂洗 5~10 分钟后,用 1% 的酸性品红溶液或苯酚品红溶液（碱性品红 1 份,无水乙醇 10 份,5% 的苯酚溶液 100 份）染色 6~12 小时,蒸馏水漂洗脱色后用氯醛胶封片。

（三）不同标本采集与制作方法的优缺点

在革螨标本采集与制作过程中,所涉及的具体方法较多,不同的具体方法所适应的对象、范围和具体情形不尽相同,在实际工作中,要根据教学和科研工作的需要以及当时当地的实际情况等,正确选择不同的方法。

1. 不同采集方法优缺点评价　不同的采集方法有其自身的优点和不足,在实际工作中要善于科学评价不同采集方法的优缺点,并根据教学和科研的实际情况,因地制宜地选择合理的采集方法。

（1）体表寄生革螨采集与保存方法评价:"死革螨采集与保存"方法的主要优点是:麻醉致死后的革螨不会逃逸,采集人员不会被革螨等节肢动物叮咬,比较安全,不需要严格的个人防护。主要缺点是:有的革螨很小,麻醉致死后因不活动而不便于识别,有时候即使借助放大镜,也很难与宿主动物体表脱落的皮屑和其他杂质区别开来,容易漏检。"活革螨采集与保存"的主要优点是:活体革螨的用途广泛（如病原体检测分离等）,同时活体革螨运动活跃,容易观察和识别,不容易漏检。主要缺点是:活体革螨容易逃逸,需要特殊装置防止逃逸,同时采集人员可能会被革螨等节肢动物(包括蚤类)叮咬,采集时需要穿戴防护衣、裤、袜等,不太安全,个人防护要求比较严格。在没有足够的时间逐一仔细检查每只宿主体表革螨的时候,可以使用"悬垂法"或"支架漏斗法"采集鼠类等体表寄生革螨,但这两种方法往往很难采集完全,在实际工作中使用较少。

(2)腔道寄生革螨采集与保存方法评价:在腔道寄生革螨采集中,如果剪开宿主动物鼻腔后再采集革螨,则无法完整保存宿主动物标本。如果用棉签插入宿主鼻腔"蘸取"革螨,又难以采集完全。

(3)动物巢穴革螨采集与保存方法评价:用"直接采集法"进行动物巢穴活体革螨采集的主要优点是活体革螨运动活跃,容易识别,容易与巢穴中杂物相区别。主要缺点是活体革螨容易逃逸,同时采集人员可能会被革螨等节肢动物(包括蚤类)叮咬,采集时需注意个人防护。

(4)其他环境革螨采集和保存方法评价:与动物巢穴革螨采集与保存方法类似。

2. 不同标本制作方法优缺点评价　不同的标本制作方法各有利弊,在实际工作中要善于科学评价不同标本制作方法的优缺点,并根据教学和科研的实际情况,因地制宜地选择合理的标本制作方法。

(1)固定保存液评价:革螨标本的固定和保存,通常首选70%乙醇溶液,其他各种复合保存液不但需要特别的配制,而且固定和保存效果也并不理想。

(2)氯醛胶封片评价:用氯醛胶(水溶性胶)封片的革螨标本,其主要优点是:不需要经过逐级梯度乙醇脱水和专门的二甲苯透明等繁琐过程,制作程序相对比较简单,易于掌握。主要缺点是:用氯醛胶封固液封固的革螨玻片标本不能永久保存,保存几年或十几年后需要再次洗脱和再次封片,否则标本结构就会变得模糊不清。用柏氏液封固的标本,保存时间过长后会出现透明过度而导致不同结构之间的对比度差和结构模糊。

(3)脂溶性胶封片评价:用脂溶性胶(加拿大树胶和中性树胶等)封片的革螨标本,主要优点是能够永久保存,主要缺点是程序比较复杂,部分革螨标本可能会在逐级梯度乙醇脱水过程中变脆破裂,导致标本损坏,一些很小的革螨还会在此过程中因反复更换脱水液而丢失。

(4)双盖片封片评价:用"双盖片封片"封固的革螨标本,主要优点是可以兼顾水溶性胶和脂溶性胶的长处。主要缺点是:如果革螨个体肥厚,封固胶需要量较多,加上又需要双层盖玻片封片,就可能导致所制作的标本太厚而无法在高倍镜下观察和进行分类鉴定。

(四)标本采集与制作注意事项

革螨标本采集与制作的具体方法较多,有些方法的操作环节和操作步骤也比较多,在实际工作中应当尽量注意规范操作。同时,革螨个体较小,在标本采集和制作过程中,要尽量确保标本的结构完整,不要因为操作步骤较多而损坏标本,相关注意事项列举如下。

1. 标本采集注意事项　在革螨标本采集过程中,应注意采集完全和螨体完整,防止交叉污染,因地制宜地选择不同方法,注意个人防护等。

(1)注意采集完全和螨体完整:在革螨采集中,只要条件允许,都尽量按照"全捕法"的原则将动物宿主体表或巢穴的革螨采集完全。有的革螨很小,肉眼难以发现,此时需要借助放大镜检查和采集,以尽量保证采集完全。在采集过程中,用眼科镊"夹取"革螨时,动作务必轻柔,以免对革螨造成损坏而影响后续种类鉴定的准确性。

（2）防止交叉污染：在体表寄生革螨采集过程中,每次只能检查一只宿主动物,不能同时将两只或两只以上的宿主动物同时放入白色方盘内检查和采集。采集完一个宿主动物后,必须清洗方盘或者用一次性纸巾擦净方盘后再检查和采集另一只宿主动物,以避免不同宿主动物体表革螨的交叉污染。固定和保存所采集革螨时,必须按照"一鼠一瓶"的原则将一只宿主动物体表的革螨装入一个容器小瓶,不能将不同宿主体表采集的革螨混装在一个容器内。

（3）不同方法的选择：不同的革螨采集与保存方法各有优缺点,在实际工作中,应当根据具体的工作性质、工作需要和当时当地的具体情况,合理选择不同的方法。

（4）个人防护及其他：鼠类体表及其巢穴中除了大量革螨外,还存在大量蚤类等其他节肢动物。在进行活体革螨采集时,一定要注意做好个人防护,以免被革螨、蚤类和其他节肢动物叮咬。如果固定和保存革螨的容器小瓶的瓶盖不紧,应用胶布密封容器瓶口,以避免乙醇外溢和挥发。完成革螨等节肢动物采集后,鼠类等动物尸体和巢穴内容物应妥善处理,以防止节肢动物媒介的四处扩散。动物巢穴可以通过焚烧后深埋。动物尸体一般用5%~10%甲酚皂溶液（来苏儿）浸泡消毒24~48小时后深埋。

2. 标本制作与保存注意事项　在革螨标本制作与保存过程中,应注意以下事项：①有的革螨腹部经常充满来自宿主动物的血液,经常规封片后,其体内的血液会遮盖革螨的部分重要结构而影响观察和鉴定。在这种情况下,封片前可以用解剖针刺破革螨腹部后将血液挤压出来,然后用水清洗后再封片。②在玻片标本烘烤（烤片）过程中,若发现封固液不足而出现空隙时,应随时从封片侧缘补充封固液。③用氯醛胶封片的标本,数年或十几年后,标本的结构可能会变得比较模糊,此时需要用清水或蒸馏水洗脱后再重新封片。长期保存后的陈旧标本,洗脱时间需要根据具体情况延长,直至盖玻片自然脱落,不能强行翻开盖玻片。必要时可以用温水浸泡洗脱。④在整个标本制作过程中,动作要轻柔,以尽量避免标本破损。

二、恙螨标本采集与制作

恙螨是一个特殊的节肢动物类群,在其复杂的生活史过程中,只有幼虫是体表寄生虫,其他生活史时期都是自由生活。长期以来,恙螨的分类鉴定都是以幼虫形态为依据,因此,恙螨标本采集与制作主要针对幼虫时期。恙螨幼虫与革螨经常会出现在同一宿主动物的体表,鼠类等小型哺乳动物是恙螨幼虫与革螨最常见的宿主动物,恙螨幼虫的标本采集和制作与体表寄生革螨的标本采集与制作有许多相似之处。

（一）标本采集

恙螨幼虫微小,肉眼不易查见,采集时往往需要借助放大镜检查。恙螨幼虫的宿主范围广泛,包括哺乳类、鸟类、爬行类、两栖类以及其他节肢动物等,以小型哺乳动物中的啮齿动物（鼠类）最重要,以下主要介绍鼠体恙螨的采集与保存。

1. 鼠体恙螨采集与保存　恙螨与革螨的主要宿主动物都是鼠类等小型哺乳动物,恙螨幼虫通常寄生于鼠类的耳廓（耳壳）和外耳道内,其他部位如肛周、会阴部、腹股沟等皮肤薄嫩处也常有发现。与体表寄生革螨采集类似,采集恙螨幼虫前也需要选用鼠笼和鼠夹等工具进行宿主动物采集（图8-17）,根据具体工作需要不同,可以进行死恙螨采集,也可以进行活恙螨采集。

（1）死恙螨采集与保存：参照在"体表寄生革螨采集与保存"中的方法，将宿主动物和恙螨麻醉致死，然后按照以下步骤采集死的恙螨幼虫：①将宿主动物置于白色方盘内，借助放大镜，用手术刀（柳叶刀）或耳挖等刮器，刮取寄生在双侧耳廓、外耳道、肛周、会阴部、腹股沟等处的恙螨幼虫。②将刮取的恙螨幼虫以及疑似幼虫的宿主皮肤组织放入事先盛有70%乙醇的容器内固定和保存。恙螨的固定、保存以及标准玻片标本的制作方法与革螨相同（图8-18）。

（2）活恙螨采集与保存：具体采集步骤如下：①所捕获的鼠类等宿主动物机械处死或从鼻腔注入乙醚麻醉致死。②在白色方盘内，从鼠耳根部剪下两耳，用镊子将鼠耳外翻，置于培养皿内在解剖镜下仔细检查。培养皿的内缘周围滴上一圈水并在培养皿的外缘涂上一圈防蚊油，以防恙螨外逃。将培养皿中的鼠耳置于解剖镜下检查，可见有成群的恙螨幼虫群集于鼠耳内，有的叮着不动，有的在爬动。用沾水浸湿的毛笔尖或解剖针尖粘取幼虫，保存于70%乙醇内或直接移至玻片上封片。除了鼠耳外，同时也要检查并采集肛周、会阴部、腹股沟、乳头周围、体毛尖端等部位爬动的恙螨幼虫。在实际工作中，如果需要采集活的恙螨幼虫用于病原体检测、病原体分离和恙螨人工培养等，可以将从耳根部剪下的两侧鼠耳放入试管内密封后带回实验室备用。

2. 孳生地恙螨采集与保存　对孳生地的恙螨，可以用宿主诱集法、光诱集法和漂浮集螨法等方法进行采集。

（1）宿主诱集法：用确认无恙螨幼虫寄生的各种鼠类（小白鼠、大白鼠或豚鼠等）等宿主动物诱集自然界恙螨孳生地的恙螨幼虫。用活的单只小白鼠（或大白鼠、豚鼠等）放在鼠笼或特制的小铁丝笼中，然后放置在恙螨幼虫的可能孳生地（如鼠类经常出入的杂草丛生地带等），一般傍晚放置，次日凌晨（24小时后）收回，仔细检查并采集鼠耳等部位的恙螨幼虫，具体采集方法与"鼠体恙螨采集与保存"方法相同。

（2）光诱集法：取大小适宜的一张不透光厚纸（牛皮纸等）或不透光塑料布，中央开一个窗并加盖透明胶纸，铺于恙螨幼虫的可能孳生地并压紧四周，1~2小时后检查透明胶纸上的恙螨幼虫。当不透光厚纸或不透光塑料布覆盖地面时，光线通过透明胶纸照到地面，恙螨幼虫可爬到胶纸上。借助放大镜，用毛笔、解剖针或眼科镊等采集透明胶纸上的恙螨幼虫，用70%的乙醇固定保存。

（3）漂浮集螨法：选择野外恙螨幼虫的可能孳生地，取一定量的表层泥土（约500cm³），置于盛有2/3容量清水的玻璃缸内，铁勺搅拌后静置片刻，泥土中的恙螨（各个时期）及其他节肢动物会漂浮在水面上。借助放大镜，仔细检查水面的漂浮物，收集各个时期恙螨，用70%乙醇固定保存。

（4）其他诱集法：其他诱集方法如黑板诱集法和白碟诱集法等。黑板诱集法是用一块大小约10cm×10cm的小黑板（或黑色X光胶片）放置在拟采集恙螨的地面，10~20分钟后检查并采集小黑板上的恙螨幼虫。白碟诱集法是在拟采集恙螨的地面放置一个白色碟子，傍晚放置，次日凌晨收回，检查并采集爬到白色蝶子中的恙螨幼虫。所采集的恙螨幼虫用70%乙醇固定保存。

（二）标本制作

恙螨的分类鉴定长期以来都是以幼虫形态为依据。恙螨幼虫十分微小，用肉眼或放大镜根本不可能鉴定其种类,必须制作成玻片标本后,在显微镜下通过仔细观察和显微测量等才能完成其分类鉴定。与革螨标本制作类似,恙螨标本制作也主要是玻片标本制作,包括标准玻片标本、临时玻片标本和永久玻片标本等不同类型。

1. 标准玻片标本　标准玻片标本是恙螨标本制作与保存最常用的方法,通常采用氯醛胶进行封片,具体方法详见革螨标准玻片标本制作部分。

2. 临时玻片标本　如果现场采集的恙螨数量很大,难以按照上述程序制作标准玻片标本时,可以制作成临时玻片标本,以便及时进行恙螨的分类鉴定。

（1）氯醛胶临时封片:具体方法详见革螨临时玻片标本制作部分。

（2）其他临时封片:将恙螨幼虫放置于载玻片上,加 1 滴冰醋酸或乙醇酚混合剂(无水乙醇 5 份 + 酚 95 份),然后盖上盖玻片后置显微镜下观察和进行初步鉴定。完成观察和初步鉴定后,可直接转入 70% 乙醇内固定保存或改用氯醛胶封片。

3. 永久玻片标本　用氯醛胶封固液封固的恙螨标准玻片标本虽然可以保存较长时间,但不能永久保存,保存几年后标本便逐步褪色,形态结构逐步模糊不清。用氯醛胶封片的恙螨幼虫标本比革螨标本更易褪色和更易变得结构模糊,即使重新洗脱和重新封片,往往效果也不理想。如果需要保存很长时间,可以尝试制作恙螨的永久玻片标本。

（1）聚乙烯醇封片:参照氯醛胶封片的步骤,将恙螨幼虫用配制好的聚乙烯醇（polyvinyl alcohol, PVA）封固液封片,干燥透明后可永久保存。聚乙烯醇封固液制备过程如下:①将 PVA 溶于 4 倍体积 90℃的水中,过滤后放置于水浴箱浓缩成糖浆状的 PVA 浓缩液;②取 PVA 浓缩液,顺序加入乳酸 22 份和苯酚（石炭酸）22 份,混合即可。

（2）双盖片封片:参照在革螨"双盖片封片"的方法,用氯醛胶封固液（水溶性胶）封片恙螨幼虫,加盖"小盖片",然后在烘干标本上加上 2~3 滴脂溶性胶（加拿大树胶、中性树胶等）,盖上大号盖玻片后烘干即可。

4. 染色标本　恙螨玻片标本一般都不需要染色。特殊情况下,为了教学或展示需要等,可以将 70% 乙醇固定的恙螨幼虫移至清水或蒸馏水漂洗 5~10 分钟后,用 1% 的酸性品红溶液染色 6~12 小时,蒸馏水漂洗脱色后用氯醛胶封片。

（三）不同标本采集与制作方法的优缺点

在恙螨标本采集与制作过程中,要根据教学和科研工作的需要以及当时当地的实际情况等,正确选择不同的方法。恙螨幼虫十分微小和柔弱,很容易在标本采集与制作过程中发生标本损坏甚至标本丢失等,因此在恙螨标本采集与制作中更应注意操作的规范,要尽量确保标本的结构完整,尽量避免标本丢失。

恙螨幼虫的固定和保存、氯醛胶封片和双盖片封片等标本制作方法的优缺点评价详见革螨部分。用聚乙烯醇封片的恙螨幼虫,标本收缩比较明显。皱缩后的标本,形态结构不典型,会造成后续分类鉴定的困难。恙螨幼虫微小,通常不主张用脂溶性胶（加拿大树胶、中性树胶等）制作永久封片,因为在 NaOH 溶液消化和逐级梯度乙醇脱水过程中,恙螨幼虫很容易皱缩、脆裂损坏甚至丢失。

（四）标本采集与制作注意事项

恙螨标本采集与制作注意事项参见革螨部分。

（郭宪国）

第四节　粉螨标本采集与制作

粉螨的种类多,数量大,生境多样,孳生场所广泛,常见的孳生场所有仓储环境、人居环境和工作环境等。仓储环境中的粮食、谷物、饲料、面粉、糕点、砂糖、干果、蜜饯、鱼、鱼粉、兽皮、肉干、酸梅粉、橘子粉、柠檬粉、干酪、储藏织物和药物等易孳生粉螨;人居环境中室内床尘、地毯、地尘、沙发尘、窗台和墙壁上的灰尘、空调滤网灰尘、衣物灰尘、乘用车坐垫、脚垫、骨制品、皮毛织物和草编制品以及工作环境中米厂的地脚米及其细糠、面粉厂的地脚粉,中药材柜灰尘、中药厂车间的灰尘及碎药材渣末、油坊、烤房、轧花厂、糕点作坊下脚料和垃圾等都有粉螨孳生;有些粉螨还可孳生在小型哺乳动物的巢穴、家禽的屋舍、鸟巢、蝙蝠窝,植物根及围根土、茎、叶,草堆和牧场等。粉螨标本的采集与制作是粉螨分类鉴定和生态调查研究的必备技术。

一、粉螨标本采集、分离与保存

采集粉螨标本首先要了解其孳生场所和孳生物。获得样本后,要根据样本形状和性质等选择适宜的分离方法,以获得所需的粉螨标本,再将粉螨制作成玻片标本长期保存。

（一）标本采集

采集粉螨时首先要选取合适的采集工具,常用的采集工具有铲子、毛刷、温度计、湿度计、生态仪、一次性采样盒（袋）、吸尘器和空气粉尘采样器等。根据孳生场所和孳生物的不同,选择不同的采集方法。

1. 仓储环境的粉螨样本采集　对于粮仓、仓库或储藏室等较大的场所,一般采取平行跳跃法选取采样点,每个采样点再分为上、中、下三层采样;对于像谷物、面粉、饲料等堆积体积较小的样本,一般在其表层下 2~3cm 处采样;对于面厂、米厂,一般选取背光和避风的地方采集地脚粉（米）;采集时,用一次性洁净塑料袋从仓库和储藏室采集储藏物,用 60 目/寸或 80 目/寸的分样筛过筛,留取分样筛的上面部分;对于储藏物包装袋（箱）等,可将其置于搪瓷盘上拍打后,用毛笔或吸尘器收集。

2. 人居环境的粉螨样本采集　采集床尘或屋尘时,可使用带有过滤装置的真空吸尘器采集。床尘按每张床铺吸尘器抽吸 0.25m² 的床单 2 分钟为标准,屋尘按吸尘器吸 1m² 的地面灰尘 2 分钟为标准;将所采集的灰尘用 60 目/寸或 80 目/寸的分样筛过筛,留取分样筛的上面部分;如果是纤维织物可先拍打后,用毛笔或吸尘器收集。

3. 工作环境的粉螨样本采集　纺织厂或制药厂工作车间中的地尘,可以用一次性洁净塑料袋收集,用 60 目/寸或 80 目/寸的分样筛过筛,留取尘渣;若采集工作环境中悬浮螨,可以利用空气粉尘采样器,一般设置高度 150cm,流量 20L/min,采集 2 分钟,然后收集采样盒中样本。

4. 采集注意事项　①无论用什么方法采集,都需要做好编号,并记录采集地点、日期、寄主、环境温度、湿度、样本名称以及采集人姓名等信息;②要获得纯净的粉螨还要对采集到的样本进行分离,在分离的过程中要注意保持标本完整,同时做好自身防护;③当用吸尘器采集卧室内床尘、屋尘时,要注意避免样本间的交叉污染,可在吸尘器集尘袋内装上一次性采样袋,一次一换。

（二）标本分离

粉螨的分离包括储藏物（包括灰尘和碎屑）中粉螨的分离和人体尿液、痰液、粪便等排泄物标本中粉螨的分离。

1. 储藏物粉螨分离　由于粉螨的生境不同，可采集到的样本也多种多样。对所采集的样本，根据形状、性质以及研究目的等可采用下列方法进行分离，以便获得所需要的粉螨标本。

（1）直接镜检法（direct microscopy）：这是一种最常用的简便方法，在采样地就可以直接查螨。把采集到的样本称重，取适量放在玻璃平皿内，然后把平皿放在连续变倍显微镜下直接检螨，用零号毛笔将样本按顺序从平皿一侧移至另一侧，直至所有样本检查完毕，当发现螨时，用另一支零号毛笔将其挑出。

（2）水膜镜检法（waternacopy）：适用于较细灰尘的检查。取容量相当的烧杯，在烧杯内加入一定量的 0.65%NaCl 水溶液，然后把采集到的样本放入水中用玻璃棒搅匀，待样本沉淀且水面平静后，用铂金环吊水膜置载玻片上，在连续变倍显微镜下查螨，发现螨后用零号毛笔分离螨。

（3）振筛分离法（shake sieve）：先根据分离样本的形状和性质选择分样筛，一般用孔径 40 目/寸到 160 目/寸不等的筛网作为分样筛，然后将选好的分样筛按照从上到下孔径逐渐变小的顺序安装在电振动筛机上；把需要检测的样本放入最上面的分样筛内，盖好筛盖并旋紧螺栓启动筛机，机器工作 20 分钟后取各层阻留物镜检或根据需要取某一孔径分样筛上的阻留物镜检；如果没有电振动筛机，也可人工手持标准分样筛分离螨。此法比较适合分离地脚米（粉）、饲料、中药材等样本，省时省力，一次可获得大量较为纯净的活螨。

（4）电热集螨法（Tullgren 集螨器）：参照动物巢穴革螨采集方法，把采集到的样本放入适宜孔径的标准分样筛内，使之均匀平铺且厚度不超过 2cm，然后将分样筛放进电热集螨器中，一般以白炽灯作为热源，打开电源开关，选择适当的时间间隔，下口黑布袋罩着的集螨瓶中便可获得分离出的螨类（图 8-21）。该法也适合于甲螨、跳虫等土壤动物的分离。此外，螨类的收集也可采用螨类收集器或集中器（图 8-22）。

（5）光照驱螨法（light flooding）：取一玻璃板，将待检样本均匀平铺在玻璃板上，使其厚度不超过 1cm，然后取一张黑纸，大小视样本平铺面积而定，将黑纸对折，使折线与待检样本一侧对齐，使一半黑纸平展在玻璃板上，在距样本 1cm 处平行架一玻璃棒，把另一半黑纸架于其上，保持高度 5cm，与样本平行放一日光灯，打开电源开关，几小时后可在黑纸及玻璃板上发现螨，再用毛笔收集。

（6）背光钻孔法（antilight hole）：在加料室下连接带有褶皱的黑纸，黑纸上打孔，其下连接收集瓶并用黑布袋罩上，即为集螨室，设计好"粉螨分离器"后把待检样本放入料室，打开其上的日光灯照射，粉螨就背光移动钻过筛网爬向有孔黑纸，并钻过小孔落入避光的集螨室中，此法可收集纯净的活螨（图 8-22）。

此外，在粉螨孳生的场所，其空气中也可能悬浮着螨类，可直接取出空气粉尘采样器采样盒中的滤膜放到镜下检查、分离；或在载玻片中央滴加 70% 甘油数滴，玻片周围涂抹一圈凡士林，将玻片放置在桌面、窗台、柜子等处，放置一段时间后把玻片取回置于体视显微镜下，用解剖针分离螨；若样本是诸如砂糖之类易溶于水的物质，则将其用水溶解后吊取水膜镜检、分离。

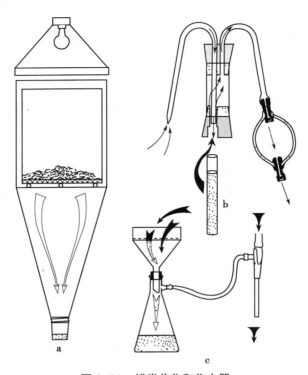

图 8-22　螨类收集和集中器

a. 改进的图氏漏斗　　b. 辛格吸气器　　c. 布氏漏斗

2. 人体排泄物粉螨的分离　采集人体螨侵染者的尿液、痰液、粪便等排泄物,根据标本的性状,可用下列方法进行粉螨分离,以明确是否有螨类侵染。

（1）呼吸系统:①痰液消化:收集 24 小时痰液或清晨第一口痰液,置一洁净容器中,加入同等量的 5% 氢氧化钾溶液并用玻璃棒充分搅匀,静置 3~4 小时;加入吕弗勒亚甲基蓝,每 100ml 痰液加入一滴,痰液不足 100ml 加 1 滴,搅匀后加入 40% 甲醛溶液,每 100ml 痰液加入 10ml,痰液不足 100ml 加 10ml,搅匀后放置 12~24 小时,待痰液充分消化。无论收集何时痰液,容器必须预先处理洁净,以免环境中螨类混入。②痰螨分离:将消化后的痰液加适量蒸馏水混匀,静置后放入离心机 1500rpm 离心 10 分钟,取出后弃上清,吸取沉渣涂片、镜检。

（2）消化系统:用洁净的便盒收集新鲜粪便带回实验室,注意放置时间（一般不超过 24 小时）。用竹签挑取黄豆粒大小粪便,用生理盐水直接涂片、镜检;或挑取半个蚕豆大小的粪便置于漂浮瓶中,加入一半饱和盐水将粪便混合调匀,然后继续加入饱和盐水至距离瓶口 1cm 处,改用滴管加至液面略高于瓶口而不溢出为止,取一载玻片覆盖在瓶口之上,静置一段时间后将载玻片迅速提起并翻转,置于显微镜下检螨。此外,可采用沉淀浓集法检获粪便中活螨及卵;如果经直肠镜检查发现肠壁溃疡,可在溃疡边缘取肠壁组织活检,压片镜检;对于十二指肠液中活螨及卵的分离,可采用直接涂片法、离心沉淀法以及浮聚法。

（3）泌尿系统:取晨尿（或 24 小时尿液）放入洁净的试管中,然后离心沉淀,弃去上清液,取沉渣镜检;也可将尿液用 80 目 / 寸筛网过滤,然后把筛网置解剖镜下直接检螨。

（三）标本的保存

若分离获得大量的粉螨,可将粉螨浸泡在保存液中暂时或者永久保存,留待以后制作标本。

1. 保存液准备 分离出的粉螨如果不能马上制作成标本就要放入保存液中保存,最常用的保存液有 70%~80% 乙醇、奥氏保存液（Oudeman's fluid）、凯氏液（Koenike's fluid）和 MA80 液,其中奥氏保存液中的螨体组织不易产生硬化,肢体保持柔软。凯氏液为良好的永久或半永久保存液,可使标本的组织和附肢保持柔软或可弯曲的状态,不会在封固或解剖时有破裂的情况出现。MA80 液的配方是醋酸 40ml、甲醇 40ml、蒸馏水 20ml,适合标本的短期保存。

2. 保存方法 一般用双重溶液浸渍法保存。在保存之前,先把粉螨放入 70~80℃ 的 50%~70% 乙醇中固定,使其肢体伸展,姿态良好,注意粉螨较小,为了保持各部位完整,挑取时用零号毛笔,手法要轻柔;取含有奥氏保存液的指形管,然后将固定好的粉螨放入其中,用脱脂棉塞紧管口,再放入盛有奥氏保存液的广口瓶中,用软木塞塞紧瓶口（图 8-23）;同时记录好采集时间、地点、环境条件、采集人姓名和孳生物名称等信息,随同粉螨标本一起放入指形管中保存。采用此法,保存液不易干涸,指形管不易破碎,方便携带。对已经制成的显微镜玻片标本,应该放入标本盒中保存,标本的保存应注意避光、防潮和防震。

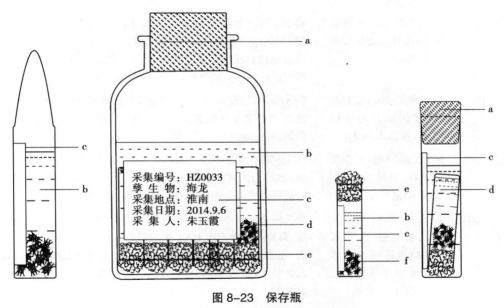

图 8-23 保存瓶

a. 瓶塞　b. 保存液　c. 标签　d. 指形管　e. 脱脂棉塞　f. 粉螨

3. 注意事项 保存时应根据用途选取不同的保存液,而且要注意定期加液或换液。

二、粉螨标本制作与保存

制作玻片标本对认识粉螨的形态结构具有重要意义。因此,制作的粉螨标本应具有造型美观、形态清晰、易于观察和保存的特点。玻片标本有临时、永久玻片标本,临时玻片标本制作简便、快速,但只限于临时观察之用,不能长期保存。在制作过程中要选择相应的封固剂,注意玻片的清洁。

（一）封固剂

粉螨封固剂可使标本被封固在载玻片和盖玻片之间,防止标本与空气接触,避免标本被氧化脱色。同时,在封固剂下标本的折光率和玻片折光率相近,从而在镜下可以清晰地观察标本。此外,还可防止标本受潮或干裂。封固剂有临时封固剂和永久封固剂。

1. 临时封固剂　有 50%~100% 乳酸、乳酸苯酚(lactophenol)和乳酸木桃红(lactic acid and lignin pink),见表 8-1。其中,乳酸苯酚容易使体软的螨类皱缩,而对于骨化不明显的粉螨常用乳酸木桃红封片,木桃红可将粉螨表皮染色,便于观察。

2. 永久封固剂　有福氏(Faures)封固剂、普里斯(Puris)封固剂、霍氏(Hoyer)封固剂、多乙烯乳酸酚封固剂和 C-M(Clark and Morishita)封固剂等,见表 8-1。

表 8-1　粉螨标本制作的封固剂

封固剂	配方	配法和注意事项
乳酸苯酚	苯酚 20g、乳酸 20ml、甘油 40ml、蒸馏水 20ml	将 20g 苯酚加入 20ml 蒸馏水中,加热使其溶解,然后加入乳酸 20ml,甘油 40ml,用玻璃棒搅拌均匀
乳酸木桃红	乳酸 60ml、甘油 40ml、木桃红微量	将 60ml 乳酸与 40ml 甘油混合,加入微量木桃红搅拌均匀
福氏封固剂	阿拉伯胶 30g、水合氯醛 50g、甘油 20ml、蒸馏水 50ml	将 30g 阿拉伯胶放入 50ml 蒸馏水,加热并搅拌使之充分溶解,加入水合氯醛 50g,甘油 20ml 混匀。配好的封固剂经绢筛过滤或负压抽滤去除杂质,装入棕色瓶中备用。改良的福氏封固剂除以上成分外,又加入碘化钾 1g,碘 2g
普里斯封固剂	水合氯醛 70g、冰醋酸 3g、甘油 5ml、阿拉伯胶 8g、蒸馏水 8ml	将 8g 阿拉伯胶放入 8ml 蒸馏水,加热并搅拌使之充分溶解,然后加入水合氯醛 70g,冰醋酸 3g,甘油 5ml,搅拌使之充分混匀,装瓶备用
霍氏封固剂	阿拉伯胶 15g、水合氯醛 100g、甘油 20ml、蒸馏水 50ml	将 15g 阿拉伯胶放入 50ml 蒸馏水,加热并搅拌使之充分溶解,然后加入水合氯醛 100g,甘油 20ml 混匀,配好的封固剂经绢筛过滤或负压抽滤去除杂质,装入棕色瓶中备用
多乙烯乳酸酚封固剂	多乙烯醇粉 7.5g、无水乙醇 15ml、蒸馏水 100ml(母液)。多乙烯醇母液 56ml、苯酚 22g、乳酸 22ml(封固剂)	将 7.5g 多乙烯醇粉加入 100ml 蒸馏水中,加热使其充分溶解,再加入无水乙醇 15ml,摇匀即成多乙烯醇母液。取 56ml 多乙烯醇母液,加入 22g 苯酚,加热使苯酚溶解,再加入乳酸 22ml,充分摇匀,即为多乙烯乳酸酚封固剂,装入棕色瓶备用
C-M 封固剂	甲基纤维素 5g、多乙烯二醇 2g、一缩二乙二醇 1ml、乳酸 100ml、95% 乙醇 25ml、蒸馏水 75ml	将甲基纤维素 5g 加入到 25ml 乙醇(95%)中,溶解后依次加入 2g 多乙烯二醇,1ml 一缩二乙二醇,100ml 乳酸和 75ml 蒸馏水,混合后经玻璃丝过滤,然后放入温箱(40~45℃),3~5d 后达到所希望的稠度时即取出,如果发现过于黏稠可加入 95% 乙醇稀释降低稠度

（二）标本制作

在标本制作的各个环节中要注意保持粉螨的完整,尤其是粉螨的背毛以及足上刚毛等都是鉴定的重要依据。一个不完整的标本会给螨种鉴定带来困难。

1. 活螨观察　把收集到的样本放在平皿中铺一薄层后置于体视显微镜下观察粉螨的运动方式，取一载玻片，在其中央滴一滴 50% 的甘油，用零号毛笔挑取的粉螨放入甘油中，然后盖上盖玻片。将制成的玻片放在显微镜下放大 100 倍，可清楚地看到粉螨颚体、足体和末体及其相关结构。

2. 临时标本　在载玻片的中央滴 2~3 滴临时封固剂，用解剖针挑取粉螨放入封固剂中，取盖玻片从封固剂的一端成 45° 角缓缓放下，以免产生气泡。然后将载玻片放在乙醇灯上适当加热使标本透明，冷却后置于镜下观察。临时标本适合在实验研究中现场观察，观察粉螨各部位的细微结构，轻轻推动盖玻片，使标本在封固剂中滚动，从而观察到粉螨的背面、侧面和腹面。

3. 永久标本　标本来源可以是保存液中的粉螨，也可以是刚分离出的活螨，如果是保存的螨类，取出后要放置到滤纸上吸干保存液后再制作标本。在载玻片的中央滴 1~2 滴永久封固剂，用解剖针挑取 2~3 只置于封固剂中，轻轻搅动，清除粉螨躯体和足上黏附的各种杂质，称"洗浴"，也可在盛有清水的平皿内进行，但要注意取出后要用滤纸吸干水分；取一新的洁净载玻片，中央滴加 1~2 滴永久封固剂，将"洗浴"后的粉螨放入其中，在显微镜下调整好粉螨的姿态，即按背、腹、侧面理想的姿态摆好，如粉螨科螨类的格氏器只有从侧面才能看清楚。然后取盖玻片并使其一端与封固剂的一侧成 45° 角缓缓放下，封固剂的量以铺满盖玻片而不外溢为准。若粉螨背面隆起，为了防止粉螨被压碎或变形，可在封固剂中放入 3~4 块碎盖片作为"脚"，而后再加盖玻片（图 8-24，图 8-25）。为达到良好的标本观察效果，要对标本进行加热处理，使之透明，常用的加热方法有电吹风法、酒精灯法和烘箱法。电吹风法是用电吹风的热风对玻片标本加热，当观察到封固剂开始沸腾或有气泡出现时即停止加热，冷却后镜下观察；酒精灯法是把玻片标本放在酒精灯外焰上加热，当封固剂开始沸腾或出现气泡时即撤离火焰；烘箱法是把玻片标本平放在烘箱中（60~80℃）加热，每日多次观察，直至标本完全透明为止。透明好的标本应该 8 足挺展，螨体透明，用显微镜观察其背、腹面的细微结构清晰。制作好的玻片标本平放在标本盒中，室温条件下 30 天可完全干燥，置于 50℃ 烘箱中可加快干燥。在相对湿度较大的地区，为了防止封固剂发霉和回潮，可用无

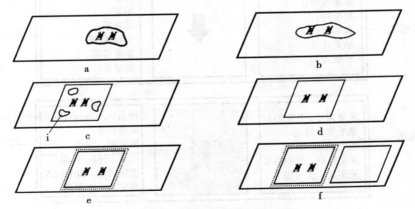

图 8-24　螨类玻片标本制作步骤

a. 标本在封固剂中洗浴　　b. 将洗浴后的粉螨用毛发针移到封固液中　　c. 加盖玻片
d. 加热干燥　　e. 干燥后涂指甲油　　f. 贴标签　　i. 垫脚

色指甲油涂抹在盖玻片四周,也可采用加拿大树胶双重封片解决此类问题。最后,在玻片标本的右方粘贴标签,标签上写明粉螨的拉丁学名和中文名、采集时间、采集地点、采集人姓名以及孳生物等信息(图 8-25,图 8-26)。

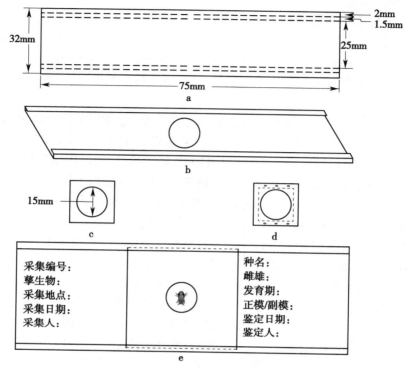

图 8-25　含标本套的标本制作方法

a. 长方形薄铝片　b. 制成标本套　c. 盖玻片　d. 双盖玻片封固标本　e. 盖玻片制成标本

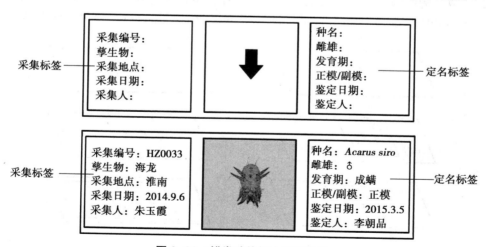

图 8-26　螨类玻片标本标签贴法

4. 玻片标本的重新制作　玻片标本保存一段时间后,特别是保存 10 年以上的博物馆标本,会出现气泡或析出结晶,使一些分类特征看不清楚,需要重新制作。有些粉螨标本十分珍贵,损坏后很难再获得,为了保护这些宝贵的教学、科研资源,也要及时对陈旧标本进行适时修复。重新制作最简单的方法是:在一个表面皿中加满清水,将玻片标本有盖玻片的一侧向下平放在表面皿上,使标本全部浸在水中,而载玻片两侧的标签不会沾水而损坏,几天后封固剂软化并溶于水中,盖玻片和标本脱落入表面皿中,将标本反复清洗,再按一般方法重新制片。

（三）标本制作注意事项

粉螨的形态学鉴定需要借助显微镜观察粉螨的玻片标本,通过粉螨的外部形态特征与内部结构才能进行粉螨的鉴定工作。因此,粉螨的标本制作是研究粉螨的重要环节之一,在粉螨标本制作过程中,需要注意以下事项。

1. 粉螨漂白与透明　有些螨种体色很深,透明度较差,如阔食酪螨（ *T. palmarum* ）。制片前需要漂白与透明,将螨移入凹玻片或小皿中,加入 1~2 滴过氧化氢,用零号毛笔轻轻翻转螨体即可脱色。但双氧水不宜过多,过多了会导致刚毛等细微特征脱落,或使标本裂解。也可将粉螨放入盛有 90% 乙醇与乳酸（ 1∶1,v/v ）的指形管中（ 用脱脂棉塞口 ）一周,即可透明。或将粉螨放于 5% 氢氧化钾溶液中浸泡,但要不停地观察,达到透明要求后立即挑出。颜色极深不易透明的螨,亦可将其放于 5% 氢氧化钾溶液中置入 50℃ 的温箱中 24 小时。

2. 粉螨清洗与去杂　粉螨躯体上刻痕、突起、刚毛及其足毛等易黏附杂质,使螨体不清晰。标本制作时,可先把粉螨用解剖针从保存液中挑入凹玻片的凹槽中,在螨体上滴加适量保存液,用零号毛笔轻轻翻转螨体数次,让其在保存液中泳动,再用吸水纸将保存液吸除,如此反复直至将杂质清洗干净为止。然后移到另一块滴有封固液的载玻片上调整肢体位置,盖上盖玻片封固。在操作过程中,动作要轻而精细,以保持螨体的完整性。活螨也可放在清水中清洗杂质;固定的螨类标本也可直接将螨在封固液中进行清洗。

3. 粉螨整姿与"垫脚"　粉螨标本的背面、腹面及侧面部分的特征都需要观察,如粉螨科螨类的格氏器和基节上毛等,要从侧面才能观察清楚。因此,制作永久性粉螨标本时,各个体位标本都应该制作。将螨用零号毛笔挑起置于封固液中央,在解剖镜或显微镜下用零号毛笔把螨体翻转至理想的位置。整姿时常用酒精灯加热使其四肢伸展,该法虽然很简便,但很不易掌握。对一些个体较大或背面隆起的粉螨,或螨体比较脆弱的粉螨,在制永久性标本片时,应在封固液中放 3 块（ 成三角形 ）或 4 块（ 成正方形 ）碎小的盖玻片或棉线做成"垫脚",以免螨体因盖玻片的重力而压碎或变形。

4. 粉螨标本片贴标签　制成的标本片,应及时贴上标签,贴标签时要使用防虫胶水,谨防虫蛀。标签要贴载玻片左侧,标签上要标明种类、采集地点、采集时间、采集人姓名、孳生物和鉴定人等。

5. 粉螨玻片标本防霉　制成的标本片,在室温下放置 1 个月左右,便可干燥透明;也可放在 60~80℃ 的温箱内,经 5~7 天即可干燥透明。也可用电吹风（ 40~50℃ ）吹干。然后,在盖玻片四周涂上透明指甲油,待指甲油干燥后既美观又防水,还可避免盖片脱落。制成的粉螨标本应放置在标本盒内,置于低温干燥处,同一空间内放适量的干燥剂,防止潮湿发霉。

6. 粉螨玻片标本时限　制成的粉螨标本,应尽快进行形态研究,如镜下观察、测量、拍照片或摄像,因为粉螨制片过程中,没有脱去躯体内的水,有些螨体内甚至含有"食物",这些水分或"食物"会从粉螨躯体内析出,从而把整个螨的结构弄模糊,影响形态观察。因此,永久性标本也不能放置太长,通常一年内不影响形态观察。

（孙恩涛）

第五节　疥螨和蠕形螨标本采集与制作

疥螨和蠕形螨是两类不同的皮肤寄生螨类。疥螨是疥疮的病原体，是寄生于人和其他哺乳动物皮肤表皮的螨类。疥螨常寄生于皮肤较薄而柔软的部位，如指蹼、指间、掌面、手腕、肘窝、腋窝、脐周、腰部、下腹部、腹股沟、臀间沟、会阴、外生殖器等，在这些部位的皮肤角质层挖掘与皮肤平行的"隧道"，并引起丘疹、水疱、结节和脓疱等皮肤损害，引发疥疮，夜间剧烈瘙痒。蠕形螨是小型永久性寄生螨，以人的毛囊和皮脂腺内容物为食，具有低度致病性，可导致部分感染者罹患蠕形螨病，主要表现为酒渣鼻样和痤疮样皮疹。病原学检查检获并鉴定疥螨、蠕形螨是疥疮、蠕形螨病的确诊依据。这不仅需要有良好的疥螨、蠕形螨采集和临时标本制作方法，还需要有经过大量疥螨、蠕形螨半永久或永久标本训练的有经验的鉴定人员。因此，疥螨、蠕形螨标本的采集、制作、保存方法对于疥疮、蠕形螨病的诊断、教学及科普均具有重要意义。

一、疥螨标本的采集和制作

疥螨是疥疮的病原体，主要寄生于人和其他哺乳动物皮肤表皮，采集疥螨主要从皮肤病损处采集。疥螨的标本制作方法比较简单，主要是制作玻片标本，包括半永久性标本和永久性标本等不同类型。

（一）标本采集

疥螨标本来源主要为感染者皮肤的隧道内容物和炎性丘疹。采集方法主要有针挑法、刮皮法和解剖镜镜检法，可以采得虫卵、幼虫、若虫和雌性成虫。雄性成虫因其数量少及生活史时期短而较难获得。有时幼虫也较难获得，必要时可以将虫卵孵化成幼虫来制作幼虫标本。

1. 针挑法　选用经消毒处理的 6 号针头，针口斜面向上，针与皮肤呈 10°~20° 角，于"隧道"末端距"螨点"（"隧道"盲端外观常可见形似扁豆样斑丘的灰白色"螨点"，较周围皮肤稍突出）约 1mm 处垂直于"隧道"长轴进针，直插至"螨点"底部并绕过螨体，然后稍加转动并放平针杆（呈 5°~10° 角），疥螨即可落入针口孔内，缓慢挑破皮肤或直接退出针头，移至滴有 1 滴甘油或 10% 氢氧化钾溶液的载玻片上镜检。经镜检确认后进行后续标本制作。进针时，持针需平稳，切忌过深或过浅。过深可致出血导致视野模糊，过浅易刺破螨体。拔出针头时不可用力过猛，以免疥螨从针头上掉落遗失。对于脓疱疥疮，首先寻找四周是否有略呈白色的隧道迹（因疮口四周为红色），用针刺破脓疱，用棉花等无菌吸水材料不断吸去脓水，再沿隧道用针挑取疥螨，在脓疱附近可看到白色小点（皮肤为红色），用针直接挑出，移至滴有 1 滴甘油或 10% 氢氧化钾溶液的载玻片上镜检。经镜检确认后进行后续标本制作。对于小水泡状疥疮，首先刺破水泡吸去液体，然后用双目镜仔细观察水泡下深处，用针探刺是否有疥螨存在。此时疥螨较难辨认，且虫体颚体向下紧抓着皮肤，用针挑出时应避免刺破虫体。挑出的虫体处理同上，移至滴有 1 滴甘油或 10% 氢氧化钾溶液的载玻片上镜检。经镜检确认后进行后续标本制作。

2. 刮皮法　选择新发的、未经搔抓的无结痂的炎性丘疹，用消毒的圆口外科手术刀片，蘸少许矿物油，滴在炎性丘疹表面，然后用刀片平刮 6~7 次直至刮破丘疹顶部的角质层部分使油滴内有细小血点为止。将连刮 6~7 个皮疹的刮取物移至载玻片上镜检确诊。该法除可检出各期疥螨螨体，还可见疥螨卵及疥螨排出的棕褐色、外形不规则的粪便。

3. 解剖镜镜检法　将感染者的手及掌腕部置于 4×10 或 2.5×10 的双目解剖镜视野

下,辅助 45° 入射的电光源,观察皮损处疥螨"隧道"及其内的疥螨轮廓和所在部位。用消毒的尖头手术刀挑出淡黄色或淡棕色螨体镜检并进行后续标本制作。该法患者皮损处的"隧道"及"隧道"内检螨检出率高于刮皮法。

（二）标本制作

将采集的疥螨标本先用 70% 乙醇或 2% 中性戊二醛固定 4~5 天,然后再进行制片。由于疥螨虫体椭圆形且皱褶,在滴加封固液后,可放置盖玻片碎屑制成的垫衬（尤其是卵标本）。通常疥螨标本无需染色,必要时可用 0.5% 复红染色液染色,至适当深度后用贝氏液封闭。常用的疥螨制片方法有下述两种。

1. 半永久性标本制作法　将保存在 70% 乙醇（或 2% 中性戊二醛）内的螨取出,生理盐水中洗涤后用 Berlese 液或 Hoyer 液等水溶性封固剂制片。于载玻片正中滴 1 滴封固液,用蘸上封固剂的解剖针尖轻轻接触虫体腹部背面的末端粘取虫体置于封固液正中,调整所需的螨体体位及位置后轻轻盖上盖玻片,避免产生气泡。由于封固剂中含有可吸收水分的水合氯醛和甘油可使标本返潮、混浊,因此须用干漆或聚乙烯醇在盖玻片四周封片。

2. 永久性标本封片法　将固定后的标本浸泡在 10% 的氢氧化钠或氢氧化钾水溶液中4~8 小时,然后水洗 3 次,每次 10~20 分钟,后经 60%~100% 乙醇进行梯度脱水（每级乙醇的脱水时间为 10 分钟）,脱水后用冬青油透明。挑取螨体后应在解剖镜下观察,选取形态完整典型或有特征的标本,选择适当的位置置于载玻片上,最后用中性加拿大树胶封片,水平置 50~60℃ 的烤箱内烤干后保存。为防止疥螨标本在操作中丢失,水洗、脱水、透明等过程中均需采用离心沉淀（1500r/min, 5 分钟）方法收集螨体。

3. 标本保存　标本制作完毕后贴上标注完整的标签,置于干燥、避光处保存。标签应注明标本的来源、制作时间、标本的螨种和生活史时期。半永久性标本放置时间过久,标本会出现由过透明导致的疥螨结构模糊及螨体周围产生气泡和真菌污染,为不影响标本的使用,可刮掉盖玻片周围的干漆或聚乙烯醇后将标本用生理盐水浸泡,使盖玻片与载玻片分离,取出螨体后再重新制片。

二、蠕形螨标本的采集和制作

人体蠕形螨主要寄生在人的毛囊和皮脂腺内,以人的毛囊和皮脂腺内容物为食,因此采集人体蠕形螨标本时,样本中通常混有大量皮脂和组织碎屑,需根据标本要求从中分离蠕形螨。由于人体蠕形螨对温度较敏感,发育最适宜的温度为 37℃,其活动力可随温度上升而增高,45℃ 其活动达到高峰,且蠕形螨喜潮湿,怕干燥,因此在标本采集时宜在春夏季进行或 30~37℃ 左右且湿度较大的环境进行,此时感染者的感染密度较大,且易采到存活虫体,适宜对蠕形螨的活动情况进行观察。蠕形螨的检查有赖于蠕形螨标本的采集、制作与鉴定。不同部位的蠕形螨采集方法不同;相同部位的蠕形螨采集也可因需要的不同而采用透明胶纸法、刮拭法等不同的方法;采集的蠕形螨标本根据使用目的的不同,亦需采用临时标本、永久性标本、染色标本等不同的标本制作方法。

（一）标本采集

蠕形螨有 5 个生活史期,人体蠕形螨主要寄生在人的毛囊和皮脂腺内,不同的采集方法可能获取不同生活史期的蠕形螨。此外,人体不同感染部位标本的采集方法也不同。

1. 面部皮肤蠕形螨采集　人体颜面部皮脂腺丰富,温度适宜,是人体蠕形螨寄生的主要场所。痤疮、酒渣鼻、脂溢性皮炎、激素性皮炎等类型的皮肤病患者蠕形螨感染以重度多见，易于采集标本。面部皮肤感染标本采集一般于上述疾病者额部、鼻翼两侧以及下颌部，采用透明胶纸法和刮拭法采集。透明胶纸法主要采集成虫，而刮拭法可采集到各期的蠕形螨。

（1）刮拭法：刮拭法是快速获得面部皮脂获检蠕形螨的方法，国内学者将刮拭法分为直接刮拭法和挤压刮拭法。主要是利用蘸水笔尖、皮肤刮铲及一次性刺血针等工具刮取面部皮脂，置湿盒中于37℃孵育，供分离蠕形螨待用。直接刮拭法和挤压刮拭法的区别在于是否需要挤压受检部位，挤压可增加蠕形螨获取率，因此采集标本时宜采用挤压刮拭法。以使用一次性刺血针挤压刮拭法为例，刮取皮脂的具体方法是：双手拇指相距1cm左右先压后挤面部受检部位皮肤，然后皮肤表面消毒，手持经过75%乙醇消毒的刺血针中部，用后端钝部的弧线部位刮取皮脂。以盖玻片一角刮下刺血针上皮脂于载玻片上。由于一次性刺血针价廉易得、一次性使用、便于无菌操作避免交叉感染，后端钝部的弧线部位取皮脂，皮脂容易黏附，是刮拭法较为理想的采用工具。刮取的皮脂若要以皮脂定量计算感染度，可将刮取的皮脂放入特制的皮脂定量检螨器的定量槽内，然后取出置于载玻片上。也有学者曾设计镊式取螨器和刮片式取螨器（图8-27），用于定量取螨。镊式取螨器由不锈钢材料制成，端面光滑，边缘有角而不锐，有适合鼻唇沟、鼻翼的轻微凸弧，适用于是酒渣鼻取螨。刮片式取螨器由有机玻璃制成，端面光滑，边缘有角而不锐，有轻微凹弧，适合头皮、额、颊、下颌、肩背等部位较大面积的取螨。取螨时，需注意按力学原理用力，刮器与皮肤成75°夹角进行刮取。取螨者立患者右侧，患者端坐，头仰位。鼻部取螨时，取螨者左手揽患者头部固定，同时将鼻尖压向左侧，尽量展平右鼻翼、鼻唇沟，右手持镊在右鼻翼或鼻唇沟处，加压镊取皮脂；额部取螨时，助手或嘱患者自己将额部皮肤左右张紧并固定头的位置，闭眼使额纹消失，定距离加压刮取皮脂。用光滑的牙签从取螨器上刮下皮脂，均匀涂于滴有石蜡油的载玻片上，镜检，分类，计数，计算感染率、感染度。

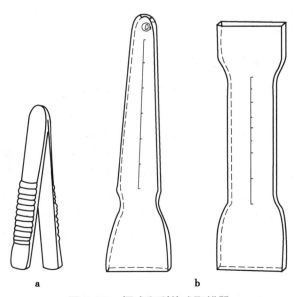

图8-27　镊式和刮片式取螨器

（仿袁方曙、郭淑玲）

a. 镊式取螨器　b. 刮片式取螨器

（2）透明胶纸法：国内学者根据人体蠕形螨的寄生生态利用透明胶纸法采集人体蠕形螨。因为人体蠕形螨夜间在毛囊口和皮肤表面活动,故可将人体蠕形螨黏在透明胶纸上。采集的标本置湿盒于 37℃孵育,供分离蠕形螨待用。一般采取直接黏取法,也有报道采用挤黏结合法。直接黏取法的具体操作为：嘱被检对象临睡前清洗面部皮肤,除去尘屑及油脂,用与载玻片近似大小的透明胶带贴于面部皮肤上(病变部位或额部、鼻部及颊部),次晨揭下,贴回载玻片。挤黏结合法是在直接黏取法的基础上加以挤压的方法,具体操作为嘱被检对象临睡前清洗面部皮肤,除去尘屑及油脂,用与载玻片近似大小的透明胶带贴于面部皮肤上(病变部位或额部、鼻部及颊部),次晨将贴在受检部位的胶带在取下前顺长轴平压若干次,然后用双手拇指在胶带不同部位用力挤压若干次,将受检部位分泌物挤出,再平压胶带若干次,使分泌物黏在胶带上,最后取下胶带,平贴于玻片上。透明胶纸法采集标本与透明胶纸的透明度及黏性有着直接关系。一般应选用与载玻片等大、透明度高和黏性大的胶纸。

（3）其他：对于面部蠕形螨的采集,国外文献中还记载过 SSSB 法(standardized skin surface biopsy),其具体操作方法为：取洁净载玻片,一面用防水笔画上 $1cm^2$ 的正方形方框(平均分为 4 个小框),另一面在标记方框处滴加 1 滴黏合剂填满大方框。把有黏合剂的一面黏在待检部位,约 1 分钟后待黏合剂快干时轻轻揭开载玻片镜检。

（4）不同采集方法评价：刮拭法可快速获取标本且易于分离单个活螨,并可以采集到各个生活史时期的蠕形螨标本,适宜染色标本及电镜标本等较高要求的标本需求,但采集时候需做好皮肤的消毒,手法应轻重适度,避免损伤皮肤造成感染。透明胶纸法获取标本检出率高、无痛无创,但标本需前一天采取,需要时间较长,且仅可采集成虫,难以采集到卵等其他生活史时期的蠕形螨标本。

2. 外耳道蠕形螨标本采集　蠕形螨可感染外耳道,引起外耳道瘙痒症,主要症状为瘙痒、耳痛、充血、油耳、耵聍块和耳闷、脱屑等。因此可以从外耳道中采集蠕形螨。具体操作方法为：将外耳道消毒后,以医用耳勺采集轻刮外耳道,采集耵聍(包括鳞屑等外耳道分泌物)至无菌试管,然后置采集的耵聍于载玻片上,滴加适量 70% 甘油与之混匀,静置 5 分钟,用解剖针把耵聍撕碎,分离蠕形螨待用。

3. 眼睑蠕形螨标本采集　人体蠕形螨可寄生于睫毛毛囊和皮脂腺内,引起特殊形式的睑缘炎,多发生在眼睑处,引起瘙痒和流泪,严重者可见睑部红肿糜烂、出现脱屑、睑结膜充血炎症等症状。对于有如上症状的患者眼睑拔下附有套管样分泌物(角蛋白和脂质类的混合物)的眼睫毛镜检,在眼睑和睫毛的毛囊内可获取毛囊蠕形螨的各生活史阶段。

（二）标本制作

因为蠕形螨在自然死亡过程中,随着营养物质的消耗,虫体内容物减少,虫体颜色变浅,最后剩下无色、半透明几丁质外壳,且容易裂解,所以蠕形螨的标本不易长期保存观察。因人体蠕形螨虫体微小,一般做成玻片标本。除临时标本外,一般标本的制作包括虫体收集、清洗、固定、脱水、透明和封片等步骤。

1. 临时标本　将刮拭法取出的皮脂置于洁净无划痕的载玻片上,滴加 1 滴 70% 甘油混匀,覆以盖玻片即可。如是透明胶纸法采集的标本,将采集后的胶纸紧密平整的贴于洁净无划痕的载玻片上即可,亦可揭开胶纸滴加少许 70% 甘油后再贴平胶纸。

2. 永久性标本　蠕形螨永久标本的制作过程如下。

（1）虫体收集和清洗：蠕形螨虫体细小柔弱且与皮脂腺分泌物或组织碎屑物混杂、粘集在一起,难以分离。虫体的收集可直接从皮脂中用挑螨工具挑取,亦可经过溶解皮脂和离心富集后挑取,获得表面清洁、形态完整、变形少的螨。溶解皮脂可使用市售无毒的 2%~10% 洗洁精或液体石蜡,作用时间长短与皮脂多少有关。清洗时要注意避免损伤虫体的形态和保持虫体的完整性。挑螨可采用 0 号解剖针,或者制成虫体悬液后用接种环采取。

（2）虫体固定和脱水:人体蠕形螨的几丁质外壳较柔软,需通过固定使其不易变形。固定剂可采用 2.5% 戊二醛,固定时间视虫体多少而定,通常为 1~2 小时。取出虫体后先用磷酸盐缓冲液冲洗,再以 30%~90% 乙醇进行梯度脱水各 10~15 分钟,最后移入无水乙醇中,使其完全脱水。

（3）透明和封片:挑取经梯度脱水后结构完整的虫体,加入甘油,置于恒温箱,37℃透明 24 小时后,挑取结构完整的虫体标本置载玻片上,覆以盖玻片,水平置于 37℃ 恒温箱干燥后以中性树胶等封固剂封片。此外,还可以内层用小盖片进行封片,在小盖片滴加封固剂后再覆盖以大盖片,制成双封整装片。

3. 染色标本　蠕形螨为无色半透明,染色后可更加清晰地观察形态结构。由于螨体内存在许多类脂物质,可尝试采用常规脂肪类染色法进行染色。取经清洗、固定的蠕形螨洗脱沉渣于试管中,分别用 1% 酸性品红、油红 O 或苏丹Ⅲ进行常规染色,经分色冲洗后用甘油明胶封片。光镜下可见蠕形螨虫体体表着浅红色,可清楚显示蠕形螨体壁嵴纹,特征性的环形纹,体内类脂物质的形成、分布及随虫体衰老后增多、脂肪小滴由小变大等的特征性形态。

4. 透明胶纸直接封片标本　透明胶纸法采集制备的蠕形螨临时标本保存时间较短且虫体死亡后易变形甚至裂解,而刮拭法采集的标本经过虫体收集和清洗、固定和脱水及透明和封片可保存较长时间,过程较复杂费时。国内探索了一种中性树胶直接封片制作蠕形螨标本的方法。具体做法是:透明胶纸法采集蠕形螨,在显微镜下检查蠕形螨,标出结构完整的虫体所在的位置,按 15mm×15mm 或 18mm×18mm 大小裁出含虫体的小块胶纸(以所选用的盖片能覆盖为宜),再将胶纸重新贴回载玻片适当的位置上。擦去标记后将适量的中性树胶滴加在载玻片的小块胶纸上,盖上盖玻片,让其自然干燥或置温箱(60℃)干燥,待干后在镜下重新标记虫体,修整标本,贴上标签即可。透明胶纸直接封片法制作的标本,保存时间最长为 28 个月,标本透明,虫体完整,虫体的主要特征如颚体、足体和末体在镜下清晰可辨,末体可见明显的横纹,可供病原学诊断和寄生虫学实验教学标本使用。在滴加中性树胶封片前还可以进行简单的固定,可增加标本保存的时间。操作方法为:揭开小块胶纸一边,滴加甲醇,使甲醇液由胶纸边缘渗入,固定标本。待干后,再用中性树胶封片。用甲醇固定制作的标本,保存时间亦达 15 个月。镜下观察虫体对比度较佳,视野较清晰,虫体边缘较清楚,易辨认。

5. 蠕形螨电镜标本　采用刮拭法或透明胶纸法采集的蠕形螨标本,经清洗、去脂后,在解剖镜下将虫体挑入凹形皿内。再依序用二甲苯、丙酮清洗数次后,用磷酸盐缓冲液换洗 3 次将虫体用 30% 蛋清液黏在小玻片上,经 1% 锇酸固定 1 小时。再用缓冲液换洗 3 次,经乙醇脱水,转入酸异戊酯中处理 15 分钟,经二氧化碳临界点干燥,用金属喷镀后,扫描电镜观察。

6. 蠕形螨皮肤病理标本　取皮肤活检标本,用 10% 甲醛固定,梯度脱水,二甲苯透明,常规石蜡包埋,连续组织切片,制成厚度为 4~7mm 的石蜡切片,HE 染色,中性树胶封片。

7. 蠕形螨标本的保存　标本制作完毕后贴上标注完整的标签,置于干燥、避光处保存。标签应注明标本的来源、制作时间,标本的螨种和生活史时期。

（方 强）

第六节 其他螨类标本采集与制作

与医学有关的其他螨类包括蒲螨、蚋线螨、甲螨、肉食螨和痒螨等多个类群。蒲螨主要出现于谷物等农作物种植区,多寄生在一些有翅类昆虫的幼虫或蛹的体表,是农业、林业及仓贮害虫的天敌,可出现在植物、农作物、谷物、粮食制品、稻草或草制品(草席、草垫、蒲枕等)中。蚋线螨属于自由生活螨类,经常生活在植物、土壤、枯枝落叶、中药材和粮食等储藏物中,可与粉螨、肉食螨和甲螨共同存在于同一环境中。甲螨是自由生活类群,主要栖息土壤上层或落叶层。肉食螨系捕食性螨类,主要生活在储藏物、落叶层和土壤等环境。痒螨主要寄生在家养动物(羊、牛、马、兔等)和野生哺乳动物皮肤表面。由于不同螨类的行为习性、孳生地和栖息场所差异很大,其标本采集与制作方法也很不相同。

一、动物体表螨类标本采集与制作

除了疥螨和蠕形螨外,家畜等其他动物体表常见的致病螨类是痒螨。痒螨主要寄生在家养动物(羊、牛、马、兔等)和野生哺乳动物皮肤表面。

1. 标本采集 采集痒螨时,可选择感染动物皮肤患处,在患处与健康皮肤交界处将毛剪掉,然后取凸刃圆形手术刀,刀刃与皮肤垂直,刮取患处痂皮和皮屑,直刮到皮肤轻微出血即可。将刮取物放置于培养皿中,加少量清水,在体视显微镜(解剖镜)下仔细检查,将痒螨与痂皮和皮屑等分离,用解剖针挑取痒螨进行采集。所采集到的痒螨可以放置于 70% 的乙醇内固定保存,也可以直接进行玻片标本制作。

2. 标本制作 参照疥螨和蠕形螨标本的制作方法,痒螨标本可以制作成临时玻片标本、半永久玻片标本或永久玻片标本。临时玻片标本和半永久玻片标本可以选择柏氏液(Berlese 液)或霍氏液(Hoyer 液)封片;永久玻片标本经 10% 氢氧化钠或氢氧化钾消化、水洗、乙醇梯度脱水和冬青油(或二甲苯)透明后,用加拿大树胶封片。

二、土壤螨类标本采集与制作

土壤螨类构成十分复杂,往往是混合性类群,自由生活的革螨可能出现在土壤中,甲螨、蚋线螨和肉食螨等也可能出现在土壤中。土壤螨类标本采集制作与宿主动物窝巢革螨标本采集制作比较相似。

1. 标本采集 采集土壤螨类时,可用直径 10cm 的不锈钢土壤环刀采样器取样并装入保鲜袋带回实验室,用电热集螨器(Tullgren 集螨器)分离螨类(图 8-21)。将土壤等材料轻轻地放在纸上,再转放到电热集螨器的铁丝网(分样筛)上,最下端接上集螨瓶,然后用电灯加热,逐渐升温干燥,利用土壤螨类避热和趋湿的特点,促使螨类向下移动,通过铁丝网筛子(分离筛),落入盛有清水或固定液的集螨瓶中。不同螨类或同一种螨类的不同虫期(成螨、若螨、幼螨)的移动性和耐干性都不一样,电热集螨器的分离温度对螨类的检出有很大影响。分离温度和分离时间(照烤时间)没有统一标准,一般在 45~50℃(25~40 瓦灯泡)下分离,夏季(室温 30℃左右时)照烤 3~4 小时,冬季(室温在 10℃以下)照烤 24~48 小时或更久。温度过高,材料干燥太快,螨类尚未通过铁丝网筛子(分离筛)就会死亡。温度过低则达不到集螨要求。在采集和分离时要做好详细记录。

2. 标本制作　对于从土壤中采集到的螨类,可参照革螨标本制作的方法,制作成临时玻片标本、标准玻片标本和永久玻片标本等。临时玻片标本和标准玻片标本可选用霍氏液和柏氏液等氯醛胶封固液封片。永久玻片标本可经过 NaOH 溶液消化、逐级梯度乙醇脱水和二甲苯透明后,用加拿大树胶或中性树胶等封片。必要时也可以用双盖片封片制作永久玻片标本。

三、农作物和其他环境螨类标本采集与制作

蒲螨可出现在植物、农作物、谷物、粮食制品、稻草或草制品(草席、草垫、蒲枕等)中,跗线螨可出现在植物、土壤表层的枯枝落叶、中药材和粮食等储藏物中,肉食螨可出现在储藏物和土壤表层的枯枝落叶等。

1. 标本采集　对农作物、植物和稻草上的螨类可用小镊子或毛笔直接挑取,也可通过敲打农作物和植物叶片等收集散落的螨类。对土壤表层枯枝落叶中的螨类,可参照土壤螨类的采集方法,用电热集螨器(Tullgren 集螨器)分离采集(图 8-21)。对于谷物、粮食制品和储藏物中的螨类,可参照粉螨的标本采集方法,选用不同的具体采集方法。

2. 标本制作　对于从农作物和其他环境采集到的螨类,可参照革螨和粉螨标本制作的方法等,制作成临时玻片标本、标准玻片标本和永久玻片标本等。临时玻片标本和标准玻片标本可选用霍氏液和柏氏液等氯醛胶封固液封片。永久玻片标本可经消化、逐级梯度脱水和透明后用加拿大树胶或中性树胶等封片,必要时也可以用双盖片封片制作永久玻片标本。

(郭宪国)

参 考 文 献

1. 王治明. 螨类标本的采集、鉴定、制作和保存. 植物医生,2010,23(3):49-51.

2. 邓国藩,姜在阶. 中国经济昆虫志. 第 39 册. 蜱螨亚纲. 硬蜱科. 北京:科学出版社,1991.

3. 邓国藩. 中国经济昆虫志. 第 40 册. 蜱螨亚纲. 皮刺螨总科. 北京:科学出版社,1993.

4. 石华,王玥,韩华,等. 蜱媒疾病风险评估中标本采集方法的探讨. 中华卫生杀虫药械,2013,19(4):308-310.

5. 朱琼蕊,郭宪国,黄辉,等. 云南省黄胸鼠体表恙螨地域分布分析. 中国寄生虫学与寄生虫病杂志,2013,31(5):395-399.

6. 刘敬泽,杨晓军. 蜱类学. 北京:中国林业出版社,2013.

7. 孙恩涛,谷生丽,刘婷,等. 椭圆食粉螨种群消长动态及空间分布型研究. 中国血吸虫病防治杂志,2016,28(4):422-425.

8. 李典友,高本刚. 生物标本采集与制作. 北京:化学工业出版社,2016.

9. 李永祥,刘振忠,郑志红. 蠕形螨标本的制作与染色. 中国人兽共患病杂志,2002,18(2):12.

10. 李朝品,黄玉芬. 人体蠕形螨检查方法的研究. 皖南医学院学报,1989,8(2):138.

11. 李朝品,沈兆鹏. 中国粉螨概论. 北京:科学出版社,2016.

12. 李朝品,高兴政. 医学寄生虫图鉴. 北京:人民卫生出版社,2012.

13. 李朝品. 人体寄生虫学实验研究技术. 北京:人民卫生出版社,2008.

14. 李朝品. 医学节肢动物学. 北京:人民卫生出版社,2009.

15. 李朝品. 医学昆虫学. 北京:人民军医出版社,2007.

16. 李朝品. 医学蜱螨学. 北京:人民军医出版社,2006.

17. 吾玛尔·阿布力孜. 土壤螨类的采集与玻片标本的制作. 生物学通报,2012,47(1):57-59.

18. 吴观陵.人体寄生虫学.第 4 版.北京:人民卫生出版社,2013.

19. 张丽芳.花卉害螨的采集和玻片标本的制作.湖南农业科学,2010,(3):69-70.

20. 张继军,张芳,李璐,等.甘肃麦积山区媒介及宿主动物中莱姆病螺旋体检测及基因型别研究.中国人兽共患病学报,2015,31(4):357-360.

21. 陈琪,姜玉新,郭伟,等.3 种常用封固剂制作螨标本的效果比较.中国媒介生物学及控制杂志,2013,24(5):409-411.

22. 陈静,王康,南丹阳,等.芜湖市某高校学生宿舍床席螨类和昆虫孳生状况调查.中国血吸虫病防治杂志,2016,28(2):151-155.

23. 林坚贞,孙恩涛,张艳璇,等.羽美绥螨雌螨重新描述(蜱螨亚纲:中气门目:美绥螨科).武夷科学,2017,33(1):25-27.

24. 林浩,郭宪国,董文鸽,等.云南省微红纤恙螨形态学研究.中国病原生物学杂志,2016,11(2):154-160.

25. 周贵凤.动物标本的分类及制作方法.农村经济与科技,2016,27(20):227-229.

26. 屈荷丽.昆虫学实验教学标本的制备与管理技术.高校实验室工作研究,2016,2:138-140.

27. 赵亚男,梁德玉,李朝品.海南省文昌市地脚米孳生粉螨的初步调查.中国血吸虫病防治杂志,2018(3):336-338.

28. 柴强,洪勇,王少圣,等.淮北某面粉厂皱皮螨孳生情况调查及其形态观察.中国血吸虫病防治杂志,2018(1):76-77,80.

29. 徐天森,舒金平.昆虫采集制作及主要目科简易识别手册.北京:中国林业出版社,2015.

30. 殷凯,王慧勇.关于储藏物螨类两种标本制作方法比较的研究.淮北职业技术学院学报,2013,1:135-136.

31. 殷凯,王慧勇.关于储藏物螨类两种标本制作方法比较的研究.淮北职业技术学院学报,2013,12(1):135-136.

32. 郭娇娇,孟祥松,李朝品.安徽临泉居家常见储藏物孳生粉螨的群落研究.中国血吸虫病防治杂志,2018(3):325-328.

33. 陶宁,孙恩涛,湛孝东,等.居室储藏物中发现巴氏小新绥螨.中国媒介生物学及控制杂志,2016,27(1):25-27.

34. 陶宁,李远珍,王辉,等.中国台湾省新竹市市售食物孳生粉螨的初步调查.中国血吸虫病防治杂志,2018(1):78-80.

35. 盖丽娜,傅占江,代晓朋.寄生虫教学标本的保存与管理.湖州师范学院学报,2017,39(10):109-111.

36. 彭培英,郭宪国,宋文宇,等.西南三省 39 县(市)大绒鼠体表寄生虫感染状况分析.现代预防医学,2015,42(16):3016-3021.

37. 彭培英,郭宪国,宋文宇,等.贵州省部分地区大绒鼠体表寄生虫调查.贵州农业科学,2015,43(2):75-79.

38. 董会,杨广玲,孔令广,等.昆虫标本的采集、制作与保存.实验室科学,2017,20(1):37-39.

39. 蒋文丽,郭宪国,宋文宇,等.云南省微红纤恙螨分布规律的进一步研究.中国病原生物学杂志,2017,12(10):979-982,993.

40. 湛孝东,段彬彬,吴华,等.黄粉虫养殖饲料中发现阔食酪螨及其休眠体.中国血吸虫病防治杂志,2016,28(3):304-305.

41. 湛孝东,郭伟,柴强,等.仓储面粉中腐食酪螨自然种群消长动态及空间分布型研究.中国血吸虫病防治杂志,2017,29(5):587-591.

42. 廖肖依,肖芬.昆虫标本的采集、制作和保存方法.现代农业科技,2012,6:42-43.

43. 黎家灿.中国恙螨.恙虫病媒介和病原研究.广州:广东科技出版社,1997.

44. Ge M.K, Sun E.T, Jia C.N, et al. Genetic diversity and differentiation of *Lepidoglyphus destructor* (Acari: Glycyphagidae) inferred from inter-simple sequence repeat (ISSR) fingerprinting. Syst Appl Acarol, 2014, 19(4):491.

45. Guo X.G, Speakman J.R, Dong W.G, et al. Ectoparasitic insects and mites on Yunnan red-backed voles (*Eothenomys miletus*) from a localized area in southwest China. Parasitol Res, 2013, 112 (10): 3543-3549.

46. Guo X.G, Dong W.G, Men X.Y, et al. Species abundance distribution of ectoparasites on Norway rats (*Rattus norvegicus*) from a localized area in southwest China. J Arthropod-Borne Dis, 2016, 10 (2): 192-200.

47. Huang L.Q, Guo X.G, Speakman J.R, et al. Analysis of gamasid mites (Acari: Mesostigmata) associated with the Asian house rat, *Rattus tanezumi* (Rodentia: Muridae) in Yunnan Province, Southwest China. Parasitol Res, 2013, 112 (5): 1967-1972.

48. Peng P.Y, Guo X.G, Jin D.C. A new species of *Laelaps* Koch (Acari: Laelapidae) associated with red spiny rat from Yunnan province, China. Pakistan J Zool, 2018, 50 (4): 1279-1283.

49. Peng P.Y, Guo X.G, Ren T.G, et al. Faunal analysis of chigger mites (Acari: Prostigmata) on small mammals in Yunnan province, southwest China. Parasitol Res, 2015, 114 (8): 2815-2833.

50. Peng P.Y, Guo X.G, Song W.Y, et al. Analysis of ectoparasites (chigger mites, gamasid mites, fleas and sucking lice) of the Yunnan red-backed vole (*Eothenomys miletus*) sampled throughout its range in southwest China. Med Vet Entomol, 2015, 29 (4): 403-415.

51. Peng P.Y, Guo X.G, Jin D.C, et al. Landscapes with different biodiversity influence distribution of small mammals and their ectoparasitic chigger mites: a comparative study from southwest China. PLoS One, 2018, 13 (1): e0189987.

52. Peng P.Y, Guo X.G, Jin D.C, et al. New record of the scrub typhus vector, *Leptotrombidium rubellum*, in southwest China. J Med Entomol, 2017, 54 (6): 1767-1770.

53. Peng P.Y, Guo X.G, Jin D.C, et al. Species abundance distribution and ecological niches of chigger mites on small mammals in Yunnan province, southwest China. Biologia, 2017, 72 (9): 1031-1040.

54. Peng P.Y, Guo X.G, Ren T.G, et al. An updated distribution and hosts: trombiculid mites (Acari: Trombidiformes) associated with small mammals in Yunnan province, southwest China. Parasitol Res, 2016, 115 (5): 1923-1938.

55. Peng P.Y, Guo X.G, Ren T.G, et al. Species diversity of ectoparasitic chigger mites (Acari: Prostigmata) on small mammals in Yunnan province, China. Parasitol Res, 2016, 115 (9): 3605-3618.

56. Peng P.Y, Guo X.G, Song W.Y, et al. Communities of gamasid mites on *Eothenomys miletus* in southwest China. Biologia, 2015, 70 (5): 674-682.

57. Peng P.Y, Guo X.G, Song W.Y, et al. Ectoparasitic chigger mites on large oriental vole (*Eothenomys miletus*) across southwest, China. Parasitol Res, 2016, 115 (2): 623-632.

58. Ren T.G, Guo X.G, Jin D.C. Two new species of chigger mites in the Genus *Gahrliepia* (Acari: Trombiculidae) from China. Pakistan J Zool, 2014, 46 (6): 1657-1662.

59. Ren T.G, Guo X.G, Jin D.C, et al. A new species of chigger mite (Acari: Trombiculidae) from rodents in southwest China. Korean J Parasitol, 2014, 52 (1): 63-67.

60. Sun E.T, Li C.P, Nie L.W, et al. The complete mitochondrial genome of the brown leg mite, *Aleuroglyphus ovatus* (Acari: Sarcoptiformes): evaluation of largest non-coding region and unique tRNAs. Exp Appl Acarol, 2014, 64 (2): 141.

61. Sun E, Li C, Li S, et al. Complete mitochondrial genome of *Caloglyphus berlesei* (Acaridae: Astigmata): The first representative of the genus *Caloglyphus*. J Stored Prod Res, 2014, 59: 282-284.

62. Yan Y, Jin D.C, Guo X.G, et al. A new species of *Podocinum* Berlese (Acari: Podocinidae) and a key to species of the genus from China. Zootaxa, 2011, 3001: 49-56.

63. Yan Y, Jin D.C, Wu D, et al. A revised checklist and key to the genus *Podocinum* Berlese (Acari: Podocinidae) with description of a new species from Tibet, Southwest China. Zootaxa, 2012, 3194: 35-48.

第九章

其他医学节肢动物
标本采集与制作

本章所介绍的内容,包括节肢动物门(Phylum Arthropoda)的蛛形纲(Arachnida)、甲壳纲(Crustacea)、唇足纲(Chilopoda)、倍足纲(Diplopoda)、舌形虫纲(Pentastomida)和弹尾纲(Collembola)诸如蝎子、淡水虾蟹、淡水蚤、蜈蚣、马陆、舌形虫和跳虫等,它们和人类的健康与疾病关系密切,对其标本的采集与制作,是研究其形态乃至所有相关研究最为基础性的工作,因而具有重要的医学意义。

就其物种的形态与生态抑或生活习性而言,我国幅员辽阔,所呈现的西高东低三级阶梯状地势地貌及其高原山地、丘陵地岗、平原盆地、河流湖泊和由南至北不同地理纬度区间形成的热带、亚热带、温带、寒温带等气候带,如此造就和孕育了包括本章动物在内的物种多样性和生态系统多样性。例如隶属于蛛形纲的蜘蛛目前在全球已知44 000余种,我国已知计有4300余种,分布于中国大陆东西南北中的广袤地域,其地理区划大致与陆地动物地理区划相一致。

蛛形纲动物身体包括头胸部与腹部,通常具有螯肢、角须各1对及4对步足,无触角,大多数为陆生,皆为肉食性,其发育经历复苏期、生长发育期、填蜕期和休眠期4个阶段。缘于我国南北地域的差别,不同种类在上述各个时期所需要花费的时间不尽相同。蜘蛛的生活方式大致可分为两类,即游猎型和定居型。前者完全不结网、不挖洞、不造穴,游猎捕食居无定所,而后者则反之亦然。在自然界,该纲物种可孳生于洞穴、森林、草地、湿地,甚至生活于洁净的池塘水体里(水蛛)而无所不在。

甲壳纲动物主要形态特征为身体分头胸和腹两部分,具触角2对,着生在头胸部前方,有螯肢1对与步足4对,位于其头胸部两侧。绝大多数甲壳动物为水栖,以腮进行呼吸。这与节肢动物门中的昆虫正相反,后者大多陆栖以气管呼吸。涉及本章的淡水虾蟹、蝲蛄等属底栖性水生动物类群,多存在于溪流、沟渠、池塘、河流、湖泊及其港汊的流动性水体之中,而桡足类(Copepoda)例如剑水蚤等物种则多数孳生于上述相对静止的水体之中。

隶属于唇足纲的虫体狭长,背腹扁平,两侧对称,分为头和躯体两部分,躯体由若干形状相似的体节组成。头部除口器外,具1对多节的触角,躯体每一体节各有粗壮的步足一对,第一体节步足特化成颚足,形似钳状,也称毒颚,内连毒腺,营陆生生活,无翅,以气门呼吸。该纲类群分布广泛,多孳生于潮湿、阴暗、温暖及腐殖质多的石块瓦砾缝隙与成堆的腐烂植物叶茎丛中。例如蜈蚣,昼伏夜行,系典型的肉食性夜行节肢动物。蜈蚣属下物种在我国自然地理区划中的分布,目前在跨越北纬30度的华北地区南部还未发现或报道,其种类多局限性分布于华南、华中和康滇区域的南部,影响其分布的主要因素为气候、地形、植被和土层等。

倍足纲虫体体型细长,体节因种而异,分头胸腹三个部分。成体头部具触角一对,口器由一对大颚和一个片状的颚唇部构成。胸部体节的第一节无附肢,而第 2~4 节各具步足 1 对。腹部除尾端 1 或 2 节无步足外,每节则各具纤弱的步足 2 对(倍足),无翅,营陆生生活。该纲虫体行动迟缓,其适宜的栖地多见于潮湿、阴暗的地方,例如常见于孳生在石块、瓦砾、苔藓、地表厚实的落叶、树皮(枝)及草坪的表土或砖块之下。我国倍足纲物种的地理分布状况,常见的大型种类属于异蚰目(Spirostreptida)和山蚰目(Spirobolida),主要分布于长江以南暖热地区的竹林或森林里。在长江以北,除几种山蚰外大多属于带马陆目的小型种类。

舌形纲是节肢动物中非常特殊的一类专性体内寄生虫。成虫形态除舌形属(*Linguatula*)物种为舌形之外,其他属种多呈圆柱形,雌雄异体,雌大于雄,雄性虫体则更短而细长,体表由薄而富于弹性的几丁质角质层组成,活体状态下其内部器官近似半透明状态悬浮于充满液体的血腔中。例如锯齿舌形虫(*Linguatula serrata*),舌形,前端略宽而后端渐窄,背部稍隆起而腹面扁平,位于头胸部口周两侧生有 2 对略前后排列的小钩。虫体呈半透明状,具 90 个轮状腹环,沿中线可见分布有橙红色虫卵群。舌形虫成虫主要寄生在食肉类与草食类哺乳动物或爬行类动物的呼吸道,幼虫与若虫可见于包括人在内的多个目(纲)脊椎动物的内脏器官,导致舌形虫病及其幼虫移行症。自然界的蛇、犬、狐等不仅是舌形虫的终宿主,也是人类舌形虫病的保虫宿主。有统计显示约 96% 的舌形虫广泛分布于热带、亚热带的爬行类与哺乳类动物终宿主体内。

弹尾纲的跳虫身体一般由头、胸、腹三部分组成。其头部通常有眼和触角各 1 对,2 个角后器和一个向下的内口式口器,但愈腹亚目(Symphypleona)物种的胸腹部为愈合成球状。其孳生场所为具有一定湿度的土壤浅层或地表凋落积层的植物叶片甚至雪地环境亦有跳虫分布。有关弹尾纲的分类地位抑或隶属关系,业界尚未能取得一致意见而有待阐明。

(周宪民)

第一节　其他医学节肢动物形态与生态要点

隶属于蛛形纲等的医学节肢动物,其身体由头胸部与腹部两部分或头、胸、腹三部分组成。依物种或类群的不同,可孳生于洞穴、森林草地或存在于溪流、河流抑或土壤浅层等处。充分了解医学节肢动物的形态和生态要点,是采集和制作医学节肢动物标本的重要基础。

一、蝎

蝎属于蛛形纲,蝎目,世界上已报道有 15 科、197 属、2089 种,主要分布在热带和亚热带地区。中国有记录的蝎有 53 个种和亚种,隶属于 5 科 12 属,其中的 33 种和一个属为中国特有的蝎物种。蝎体表分节明显、有强大的触肢。蝎多数陆生,喜欢栖息在小洞穴、树皮、朽木下、石片下和岩石缝隙,有些种类喜欢栖息在人类的生活环境如旧民居墙壁中、杂物堆和废墟里面。蝎是一种常见的有毒节肢动物,广泛分布于世界各地。蝎在地球上已经进化了 4 亿多年,通过毒液来捕食猎物和防御天敌或者威慑竞争对手,以更好地应对生存环境的压力和变化。蝎可作为传统中药,蝎毒素可用于新药开发和分子设计的重要分子资源库。蝎的标本采集具有一些不同于其他节肢动物的特点,而标本的制作和保存与蜘蛛差别不大。此外,蝎也具有明显的其他特点,包括形态特征、生活史和生活环境等。

1. 形态特征　蝎的体长 10~180mm,身体分为头胸部和腹部;腹部又分为具有 7 节的前腹部和 5 节的后腹部。躯体背腹扁平,体表被高度角质化的外骨骼覆盖,外骨骼厚薄不均,体背面厚于腹面,头胸部和后腹部厚于前腹部,触肢和螯肢厚于步足。头胸部的背面覆盖有愈合成一体的背甲,头胸部具 6 对附肢,头胸部腹面的前端为触肢的基节。后腹部的后部为尾部,尾部的最末为尾节,通常膨大成囊状,内具毒腺,尾节末端尖锐弯曲,具有一开口,螫刺时可以释放毒液(图 9-1)。成熟雄性往往小于雌性个体。

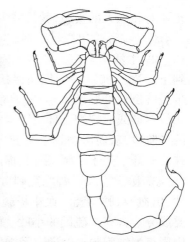

图 9-1　蝎形态示意图

2. 生活史及生态要点　蛛形纲中,蝎进行独一无二的卵胎生生殖方式,卵在卵巢中经过约 1 年时间发育成熟,在输卵管中与精子相遇受精,依靠自身营养,40 天左右完成胚胎发育,并孵化出小蝎,经雌蝎生殖孔产出。蝎是多次繁殖的,在一次或多次交配后可连续产小蝎。母蝎有明显的育幼行为,这在低等动物中是很少见的。蝎是典型的低代谢率节肢动物。蝎主要在夜间进行觅食、交配等活动,白天主要躲藏在环境适宜的隐蔽处。蝎分布最丰富和多样的地方是热带和亚热带地区的沙漠和半沙漠。蝎适宜的生态环境为:农村土坯房的缝隙中或旧房废墟中;树木稀少、杂草密度适中、多石块的荒山;沙丘;树皮下;林中的石块、朽木或枯枝落叶下等。

3. 医学意义　蝎产生的蝎毒素,对人类有害,螫刺后能迅速引起剧痛、甚至死亡。蝎的尾端毒刺螫人引起蝎螫伤,局部有烧灼感或剧痛、红肿、麻木和感觉过敏,螫伤部位多见于手足。蝎刺螫人引起的危害轻者仅出现局部症状,重者可引起全身症状,甚至死亡。蝎毒液的成分也很复杂,包括神经毒素、细胞毒性肽、蛋白酶以及其他毒性成分。这些活性蝎多肽或蝎蛋白质,可以作为研究疾病的工具试剂或治疗药物的先导分子。此外,蝎在我国传统中医药中是名贵药材,可治疗多种疾病。

二、蜘蛛

蜘蛛属于蛛形纲蜘蛛目(Araneae),是世界上最古老的物种之一,其种类数目仅次于昆虫,分布极为广泛。蜘蛛目是蛛形纲中最大的目,根据美国自然历史博物馆在线网站的统计,目前已经鉴定的蜘蛛种类为47 172 种,分别属于 113 个科,4073 个属。中国蜘蛛目前已知 69 科 735 属 4282 种,大约 700 种在中国云南省被发现。蜘蛛主要捕食对象为昆虫。蜘蛛是地球最成功和最具多样性的无脊椎动物。蜘蛛广泛分布于几乎所有的地球生态环境中,从最热的热带原始森林到最冷的西伯利亚,从低矮的海岸线到接近珠穆朗玛峰的雪地上都能发现蜘蛛的存在。

1. 形态特征　蜘蛛(图 9-2)具有蛛形纲典型的形态特征,体分头胸部和腹部,通过腹柄相连;无翅,步

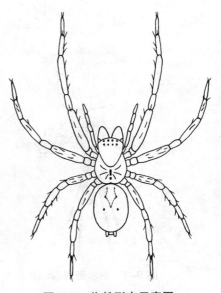

图 9-2　蜘蛛形态示意图

足 4 对和强大的螯肢,其螯肢尖端毒腺的开口与内部的毒腺相连。在腹部末端有丝腺,通过 3~4 对纺绩器喷出蛛丝结网。

2. 生活史及生态要点　蜘蛛的生活史是指蜘蛛从产卵、经幼蛛、亚成蛛和成蛛阶段再到下一次产卵这一周期所经历的过程。蜘蛛发育的过程可为 4 个阶段:①从受精卵到胚带最终倒位的胚胎发生;②具前蛹的幼蛛期或"不完全幼蛛期";③"完全"幼蛛期或蛹期;④成熟期或成蛛期。环境因素如温度、光照、湿度和食物资源等都不同程度地影响蜘蛛发育的各阶段,从而影响其生活史。蜘蛛包括结树型、游猎型及穴居型。一般雄蛛体型稍小于雌蛛。蜘蛛孳生于果园、稻田、棉田、灌木丛、森林的草地上、石块下、土坯下或穴居地下。

3. 医学意义　蜘蛛蜇刺对人类能引起广泛的临床症状,如皮肤坏死、神经毒性、细胞毒性、出血、水肿、炎症、血小板凝集和血液凝固等。蜘蛛毒液的成分复杂,大多数蜘蛛毒液主要成分为含有二硫键的小肽。研究蜘蛛毒液可以探究蜘蛛致死的机制。蜘蛛多肽的主要作用靶点为细胞膜上的通道及受体,蜘蛛多肽是解析膜通道及受体结构和功能的分子探针;可作为探究重要生理和病理机制的分子工具,也是创制新药的宝贵资源。蜘蛛丝也可以作为生物材料。

(蒋立平)

三、淡水蚤

本纲内的种类十分复杂,目前已发现约有 1000 种,分属 20 余科。水蚤又称鱼虫、红虫,属桡足类,隶属于节肢动物门、甲壳纲、水蚤目(Calanoida)。体长不超过 3mm,广泛生活在各种类型的淡水水体中,在河流、水库、湖泊、池塘、沟渠及沼泽里营浮游与寄生生活。民间有养殖作为鱼的饲料,因为其繁殖快,在江河湖泊易造成水体污染。

1. 形态特征　水蚤身体细小,呈圆锥形,但背面微隆起,腹面较平,体节明显。头胸部较大,由头节和 5~6 个胸节组成,在身体中部(第 4、5 胸节之间)有一明显活动关节,腹部细长,分 3~5 节,雄性第 1 腹节为生殖节,雌性第 1~2 腹节愈合为生殖节,身体两侧有 2 个卵囊(图 9-3)。

2. 生活史及生态要点　水蚤是浮游生活,分布于池塘、湖泊等水域,是淡水鱼的天然饵料,在水中以第 1 触角和胸足的划动,作连续的急速跃进。以水中微细的有机物为食,也有部分种类可取食轮虫、甚至较大的摇蚊幼虫及水栖寡毛类。

3. 医学意义　由于水蚤的存在,使寄生虫得以完成其生活史并传播寄生虫病,如麦地那龙线虫病、人体颚口线虫病、裂头蚴病、阔节裂头绦虫病等。也可作为某些家畜或淡水养殖鱼类一些寄生虫的中间宿主,如鹅剑带绦虫病、棘衣虫病、嗜子宫线虫病、舌状绦虫病等。

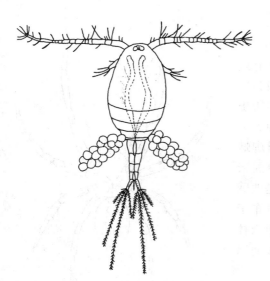

图 9-3　剑水蚤形态示意图

(邹节新)

四、淡水蟹

淡水蟹,隶属于甲壳动物亚门(Crustacea)、软甲纲(Malacostrca)、十足目(Decapoda)、短尾次目(Brachyura)。淡水蟹作为水生生物的一个类群,如前述广泛地存在于它所适宜孳生的山区、丘陵、平原等地方的江、河、溪流或沟渠之中。

淡水蟹的种类主要通过头胸甲的形态特征、前侧缘齿的形态、雄性个体的腹甲、第三额足、雄性第一腹肢末节形态特点和雌性生殖孔等,综合进行比较判断,尤其是雄性第1腹肢的形状、结构和朝向等具有重要的鉴别价值。此外,必要时也需根据孳生地具体生态环境、自然地理状况和分子生物学特征,来综合分析,才能较为准确地判断具体的属种。

淡水蟹的生活史主要包括交配、排卵、抱卵和孵化四个阶段。其自然寿命一般雌性个体为3~4年,雄性个体可达4~5年,每年4~6月是繁殖季节,一次产卵量50~300个不等,主要栖息在诸如高山峡谷、丘陵地岗或平原水网等不同生态地域。

1. 形态特征　淡水蟹(图9-4)具有分类意义的形态结构,主要包括:大颚须分节的数目;雄性成体腹部呈三角形或束腹蟹科呈"⊥"形,即在第5~6节处具一明显的"束腰";第3额足外肢是否有鞭;第4/5胸甲缝内端之间的距离以及与腹锁突的间距;雄性第1腹肢末节的形状,即末节是否圆钝、钝切、或不对称分叶或是否错开、或是否具有缺刻,以及末二节与末节的长度之比;雄性第1腹肢的指向,即是直指、外指、内指或是背指;前侧缘齿的数目以及是否尖锐、平钝。此外,尚包括头胸甲的形态、长度与宽度的比例;雌性生殖孔的形态;等等。尤其以雄性第1腹肢的形状,与其雌性个体的生殖孔形状相对应,二者可视为匙与锁的关系。因此,雄性第1腹肢的形状、结构和朝向等特征具有种的重要鉴别价值。需要特别提出的是,对于淡水蟹的形态与分子鉴别分类,还必须与其孳生地的局部生态与自然地理状况加以综合分析,才能准确对淡水蟹种作出鉴定。

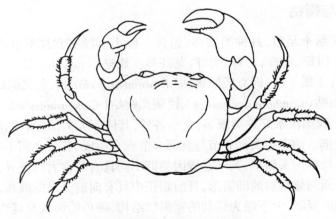

图9-4　淡水蟹形态示意图

2. 生活史及生态要点　本文所指的淡水蟹,是除外其生活史具有洄游性质的一生仅在自然界纯淡水中生活的蟹类。其生活史全过程可分为前后连续的四个阶段,及交配、排卵、抱卵和孵化。刚孵化出来的幼蟹,尚需攀附在母体腹甲内的腹肢上与母体共同生活约2周左右的时间,此后即离开母体营自生生活。淡水蟹在其生长发育至成体过程中大约需要退壳 20 次以上,至第二年才能达到性成熟。孵化出来的幼体外形与成体高度相似,但其头胸甲的长宽比例则相对成体更长一些。淡水蟹的自然寿命可随种类抑或不同地域而有所不同,一般雌性溪蟹为 3~4 年,而雄性溪蟹或许可延长至 4~5 年。每年的 4~6 月是溪蟹的繁殖季节,但中国大陆幅员辽阔,不同地域其繁殖时期有所提前或后移。淡水雌蟹怀卵量不大,一次产卵量约在 50~300 粒之间。

淡水蟹为水陆两栖,其活动与温度密切相关,具有昼伏夜出喜爱独居的特点。淡水蟹并不是一直生活于水中,可在水体周边抑或潮湿地带营半陆栖性生活,诸如在水中或近岸水中的石块缝隙内,或近岸边潮湿的泥沙间隙打洞居住,等等。一般每年 3~5 月水温在 10~18℃开始从冬眠中苏醒活动并觅食,至 6~9 月水温升高至 18~30℃时进入生长繁殖期,至 10~11 月仍活动频繁,四处觅食而积蓄营养准备越冬。适宜淡水蟹孳生栖息的水文地理及其微生态环境,主要集中在山区清凉隐蔽的溪流中。依据中国大陆淡水蟹类的自然地理区划及其地理分布特征,其栖地可人为划分为高山峡谷、丘陵地岗及平原水网等不同生态类型。

3. 医学意义 在生物与生物的相互关系及其长期的生物演化过程中,有部分不同属种的淡水蟹成为食源性寄生虫如并殖吸虫的第二中间宿主。携带有并殖吸虫晚期幼虫即囊蚴的淡水蟹,由于人们以生食、半生食等不恰当的方式误食入之后,可能使人感染并殖吸虫抑或罹患并殖吸虫病。因而在适宜完成并殖吸虫生活史的地方,携带有并殖吸虫囊蚴的淡水蟹类,可构成对当地居民生命健康的寄生虫性危险因素,甚至转而成为当地不可忽视的公共卫生问题。就此意义而言,对淡水蟹类进行形态与分子鉴定,对于并殖吸虫与并殖吸虫病的防治,具有重要的科学意义与学术研究价值。而淡水蟹标本的采集与制作,势必为其极为重要的一环。

(朱春潮 周宪民)

五、淡水虾与蝲蛄

虾隶属于甲壳纲十足目,其种类繁多,包含一些小型淡水食用虾和淡水观赏虾类,例如南极红虾、青虾、河虾、草虾、对虾、明虾、龙虾等。蝲蛄(crayfish)隶属于蝲蛄科(Astacidae),在我国分布有 2 属 4 种:即克氏原蝲蛄(*Procambarus clarki*)、东北拟蝲蛄(*Cambaroides dauricus*)、朝鲜拟蝲蛄(*Cambaroides similes*)、锐刺拟蝲蛄(*Cambaroides schrenckii*)。

1. 形态特征 我国淡水虾种类繁多,大小各异,其体躯大多呈左右侧扁梭形的长筒状,可分为头胸部和腹部。前者由头部 6 节与胸部 8 节愈合而成,各节之间不能自由活动,背面及两侧所包被的区域称为头胸甲,其形态皆因类群不同具有非常大的差异,但绝大部分淡水虾的头胸甲略呈长而两侧略扁的圆筒形,且前端正中具有向前突出的额角,基部两侧有一对能够灵活转动带柄的复眼,上下缘为锋利的锯齿状结构,额角的形状及其边缘锯齿的分布是为形态分类的重要依据。淡水虾的腹部发达,较之头胸部更长由 7 节组成,每节之间的甲壳相互分离因此可自由屈伸。腹节的前 6 节大小形状极具相似有 6 对附肢,其中前 5 对又可称为游泳足或腹肢。末节第 7 节又称为尾节,呈三角形与尾肢组成尾扇,该尾扇具有把握泳动方向类似船舵的功能(图 9-5)。

蝲蛄是一种淡水爬行虾类,因其第一对附肢粗壮强大呈螯状故俗称螯虾。其外部形态可分为头胸部和腹部。蝲蛄的躯体粗壮,依其形态与功能的不同又可分为头节、胸节和腹节三部分。其中 6 节头节和 8 节胸节愈合形成头胸部,而头部与胸部的分界可由颈沟加以区分。蝲蛄的甲壳较之一般虾类似更为坚硬,且甲壳之间并不相互愈合,其间有薄膜相连而利于伸屈活动。每个体节背面的甲壳称为背甲、腹面甲壳称为腹甲,而左右两侧背甲与腹甲间的甲壳称为侧甲。头胸部背面与左右侧面有发达的整块甲壳覆盖即为头胸甲,其前端甲壳向前方中央形成一个三角形突起,边缘有锯齿成为额剑。蝲蛄腹部扁平,可分为 7 节呈软膜状,使各节均能自由屈伸。第 7 节又称为尾节,呈三角形,与尾叉共同组成尾扇。此外,其头部、胸部和腹部各具不同功能的 5 对、8 对和 6 对附肢(图 9-6)。

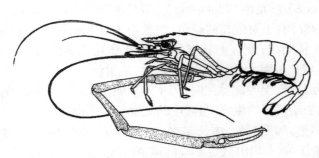

图 9-5　淡水虾形态示意图
（仿梁象秋）

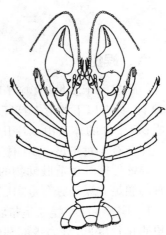

图 9-6　蝲蛄形态示意图

2. 生活史及生态要点　淡水虾的生殖方式通常为两性生殖,其过程可分为四个不同阶段,即交配、排卵、抱卵和孵化。雌雄个体性成熟后即可交配,其性成熟时间因种而异。交配季节大多在春季或秋季,例如长臂虾约需 1 年达性成熟。成体雌虾抱卵的数量因物种不同而不同,而同种也可因个体大小不同具有一定的差异。此外,淡水虾的个体发育分为胚胎时期与胚后时期两个阶段,前者包括卵裂、原肠胚形成和中胚层发生。胚后时期的发育又可称幼体发育,这一发育过程具有变态和蜕皮现象。有变态的幼形个体特称幼体,而幼体类型包括无节幼体、蚤状幼体、糠虾幼体和仔虾期。淡水虾类对其栖息的生态环境有所要求,例如沼虾属底栖性种类,多孳生于淡水湖泊、池塘、水库及江河的水草丛中,又如米虾则主要栖息于河流、池塘、稻田或沼泽的水草中以及水流较缓的山涧溪流里。

蝲蛄亦一般进行两性生殖,整个生殖过程同淡水虾,一般需 3 年左右达到性成熟。雌雄个体性成熟后即开始交配,每年的晚秋为其交配季节。交配后雌体即产卵,受精卵位于雌体腹肢之间形成抱卵状态,其卵的数量多为数百粒不等。受精卵在母体的保护下经数周可孵化出仔虾,其形态与成体基本相同。蝲蛄营底栖生活,通常孳生于水流缓慢、水质清澈的山溪、河流或池沼中。昼伏夜出,白天多隐藏在水体隐蔽物下或较深的水体中,傍晚多聚集在浅水边爬行或觅食,其食性为杂食性。

3. 医学意义　淡水虾和蝲蛄均系淡水水生甲壳动物,且广泛存在于山地丘陵的溪流、江河湖泊及其港汊抑或沟渠等不同类型的水体之中。在其生长发育及其进化过程中,有部分物种抑或可成为人体或动物寄生虫的中间宿主。淡水虾是华支睾吸虫的第二中间宿主。蝲蛄是并殖吸虫的第二中间宿主。淡水虾可否作为第二中间宿主在业内虽有争议,但也发现有米虾(*Caridina miloyica gracilipes*)和沼虾(*Macrobrachlum superbum*)可作为人畜共患华支睾吸虫的第二中间宿主报道。蝲蛄则系我国东北地区例如卫氏并殖吸虫的第二中间宿主,人体因生食或半生食等不恰当的方式误食入后可使人感染并殖吸虫抑或罹患并殖吸虫病,甚至一度成为当地重要的寄生虫性公共卫生问题而受到业内关注。有鉴于此,对于淡水虾和蝲蛄标本的采集与制作,无疑是防治研究工作上极为重要的一个组成部分。

（张　萌　朱春潮）

六、蜈蚣

蜈蚣隶属于多足动物亚门(Myriapoda),唇足纲(Chilopoda)。唇足纲动物全世界记载约2800种,具有以下的形态特征:头部前侧缘有1对细长的触角;口器由1对大颚和两对小颚组成;躯干部的体节由4片几丁质板连接而成;侧板上具有步足、气孔和几丁质化的小片;每一体节有1对步足;第1体节的步足特化成强大的颚足,也称毒颚,呈钳状。

蜈蚣保持陆生节肢动物的许多原始特征,至晚泥盆纪时,第1体节的步足进化成唇足纲特有的颚足。蜈蚣分布范围广泛,喜欢阴暗潮湿的生境,与温度和湿度的关系密切。

1. 形态特征　蜈蚣呈带状,背腹扁平,两侧对称,体长多在10~300mm,宽5~11mm。身体角质化程度低,分为头部和躯干两部分,躯干均由数量不等的体节组成,每一体节具有一对步足。蜈蚣主要依据头部、颚足基胸板齿数、触角节数、单眼数量、背板形态、基节腺孔数量、所有步足的刺式、最后2对步足的形态以及生殖器官特征进行鉴定(图9-7)。

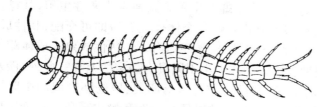

图9-7　蜈蚣外部形态示意图

2. 生活史及生态要点　蜈蚣属不完全变态,发育分卵、幼体和成体三期。蜈蚣主要孳生繁衍在多石少土的低山地带,平原地区虽有分布,但数量较少。蜈蚣常栖息阴暗、潮湿、温暖(10~27℃)和空气流通的地方。因此,蜈蚣白天多栖息在阴暗潮湿的石块下、瓦砾之间、乱石的缝隙中,成堆的树叶里、杂草丛中和腐烂的植物枝叶里,尤其喜栖在腐质多、易孳生昆虫的垃圾堆中,夜间才出来活动。也有的种类喜欢群居在水边的石头缝隙中。蜈蚣是一类典型的肉食性动物,性凶,食物广泛,但选择性小,喜食各种活体昆虫及其卵和蛹,有时蜈蚣也用毒液杀害一些比自己大的小动物。蜈蚣是夜行动物,行动敏捷;喜欢单个活动,大多互不合群,没有固定的窝穴定居,且蜈蚣钻缝的能力很强,行动敏捷,畏光,喜湿,具有扫除习性。

3. 医学意义　蜈蚣不仅具有毒腺,还有一对尖形牙,能分泌毒液,可蜇伤人体,引起患者皮肤损伤、局部毒性反应和全身中毒反应。蜈蚣越大,毒性也越大。大多数蜈蚣的体型较小,毒液量有限,症状在几天后就会完全消失,并无生命危险。少数严重者会昏迷或过敏性休克的表现,伴有发热、呼吸加快、出汗、谵语和共济失调等全身中毒反应。体形细小的地蜈蚣可侵入人体而出现假寄生的现象。

七、马陆

马陆隶属于多足动物亚门(Myriapoda)、倍足纲(Diolopoda)。倍足纲动物全世界已记载约 8000 种,具有以下的形态特征:身体细长,体形多样,体节因种类而异,至少有 11 个体节,多则几十个体节,可分头、胸和腹 3 部分。成体头部触角一对,顶端有 4 个感觉圆锥体;口器由一对大颚和一片状的颚唇部组成,颚唇部是由大颚后另一对口器的附肢左右愈合而成;胸部 4 节,第 1 节无附肢,第 2~4 节各具步足一对;腹部的体节很多,除尾端 1 或 2 节都无步足外,每节各具步足 2 对。气孔位于足基节的前方侧板上,生殖器官开口于第 2 对步足的后面。马陆,也称为刀环虫、百草虫、蓖子虫、锅耳虫、大草鞋虫和百脚陆等,出现在石炭纪,体壁含有钙质的种类有可能在地层里形成化石。马陆行动缓慢,性喜阴暗潮湿,常栖息于树皮、落叶、石头或苔藓下面洞穴中,以腐烂的植物,真菌和其他真菌为食。

1. 形态特征　马陆体长圆而稍扁,长约 20~35mm,由 25~100 多个体节组成。体色各异,多呈暗褐色,每 1 体节有浅白色环带,背面两侧和步肢黄色,全体有光泽。虫体分为头和躯干两部分。头部有触角 1 对,其顶端有多个感觉圆锥体。体节成对地愈合成 1 个体节,且几乎每一体节均有 2 对步足(图 9-8)。

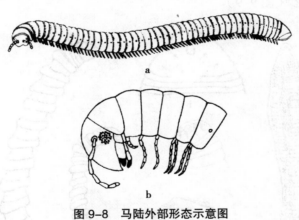

图 9-8　马陆外部形态示意图
(仿堵南山)
a. 整体　b. 头端放大

2. 生活史及生态要点　马陆发育分卵、幼虫和成虫三期,属不完全变态。马陆为雌雄异体,交配时,雄性个体以生殖肢转移精子。马陆行动迟缓,稍一触动即卷曲不动,喜阴暗潮湿,常栖息于潮湿耕地、土块、树皮、草坪土表、落叶、石头或苔藓下面洞穴中。马陆昼伏夜出,夏季雨后天晴出来爬行最多。马陆主要以凋落物、朽木等植物残体、真菌和其他真菌为食。

3. 医学意义　马陆有毒,属异性蛋白,对人体有刺激和毒害,会引起皮肤过敏反应。此外,带马陆则会产生氢氰酸,假若人们打开密集活体的采集瓶时,一定会呼吸到难以忍耐的臭气,甚至使人眩晕。而姬马陆能产生两种醌的混合物,此混合物不只是杀菌剂,而且能强烈地刺激皮肤和黏膜,使人有烧伤的痛苦,是一种杀菌物。特别是老人和儿童,若不慎,一旦接触到人体皮肤后,即产生痛痒不止,并带有红肿状出现。若幼儿在玩耍时,误食入马陆,可致嘴唇"马陆"异性蛋白臭腺液过敏性水肿。患儿口腔的嘴唇可出现红肿,多颗白色小水泡,伴浅表溃疡。

八、舌形虫

舌形虫属节肢动物门、舌形虫纲或舌形动物门,由节肢动物高度异常的类群组成,是一类专性体内寄生虫。成虫主要寄生在食肉类和食草类哺乳动物或爬行类动物的呼吸道。寄生于人体的舌形虫有 10 种,其中我国已报道病例中的虫种有锯齿舌形虫(*Linguatula serrata*)、腕带舌形虫(*Armillifer armillatus*)尖吻蝮蛇舌形虫(*Armillifer agkistrodontis*)和串珠舌形虫(*Armillifer moniliformis*)。

舌形虫均寄生于陆生脊椎动物的呼吸系统中,导致其形态结构和生态特征均为这种特殊环境而发生适应性的改变。此外,舌形虫也具有明显的其他特点,包括形态特征、生活史和生境等。

1. 形态特征　成虫蠕虫样,体长 18~130mm,活体呈半透明、死后白色,呈舌形或圆柱形,头胸部腹面有口,口两侧有钩 2 对。体表具有很厚的角质层,形成环状,一般腹部生 7~105 个腹环,雌虫大于雄虫。若虫体小,外形如成虫。早期若虫头胸部无钩,后期若虫则有钩。腹部外环数较少(图 9-9)。

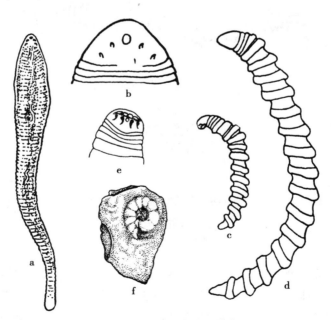

图 9-9　舌形虫成虫和幼虫

(仿徐芎南、甘运兴)

a. 锯齿舌形虫成虫　b. 锯齿舌形虫成虫头端　c. 腕带舌形虫(♂)
d. 腕带舌形虫(♀)　e. 腕带舌形虫雌虫头端　f. 寄生于肝脏内的若虫

2. 生活史及生态要点 舌形虫发育分卵、幼虫、若虫和成虫四期。成虫是热带和亚热带的爬行类和哺乳类动物呼吸道的体内寄生虫。幼虫和若虫可见于多个目（纲）脊椎动物的内脏器官。舌形虫均营有性生殖，通过吸血来摄取营养是影响舌形虫生长发育、变态乃至繁殖的重要因素。

3. 医学意义 舌形虫幼虫和若虫可寄生于人的内脏器官，可引起宿主产生迟发性或速发性变态反应，引起舌形虫病（Pentastomiosis, Linguatulosis, tongue worm disease）。成囊若虫可脱囊并在组织内游走，导致组织广泛的机械损伤并引起典型的幼虫移行症（larva migrans）。死若虫崩解释放出大量的抗原（异体蛋白）进入宿主组织，引起变态反应和形成脓肿。脓肿可进一步继发广泛的组织损伤和感染。例如，锯齿舌形虫也可引起内脏舌形虫病。若虫多发生于肝、淋巴结和眼。重者可因发炎肿大的淋巴结与肠壁粘连而致腹绞痛、恶心、呕吐等。此外，蛇舌形虫和锯齿舌形虫都可感染眼，症状自眼轻微发红至虹膜炎、晶状体半脱位、继发性青光眼和视力下降。

（孙恩涛）

九、跳虫

跳虫全世界约有 8800 种，中国到目前为止共描述过约 500 多种。跳虫分布非常广泛，喜潮湿，阴暗的砖石下、树皮下、苔藓及菌类上等野外环境，动物尸体等腐生环境，花盆下、地毯下等室内环境都有跳虫的分布，其中以土壤表层的腐殖质层和枯枝落叶层数量和种类最丰富。

1. 形态特征 跳虫大多种类体长 1~5mm（最小 0.12mm，最长达 17mm），内口式口器，原生无翅，无尾须，具触角，触角 4~6 节，头部有单眼，前胸常退化，足 3 对，腹部分节最多 6 节（节腹类，图 9-10），或者愈合成球状（愈腹类，图 9-11），最显著的特征是腹部腹面有特殊的附肢，第 1 腹节具腹管，第 3 腹节有握弹器，第 4 腹节具弹器，少数种类弹器退化。生活在土壤层和洞穴等少光或者无光环境的种类体大多白色，半透明，其他生境的种类多深色。

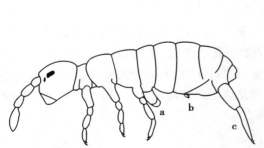

图 9-10 节腹类跳虫示意图
（仿 Uchida）
a. 腹管 b. 握弹器 c. 弹器

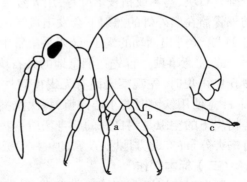

图 9-11 愈腹类跳虫示意图
（仿 Uchida）
a. 腹管 b. 握弹器 c. 弹器

2. 生活史及生态要点 跳虫发育属不完全变态中无变态，只有卵、若虫、成虫 3 个发育阶段，常年发生。卵球形，直径 0.08~0.1mm，白色，半透明状。若虫与成虫形态相似。跳虫分布非常广泛,从高大的乔木树冠、灌木到枯枝落叶层、土壤表层、洞穴以及一些静止的水面都有不同种类的跳虫分布。跳虫喜潮湿,阴暗的砖石下、树皮下、苔藓及菌类上,甚至树洞中、虫瘿中、雪地上等野外环境,食物残渣、动物尸体等腐生环境,花盆下、洗澡间、厨房、地毯下等室内环境都有跳虫的分布,其中以土壤表层的腐殖质层和枯枝落叶层数量和种类最丰富。

3. 医学意义　跳虫能引起人类的皮肤过敏,出现红肿热痛等症状,个别种类可以潜于人类皮肤下,引起严重的皮炎。

(岳巧云)

第二节　其他医学节肢动物标本采集与制作

医学节肢动物种类很多,采集各种节肢动物前,需充分了解它们的形态特征、生活习性,准备好相应的采集工具和用品。采集获得高质量的节肢动物是制作好标本的前提。

一、蝎标本采集与制作

蝎的种类较多,分布广泛,有针对性的了解拟采集蝎的形态特征和生活习性,将有助于顺利开展工作。蝎的采集过程中,也要注意个人防护,防止被蝎蜇伤。

(一)标本采集

采集蝎标本前,根据研究目的,做好相应的标本采集计划,如果进行分类学研究,尽量去前人没去或少去的地方采集标本。采集蝎的雌雄个体数量要适当,方便后续进行系统研究。

1. 采集器材　采集蝎的器材主要有铁钩、铁锹、大号镊子、牙签盒、采集管或塑料瓶和紫外灯。

2. 采集方法　主要采用捕捉法,白天寻找蝎的栖息地,在蝎经常生活的环境中,使用铁钩翻开石块、朽木或枯枝落叶等,用大号镊子夹取蝎,装入牙签盒、采集管或塑料瓶中。蝎子的外骨骼在紫外灯的照射下会发出黄绿色的荧光,因此,夜间利用紫外灯(例蝎子专用紫外灯)可搜索外出活动的蝎子,装入采集管中。

3. 注意事项　首先在栖息地的大石块或朽木下寻找,以便迅速地判断有无蝎分布。在沙丘中采集时,先观察表面有无蝎夜间外出活动的小孔或通道,若有则可以尝试往深处挖掘,注意使用铁锹时要小心谨慎,每次挖掘的沙层不要过深,以防止锹刃将蝎铲断。胡杨树等树皮下的空隙是蝎良好的藏身场所。我国的西北地区或西南地区,农田、草原、草甸都没有蝎类分布;在北方地区,茂密的树林中极少有蝎分布。

(二)标本制作

制作好的蝎标本,为研究蝎提供了重要的材料保证。蝎标本的制作方法简单易学,所需要的用具和试剂容易获得。

1. 标本制作　传统分类用标本的制作:把蝎放入小瓶中,加入75%乙醇浸泡,用脱脂棉塞紧瓶口。分子系统学所用标本的制作:把蝎标本置于充满99.5%乙醇的小瓶中。

一般应直接在70%~75%乙醇中保存。为避免乙醇长期浸泡使标本的肢体变脆,可用醋酸甲醛酒精混合液保存。

2. 注意事项 同"蜘蛛标本的制作"的注意事项。制作好的蝎标本应放在平稳的地方,以防打碎,定期对蝎标本进行察看和维护。

二、蜘蛛标本采集与制作

蜘蛛的体色多种多样,腿跨度从 0.5μm~25cm。大多数蜘蛛近地面陆地栖息生活,少数树栖、穴居和水栖生活。蜘蛛一般都具有毒腺,产生的毒液用于防御敌害或捕获猎物。蜘蛛毒液是由多种分子组成的复杂混合物。

(一)标本采集

采集标本前,需对蜘蛛的形态特点、生活习性有所了解,并准备好必备采集蜘蛛的工具、储存和运输蜘蛛的用具。

1. 标本采集 蜘蛛的采集方法多种多样,一般有下列方法:

(1)引诱法采集:对于地下穴居、隐藏在石头缝隙、树洞的蜘蛛,可用树枝或草尖轻轻拨动蛛网以引诱蜘蛛出洞。用防水笔填好标签,并随标本一起存放、运输,带回实验室。

(2)掘土采集:对体型较大的穴居蜘蛛(如捕鸟蛛),先找到穴居的洞穴,用铁铲或小铲先除去洞穴周围的泥土,然后顺着蜘蛛的巢穴挖到底而获得。预先准备好较大的一次性塑料空杯,蜘蛛出来后,捕入其中。

(3)棍棒敲打法采集:把桶或捕虫网等较大的容器置于蛛网下面,棍棒敲打蛛网附着物,蜘蛛掉落在容器中。然后用牙签盒、指管或吸管捕捉落入容器里的蜘蛛。

(4)扣捕法采集:用指形采集管或塑料瓶扣捕在地面上、叶面上或网上的蜘蛛。扣捕时,另一侧用手或瓶塞挡住。抽丝下垂的蜘蛛则用管或塑料瓶在下方接着即可。

(5)捕虫网采集:用捕虫网可捕捉高处结网的蜘蛛。用捕虫网在草丛和灌木丛中来回扫捕蛛体小的蜘蛛。

(6)毛笔采集:蛛体特别小的蜘蛛一般用毛笔蘸 95% 的乙醇粘捕。

(7)筛网法采集:用筛网将坡上松软的散土或落叶用力筛一遍,然后在白布上仔细搜寻。

2. 注意事项

(1)蜘蛛的生殖器官是进行种类鉴定和分类研究的最重要依据。采集时应尽可能采集性成熟个体。蜘蛛一般雄性先成熟,在同一地点,尽量采集到雌蛛和雄蛛。采集到一起活动的雌雄蜘蛛时,合装于一只标本管内。同一地点、同一时间采集的标本装入同一管内。

(2)采集蜘蛛时,有些蜘蛛警惕性高,容易逃走,务必动作迅速。尽量避免徒手捕捉,蜘蛛身体脆弱,采集时要轻柔,以保持标本的完整性。工作人员要戴上防护手套,以免被有些毒蜘蛛蜇伤。

(3)采集时,蜘蛛可直接放入盛有 95% 乙醇的玻璃瓶或指形管中杀死固定;需要活体标本时,可单管保存。

(4)要附上详细的采集记录,包括采集日期、采集地点、采集人等,标本和标签不能分开,以免发生差错。被乙醇浸泡的蜘蛛,其色彩、花纹等易褪色,在活体时应对颜色特征加以记录。

（5）采集的标本要求有一定的质量和数量。

（二）蜘蛛标本制作

制作蜘蛛标本的方法较为简单易学，所需要的器具和试剂也容易获得。制作标本前，应准备好相应的器具和试剂，应选择质量好的蜘蛛用来制作标本。

1. 标本制作　将新采到的蜘蛛先用95%乙醇浸泡固定，除去污物，每隔1~2天换一次80%的乙醇，连续2~3次后，装入盛满乙醇的指形管（或其他小瓶），用脱脂棉塞紧口。

蜘蛛标本保存通常是把已装入指形管（或其他小瓶）的蜘蛛标本，倒扣在标本瓶或大的广口瓶里，再加入80%乙醇，以浸没指形管为宜，加盖即可永久保存。

2. 注意事项　根据酒精容易挥发的特点，注意每隔一段时间更换一次同样浓度的乙醇。用于塞口的脱脂棉的直径应大于指形管的内径，以保证塞紧后不易脱落。塞紧后的脱脂棉上部距离指形管的端口不少于1cm。标本只能用乙醇保存，不能用福尔马林，因为福尔马林容易使标本硬化变脆，降低或失掉标本的使用价值（展览用的标本可用福尔马林保存）。

（蒋立平）

三、淡水蚤标本采集与制作

淡水蚤分布广，数量大，容易采集，同时生活周期短，繁殖快，又便于培养，在显微镜下能够很容易地看清其身体内部的多种结构及其生理活动，能制作成较好的封片标本，供教学和科研工作使用。

（一）淡水蚤标本采集

水蚤一年四季都可采集，水蚤最适生活温度为18~25℃，夏末至初秋（8~10月）和春末至初夏（5~6月）是水蚤全年总数量最多的两个时期，1~2月份总数量最低，因冬季气温较低，水蚤多集聚在下层，因此冬季捞水蚤时网要在水下搅动，让水产生漩涡，水下层的水蚤才会随水流上来。水蚤喜欢一定强度的光照，在光弱时向上移动接近水体表层，在强光下，则移至深处。因而在同一地方、同一水层中，水蚤的数量有昼夜变化，尤其晴天，昼夜垂直移动情况更为明显。白天多在水域的下层，而傍晚与夜间则集中到上层。因此，选择黎明或傍晚在表层即可以采集到较多的水蚤。在白昼由于堤坝和树荫及水草的遮挡，湖泊沿岸区光线往往较弱，也可以采到较多的水蚤。

1. 采集地点　水蚤一般生活在水流缓慢、肥沃的水域中，湖泊、池塘、水库中的数量常较江、河为多。在山溪以及流速大的江河中几乎见不到水蚤。而废弃旧河道或闭塞的水沟却常是水蚤大量繁殖的场所。雨后形成的水坑、水潭等间歇性小型水域中有时也会有大量的水蚤存在。一般而言，水温较高，它们的密度一般也较高；在水草较少的水体中，水蚤的密度却较低；营养水平很高的水体中，水蚤的密度较高，而种类一般较少。

2. 采集方法　收集水蚤定性标本用13或25号浮游生物网（图9-12）在表层至深处用20~30cm/s速度做"∞"字形巡回缓慢地拖动，一般时间为5~10分钟。收集水蚤的定量样品采集用5L或10L的有机玻璃浮游生物采集器（图9-13）采集水体的底、中、表层混合水样后用13或25号浮游生物网过滤除去水中的原虫和轮虫等收集浓缩液。如果返回实验室的路途较远时，要使用较大的容器运输，途中可适当打开容器盖，以便通气，从而防止容器内水蚤因种群密度过大、长途涤荡及缺氧而死亡。

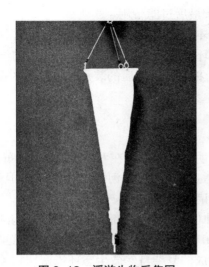

图 9-12　浮游生物采集网

25 号采集网网口直径：20cm，网衣长度：52cm，
网孔大小：64μm（200 目）

13 号采集网网口直径：20cm，网衣长度：52cm，
网孔大小：112μm（125 目）

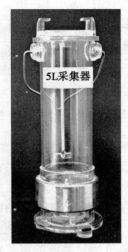

图 9-13　浮游生物采集器

5.0L 采集器采水体积：5.0L，
外部直径：19cm，外部高：30cm

（1）沉淀法：将野外采集的含有标本的水体置于筒形分液漏斗中沉淀 24~48 小时后，吸去上层清液，把沉淀浓缩样品放入试剂瓶中收集。

（2）过滤法：将野外采集的含有标本的水体用 13 或 25 号游生物网过滤，要注意应当有过滤网和定性网之分，避免用捞定性样品的网当作过滤网。

（二）淡水蚤标本制作

制作好的淡水蚤标本，为淡水蚤的分类研究提供重要的材料保证。淡水蚤标本通常采用玻片标本封片法制作，制作完成后的标本可长期保存观察。

1. 淡水蚤标本制作

（1）标本固定：将收集到的样品装进事先准备的聚乙烯采样瓶中，样品现场可根据后期用途，采用浓度大于 75% 乙醇固定（也可用 4%~5% 福尔马林溶液或 5% 的 Lugol's 碘液），并在采样瓶上标明采样日期、采样点、采集人，带回实验室在光学显微镜下鉴定其物种。经鉴定之后，换用 100% 酒精固定，24 小时后用 100% 乙醇更换等量固定液，样品保存于 4~8℃黑暗环境中。如标本需用于分子生物学实验，可在活体状态下采用 –20℃或液氮直接保存。

（2）标本制作：对已取得的标本，不必脱水可直接用甘油胶封片，制成整体标本。制片前，须先配制甘油胶备用。将拟制作标本放在载玻片的凡士林石蜡圈内，加入甘油胶，一面摆正材料的位置，一面将载玻片移在酒精灯上略烤，使甘油胶透入材料内部而凡士林石蜡软化，然后将盖玻片轻轻斜盖在凡士林石蜡圈上，并略加压力，使盖玻片粘合在圈上，如果有部分甘油胶外溢，必须及时擦除，最后在盖玻片周围再加凡士林石蜡封藏。

附：甘油胶制作：7g 动物胶在 42ml 蒸馏水内约 2 小时，然后加热熔化，并加 38ml 甘油与 1g 石炭酸,搅拌加热 10~15 分钟,使其溶化,最后过滤备用。

2. 淡水蚤标本保存 鉴定之后的水蚤标本,换用 100% 乙醇固定 24 小时后再用 100% 乙醇更换等量固定液,样品保存于 4~8℃黑暗环境中。如标本需用于分子生物学实验,可在活体状态下采用 –20℃或液氮直接保存。凡士林石蜡封藏后的装片标本可永久保存。

(邹节新)

四、淡水蟹类标本采集与制作

已有分类研究及其动物地理学研究表明,淡水蟹类在我国的地理分布,大致位于 95E~122E(西藏墨脱县 – 台湾省)与 18N~37N(海南三亚 – 河北涉县)区间,但同纬度地域需除外黑龙江、吉林、辽宁、内蒙古、宁夏、青海诸省区。

迄今,中国大陆已报道约 310 个溪蟹物种(亚种),其中部分物种是为并殖吸虫的第二中间宿主。尤其是地处热带、亚热带即长江 30°N 以南的诸省区,淡水蟹的种类与数量十分丰富,这与其所栖息地域的水文地理和由此造成的复杂自然微生态环境密切相关,同时也是由于淡水蟹自身有限的扩散能力和较低的生殖力以及窄幅居住所致。基于此,我国是为全球淡水蟹物种分布最多的国家。

(一)标本采集

缘于淡水蟹类不同属种对其栖地的微环境有所要求或不同,因而研究者对其拟前往的地域及其需要采集的物种栖地需要有一个先行的预判或评估,以达到事半功倍的采集效果。

1. 准备工作

(1)采集工具:一般淡水蟹类的采集工具,目前多采用专用"框架式尼龙绢网",其优点可一次性在溪流中采获多个甚至数十个处于不同发育时期的溪蟹标本。此外,野外临时制作的竹钓竿(末端绑缚烤制过的猪肉皮或鸡鸭小肠等韧性饵料均可)、土簸箕等也可作为采集工具使用,但以框架式尼龙绢网为首选。

(2)保存试剂:目前已放弃使用 10% 甲醛作为保存试剂。常用的化学试剂为 95% 乙醇,其优点为均适用于对蟹标本的形态或分子的试验研究。

(3)保存器具:野外工作多采用一次性塑料封口袋放置溪蟹标本(视需要准备多种大小不同规格的封口袋);标本转入实验室后可及时改换成玻璃瓶装永久保存之。

(4)现场考察:现场考察拟应常规准备 GPS 记录仪、照相机和纸质记录本等。①野外工作对经纬度、海拔等信息的记录,可采用 GPS 记录仪或手机 GPS 软件进行实地记录;②科研记录本则用于记录(描述)实地环境状况与标本数量和采集者等信息;③采用相机或手机对现场生态景观等予以记录,注意手机拍摄的照片其分辨率应不低于 300dpi 或 2480 像素 × 1535 像素。

2. 采集方法

(1)样点选择:就淡水蟹类标本采集而言,对疑似有溪蟹活动地段生境的经验性预判非常重要,这是缘于不同属、种的溪蟹对其滋生地的微环境有所要求而不同。总体而言,对采集样点例如溪流的选择,其宽度范围以 0.5~10m 为宜,也即大致为溪流的上游和中游位置。而溪流周边植被的自然环境状况,可以是稻田、灌木林、竹林、高大乔木林或混交林抑或茅草丛等。

（2）时间选择：缘于淡水溪蟹在我国主要集中分布于热带及亚热带地区，因而其采集时间/季节的选择，其一以溪蟹的繁殖期为首选，例如黄河以南广袤地域为每年春末夏初的4~6月。其二则应依据不同地域地势地貌的不同对其适宜时间/季节加以甄别后再行选择。例如云南省地处低纬度高原，西藏墨脱县地处雅鲁藏布江大峡谷下游地段，其地形地貌十分复杂，气候上有旱季和雨季之分。因此时间/季节上的选择可考虑在雨季来临之前或之初及其雨季末尾或旱季来临后的时期较为适宜。再者在气候上隶属于热带或次热带雨林地域抑或亚热带丘陵地岗地域，只需避开连续的雨天而无需过多考虑季节或气温的因素。此外，在每年的10~11月我国大部地域的少雨时期也即溪流水势为年度最低时期（枯水季节），也是可以选择在连续的晴好天气安排中午时段开展野外采集工作。

（3）采集方法：淡水蟹采集方法主要包括以下几种：

1）直接捕捉法：即双手缓缓搬移石块，徒手捕捉独居于水体中大的鹅卵石块之下成熟的成体蟹。

2）食饵诱捕法：根据淡水溪蟹杂食性特点，可以将预先获得的例如鸡鸭等消化道脏器放置于篓器篓中（采用钓竿法则可将其牢牢绑缚于钓竿的前端以引诱的方式见有运动于水体的溪蟹即直接拉钓），以水草或稻草压实，于晚间放置于流水较为平缓的溪流边缘，于次日晨迅速提起篓器篓，常可一次性捕捉到数只或十余只大小不等的个体。

3）网框捕捉法：采用自行制备的（50~60）cm×（70~80）cm专用"框架式尼龙绢网"（图9-14）捕捉淡水蟹，选择可能藏匿溪蟹的较大石块、水流较急速且相对形成一豁口的水体面，一人持网框堵塞于水流下方，另一人迅速搬移石块，以加速水流，并以脚充分搅动水底小石块或泥沙，形成一狭长水体通道，使之"泥沙俱下"，而溪蟹也因逃避不及被水流冲入网底。该方法采集溪蟹省时高效，一段百米水溪2小时内即可采集数十只溪蟹。需要提出的是，选用该方法采集溪蟹，要求对溪蟹的生境形态非常熟悉，方可得以网网有蟹，一般为采集淡水蟹标本首选方法。

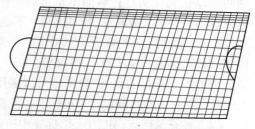

图9-14　框架式尼龙绢网示意图

3. 标本运输　淡水蟹类与其他时鲜水产品一样，外界温度高于25℃极易腐败变性而直接影响标本的保存与保存质量。有鉴于此，应视情对标本的用途要求，除常规使用95%乙醇保存之外，一般多采用冰块抑或干冰的储藏运输方式进行，后者尤其适用于远程运输。

（二）淡水蟹类标本制作

通过制作淡水蟹的标本，为淡水蟹的分类研究提供重要参考。淡水蟹标本通常采用浸制标本的方法制作，制作完成后的标本长期保存过程中要经常注意观察标本瓶内的液体，如瓶内酒精减少要及时添加，否则标本因干涸易脆裂破损。

1. 浸制标本　淡水蟹类的标本类型，一般包括整体标本、部分肢体标本或胃膜标本等。标本保存的容器，可视标本的大小、数量等选取不同规格的玻璃标本瓶或塑料指管或有盖离心管。常规采用不低于85%乙醇对标本进行固定与保存。特别提出的是，研究者需注意标本与固定液乙醇的体积/重量比。为确保标本的保存质量，适宜的比例应为1∶10。而且对于初次固定或保存的整体标本，需要在24~72小时内连续更换同浓度乙醇，这是缘于排除整体标本自身或清洗标本污物所携带的水分对乙醇的人为稀释造成的实际乙醇浓度的下降而采取的必要固定－保存方式。

淡水蟹大体浸制标本的制作相对简单，一般研究者对重要标本的制作，仅仅需要在初始固定至多半小时使之身体尚处于"瘫软"状态下，预先摆正其所要表现的姿势（态），或视情需要绑缚于例如玻板之上以体现其整体外观（含局部如 G1 等）即可。对于固定时间久远和被高浓度乙醇"硬化"的标本，则需要采取"软化"的处理方法于制作前进行软化标本的预处理（即 85%~95% 乙醇逐步递减至 70% 乙醇、50% 乙醇、30% 乙醇）。

2. 干制标本　如上述，淡水蟹的整体标本在活体状态下固定使之身体完全瘫软、摆正其姿势（态）并绑缚于玻板上后，采用自然干燥法或人工干燥法（如：低温烘干法），以挥发和完全去除体内所含乙醇即可。需要注意的是缘于标本干燥后其几丁质壳质变硬变脆，遭受小的外力也极易碰碎损坏，因此制作时需谨慎而为。

3. 注意事项　标本采集信息记录和标签是最基础和最重要的信息之一，没有或相关信息不完整将会显著影响淡水蟹类种属的鉴别，以及相应的信息统计、归纳等，也不利于完整了解淡水蟹的地理分布和濒危状态等，因此，原始记录应在现场采集工作期间按科学的方式和程序如实记录，并作为原始记录妥善保存。其中，标签的设计和制作，包括保存方式也有一定要求，从而达到长久保存标本的目的。

（1）信息记录：毋庸置疑，原始记录作为标本的最初基础信息是最为重要的，现场工作期间予以正确详实地记载而不是过后回忆性记录是科研工作非常重要的一环。其信息内容拟应包括：标本原始编号、物种名称（不确定者可分类到"属"或"物种待定"）、采集时间、采集地点、采集者姓名与联系方式（含协助采集人员）、采集环境描述（含实地拍摄的照片）、经纬度、海拔、水温及 pH、天气情况等。

特别需要提出的是，信息采集可以采用当下普遍使用的"二维码"形式（预先下载二维码生成软件即可），如此可包含采集标本的所有详尽信息以弥补标签有限空间的不足和永久保存。

（2）标签及样式：如上所述，标签中所列内容则是直接反映该标本的最为基础的信息，完整的标本标签可视为记录本对所采集标本记录内容的简版（图 9-15）。

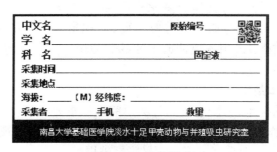

图 9-15　标签样式

（朱春潮　周宪民）

五、淡水虾和蝲蛄标本采集与制作

淡水虾类和蝲蛄主要生活于淡水湖泊、池塘、水库以及河流的水草丛抑或溪流等淡水水体。栖息环境水流缓慢,水质清晰。底质石块交错、落叶堆积,形成天然的遮蔽物,藻类集中食物充足。淡水虾类善游泳,受惊或遇敌时迅速向水深处游去。而蝲蛄体型较大不善游泳,遇到危险时向后弹跳躲避,迅速藏匿到石块等遮蔽物下。

（一）标本采集

根据淡水虾类和蝲蛄的体型大小和生活环境不同,采集方法有所区别,大致分为以下几类:

1. 钓竿法 主要工具是钓竿(图9-16),本方法适宜于捕捉体长50mm以上的较大淡水虾类和蝲蛄。其好处是:在不接近虾体的情况下就能捕捉;基本不伤害个体;不易被发现;可以捕捉行动灵活、不易接近的淡水虾类。

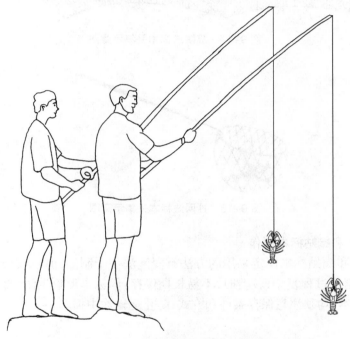

图9-16 钓竿法标本采集示意图

2. 陷阱法 主要工具是地笼(图9-17),陷阱法适宜于捕捉水中行动灵活、轨迹复杂的物种和鱼、虾、蟹类。放置地笼时使地笼水平地沉放在水中,在流动水域中,开口方向可与水流的方向相对;在静水水域,开口方向则与水面平行。每天应定时检查放置的地笼中是否有动物,如果有,应立即取出。地笼的优点是无需守候可以节省等待的人力和时间,缺点是容易捕捉时难免误捉到其他水生生物、容易造成动物死亡、效率低、对水体环境有一定程度的破坏。

3. 抄网法 主要工具是抄网(图9-18),这是捕捉淡水虾类和蝲蛄最常用、便利且行之有效的方法,根据网眼大小,可以捕捉不同种的淡水虾类和蝲蛄。捕捉方法是当发现水中的虾体时,用抄网迅速地将其网住,然后捞上岸进行捕捉。使用抄网时,尽量不要在水中来回运动,以免搅浑水体,影响视野。每次向单方向操作,将网内的虾体放入标本盒或箱后,清洁抄网再进行下一次捕捉。捞取抱卵雌虾时,动作轻柔,当虾体离开水面时,缓慢将其转移至装有清水的标本盒或箱内。

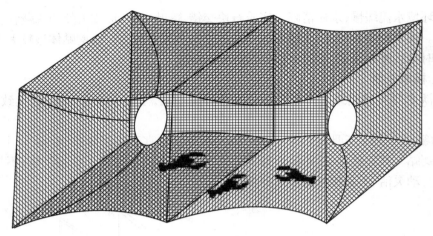

图 9-17 陷阱法标本采集示意图

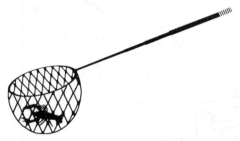

图 9-18 抄网法标本采集示意图

（二）淡水虾和蝲蛄标本制作

一般淡水虾和蝲蛄标本固定采用的方法有浸泡法和干制法，前者较为简单，易操作，可永久保存，后者制作过程复杂，较费时，不易长期保存，但标本形象生动、直观，美观性更好。干制和浸泡的标本，均须注意保存条件和方式，防止运输途中损坏。

1. 浸泡法

（1）主要工具：医用镊子、密闭性好的带盖标本盒或箱、铅笔等。

（2）固定试剂：75% 乙醇。

（3）制作过程：将标本放于含 75% 乙醇的标本盒或箱中浸泡进行预固定，用铅笔记录好采集及鉴定等信息的标签一同放入标本盒或箱中。24 小时后更换浸泡液一次即可。

（4）优缺点：浸泡法主要优点是制作简单，可永久保存标本。缺点是浸泡液需及时更换，浸泡液蒸发虾体露出液面会造成标本腐败。

2. 干制法　该方法主要器材为解剖盘、钢丝钳、木质固定板、玻璃棒、烧杯和小型电炉等；试剂为填充液。其制作过程包括：

（1）检查活体标本：选择外部形态完整的成年虾体，虾体外表不得有损伤，螯肢和步足完整，不得有变形或缺损。

（2）麻醉：对活体标本进行麻醉。

（3）修整标本：用注射器将已制备的填充液注射到虾体内，直至虾体形体丰满为止，待填充液凝固后拔出注射器。将虾体固定在底盘上的钢丝支架上。然后用医用棉花做内芯在需要的位置做填充、支撑、衬托，摆出所需的形状。

（4）热处理：标本修整完毕后用钢丝固定，放入 70~90℃ 的 1∶1 的甘油和清水的混合液中浸泡 1~2 分钟，然后检查，有不规整的地方立即用 1∶1 的甘油和清水的混合液注射直至标本复合标准为止。然后再放入 70~90℃ 的甘油和清水的混合液中浸泡 1~5 分钟。

（5）上色：冷却后将标本浸在 95% 的乙醇中 2~24 小时。可用油画照色彩记录或色彩图上色。上好色后阴干 1~2 天，再在虾体上涂一层硝基清漆。

（6）固定：将已上好色的标本浸在 4% 的福尔马林中 24~48 小时进行固定，然后再将标本浸在 2∶1 的甘油和 10% 福尔马林的混合液中 15~30 天。之后取出晾干，放入标本盒或标本架中存放。

干制法主要的优点是标本形象生动，更加直观。缺点是制作程序复杂，周期较长，标本在长期使用的过程中可能会出现虫咬、霉变、折断和散落现象。

附注：填充液配制

附注 1：过氯乙烯填充液常用配方：过氯乙烯 15~25g，溶剂 100ml，增塑剂（邻苯二甲酸二丁酯）3~5ml，油画颜料适量，将上述物质均匀调剂，充分溶解后备用；溶剂可根据标本情况选用溶解特质、挥发性能不同的溶剂，如四氢呋喃、醋酸乙酯等。

附注 2：ABS（丙烯腈 - 丁二烯 - 苯乙烯塑料）填充液配制方法：将 ABS 10g，15g，20g，分别置于广口瓶内，瓶内各加 100ml 丁酮或丙酮，溶解后制成 10%、15%、20% 的 ABS 丁酮或丙酮溶液即可。

3. 注意事项　标本的贮藏和运输。标本应存放在相对湿度在 30% 以下干燥环境中，防尘防光，避免阳光直接照射标本。干制标本要注意防潮、防霉、防虫，保持标本存放空间通风、温度控制在 10~25℃。浸泡标本要及时更换固定液。寄运活体标本，需根据虾体的大小和数量，选择大小不同的坚硬盒子或箱子。防止运输途中因缺水而干死，应保证盒子或箱子内水位适宜。视运输所需的时间长短，投放适量食物。为避免运输时由于震荡造成标本损坏，运输干制标本时用旧报纸或棉花作为填充物，将标本固定在软木箱中。浸泡标本运输时应将可填充棉花或装满浸泡液，延缓浸泡液蒸发时间。

（张　萌　朱春潮）

六、蜈蚣标本采集与制作

蜈蚣分布广泛、种类较多，采集蜈蚣标本前，首先要了解其孳生场所。获得蜈蚣标本后，先放入 50% 的乙醇中浸泡杀死，然后再转移到 75% 的乙醇中长期保存。

（一）标本采集

蜈蚣主要分布在全球热带区，尤其东南亚地区种类最多。主要孳生在多石少土的低山地带，常栖息于阴暗、潮湿、温暖和空气不流通的地方。采集蜈蚣标本前，应做好采集计划，准备好采集器材。

1. 采集器材　蜈蚣标本采集需要准备铁锹、铁钩、手电筒、长镊子、塑料瓶和采集管等工具。

2. 采集方法　在白天，主要采用捕捉法。在温暖、潮湿和阴暗的地方，寻找蜈蚣的栖息地。用铁钩翻开石块或朽木等，一旦发现蜈蚣成体或幼体，用长镊子夹取，迅速装入带氯仿药棉的塑料瓶或采集管中，盖好瓶盖。在夜晚，根据蜈蚣在夜间活动的特性，用灯光引诱，可用长镊子夹取。采到后放入塑料瓶或采集管中，带回实验室。

3. 注意事项　蜈蚣有毒腺，在采集过程中，要注意个人防护，一般用长镊子夹取标本，防止被蜈蚣蜇伤。若不小心被蜈蚣蜇伤，可用 5%~10% 的氨水擦洗伤口。

（二）标本制作

采集的蜈蚣成体和幼体可制作出针插标本和液浸标本等各种类型标本。

1. 标本制作　在野外采集到的标本先放入 50% 的乙醇中浸泡杀死，为了防止虫体硬化，便于解剖，可在乙醇中加少量甘油。再转移到 75% 的乙醇中长期保存制作成液浸标本。采集回来的新鲜蜈蚣标本或还软后的蜈蚣标本，用昆虫针插制起来，经过整姿后，制成针插标本。

2. 注意事项　如果虫体死的时间过久，虫体已经干硬，制成针插标本前，要放在还软器内进行软化，以免在制作过程中其触角、附肢等发生断折和脱落现象。还软的时间，一般约需 3~5 天。

七、马陆标本采集与制作

在掌握马陆孳生场所和孳生习性的基础上，容易采集获得马陆标本。再用浸泡法将马陆制作成浸制标本，投入 70% 乙醇中长期保存。

（一）标本采集

马陆主要栖息于草坪土表层、土块、石块下面，或土缝内，白天潜伏，晚间活动。采集马陆标本前，应在采集计划完善的基础上，准备好采集器材。

1. 采集器材　马陆标本采集的工具有铁锹、铁钩、手电筒、长镊子、采集盒和塑料瓶等。

2. 采集方法　主要采用捕捉法，根据马陆的孳生习性，在潮湿耕地、土块、树皮、草坪土表、落叶、石头或苔藓下面洞穴中，用铁钩翻开石块、土块、朽木或枯萎的叶子等，寻找马陆的踪迹。夏季雨后天晴，马陆会大量从草坪中爬出，易于捕获。采集时用长镊子夹取，避免被马陆的毒性损伤。采到后放在塑料瓶内，瓶内放蘸满氯仿的药棉，塞紧瓶塞。马陆的卵产于草坪土表，卵成堆产，卵外有一层透明黏性物质，可将采集的马陆卵放入采集盒中，带回实验室。

3. 注意事项　采集的标本要求有一定的质量和数量。马陆行动迟缓，常成群游行。当受惊动时，身体常卷曲成盘状。采集时，应注意观察，避免漏掉标本。马陆有毒，常产生臭气和有毒液体对人体有刺激和毒害，会引起皮肤过敏反应。在采集过程中，除了尽量保持马陆标本的完整以外，不要徒手去捕捉马陆，而采用长镊子夹取，避免被马陆的毒性损伤。

（二）标本制作

采集的马陆幼虫和成虫可制作出针插标本和液浸标本。

1. 标本制作　将采到的标本，先用开水烫过，再用 5%~10% 乙醇浸泡 24 小时，然后移入 70% 乙醇中保存，也可直接将采集到的标本投入 70% 乙醇中保存制作成液浸标本。采集回来的新鲜马陆标本，用昆虫针插制起来，经过整姿后，制成针插标本。

2. 注意事项　选择质量好的马陆用来制作标本。为了防止虫体硬化，可在乙醇中加少量甘油。若虫体已经干硬，可放在还化器内进行软化 3~5 天，以免在制作过程中其触角、步足等发生断折和脱落。昆虫针应该根据马陆标本的大小而选择粗细合适的来使用。大的马陆标本用细针不容易支持得好，小的马陆标本用粗针穿插会遭到损伤。

八、舌形虫标本采集和制作

舌形虫若虫和幼虫寄生于脊椎动物的内脏器官，而成虫主要寄生在食肉类和爬行类动物的呼吸道。在掌握舌形虫不同发育阶段的寄生宿主和寄生部位的基础上,容易采集获得舌形虫成虫、幼虫和若虫标本。再参照蠕虫液浸瓶装标本的制作方法,制作为浸制标本,在实验室可以长期保存。

（一）标本采集

舌形虫标本可能在人体粪便、鼻腔分泌物、呕吐物,或在感染动物体内,甚至在手术和肠镜活检中发现。采集标本后,注意保存标本,为防治和研究舌形虫病提供基础资料。

1. 采集器材　舌形虫标本采集的工具有解剖刀、解剖剪、镊子,体视显微镜、瓷盆、瓷量杯和标本瓶等。

2. 采集方法　对于寄生于人体的舌形虫,主要有以下几种检获方法:①从稀粪中,采取粪便沉淀法淘出虫体,或者病例服驱虫药后从粪中检获;②从鼻咽分泌物和呕吐物中检获;③手术中在内脏或眼检获的游离虫体;④使用肠镜活检、尸检所得中期感染纤维性囊,剪破囊壁后所逸出的虫体。对于食肉动物的虫体,通过寄生虫完全剖检法,采集感染动物的舌形虫标本,进行鉴定和计数。

3. 注意事项　食肉动物的完全剖检技术及舌形虫的采集,应在舌形虫的常见寄生部位仔细查找。在剖检动物中,操作动作要轻快、稳准。同时,也要注意个人防护,避免被感染。解剖完用过的任何工具、消化道、内容物和洗液等,不能到处乱放,造成环境污染。由不同脏器、部位取得的虫体,应按种类分别计数,分别保存。

（二）标本制作

舌形虫属于中型虫体,可以参照中型蠕虫液浸瓶装标本的制作方法制作成瓶装大体标本。

1. 标本制作

（1）器材与试剂:标本缸、玻璃刀、有机玻璃、方形瓷盘、黑纸、黑线、白线、吸水滤纸、大小镊子、甲醛、乙醇、氯仿、环氧树脂和动物明胶等。

（2）舌形虫标本的预处理:将采集的舌形虫标本在固定前,先用生理盐水清洗干净,再放入生理盐水中 8 小时以上,使虫体自然松弛后再固定。

（3）舌形虫标本的固定和保存:在制作液浸大体标本前,应采取正确的方法固定和保存虫体。将预处理后的舌形虫标本直接放入 70℃的 70% 乙醇中固定、保存。也可把舌形虫放在盛有冷水的大烧杯中,徐徐加热,待虫体伸直后移入 5% 甲醛溶液中固定 24 小时,而后放入新的 5% 甲醛溶液中保存,其中可加入少许氯化钠以防止虫体破裂。

（4）舌形虫标本的整姿和展示:将舌形虫标本固定于玻璃片上,或系扎在支架上,虫体的背面以黑色衬托,加满保存液,封闭缸口。

2. 注意事项　舌形虫标本固定前必须加以适当的清理和预处理,避免虫体收缩变形,才能达到满意的效果。舌形虫标本固定以后,应更换保存液,置于新的保存液内保存。为保证能长期保存,标本缸口应严密封闭。

（孙恩涛）

九、跳虫标本采集和制作

跳虫分布非常广泛,喜潮湿,阴暗的砖石下、树皮下、苔藓及菌类上等野外环境,动物尸体等腐生环境,花盆下、地毯下等室内环境都有跳虫的分布,其中以土壤表层的腐殖质层和枯枝落叶层数量和种类最丰富。根据其不同的分布环境采取不同的采集方式,根据不同的研究目的,标本制作主要分为浸泡法和玻片法两种。

（一）标本采集

根据其不同的生活环境,采集方法有所区别,主要分为以下几种。

依据跳虫的分布环境不同,采集方法有所区别,大致分为以下几类。

（1）Tullgren 法:主要器材为 Tullgren 器、小铁锹、切土刀、塑料袋或布袋、吸虫管、土筛、放大镜、昆虫解剖针等。用小铁锹挖土放入塑料袋或者布袋中（优先选择布袋,以免存放时间过长,塑料袋会由于不透气,而导致跳虫窒息而死,影响采集效果）,如果进行跳虫种类和数量的定量研究,需要使用采集土壤量固定的切土刀。将土壤置于 Tullgren 器中,用白炽灯烘烤过夜,跳虫由于避热和避光,向下运动透过土壤筛,落入装有 75% 酒精的收集瓶中。如果没有 Tullgren 器,可以自制简易的烘虫漏斗,材料包括 20 目的筛子、直径大于筛子直径的盆或其他器皿以及白炽灯。将筛置于盆上,将土壤置于筛中,盆中加入 75% 的酒精,白炽灯做热源,烘烤土壤,跳虫及其他小型土壤动物即可落入下面的收集盆中。将收集的样本倒在培养皿中,用昆虫解剖针和吸管分拣跳虫。此方法主要针对生活在土壤表层中的跳虫,主要优点是收集的种类比较全面,缺点是体积大、需要电源,野外携带不方便,需将土壤带回实验室,有可能由于运输时间长,而影响采集效果。

（2）吸虫管法:用吸虫管吸取地表、地面枯叶表层和其他肉眼可见跳虫的环境。将吸虫管的吸虫口对准跳虫,利用吸气形成的气流将跳虫吸入吸虫管内。吸虫管法的优点是携带方便,便于野外使用,缺点是收集跳虫具有随机性,只能收集看到的跳虫,而且有可能即使看到,跳虫也可能逃逸。

（3）振动法:主要器材为白布、竹竿等（图 9-19）。在树下或者灌木丛下铺上白色的布,用竹竿敲打树枝,因为震动使树叶上的跳虫跌入白布中,用吸虫管吸取跳虫。主要针对乔木树冠或者灌木冠丛上活动的跳虫。优点是可以收集高处的跳虫,缺点是收集的种类具有一定的随机性。

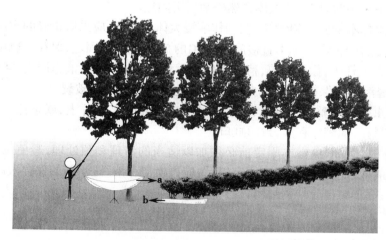

图 9-19　振动法标本采集示意图

a. 白布伞　b. 白布

（4）网勺法：主要器材为漏网（20 目）和吸虫管。用网勺舀取带跳虫的水，待水漏下后，用吸虫管吸取跳虫即可。主要针对水面生活的跳虫。主要优点是网柄可根据需要调节长短，非常适合水面上跳虫的收集，缺点是采集具有随机性，而且待水漏掉后，跳虫很容易逃逸。口岸进口的原木废纸或者其他货物中经常有跳虫出现，可以将待检物带回实验室使用 Tullgren 法分离跳虫，现场可使用吸虫管法。

（二）标本制作

跳虫的标本制作主要有两种方法，浸泡法和玻片法。

1. 浸泡法　主要器材为昆虫解剖针、指管、铅笔等。试剂主要为 75% 酒精。其标本的制作过程是将标本放置在装有 75% 乙醇的指管中，将用铅笔写好采集及鉴定等信息的标签一起放置在指管中，以免标签脱落或者丢失。浸泡法主要优点是制作简单，可永久保存标本。缺点是观察不方便，如果需要细致观察，还需要制作成玻片标本。

2. 玻片法　主要器材为昆虫解剖针、载玻片、盖玻片。试剂主要为 Nesbitt 透明液、Hoyer 氏封固液、30% 的过氧化氢、乳酸。其标本的制作步骤为：

（1）清洗：将标本从 75% 的乙醇中取出，在显微镜下清洗几遍，用小毛笔除去体表的泥土颗粒和其他杂质，清洗时动作轻柔，避免把体表的刚毛弄掉。

（2）脱色：对于色素很深的标本，为了观察标本细节需要先脱色，将清洗干净的标本放在 3%~5% 的 KOH 溶液中，实时观察，根据实际情况可以调整处理的时间，大约 5 分钟后取出，用 75% 乙醇清洗掉多余的 KOH。

（3）透明和软化：对于几丁质较厚的跳虫，需软化和透明标本，加入软化剂同时加温，实时观察，然后用 75% 乙醇清洗。软化方法主要有乳酸法，用纯乳酸或者 1:1 乳酸和 30% 的过氧化氢混合液透明，或者使用 Nesbitt 透明液。

（4）封片：在载玻片上放一滴封固液，用昆虫解剖针将跳虫放在封固液中，调整姿势，去除气泡，盖上盖玻片，用铅笔的橡皮头一端轻轻按压盖玻片，放在 50~60℃ 的环境下慢慢烘干。对于愈腹类的种类，由于腹部圆且大，很难封片，即使勉强封片也会由于厚度太大，很难观察，需依次解剖下头、触角、足、弹器等分别封片，解剖下的各部分可以和主体使用一分四的盖玻片封在同一张载玻片上，也可以封在不同的载玻片上，但一定要标记清楚，和主体一一对应，不可混乱。封片法为跳虫的半永久性封片，缺点是封固的玻片标本存放几个月后会出现结晶从而影响在显微镜下的观察。优点是可以用清水将标本洗脱，重新封片，当某一个种类标本数量有限，一个体位的标本无法观察到所有分类特征时，可以洗脱标本，重新根据需要封片，而且操作简单，不需要酒精梯度脱水等繁琐步骤，永久封片的试剂和方法见其他章节。

附：

①Nesbitt 透明液的主要配方：双蒸水 37ml，水合氯醛 40g，浓盐酸 2.5ml。②Hoyer 氏封固液的主要配方：双蒸水 50ml，阿拉伯胶 30g，水合氯醛 200g，甘油 20ml。

3. 注意事项　封好的标本一般放置在木制或者塑料的玻片标本盒中，由于此法为半永久性封片，在贮藏和运输时，可能产生滑动，因此，无论贮藏和运输时，尽量保持玻片的水平放置。浸泡的标本使用密封完好的容器，并经常检查，及时添加酒精，避免酒精干涸。

（岳巧云）

参 考 文 献

1. 王丽云,贾少波.盖片搭建制片法在跳虫活体胚胎发育观察中的应用.生物学教学,2012,37(12): 50-51.

2. 尹文英.中国亚热带土壤动物.北京:科学出版社,1992.

3. 尹文英.中国土壤动物.北京:科学出版社,2002.

4. 伍玉明.生物标本的采集、制作、保存与管理.北京:科学出版社,2010.

5. 汤林华.中国寄生虫病防治与研究.北京:北京科学技术出版社,2012.

6. 李向阳.水蚤的野外采集和室内培养.生物学教学,2011.36(3):51-52.

7. 李典友 高本刚.生物标本采集与制作.北京:化学工业出版社,2016.

8. 李朝品.医学节肢动物学.北京:人民卫生出版社,2009.

9. 李朝品.人体寄生虫学实验研究技术.北京:人民卫生出版社,2008.

10. 张萌,白俊,金辉,等.不同地理群体的克氏原螯虾形态差异多元分析.南昌大学学报(理科版),2016, 40(2):188-196.

11. 胡宁燕.常见食源性寄生虫病的健康宣教.江西:江西科学技术出版社,2008.

12. 林金祥,李友松,周宪民,等.食源性寄生虫病图释.北京:人民卫生出版社,2009.

13. 周宪民.免疫学基础与病原生物学(电子版).北京:人民卫生出版社,2001.

14. 陈德牛.天目山动物志(第一卷).杭州:浙江大学出版社,2014.

15. 周晓农.寄生虫种质资源描述规范.上海:上海科学技术出版社,2008.

16. 赵惠燕.昆虫研究方法.北京:科学出版社,2015.

17. 薛大勇.动物标本采集、保藏鉴定和信息共享指南.北京:中国标本出版社,2010.

18. 戴爱云.中国动物志(节肢动物门　甲壳动物亚门　软甲纲　十足目　束腹蟹科　溪蟹科).北京:科学出版社,1999.

19. Kawai T, Labay V S, Filipova L. Taxonomic re-examination of Cambaroides (Decapoda: Cambaridae) with a re-description of C. schrenckii from Sakhalin Island Russia and phylogenetic discussion of the Asian cambarids based on morphological characteristics. Jornal of Crustacean Biology,2013, 33 (5): 702-717.

20. Naruse, T., D.C.J. Yeo, and X.M. Zhou, Five new species of freshwater crabs (Crustacea : Decapoda: Brachyura: Potamidae) from China. Zootaxa, 2008 (1812): 49-68.

21. TOHRU NARUSE,CHUNCHAO ZHU,XIANMIN ZHOU.Two new species of freshwater crabs of the genus Heterochelamon Turkay and Dai,1997 (Crustacea:Decapoda:Brachyura:Potamidae) from Guangxi Zhuang Autonomous Region,southern China. ZOOTAXA, 2013,3647 (4):567-576.

22. Yong H S, Yule C M. Freshwater invertebrates of the Malaysian region. Malaysia: Academy of Sciences Malaysia,2012, 337-357.

23. Zhu, C.C., T. Naruse, and X.M. Zhou, Two new species of freshwater crabs of the genus Sinolapotamon tai sung, 1975 (Decapoda, Brachyura, Potamidae) from Guangxi Zhuang Autonomous Region, China. Crustaceana, 2010. 83: 245-256.

24. Zhou, X.M, C.C. Zhu, and T. Naruse, Bottapotamon Nanan, a New Species of Freshwater Crab (Decapoda, Brachyura, Potamidae) from Fujian Province, China. Crustaceana, 2008,81 (11): 1389-1396.

附录 I

毒瓶制作简介

一、氰化物毒瓶的制作方法

选择优质的带有能密封瓶口的软木或橡皮塞、磨口玻璃塞的广口玻璃瓶（管），根据昆虫标本的大小选择合适的毒瓶，原则上手能握住毒瓶。可用纱布包裹 5~10g 氰化钾（钠）小块或粉末放于瓶底，也可将药粉直接放于瓶底，立即在上面撒上一层锯木屑，压紧后倒入一层稀稠适宜的石膏糊固定（石膏粉加清水调成石膏糊，以能流下为度），待晾干后即可使用。简易毒瓶也可用硬纸片或软木片、泡沫塑料片等卡住氰化物小包即可。制作好的毒瓶，需在瓶身外标注上"毒瓶"字样，以示区分。

氰化物遇水即放出氰化氢（HCN），剧毒。在毒瓶制作时，速度要快，要时刻注意安全，需通风，严禁皮肤接触；毒瓶必须专人专管，要有严格的借用制度；若野外采集时，发生毒瓶破碎等情况，应立即将瓶中的药物用镊子夹入另一空瓶（管）中，盖严瓶塞并将碎瓶及残留物埋入远离水源之地 1 米以下。

毒瓶应保持清洁，瓶中放些少量的纸条。既可以吸收虫体排出的水分，也可以防止昆虫互摩擦而损坏标本，另外更有利于昆虫未死前的抱附用。鳞翅目昆虫要单放一个毒瓶，不宜混用，以免鳞片脱落沾污其他昆虫。昆虫死后应及时取出制成标本，如在毒瓶内存放时间过长，容易引起变色或损坏。毒瓶可连续使用数月至一年，时间过长或瓶内过于干燥，昆虫不易毒死时，可加入少量稀醋酸或酒石酸液，促进毒物分解，增强毒杀效力。

二、临时毒瓶的制作方法

氰化物是采集昆虫最理想的毒剂，此外还可选用乙酸乙酯、三氯甲烷、四氯甲烷和敌敌畏等药物作为毒瓶的毒剂。先在瓶底放入适量棉花，以便吸收药物，后利用注射器或长滴管将药液滴入瓶内，用量为浸湿棉花而不滴漏为宜，最后上面用硬纸片或软木片隔开，可钻些细小的孔洞。这类药剂挥发快，作用时间短，但需延长毒杀时间，如放置时间过短，昆虫易苏醒复活。毒瓶连续使用或使用时间过长后，要注意适时加药。

1. 罐头瓶改作法　材料选择有塑料盖的玻璃罐头瓶、安瓿瓶、棉花、纸带。先将罐头上的塑料盖取下，在瓶盖中央位置开一个比药敏瓶略小的圆孔；然后用试管夹夹住药敏瓶放在酒精灯上加热，烧烫后迅速将其倒置嵌入小孔中，不要动，待冷却后盖在罐头瓶上即可。使用前在药敏瓶中加入一些棉花，加入适量的熏蒸能力强的杀虫剂。可在罐头瓶中放入一些纸带，以起到保护标本的作用。

2. 广口瓶翻作法　材料选择广口瓶（大小均可，但要求瓶盖为内凹状）、海绵或棉花、砂纸或砂轮、纸带、硬纸板或软木片。制作时将瓶盖取下，在瓶盖凹进处填入适量的海绵。海绵大小以不易脱落为准。另一种方法是在瓶盖凹进处塞入适量的棉花,再剪一块略大于瓶盖内凹陷的硬纸板或软木片(可钻些细小的孔洞)将棉花托住。使用前再将杀虫剂滴到海绵上。将以上两种瓶盖盖在广口瓶上即可使用。如果将瓶盖凹处内壁用砂纸或小砂轮打毛即可防止海绵和硬纸板脱落。

以上两种临时毒瓶最大优点是将产毒装置和杀虫空间分开,避免了标本与药剂直接接触,解决了老式临时毒瓶易黏附小型标本,造成鳞片脱落等问题。

3. 其他简易毒瓶　可用氯仿和一些密闭容器(如饮料瓶、带盖玻璃杯等)制成毒瓶,把大小适宜并浸入药液的棉球投入容器内,拧紧瓶盖即制成简易毒瓶。也可用碳酸氢铵、乙醚、乙酸乙烷、无水乙醇等作为毒剂制成毒瓶,简单易行,安全有效,适合用于中小学生采集昆虫标本。以碳酸氢铵制成的毒瓶为例:在一个广口瓶或玻璃罐头瓶瓶底均匀的加入碳酸氢铵 50g,在碳酸氢铵上加木屑,稍压实,厚度约 0.5~1cm,再剪一个和瓶子内径大小一般的圆纸,纸上扎数孔,放在木屑上。使用时,应远离面部,以免刺激眼睛和鼻黏膜。

(湛孝东)

附录 II

鼠类标本制作简介

鼠类标本是鉴定鼠种的基本依据,不仅用于指导当时的工作,还可以作为复查、比较的底本资料。

一、材料准备

1. 防腐剂的配制　制作鼠类标本时,需用防腐剂对鼠类皮肤进行防腐处理,使其不会腐烂变质,达到标本长期保存的目的。所采用的防腐剂只要能达到防止毛皮腐烂和蛀虫侵袭及保护鼠毛不致脱落的效果即可,无统一标准。一般用三氧化二砷或硼酸、明矾、樟脑粉配制防腐粉作为鼠类标本的防腐剂。

1)三氧化二砷防腐粉的配制:三氧化二砷和明矾按照1:1混合调匀即可;

2)硼酸防腐粉的配制:硼酸、樟脑粉、明矾按照5:2:3混合调匀。

硼酸防腐粉效果较三氧化二砷防腐粉差,一般较少使用,但是这种防腐剂基本无毒,使用安全,野外临时防腐处理较为适宜。

2. 其他药品及使用方法

1)乙醇(C_2H_5OH):其浓度一般以70%~75%为宜,易燃,使用时小心火灾。用于皮肤消毒,皮张污染物清洗。

2)苯酚(石炭酸,C_6H_5OH):为无色晶体,有特殊气味,在空气中能被氧化而变成粉红色,易溶于酒精,有消毒防腐的功能,与酒精配制成苯酚酒精饱和液,具有消毒防腐的效果。涂擦在已剥过皮的鼠类头骨和脚趾上,防止残留的肌肉腐烂变质。

3)甲醛(CH_2O):作用和使用方法同苯酚,在没有苯酚的情况下,可用福尔马林(甲醛含量为35%至40%的水溶液)涂擦在已剥过皮的鼠类头骨和脚趾上,防止残留的肌肉腐烂变质。

4)乙醚[$(C_2H_5)_2O$]:易燃,有特殊刺激气味,有毒且极易挥发,使用时应做好安全防护。氧化后毒性增加,用于活鼠麻醉处死和鼠体表寄生虫的灭杀。

5)三氯甲烷(氯仿,$CHCl_3$):为无色、有毒、易挥发的液体,作用和使用方法同乙醚,在没乙醚的情况下用于活鼠麻醉处死和鼠体表寄生虫的灭杀。

3. 常用的器材

1)尺子:直尺、游标卡尺,测量鼠体各部位的长度等。

2)天平:称量药品和鼠体的重量。

3)解剖蜡盘(木板)和白色搪瓷盘:解剖和盛放标本材料等。

4)解剖刀、剪刀和镊子:解剖鼠体、剪断骨骼关节、剪除肌肉、装填鼠类假体和整形时使用。镊子有平头、尖头、直头、弯头和各种不同长度规格的镊子,根据鼠体情况选用。

5)钳子:切断和弯曲细铁丝和夹断鼠体四肢骨等。

6)竹签、细铁丝和棉花:制作鼠体与鼠尾支架,充填鼠体。竹签和细铁丝都可用于支撑鼠体与鼠尾,一般竹签只用于制作干制标本,细铁丝还可以用于制作生态标本。竹签有不同粗细、长短的规格,可根据鼠体大小来选用。

7)毛刷或密梳子、毛笔或小刷:清理出鼠体表面寄生虫,洗涤鼠体上血污和涂擦防腐剂等。

8)针和线:缝合标本开口,宜用棉线。

9)小宠物刷或牙刷:梳理鼠毛用。

10)解剖针:搅碎头骨内脑髓,以便冲洗。

11)注射器:足背等处注射防腐药水和探入枕骨大孔冲洗脑髓用。

12)大头针和曲别针:临时固定标本和鼠体,整形时用。

二、制作步骤

1. 麻醉　野外捕获的鼠类连同鼠袋放入大小适当的密闭容器(或压线封口塑料袋),再加若干个吸饱乙醚或三氯甲烷的棉球,密闭15~20分钟后取出,收集鼠袋里面的寄生虫。

2. 记录　辨别鼠种类和性别,测量其体重、体长、耳长、后足长、尾长,做好记录。按照标签内容填写采集和测量信息。

3. 体表寄生虫收集　在白色搪瓷盘中用镊子或梳子逆着毛的方向刮梳鼠类体毛,检取散落下来的寄生虫。

4. 剥皮　将称量后的鼠体仰放于解剖盘中,先用酒精棉球尽量将腹腔开口处擦拭干净,用解剖刀(剪刀),在腹部正中皮肤上自外生殖器前(小型鼠类约1cm,大型鼠类约2cm处)至胸软骨处下缘剪开一个纵切口,不剪开腹部肌肉部分,以防将腹腔切破而污染鼠毛。若不慎划透腹肌划破内脏,应及时撒一些滑石粉防止腹腔和内脏的血和污物污染鼠毛。用镊子夹住皮肤切开部分,以解剖刀背先至切口两侧,然后向后部轻轻剥离,使皮肤与皮下组织分离,剥至后腿时,将后腿翻出剪断膝关节留下胫骨,剥完一侧再剥另一侧。剥完后肢及背部等周围的肌肉,再把生殖器、直肠与皮肤连接处剪断,剔除尾基部周围的结缔组织,用左手捏紧尾基部,右手捏住尾椎骨缓慢往外拉,直至完全抽出,若出现体液渗出可撒上滑石粉避免污染毛皮。继续剥至前肢,在肘关节处剪断并清除肌肉。向前脱出头部,自耳基部割断外耳道,剥至眼睛时需看清楚睑缘(皮肤与眼球之间的白环),沿白环与眼球之间切开。剥离上下唇时,先在鼻尖的软骨处剪断,然后再用解剖刀剥离下唇,这时皮与肉体已分离,去掉皮内脂肪和贴在皮上的肌肉。然后再次处理鼠皮部分的四肢,先脱出前后肢的四肢骨头,慢慢地向下剥至足掌部,然后把四肢骨的肌肉和肌腱除净。对于较大的鼠类,应剔除足底和掌部的肌肉。较小的鼠类足底和掌部可以不专门剔除肌肉,可用注射器注入适量福尔马林防腐即可。完整的鼠皮剥下来后,再将枕孔与颈椎之间用剪刀剪断,使躯体与头骨分离,操作过程中要确保头骨的完整,剪下的头骨制作成头骨标本。

5. 防腐　认真检查处理干净的鼠皮,把破裂严重的地方用针线仔细缝好,用小刷子或毛笔将配制好的防腐粉尽可能均匀地涂抹在鼠皮内侧和四肢,尾巴部分因内侧不好涂抹防腐剂,可用镊子夹取一点防腐粉塞入尾巴中。并在四肢骨骼上缠以少许棉花(脱脂棉)以代替原来的肌肉,再翻转鼠皮,呈皮朝外直筒状即可。

6. 填充　填鼠体时,填入的棉花应当均匀,边填充边观察,若发现不合适之处应及时加以调整,不能操之过急,不可以一次性塞入太多太大的棉花团,否则制成标本之后容易造成表面凹凸不平破坏鼠体形状,填充的棉花尽量保持平整和松软,充填后鼠体的形状和大小也要尽可能保持适当。可将蓬松的棉花捏成前细后粗形状,用大镊子夹紧棉花的前端,从开口处紧插至头部,再在四肢和躯干部不足处,适当填上蓬松的棉花。这时,用于支撑尾部的竹签或细铁丝应紧贴腹部压住棉花,使尾椎不至上翘。缝合切口时,要将标本摆正,针从外向里交叉缝制,这样棉花不易随线带出。棉花填充完成以后,体型较大鼠体的上、下唇可缝合,体型较小的鼠体可不缝合。接着将腹部开口缝合好。缝合过程中应注意先从里向外穿针,不要将毛带进皮里面。

7. 整形与固定　标本制作的好坏与整形关系很大。整形时,需将标本横放在桌面上,头部向左,将前肢往前伸,掌面朝下,前肢与身体平行;后肢伸直,跖面朝上与尾平放,后肢与尾平行。眼部用小镊子将棉花挑开,似微凸的眼球,毛要理齐,两耳要竖立,头部稍尖,臀部要拱起。标签系于右足,将标本置于硬纸板或泡沫板上,四肢用大头针固定,阴干,剥制标本制作即告完成。

8. 头骨处理

1) 头骨肌肉处理:鼠类头骨处理一般采用水煮剥离法。水沸腾后,一般小火煮 30~60 分钟即可,实际要根据头骨大小而定,时刻观察,切忌煮的过久,导致头骨软烂。弱碱水(Na_2CO_3)煮可缩短时间,但不能用强碱($NaOH$)煮。鼠头煮好后,左手拿鼠头后部,右手拿下颌前牙齿部,将下颌从鼠头掰离,在分离下颌时不可左右摇晃,以防损坏其眼眶处的颧骨。剔除煮好鼠头的肌肉时,先剥离下颌肌肉,再剔除上颌头部肌肉。剥离力度应适中,小心剔除额骨、顶骨、间顶骨以及枕骨等周边肌肉。其中,鼻骨比较脆弱,剥离时可以使用小镊子小心处理,力度过大时会使鼻骨脱落甚至碎掉。另外,在剔除听泡周围肌肉时也要特别小心,因听泡很薄,剔除过程中易弄破;间顶骨也易损坏,剔除过程中也要小心。有些地方需要用软毛小刷(可用儿童牙刷代替)刷洗,直至刷洗干净为止。小刷使用时要特别注意,若头骨较小,或头骨较薄、较脆弱时不提倡使用小刷,因刷得过重而使头骨损坏。最后用解剖针搅碎脑髓,置于水龙头下或注射器冲洗,清空脑髓,剔除筋膜。也可用黄粉甲虫啮咬,处理头骨肌肉,但耗时较长。

2) 头骨漂白:可用质量分数为 5%~20% 的 H_2O_2 漂白 5~30 小时,漂白时间随 H_2O_2 的浓度升高而降低,随鼠类头骨的增大而延长。也可用 2%~10% 的二氯异氢脲酸钠($C_3O_3N_3Cl_2Na$)漂白 40~55 小时。两者效果相当。展览标本的头骨需要漂白,一般的标本不需要漂白。

3) 头骨清洗:浸泡漂白时间结束后,将漂白液换为清水,常温下进行浸泡 3~5 小时清除漂白液后,用尖头镊子仔细除去留着在头骨上的残渣。

4) 头骨干燥与保存:将用水洗净的头骨置于培养皿中或托盘中,做好标记,放入调好温度的烘箱中进行烘干,烘箱的温度调节至 50℃,较大鼠类头骨烘干 40~50 小时,较小鼠类头骨烘干 20~30 小时后取出干燥的头骨,编号并装袋保存。剔干净的头骨做好标记自然干燥亦可。头骨袋可系在剥制毛皮标本的左足上,一起放入鼠类标本盒(底层铺樟脑粉)中。

9. 注意事项

1) 对于新鲜的或者刚处死的鼠体最好先用棉花等塞紧嘴和肛门,以免口鼻和肛门在剥皮过程中出血沾污毛皮。

2) 鼠皮毛外侧不小心被血污染,需用棉花等蘸水擦拭干净后撒上滑石粉用小刷子把滑石粉刷去,再用宠物刷将鼠毛梳理整洁。

3) 制作标本时最好选择新鲜的鼠,冰箱冷冻放置时间过久的标本容易掉毛,所以捕获的鼠体应尽早进行标本制作。若需普通冰箱冷冻保存鼠体,大型鼠体可保存半年以上,小型鼠体保存时间最好不要超过半年,否则制作标本时鼠体会出现掉毛现象,而且尾巴会干缩,无法拽出尾椎骨。

4) 使用标本时,尽量轻拿轻放,不要用力拉扯鼠须、耳朵、四肢、尾巴等,标本采集、制作和保管十分不易,要注意保护。

(郭　伟)

内容简介

　　本书系统地介绍了医学节肢动物的标本采集与制作。全书共9章,约45万字,含插图160余幅,主要介绍了医学昆虫、医学蜱螨和其他医学节肢动物的标本采集与制作相关的方法与注意事项,如针插标本、玻片标本、干制标本、液浸标本和人工琥珀标本等,技术操作方法具体实用。

　　本书适用于医学、预防医学、流行病学、传染病学、生物学、农学、检验检疫等专业学习之用,亦可供从事上述专业和相关专业的高校师生、科技工作者和从事海关检验检疫、公共卫生、虫媒病防治等专业技术人员工作中参考。

08枕